JN297433

口腔顎顔面外科学
専門用語集

社団法人
日本口腔外科学会編

A Glossary of Terms for Oral and Maxillofacial Surgery 2011

Japanese Society of Oral and Maxillofacial Surgeons

医歯薬出版株式会社

This book was originally published in Japanese
under the title of :

KOUKŪ GAKUGANMEN GEKAGAKU SENMON YŌGOSYŪ
(A Glossary of Terms for Oral and Maxillofacial Surgery 2011)

Editors :
Japanese Society of Oral and Maxillofacial Surgeons

© 2011 1st ed.

ISHIYAKU PUBLISHERS, INC.
  7-10, Honkomagome 1 chome, Bunkyo-ku,
  Tokyo 113-8612, Japan

『口腔顎顔面外科学専門用語集』の発刊に寄せて

このたび，社団法人日本口腔外科学会から『口腔顎顔面外科学専門用語集』が発刊される運びとなりました．

今回の発刊に至った契機は，古くは平成4年発行の文部省『学術用語集　歯学編（増訂版）』を改訂するに際して，本学会からも歯科学術用語委員会が日本歯科医学会歯科学術用語委員会の一翼を担って編纂作業をしてきたことに加え，その後に日本歯周病学会から用語集作成への協力依頼があったことなどから口腔外科専門用語集を作成する機運が高まってきたことです．平成18年，当時の瀬戸皖一前理事長の意向を受けて，歯科学術用語委員会（由良義明委員長）はその方向性を定め，平成18年度（社）日本口腔外科学会総会で承認され，正式に専門用語集の編纂に取り組むことになりました．

この専門用語集の編纂に当たっては，平成20年11月に日本歯科医学会から発刊された『日本歯科医学会学術用語集』の原案となった約23,000語を基に口腔外科領域で必要な用語を約2,000語にまで絞り込みを行い，その分野に強い評議員の先生方に分担して用語執筆をして頂きました．さらに歯科学術用語委員会では平成20年12月から3月にかけて校閲作業を行い，その過程で用語が1,881語にまで減りました．平成21年には委員長が佐々木朗先生に交代しましたが，編纂作業は滞ることなく継続され，最終的には1,775語が残ることになりました．

このように，用語集を編纂するということは，気の遠くなるような膨大な作業であり，大変な労力と細心の注意が求められます．歯科学術用語委員会の先生方には長年にわたり用語の絞り込みから用語執筆，執筆後の校閲作業，用語の統一化など，誠心誠意ご尽力いただきましたことに対し，心より感謝申し上げます．

今や口腔外科の領域も一昔前のように大学・病院関係の口腔外科専門医だけのものではなく，歯学の各専門分野と密接に繋がり，本学会の関連学会も30を超えるまでに裾野が広がっています．また，それに関わる職種も歯科医師，医師，看護師，歯科衛生士に止まらず，薬剤師，言語療法士や栄養士といった医療職だけでなく，介護や福祉を支える人たちまで多岐にわたっています．これからの医療におけるキーワードが「チーム医療」であることを考えると，これらいろいろな立場の考えを同じベクトルに収斂させるものは用語の定義と統一に他なりません．用語の持つ重要性は今後ますます高まるものと思います．

本用語集が学会員の皆様はもとより，多くの歯科および医科分野の皆様方のお役に立ちますことを心より期待しております．

2011年8月

社団法人日本口腔外科学会
理事長　福田　仁一

序　文

　この度，社団法人日本口腔外科学会から専門用語集である『口腔顎顔面外科学専門用語集』(A Glossary of Terms for Oral and Maxillofacial Surgery 2011) を発刊することになりました．本用語集は口腔外科に関連する学術用語とその解説から構成されており，約4年間の歳月をかけて編纂されました．2008年より由良義明教授を委員長とする歯科学術用語委員会により用語選定や原稿の取りまとめが行われ，歯科学術用語委員会案が出来上がりました．2009年9月に歯科学術用語委員会は学術用語委員会と名称が変更され，メンバーも変更となり，委員長には佐々木朗が就任致しました．そして新メンバーによって歯科学術用語委員会案（1,811用語）の校閲作業に入りました．校閲は雑誌編集査読委員会と学術用語委員会の両委員会の委員によって2度行われました．特に『日本歯科医学会学術用語集』（日本歯科医学会編）との整合性や欧文表記，解説文の内容などについて校閲を行いました．その結果，重複用語の削除や解説の修正などにより学術用語委員会案（1,775用語）が出来上がり，それをもとに医歯薬出版との作業に入りました．この時点からの校閲作業は学術用語委員会にて行いましたが，校閲を重ねると外国人名称の取り扱いや用語集全体の用語の不統一，見出し語の重複，誤字，脱字などの修正箇所や課題も数多く出てきました．また本用語集には解説が含まれているため量も多く，そのため校閲作業に時間がかかってしまい発刊が大幅に遅れましたことを深くお詫び申し上げます．

　本用語集については口腔外科学会関連の他学会の用語集との整合性や時代に応じて用語の追加・変更など新たな対応も必要になってくると思われます．皆さまのご意見を頂き今後の改訂版に反映させて参りたいと思います．編纂作業に深く携わったものとして，この用語集が口腔外科を学ぶ歯学部の学生にとって必須の手引き書として，また口腔外科専門医や口腔外科の臨床・教育・研究に関わるあらゆる職種の人たちの参考書としてご活用頂ければ幸いと存じます．

　最後になりましたが，発刊にご協力頂きました福田仁一理事長，前理事長瀬戸皖一先生，学術常任理事木村博人先生，執筆して頂きました評議員諸氏，校閲に協力して頂きました雑誌編集査読委員会委員，編纂を担当された医歯薬出版の編集部諸氏に学術用語委員会を代表して心よりお礼を申し上げます．

2011年8月

社団法人日本口腔外科学会
学術用語委員会委員長　佐々木　朗

編纂・校閲者一覧

編纂作業（2009 年〜 2010 年度）
社団法人日本口腔外科学会学術用語委員会
委員長　　佐々木朗
副委員長　高木律男
　委員　　濱田良樹
　委員　　原田　清
　委員　　古澤清文
　委員　　山本哲也
　委員　　由良義明

編纂作業（2007 年〜 2008 年度）
社団法人日本口腔外科学会歯科学術用語委員会
委員長　　由良義明
副委員長　迫田隅男
　委員　　金子明寛
　委員　　楠川仁悟
　委員　　久保田英朗
　委員　　白砂兼光
　委員　　高木律男

編纂作業（2005 年〜 2006 年度）
社団法人日本口腔外科学会歯科学術用語委員会
委員長　　由良義明
副委員長　高木律男
　委員　　久保田英朗
　委員　　白川正順
　委員　　白砂兼光
　委員　　浜川裕之
　委員　　森田章介

校閲作業
社団法人日本口腔外科学会雑誌編集査読委員会

委員長　　木村博人	委員　　今井　裕	委員　　鎌田伸之
副委員長　近藤壽郎	委員　　原田　清	委員　　佐々木朗
委員　　柴田孝典	委員　　柴田敏之	委員　　浜川裕之
委員　　杉山芳樹	委員　　水谷英樹	委員　　中村典史
委員　　柴原孝彦	委員　　覚道健治	委員　　楠川仁悟
委員　　坂下英明	委員　　古森孝英	委員　　篠原正徳
委員　　藤内　祝	委員　　藤田茂之	

執筆者一覧
(執筆当時の所属名を記載している)

北川	善政	北海道大	丹澤	秀樹	千葉大	古森	孝英	神戸大
戸塚	靖則	北海道大	藤内	祝	横浜市大	浦出	雅裕	兵庫医科大
柴田	考典	北海道医療大	依田	哲也	埼玉医科大	藤田	茂之	和歌山県立医科大
有末	眞	北海道医療大	工藤	泰一	東邦大	山本	学	滋賀医科大
水城	春美	岩手医科大	今井	裕	独協医科大	桐田	忠昭	奈良県立医科大
杉山	芳樹	岩手医科大	金子	明寛	東海大	濱田	傑	近畿大
川村	仁	東北大	草間	幹夫	自治医科大	林堂	安貴	広島大
越後	成志	東北大	吉田	廣	筑波大	鎌田	伸之	広島大
大野	敬	奥羽大	杉崎	正志	東京慈恵会医科大	宮本	洋二	徳島大
齋藤	力	新潟大	佐藤	泰則	防衛医科大	佐々木	朗	岡山大
高木	律男	新潟大	原田	清	山梨大	上山	吉哉	山口大
土川	幸三	日本歯科大新潟	市ノ川	義美	帝京大	領家	和男	鳥取大
又賀	泉	日本歯科大新潟	古澤	清文	松本歯科大	細田	超	川崎医科大
松田	光悦	旭川医科大	栗田	賢一	愛知学院大	浜川	裕之	愛媛大
平塚	博義	札幌医科大	下郷	和雄	愛知学院大	関根	浄治	島根大
木村	博人	弘前大	式守	道夫	朝日大	山本	哲也	高知大
福田	雅幸	秋田大	兼松	宣武	朝日大	福田	仁一	九州歯科大
濱本	宜興	山形大	倉科	憲治	信州大	高橋	哲	九州歯科大
柴原	孝彦	東京歯科大	上田	実	名古屋大	中村	誠司	九州大
山根	源之	東京歯科大	横井	基夫	名古屋市立大	白砂	兼光	九州大
天笠	光雄	東京医科歯科大	橋本	賢二	浜松医科大	大関	悟	福岡歯科大
小村	健	東京医科歯科大	柴田	敏之	岐阜大	池邊	哲郎	福岡歯科大
佐藤田	鶴子	日本歯科大	田川	俊郎	三重大	水野	明夫	長崎大
白川	正順	日本歯科大	山本	悦秀	金沢大	朝比奈	泉	長崎大
大木	秀郎	日本大	瀬上	夏樹	金沢医科大	杉原	一正	鹿児島大
寺門	正昭	日本大	水谷	英樹	藤田保健衛生大	中村	典史	鹿児島大
近藤	壽郎	日本大松戸	野口	誠	富山大	喜久田	利弘	福岡大
秋元	芳明	日本大松戸	佐野	和生	福井大	大矢	亮一	産業医科大
久保田	英朗	神奈川歯科大	山田	史郎	愛知医科大	楠川	仁悟	久留米大
嶋田	淳	明海大	森田	章介	大阪歯科大	篠原	正徳	熊本大
坂下	英明	明海大	覚道	健治	大阪歯科大	迫田	隅男	宮崎大
新谷	悟	昭和大	古郷	幹彦	大阪大	後藤	昌昭	佐賀大
高戸	毅	東京大	由良	義明	大阪大	柳澤	繁孝	大分大
千葉	博茂	東京医科大	別所	和久	京都大	砂川	元	琉球大
河奈	裕正	慶應大	島原	政司	大阪医科大			

凡　例

I　見出し用語ならびに表記法

1. 見出し用語は青のゴシック体で表記し，その読みならびに対応する英語を黒のゴシック体で記した．また同義語，類義語を記した．その下に用語解説を記した．

2. 外国語の人名や外来語は発音により曖昧さがあるため原則として欧文表記とし，読みは口腔外科関連の教科書，歯科医学大事典（医歯薬出版），日本医学会編医学用語辞典（南山堂）を参考にして記した．外国語の人名や英文病名などで一般名詞的に使用されている用語に関しては片仮名表記とした．
　　　例）Bell 麻痺，べるまひ，例）アテローム

3. 英語表記の際の略語については基本的には同義語に含めた．日常的に使用される英語略語を見出し用語にしたものが一部あるが，統一された基準により選定された訳ではない．
　　　例）ADL, BCG, CT など

4. 「→」は参照先を示した．

5. 常用漢字以外の漢字でも学術用語として適切と判断されたものは日本歯科医学会学術用語集に準じて使用した．
　　　例）嚢→囊，頬→頰，填→塡，弯→彎，蝕→蝕　など

6. 「症」，「法」，「術」などの取り扱いについて
　　　「顎の変形」を例にとると疾患の状態を示す場合には「顎変形」，疾患名を示す場合には「顎変形症」が用いられる．同様に手術と術式名，手技と手技法についても，例えば「顎骨切除」と「顎骨切除術」，「局所麻酔」と「局所麻酔法」などほぼ同義語として用いられている．日本歯科医学会学術用語集では省略可能な文字は〔　〕で併記されている．本用語集では原則的に省略可能な文字については省略せずに表記したが，厳密な使いわけはしていない．明確な区別は現実的に困難であるため，場合に応じて省略して使用することに問題はない．

7. 見出し用語の配列
　　　和文用語ならびに外国人の名称，数字，アルファベットを含む用語は全て読みに従って五十音順配列とし，通し番号を付した．
　　　①清音，濁音，半濁音の順にした．
　　　②「ん」は「を」の後に置いた．
　　　③促音の「っ」，拗音「ゃ」「ゅ」「ょ」はそれぞれ「つ」「や」「ゆ」「よ」の後に置いた．
　　　④長音符号「—」は，その発音がア・イ・ウ・エ・オのいずれによるかによってその音を示す仮名と同じ順に置いた．また長音符号について曖昧なものは日本歯科医学会学術用語集に従った．
　　　　「コンピューター」→「コンピュータ」，「メモリー」→「メモリ」，「グラフィー」→「グラフィ」，「レーザ」→「レーザー」，「メータ」→「メーター」　など

Ⅱ　索引

1. 索引には，①見出し用語，②同義語，③類義語，④英語表記を挙げ，用語番号を付した．和文用語，漢数字ではじまる用語については五十音順に配列したが，和文用語の中に数字あるいはアルファベットを含むものは検索を容易にするために五十音配列の上，数字順あるいはアルファベット順とした．
2. 欧文表記の人名ではじまる見出し用語ならびに英語表記に関しては，別途，アルファベット順の索引を設けた．
　　例）「Down syndrome」，「Down 症候群」はいずれも欧文索引に含めた．
3. アラビア数字やギリシャ文字で始まる用語は別途，数字・ギリシャ文字の索引を設け，数字順あるいはギリシャ文字（英語表記に置き換えて）順で示した．

Ⅲ　その他

1. 「癌」と「がん」の表記に関して．
　　口腔外科領域で扱われる悪性腫瘍の多くは上皮系悪性腫瘍（癌腫）であり，本用語集では病理診断名も多く使用されるため，「癌」を使用する場合がほとんどである．特に広義の意味で解説する内容（例：がん統計，対がん，がん遺伝子など）には「がん」を用いたが，口腔外科専門領域の癌腫については「癌」を用いた．肉腫を含む場合には「悪性腫瘍」を用いて，同一文中に「がん」と「癌」が混在しないように配慮した．
2. 抗腫瘍薬
　　「抗癌剤」，「抗癌薬」，「抗がん剤」，「抗がん薬」，「抗悪性治療薬」などが用いられているが，文中に「癌」と「がん」が混在するため選定用語にある「抗腫瘍薬」に統一した．また抗腫瘍薬を用いた治療法を示す場合には〔癌〕化学療法を用いた．
3. 口唇裂・口蓋裂の記載に関して
　　「口唇裂・口蓋裂」は病態の総称，「唇顎口蓋裂」，「口唇口蓋裂」などは破裂形態を示す場合に用いた．
4. その他
　　本用語集は原則として，日本歯科医学会編：日本歯科医学会学術用語集（医歯薬出版，2008 年 11 月発刊）に準じて作成したが，判断の難しい用語については日本口腔外科学会雑誌投稿規定にある統一用語に従った．

読みと欧文表記の対応表

読み	欧文表記	読み	欧文表記
アッペ〔-エストランダー〕法	Appe〔-Estlander〕法	コルネリアデランゲ症候群	Cornelia de Lange 症候群
アペール症候群	Apert 症候群	シェーグレン症候群	Sjögren 症候群
イーイーシー症候群	EEC 症候群	ツェーンライン・ヘノッホ紫斑病	Schönlein-Henoch 紫斑病
ウェーバーの切開	Weber の切開	シュラー撮影法	Schüller 撮影法
ウェルホフ紫斑病	Werlhof 紫斑病	シルマー試験	Schirmer 試験
ウェゲナー肉芽腫症	Wegener 肉芽腫症	スクーグ法	Skoog 法
ウォーターズ撮影法	Waters 撮影法	スタージ・ウェーバー症候群	Sturge-Weber 症候群
エストランダー法	Estlander 法	スティーブンス・ジョンソン症候群	Stevens-Johnson 症候群
エドワーズ症候群	Edwards 症候群	ターナー歯	Turner 歯
エプスタイン真珠	Epstein 真珠	ダウン症候群	Down 症候群
エプスタイン・バーウイルス	Epstein-Barr ウイルス	ダリエー病	Darier 病
エリス・ヴァンクレベルト症候群	Ellis-van Creveld 症候群	チール・ニールセン染色	Ziehl-Neelsen 染色
オーエフディー症候群	OFD 症候群	チェーン・ストークス呼吸	Cheyne-Stokes 呼吸
オッベゲーザ法	Obwegeser 法	ディングマン法	Dingman 法
ガードナー症候群	Gardner 症候群	テニソン法	Tennison 法
カザンジアン法	Kazanjian 法	デンカー法	Denker 法
カプラン・マイヤー法	Kaplan-Meier 法	トリチャー・コリンズ症候群	Treacher-Collins 症候群
カポジ肉腫	Kaposi 肉腫	トレンデレンブルグ体位	Trendelenburg 体位
ガレー骨髄炎	Garré 骨髄炎	ニコルスキー現象	Nikolsky 現象
キューンの貧血帯	Kühn の貧血帯	ヌーナン症候群	Noonan 症候群
キルシュナー鋼線	Kirschner 鋼線	ノイマン・ピーター切開	Neumann-Peter 切開
クインケ浮腫	Quincke 浮腫	バーキットリンパ腫	Burkitt リンパ腫
クッシング病	Cushing 病	バイザー骨切り術	visor 骨切り術
クリッペル・トレノーネイ・ウェーバー症候群	Klippel-Trenaunay-Weber 症候群	パジェット骨病	Paget 骨病
クルーゾン症候群	Crouzon 症候群	バセドウ病	Basedow 病
クロイツフェルト・ヤコブ病	Creutzfeldt-Jakob 病	パッサバント隆起	Passavant 隆起
クローニン法	Cronin 法	ハッチンソンの三徴候	Hutchinson の三徴候
ケーレ法	Köle 法	パトー症候群	Patau 症候群
ゴールデンハル症候群	Goldenhar 症候群	パトリック発痛帯	Patrick 発痛帯
コールドウェル・ラック法	Caldwell-Luc 法	パピヨン・ルフェーブル症候群	Papillon-Lefèvre 症候群
コステッカ法	Kostečka 法	パルチェⅠ法	Partsch Ⅰ法
コステン症候群	Costen 症候群		
コプリック斑	Koplik 斑		

パルチェⅡ法	Partsch II 法	マーカス・ガン症候群	Marcus-Gunn 症候群
バレー圧痛点	Valleix 圧痛点	マーシャル・スティックラー症候群	Marshall-Stickler 症候群
ハンター舌炎	Hunter 舌炎	マギル鉗子	Magill 鉗子
ハンド・シュラー・クリスチャン病	Hand-Schüller-Christian 病	マッキューン・オルブライト症候群	McCune-Albright 症候群
ピエールロバン症候群	Pierre Robin 症候群	マルゲーヌ圧痛	Malgaigne 圧痛
ヒポクラテス法	Hippocrates 法	マルトリンパ腫	MALT リンパ腫
ファーロー法	Furlow 法	マルファン症候群	Marfan 症候群
ファロー四徴候	Fallot 四徴候	マンチェスター法	Manchester 法
ファンコニ貧血	Fanconi 貧血	ミクリッツ症候群	Mikulicz 症候群
フォーダイス斑	Fordyce 斑	ミクリッツ病	Mikulicz 病
フォンウィルブランド病	von Willebrand 病	ミラード法	Millard 法
フォンランゲンベック法	von Langenbeck 法	メーラーハンター舌炎	Möller-Hunter 舌炎
フォンレックリングハウゼン病	von Recklinghausen 病	メビウス症候群	Möbius 症候群
フュルブリーンガー法	Fürbringer 法	メルカーソン・ローゼンタール症候群	Melkersson-Rosenthal 症候群
フライ症候群	Frey 症候群	ユーイング肉腫	Ewing 肉腫
ブランディンヌーン嚢胞	Blandin-Nuhn 嚢胞	ラムゼーハント症候群	Ramsay Hunt 症候群
プローワンサンアンギーナ	Plaut-Vincent angina	ランガー皮膚割線	Langer 皮膚割線
ベーチェット病	Behçet 病	ランゲルハンス細胞組織球症	Langerhans 細胞組織球症
ヘールフォルト症候群	Heerfordt 症候群	ランダル法	Randall 法
ベックウィズ・ヴィーデマン症候群	Beckwith-Wiedemann 症候群	リード・ステルンベルグ巨細胞	Reed-Sternberg 巨細胞
ペット	PET	リガ・フェーデ病	Riga-Fede 病
ベドナーアフタ	Bednar アフタ	ルードウィッヒアンギーナ	Ludwig アンギーナ
ペルコ法	Perko 法	ルフォー分類	Le Fort 分類
ベル麻痺	Bell 麻痺	ルミズリエール法	Le Mesurier 法
ベンス・ジョーンズタンパク	Bence-Jones タンパク	ワズモンド・ブンダラー法	Wassmund-Wunderer 法
ポイツ・ジェガース症候群	Peutz-Jeghers 症候群	ワズモンドの切開	Wassmund の切開
		ワツジ・デンケル法上顎洞根治術	和辻・Denker 法上顎洞根治術
ボーエン病	Bowen 病	ワルシン腫瘍	Warthin 腫瘍
ボーチャーズ法	Borchers 法	ワルダイエル輪	Waldeyer 輪
ホッツ床	Hotz 床	ワンサンアンギーナ	Vincent アンギーナ
ホルネル症候群	Horner 症候群	ワンサン症状	Vincent 症状

あ

1 亜鉛欠乏症　あえんけつぼうしょう
zinc deficiency

生体内の必須微量金属の一つである亜鉛が欠乏状態のことで，血清亜鉛値が 80 μg/dl 未満の場合をいう．原因には，摂取量の低下，慢性の下痢などによる吸収阻害，亜鉛にキレート能をもつ薬剤の投与，肝硬変，腎不全，悪性腫瘍などがある．症状は味覚・嗅覚障害，性腺機能不全，皮膚炎，免疫力低下，成長遅延，食欲不振などである．治療は，食事や薬剤により亜鉛を補充する．

2 悪性エナメル上皮腫　あくせいえなめるじょうひしゅ
malignant ameloblastoma

→ 転移性（悪性）エナメル上皮腫

3 悪性筋上皮腫　あくせいきんじょうひしゅ
malignant myoepithelioma

〔同義語〕筋上皮癌

WHO 分類第 2 版（1991）に分類されている上皮性唾液腺悪性腫瘍．周囲組織への浸潤，破壊性の増殖，腫瘍細胞の異型性や多型性，核分裂像の増加などで筋上皮腫と鑑別される．局所破壊性を示すものの，遠隔転移はまれである．頻度は全唾液腺腫瘍のうち約 0.2％とされ，耳下腺に多く，小唾液腺では口蓋に好発する．組織学的にはおもに筋上皮細胞からなり，免疫組織学的には CK，S-100 タンパク，平滑筋アクチン，GFAP に陽性を示す．

4 悪性血管周囲腫　あくせいけっかんしゅういしゅ
malignant hemangiopericytoma

〔同義語〕悪性血管細胞腫

血管周囲細胞から生じる軟部腫瘍であり，口腔領域に生じることは非常にまれである．緩徐な増大を示し，遠隔転移率は低い．男女差・年齢差はないとされる．治療方法は外科切除が一般的である．術後照射により局所制御率が向上するという報告もある．放射線治療や化学療法の効果については明白でない．

5 悪性高熱症　あくせいこうねつしょう
malignant hyperpyrexia

〔同義語〕悪性高熱，malignant hyperthermia

麻酔中の揮発性吸入麻酔薬，脱分極性筋弛緩薬によって誘発される急激な体温上昇を呈する重篤な疾患．発熱の他に原因不明の頻脈，不整脈，筋強直，ミオグロビン尿が確認される場合がある．常染色体優性遺伝で，多くは第 19 染色体上のリアノジン受容体（RYR1）遺伝子の異常が原因とされる．10 歳から 30 歳代の男性に多く発症する傾向にある．治療は誘発因子となる薬剤の使用を中止し，酸素およびダントロレン投与を行う．

6 悪性黒色腫　あくせいこくしょくしゅ
malignant melanoma

〔類義語〕黒色腫

メラニン産生細胞から生じる悪性新生物で，メラニン色素による黒色病変が特徴的であるが，黒色を呈さない場合もある．身体のほとんどすべての皮膚，粘膜に発生する．ほとんどの場合成人に生じ色素性母斑や悪性黒子から生じることが多い．口腔領域での好発部位は硬口蓋と上顎歯肉とされる．リンパ行性，血行性に転移しやすいため，悪性度が高く，口腔原発では皮膚に比べて一般的に予後不良である．診断には免疫組織学的検索に抗 S-100 タンパク，抗 HMB45 抗体が有用である．治療は，早期発見，早期切除が原則．転移がある場合にはダカルバジンを主体とした DAV 療法などを併用する．

7 悪性神経鞘腫　あくせいしんけいしょうしゅ
malignant schwannoma, malignant neurinoma, malignant peripheral nerve sheath tumor

〔同義語〕神経原性肉腫，神経線維肉腫，神経鞘肉腫

神経鞘細胞由来の悪性腫瘍である．von Recklinghausen 病に併発して体幹・四肢部に多く，頭頸部ではまれである．神経組織に隣接していることが臨床診断の要件になる．組織学的には丸みを帯びた紡錘形細胞が索状に交錯して増殖することが特徴的で，S-100 タンパク，NSE による免疫染色も有効である．治療法は外科的切除が第一選択である．放射線や単剤での化学療法は効果がない．肺への転移が多く，予後不良である．

8 悪性線維性組織球腫　あくせいせんいせいそしききゅうしゅ
malignant fibrous histiocytoma
〔同義語〕MFH
〔類義語〕組織球腫

悪性軟部腫瘍としてもっとも頻度の高いもので，四肢・体感・後腹膜に好発し頭頸部ではまれである．上顎，とくに副鼻腔に多いが，唾液腺，顎骨，歯肉の発生例もある．組織学的には組織球様および線維芽細胞様細胞の混在が特徴であるが多様性を示し，診断には，actin, vimentin, antitrypsin などの免疫染色が有用である．治療法は放射線や化学療法に抵抗性であるため，手術療法が主体である．再発，遠隔転移が高頻度にみられ，予後は不良である．

9 悪性貧血　あくせいひんけつ
pernicious anemia
〔類義語〕巨赤芽球性貧血，高色素性貧血

巨赤芽球性貧血の代表的な疾患で，骨髄中に巨赤芽球を認め，血液検査で汎血球減少と MCV の増大がみられる．貧血症状，粘膜異常にともなう消化管症状，下肢の知覚・運動障害の神経症状が 3 大主要症状である．約半数の症例で舌の発赤，乳頭萎縮・消失による平滑舌（ハンター舌炎）がみられる．高度の萎縮性胃炎により内因子の分泌欠乏が起こりビタミン B_{12} の腸管吸収が障害されて生じる．治療は，ビタミン B_{12} の筋肉注射を行う．

10 悪性リンパ腫　あくせいりんぱしゅ
malignant lymphoma
〔類義語〕Hodgkin 病

リンパ組織の腫瘤形成性腫瘍の総称で，大きくホジキン病（HD）と非ホジキンリンパ腫（NHL）に分類される．頭頸部領域では口腔粘膜やリンパ節とくに頸部リンパ節が無痛性，孤立性から多発性の弾性軟または弾性硬に腫脹することが多い．診断には超音波画像および PET が有用．組織型，臨床病期，年齢，全身状態などにより治療法や予後が異なる．治療は，おもに放射線療法および化学療法を適用し，まず完全寛解状態をめざす．

11 アジュバント化学療法　あじゅばんとかがくりょうほう
adjuvant chemotherapy
→ 補助化学療法

12 アスパラギン酸トランスアミナーゼ　あすぱらぎんさんとらんすあみなーぜ
aspartate transaminase
〔同義語〕AST, GOT

代表的な逸脱酵素の一種であり，心筋，肝，脳の各細胞に高濃度に存在するため，血清 AST の変動は，肝，胆道系の疾患を中心に，心筋梗塞，原発性筋疾患など各種疾患の診断にあたり有用な指標となる．従来グルタミン酸オキサロ酢酸トランスアミナーゼ（GOT）とよばれていたが，名称が変更されアスパラギン酸トランスアミナーゼ（AST）が国際的な標準になりつつある．

13 アスペルギルス症　あすぺるぎるすしょう
aspergillosis
〔類義語〕真菌症

アスペルギルス類の真菌を原因とする種々の疾患の総称．化膿性壊死性あるいは肉芽腫性の病変で，肺，気管支，胸腔，目，副鼻腔などにみられ，敗血症として全身に広がることもある．上顎洞では片側性に高度軟組織陰影像を呈し，ときに内部に石灰化像，洞壁の骨破壊像を認め

る．また，MRI の T2 強調像にて著明な低信号として特徴的に描出される．治療は，一般に病巣の除去であるが，骨破壊をともなう場合には抗真菌薬の投与を行う．

14 亜脱臼　　あだっきゅう
subluxation, incomplete dislocation
〔同義語〕不全脱臼

顎関節では，脱臼のうち関節面が一部で接触している状態．股関節でよくみられる．顎関節のような滑走運動をともなう関節では，脱臼したにもかかわらず自力整復が可能な場合が亜脱臼とする考え方もある．歯の亜脱臼の場合は，急激な外力によって歯根膜組織の一部が離断した場合に起こるもので，亜脱臼した歯は動揺し，外力の状態によって歯の挺出や嵌入をともなう．

15 圧迫骨折　　あっぱくこっせつ
compression fracture, pressing fracture

反対方向に押しつけあう力により圧迫され，それにより惹起される骨折．脊椎によくみられ，原因としては高所からの転落などによる外傷が多いが，重度の外傷はなくても，骨粗鬆症患者では圧迫骨折にいたることがある．部位的には胸椎，腰椎にみられ，複数の椎骨にわたる場合が多く，運動障害，四肢の知覚障害，腫脹，身長の短縮化などがみられる．口腔外科領域では作業事故などによる圧迫骨折の可能性があるがまれである．

16 圧迫骨接合術　　あっぱくこつせつごうじゅつ
compression osteosynthesis

骨折線の断端を密着させ，強固に固定する方法．折れた骨片同士が炎症期，修復期を経ないで骨癒合する．骨の一次治癒であり，仮骨は形成されない．また，骨折線には osteoclastic tunnel ができる．プレート固定の際，compression plate を用いる，偏心位にスクリューを打つ，プレートをオーバーベンディングする，あるいは Lag screw を用いる方法などで可能となる．受傷後 短時間の症例で，厚みがある骨折線の部分に適応となることが多い．

17 圧迫止血　　あっぱくしけつ
pressing hemostasis
〔類義語〕指圧法，圧迫包帯法

一次止血法の一つで，口腔領域ではもっとも基本的なものである．適当な大きさに畳んだガーゼを出血部にあてがって手指圧または咬合圧により圧迫し，持続的に圧力を加える直接圧迫止血法と，損傷部より中枢側で動脈を圧迫して止血ないしは出血量の軽減をはかる間接圧迫止血法がある．

18 Abbe〔-Estlander〕法　　あっぺ〔-えすとらんだー〕ほう
Abbe〔-Estlander〕method
〔同義語〕Abbe 唇弁

上唇あるいは下唇欠損部に対し，欠損部の補塡修復のために相対する健常部に唇全層皮弁（皮膚・筋層・粘膜の複合弁）を形成し，赤唇部の唇動脈を温存し有茎性に 180 度回転し，欠損部の補塡移植を行う方法．皮弁生着後，皮弁茎部を離断し，赤唇口角部などの二次的修正手術を行う．

19 アテローム　　あてろーむ
atheroma
〔同義語〕表皮囊腫

表皮ないしは毛包漏斗部の上皮成分が真皮内に陥入し，増殖して内部に角質物質を入れた囊腫で，皮内あるいは皮下にドーム状に隆起した直径 1〜2 cm 大の腫瘤を形成する．頭頸部，体幹上部，腰臀部皮膚に好発する．多くは有毛部に生じ，中心に黒点状の開口部を有する．自覚症状はないが，二次感染をきたしたり囊腫壁が破れたりすると発赤や腫脹，圧痛を生じる．治療は，囊腫壁を含めて外科的に摘出する．

20 アトロピン　　あとろぴん
atropine
〔同義語〕硫酸アトロピン

ヒヨスチアミンのラセミ体であり，化学式

$C_{17}H_{23}NO_3$ のアルカロイド．ムスカリン性アセチルコリン受容体を競合的に阻害することにより，副交感神経の作用を抑制し，胃腸管の運動抑制，心拍数の増大などの作用がある．麻酔前の処置あるいは歯科処置中，唾液分泌抑制のために使用される．静注すると頻脈となるため，必ず皮下注もしくは筋注で投与する．また，有機リン剤中毒などの治療にも用いられる．

21 アナフィラキシーショック あなふぃらきしーしょっく
anaphylactic shock
〔類義語〕アナフィラキシー反応

Ⅰ型アレルギー反応のなかで，全身性の蕁麻疹，喉頭浮腫，喘鳴，循環障害（顔面蒼白，冷汗，血圧低下など）など，とくに激しい症状を示すものをいう．抗原抗体反応によって放出されるヒスタミンやセロトニンなどの化学伝達物質が血管拡張，血管壁透過性亢進，気管支分泌物の増加，気管支平滑筋の痙攣を引き起こし，短時間のうちに呼吸・循環器系に重篤な機能低下をきたすもので，死にいたることもある．

22 アバットメント あばっとめんと
abutment
〔同義語〕連結装置

インプラントにおいて，上部構造（歯冠部分）をインプラント体（歯根部分）に連結させるための支台装置．クラウン，ブリッジ，義歯の鉤歯などの支台を総称してアバットメントということもある．

23 アフタ性口内炎 あふたせいこうないえん
aphthous stomatitis
〔類義語〕アフタ，慢性再発性アフタ

周囲に紅暈を有する小円形の有痛性潰瘍（アフタ）の出現を特徴とする口内炎．原因は不明である．20～50歳代の女性に多い．舌，頰粘膜に多く，自発痛，接触痛，灼熱感がある．口腔粘膜の非特異性の炎症像を呈する．アフタの再発を繰り返すものを再発性アフタとよぶ．

24 Apert症候群 あぺーるしょうこうぐん
Apert syndrome
〔同義語〕アペルト症候群，尖頭合指症，尖頭合指趾症

冠状縫合の早期骨癒合による尖頭（塔状頭蓋），顎顔面の発育不全，高度の合指趾症，手・足・頸椎の骨癒合などの四肢奇形を呈する先天異常症候群．クルーゾン症候群に合指趾症が加わったもので，常染色体性優性遺伝にもとづく．近年，本症候群では線維芽細胞増殖因子の受容体2型（FGFR2）遺伝子に変異があることが明らかにされている．

25 アヘンアルカロイド〔塩酸塩〕 あへんあるかろいど〔えんさんえん〕
opium alkaloids〔hydrochloride〕
〔同義語〕塩酸アヘンアルカロイド，麻薬
〔類義語〕オピオイド

アヘンに含まれるアルカロイドの総称で，20数種が知られている．おもなものは，モルヒネ，コデインなどのフェナントレン誘導体，パパベリンなどのイソキノリン誘導体である．塩酸アヘンアルカロイドとして，鎮痛，鎮静，鎮痙，止瀉，手術後腸管蠕動運動の抑制の目的で用いられ，また補助麻酔薬としても使用されている．

26 アマルガム刺青 あまるがむいれずみ
amalgam tattoo

粘膜固有層に迷入したアマルガムにより歯肉や口腔粘膜の一部が灰黒色を呈するもので，鋳造冠装着歯の付着歯肉部や逆性根管充塡を行った歯の歯槽部に帯状または斑状に認められることが多い．組織学的には，比較的大きな削片が線維束間や肉芽組織内に存在し，また細顆粒状物がマクロファージや血管内皮細胞に貪食されて認められる．通常，炎症症状をともなうことはなく，疼痛や違和感などもない．

27 アミノ配糖体抗菌薬　あみのはいとうたいこうきんやく
aminoglycoside antibiotics

〔同義語〕アミノグリコシド薬，アミノグリコシド系抗菌薬

アミノ糖やアミノサイクリトールなどを構成単位とする水溶性塩基性抗菌薬の総称で，ストレプトマイシンやゲンタマイシンが代表的なものである．好気性グラム陰性桿菌とブドウ球菌に殺菌作用を有し，おもに結核菌や緑膿菌感染症に用いられ，通常の歯性感染症に使用されることはない．バンコマイシンはメチシリン耐性ブドウ球菌（MRSA）感染症の特効薬である．消化管からの吸収が悪く，筋注，静注で投与される．腎毒性や耳毒性がある．

28 アミロイドーシス　あみろいどーしす
amyloidosis

〔同義語〕アミロイド症，類デンプン症，βフィブリローシス

〔類義語〕巨大舌，全身性アミロイドーシス

アミロイド前駆タンパクがβシート構造に富む微細線維を形成し，全身あるいは組織特異的に沈着して機能障害を引き起こす原因不明の疾患．臨床的には，原発性アミロイドーシス，多発性骨髄腫に合併，続発性アミロイドーシス（膠原病，悪性腫瘍，結核などの感染症），分類困難なもの，限局性アミロイドーシス，遺伝性アミロイドーシスに分類される．舌がおかされた場合は，舌全体が弾力性を失ってび漫性に腫大・硬化して巨大舌となり，運動障害をきたす．全身性アミロイドーシスでは，心，脾，腎，肝，肺，膵などの実質臓器にアミロイドが沈着し，舌，皮膚，血管などにもアミロイドが沈着することがある．臓器によってその症状は多彩である．進行性で予後は悪い．

29 アラニントランスアミナーゼ　あらにんとらんすあみなーぜ
alanine transaminase

〔同義語〕ALT，GPT

肝細胞に存在するアミノ基転移酵素で，肝細胞障害に際して血中に逸脱する．ほぼすべての組織に存在するが，肝にとくに多く存在し，血清中のALT活性は肝疾患にきわめて特異的な指標である．以前はグルタミン酸アラニントランスアミナーゼ（GPT）とよばれていたものである．

30 アルカリホスファターゼ　あるかりほすふぁたーぜ
alkaline phosphatase

〔同義語〕ALP

アルカリ性に至適pHをもつ酵素群の呼称で，肝，胆管系，骨，胎盤，小腸などに分布する．おもに肝・胆道疾患と骨疾患の存在を示唆するものとしてスクリーニング検査に取り入れられている．高値の場合は，アイソザイムにより肝・胆道由来か骨・胎盤・小腸由来かを判定する．

31 アレルギー性紫斑病　あれるぎーせいしはんびょう
allergic purpura

→ Schönlein-Henoch病

32 アレルギー性接触性口唇炎　あれるぎーせいせっしょくせいこうしんえん
allergic contact cheilitis

→ 接触性口唇炎

33 罨法　あんぽう
compress

〔類義語〕冷罨法，温罨法，プリースニッツ罨法

身体の一部に寒冷あるいは温熱刺激を与える物理療法をいう．冷罨法は冷刺激により局所の血管を収縮させ，消炎・鎮痛効果をもたらすことから，種々の急性炎症，とくに初期の外傷性炎症や手術後の炎症に適応がある．温罨法には湿熱と乾熱の2種類があり，どちらも患部を温めて血管を拡張させ，血行を改善させる効果があることから，亜急性あるいは慢性病変における疼痛の軽減や消炎，さらに治癒促進を期待して行われる．

34 アンホテリシンB　あんほてりしんびー
amphotericin B
〔類義語〕抗真菌薬

放線菌が産生するポリエンマクロライド系抗真菌薬で，カンジダ属やアスペルギルス属などの病原真菌に対して殺菌的に作用するが，グラム陽性菌やグラム陰性菌，リケッチアなどには，ほとんど抗菌活性を示さない．消化管から吸収されにくく，経口剤は口腔など消化管内のカンジダ症に用いられ，深在性真菌症には注射剤が適用される．毒性が強く，全身投与により心停止や腎障害，急性肝不全など，重篤な副作用が報告されている．

い

35 EEC症候群　いーいーしーしょうこうぐん
EEC syndrome
〔同義語〕外胚葉異形成・口唇口蓋裂・裂手裂足症候群
〔類義語〕AEC症候群，Rapp-Hodgkin症候群

指趾の欠損，外胚葉異形成，口唇裂・口蓋裂を合併する先天性疾患で，常染色体優性遺伝形式をとる．知能は正常であるが，低身長で，毛髪の色は薄く，疎で，上顎骨低形成や小さい歯を認める．p63遺伝子の変異が認められている．AEC症候群（眼瞼癒着，外胚葉異形成，口唇裂・口蓋裂）とRapp-Hodgkin症候群（外胚葉異形成，口唇裂・口蓋裂）でも同様にp63遺伝子の変異が見出されており，これらの症候群は表現型の違いと考えられている．

36 易感染〔性〕宿主　いかんせん〔せい〕しゅくしゅ
compromised host
〔同義語〕immuno-compromised host, debilitated host

先天的，または後天的原因で感染防御機構の一部に欠陥があり，感染の危険性が高い状態にある宿主をいう．具体的には，先天性免疫不全患者やエイズ患者，移植後の免疫抑制療法やがんの化学療法を受けている患者，重症火傷患者，侵襲の大きな外科手術後の患者などで，これらの患者では感染症は重症化しやすく難治性で，また健常者では感染を起こさない弱病原性微生物により感染（いわゆる日和見感染）を生じることもある．

37 異種骨移植　いしゅこついしょく
xenogenic bone grafting
〔類義語〕異種移植，異種移植片

ウシなどの異種動物の骨をヒトに移植すること．薬剤，凍結，放射線などで抗原性を低下させた保存骨を使用する．しかし，異種移植に随伴した異種動物由来感染症としてウシ伝達性海綿状脳症（BSE），新変異型クロイツフェルト・ヤコブ病（vCJD）など，現時点では予測困難な問題が残されている．

38 移植片対宿主病　いしょくへんたいしゅくしゅびょう
graft versus host disease
〔同義語〕GVHD
〔類義語〕移植片対宿主反応（GVHR）

輸血あるいは骨髄移植，末梢血幹細胞移植，臍帯血移植といった造血幹細胞移植により移入されたリンパ球，あるいは臓器移植にともない移入された免疫系細胞が，免疫応答によって免疫能の低下した宿主の臓器を攻撃することによって起こる症状の総称である．急性と慢性に分類され，急性の場合の標的は皮膚，消化管，肝臓などであり，慢性の場合には多臓器におよぶ．

39 いちご状舌　いちごじょうぜつ
strawberry tongue, raspberry tongue
〔同義語〕いちご舌

溶血性連鎖球菌感染症（猩紅熱）および川崎病（MCLS）において，舌乳頭が発赤・腫脹しいちご状に突出してみえる状態をいう．猩紅熱初期には白い舌苔で舌表面が覆われており，その後に舌苔がとれ，いちご状の赤い舌乳頭が露出する．猩紅熱では赤唇所見を欠くが，川崎病で

は赤唇の発赤や亀裂をともなう．

40　一次救命処置　いちじきゅうめいしょち
basic life support
〔同義語〕BLS
救急現場でそこに居合わせた人（発見者，同伴者など）による特殊な器具や薬品を使用しない基本的な心肺蘇生法をいう．一次救命処置には，気道の確保（A：airway），人工呼吸（B：breathing），胸骨圧迫（心臓マッサージ）（C：circulation）が含まれる．それらはA，B，Cの手順で行われる．

41　一次口蓋　いちじこうがい
primary palate
胎生6週頃の発生過程に形成される口蓋の前駆体で，両側鼻孔および一次後鼻孔と一次口腔との間に存在し，左右内側鼻突起先端の球状突起が融合してできた顎間部が後方へ向けて突出した部分をいう．完成した口蓋では左右の中・側切歯を含み，後方は切歯孔に囲まれた扇状の部分となる．一次口蓋と二次口蓋との融合不全により顎裂（歯槽裂）が生じる．

42　一次〔性〕ショック　いちじ〔せい〕しょっく
primary shock
〔同義語〕神経原性ショック
ショックに対する病態別分類の一種．何らかの生体侵襲の直後に全身性の循環不全にともなう組織への酸素供給の減少，重要臓器の機能不全などが惹起された状態をいう．症状として意識消失，顔面蒼白，冷汗，徐脈，血圧低下などを呈し，侵襲にともなう不安，緊張，疼痛などによる副交感神経刺激を主因とする．多くは特別な治療をせずとも十数分で回復する．

43　一次治癒　いちじちゆ
primary healing, healing by first intention
〔同義語〕一期治癒
軟組織の創傷治癒の一種で，割創，切創などの外傷が生じた際に，創面が死腔なく密接に接合し，感染をともなわず線維性癒着と上皮化による治癒をいう．手術創を死腔なく緊密に縫合し，順調に治癒した場合がこれに相当する．

44　一時的止血法　いちじてきしけつほう
primary hemostasis, temporal hemostasis
出血を一時的に止めるか，あるいは出血を減少させる目的で行う止血法をいう．出血部位を清潔な布やガーゼ，あるいは手指で強く圧迫する（圧迫法，圧迫包帯法）方法が基本である．他に，損傷動脈では中枢側，あるいは静脈では末梢側の血管を手指で直接圧迫する方法（指圧法），および出血部に滅菌ガーゼなどを圧接または塡塞する方法（塞栓法）がある．抜歯時の止血では，ガーゼを咬合させることで出血部位を強く圧迫することができる．

45　遺伝子病　いでんしびょう
hereditary disease
特定の疾患における遺伝情報が遺伝子に印記されていることにより発生する疾病群をいう．遺伝様式により，単因子遺伝子病（メンデル遺伝子病）と多因子遺伝子病とに大別される．単因子遺伝子病は責任遺伝子の位置と性質により，常染色体優性遺伝，常染色体劣性遺伝，X連鎖優性遺伝，X連鎖劣性遺伝，Y連鎖遺伝に分類される．

46　遺伝性出血性毛細血管拡張症　いでんせいしゅっけつせいもうさいけっかんかくちょうしょう
hereditary hemorrhagic telangiectasia
〔同義語〕Osler-Rendu-Weber症候群，Osler症候群
皮膚，粘膜および内臓に毛細血管拡張性の微小血管腫が多数生じ，その部位からの出血を繰り返す常染色体優性遺伝を示す全身性疾患である．皮膚では上半身に多く，顔面，口唇などに，粘膜では鼻腔，舌，口蓋などに，内臓では消化管粘膜，肺などに生じる．

47　囲繞結紮　いにょうけっさつ
circumferential wiring

下顎骨と床副子ないし義歯，あるいは分割された下顎骨の骨片同士を，それらの横断面において金属線で囲み込むように結紮して固定する方法をいう．歯を線・床副子の固定源とできない乳歯列期の小児下顎骨骨折患者および無歯顎下顎骨骨折患者，および口腔前庭形成術ないし全歯槽堤形成術施行患者，あるいは下顎枝矢状分割術を施行した顎変形症患者などに適用される．

48　インターベンショナルラジオロジー　いんたーべんしょなるらじおろじー
interventional radiology
〔同義語〕IVR

血管造影撮影におけるカニュレーション技術など，放射線診断学で用いられる技術を応用した治療法をいう．従来は手術適応の疾患で，患者に対する侵襲を最低限度のものにする利点がある．病変部へ到達する方法は，経血管腔法（血管性IVR）と，直接穿刺法（非血管性IVR）とに分類される．経皮経管血管形成術（PTA），経カテーテル的動脈塞栓術（TAE），経皮経肝胆管ドレナージ（PTCD）などがある．

49　咽頭周囲膿瘍　いんとうしゅういのうよう
parapharyngeal abscess

側咽頭隙（傍咽頭隙）および後咽頭隙に化膿性炎が波及し膿瘍を形成した状態をいう．側咽頭隙は，内側翼突筋内面と咽頭収縮筋に囲まれた隙で，前方は翼突下顎隙と，後方は後咽頭隙と交通する．口蓋舌弓，口蓋扁桃，口蓋咽頭弓，咽頭後壁は腫脹し，軟口蓋は健側に偏位するとともに，下顎角後方耳介下部に圧痛と腫脹が発現し，咽頭痛および嚥下困難をともなう．

50　咽頭破裂音　いんとうはれつおん
pharyngeal stops

口蓋裂患者にみられる構音障害の一種で，鼻咽腔閉鎖不全があるため口腔内圧が高められないことに起因する．ka, ko, kw, ga, go, gwなどの音を，舌根が後方移動し，咽頭後壁との間隙を閉鎖，開放することで破裂音を発生させ代償する．

51　咽頭弁移植術　いんとうべんいしょくじゅつ
pharyngeal flap operation, pharyngeal flap surgery
〔同義語〕咽頭弁形成術

口蓋裂患者において口蓋形成の初回手術後，数年を経ても発音時に鼻咽腔閉鎖が十分に行われない場合に，鼻咽腔閉鎖不全を解決する方法として適応される二次的手術法の一種．その術式は，咽頭後壁から筋肉を含む有茎弁を採取し，これを軟口蓋後縁部に縫合することで鼻咽腔を狭くする．弁の基部を下方に置く下茎法と上方に置く上茎法とがある．

52　咽頭摩擦音　いんとうまさつおん
pharyngeal fricative

口蓋裂患者にみられる構音障害の一種で，鼻咽腔閉鎖不全があるため口腔内圧が高められないことに起因する．健常者では舌尖と歯・口蓋でつくられるs, z, tsなどを，舌根と咽頭後壁が近接することによって代償する．

53　インフォームドコンセント　いんふぉーむどこんせんと
informed consent
〔同義語〕IC，説明と同意

医療において施療者からの十分な情報の提供にもとづき患者の自己決定権を行使する過程をいう．施療者は患者の病状，診断方法，治療方針，治療成績，診療上の副作用や合併症，予後，治療代替案などを患者に説明し，患者はそれらを十分理解したうえで，外部からの強制や不当な介入がない環境でみずからの価値観や希望に沿った決定をする過程である．

54　インプラント周囲炎　いんぷらんとしゅういえん
peri-implantitis

歯科インプラント体を支持する歯槽骨と歯肉に

炎症が生じ，組織破壊をきたした状態をいう．歯科インプラント体に付着したプラーク内の細菌がインプラント体の周囲溝およびフィックスチャーとアバットメントとの接合部で繁殖し，隣接する歯肉および骨組織の炎症を惹起させることに起因する．

う

55 ウイルス性肝炎　　ういるすせいかんえん
viral hepatitis

肝炎ウイルス（A 型，B 型，C 型，D 型，E 型，G 型，TTV 型など）が原因で肝機能障害を起こす感染症で，A と E は経口，B，C，D，G は血液，TTV は経口・血液を介し感染する．D はつねに B と共存する．急性肝炎と慢性肝炎とがあり，急性はすべての型が起こし，全身倦怠感，発熱，悪心，嘔吐，黄疸などの症状が出現する．慢性肝炎は B，C によるもので，徐々に肝臓の線維化が進み，肝硬変・肝癌に移行することがある．

56 Weber の切開　　うぇーばーのせっかい
Weber incision

上顎洞癌，上顎歯肉癌，硬口蓋癌などの悪性腫瘍で，上顎骨全摘出術（全切除術）あるいは上顎骨亜全摘出術に用いられる皮膚切開法である．上唇正中部から鼻橋下端，鼻孔下部から鼻翼を回り，鼻側部に沿い内眼角下部まで延ばす．さらに眼窩下縁に沿って外眼角下部に達する．頰骨体部まで延ばす場合には Weber-Kocher 法とよぶ．

57 Wegener 肉芽腫症　　うぇげなーにくげしゅしょう
Wegener granulomatosis

壊死性肉芽腫性血管炎であり，上・下気道の限局性肉芽腫性炎，小動脈の壊死性血管炎，巣状分節状腎炎または半月体形成性腎炎を特徴とする．自己免疫機序の関与が疑われるまれな疾患．鼻・肺・腎の症状が 3 徴で，鼻症状として鼻閉，鼻出血，膿性鼻汁，鞍鼻などがある．肺症状として咳，胸痛，労作性呼吸困難などがみられ，胸部エックス線では結節性陰影を示し，1/2〜1/3 の症例で空洞形成が認められる．腎症状ではタンパク尿，血尿などをみる．

58 Werlhof 紫斑病　　うぇるほーふしはんびょう
Werlhof purpura

→ 特発性血小板減少性紫斑病

59 Waters 撮影法　　うぉーたーずさつえいほう
Waters projection

〔同義語〕ウォーターズ投影法

顎・顔面領域の単純エックス線撮影法の一つで，副鼻腔，なかでも上顎洞の診断に有効な撮影法．患者体位は腹臥位または座位で，オトガイ部をフィルム面に密着し，鼻尖をすこし離し，フランクフルト平面（眼耳平面）とフィルム面とが 45°，正中矢状面をフィルム面に垂直に設定する．中心線を外後頭結節の約 3 cm 上方部から鼻尖下部を通し，フィルム面に垂直に射入する．副鼻腔の他，頰骨・頰骨弓，上顎骨眼窩面の観察に用いられる．

60 打抜き様陰影　　うちぬきよういんえい
punched-out appearance

骨病変のエックス線像で輪郭が明瞭な円形のエックス線透過像を示す所見を表現する用語．多発性骨髄腫に特有な所見で，おもに頭蓋骨や長管骨に多発してみられる．透過像周囲に骨硬化をともなうことはない．悪性腫瘍の骨転移病巣や，まれに下顎骨骨髄炎で類似するエックス線所見がみられることがある．

え

61 永久的止血法　　えいきゅうてきしけつほう
permanent hemostasis

〔同義語〕決定的止血法

局所的止血法のうち何らかの方法で出血点を閉鎖して出血を止める方法をいう．止血鉗子（コッヘル鉗子，ペアン鉗子，モスキート鉗子，サテンスキー鉗子など）を用いることが多い．血管結紮法がもっとも確実な止血法で，出血している血管の断端を止血鉗子で挟み，縫合糸で結紮する方法である．その他，側壁結紮法，創縁縫合法，括約結紮法（周囲結紮法），血管圧挫法，血管捻転法，電気凝固法などがある．

62　エイズ　えいず
acquired immunodeficiency syndrome
〔同義語〕AIDS
➡ 後天性免疫不全症候群

63　A型肝炎　えーがたかんえん
hepatitis A

糞便中に排泄されたA型肝炎ウイルスに汚染された水や野菜，魚介類などの生食や，汚染された器具，手指などからの経口感染による肝臓の急性炎症．潜伏期間は約1か月で，ときに集団発生をみる．発熱をもって発症し，下痢，腹痛，吐き気・嘔吐，黄疸，全身倦怠感がみられる．著明な血清AST（GOT），ALT（GPT）の上昇とTTT，IgMの上昇が特徴．診断はIgM型抗HAV抗体の証明で行う．ときに，劇症肝炎，肝内胆汁うっ滞や急性腎不全などを示すことがある．

64　ADL　えーでぃーえる
activity of daily living
〔同義語〕日常生活動作，日常生活活動

保健医療における指標としての日常的な生活動作および活動をいう．寝返り，立ち上がり，歩行などの起居移動動作と食事，更衣，トイレでの排泄など身のまわりの生活動作を基本的ADL，料理，洗濯などの家事，金銭管理，健康管理，交通機関による外出などを手段的ADLとよぶ．さらに旅行，読書，音楽や映画鑑賞，スポーツなどの活動を上級ADL（趣味的ADL）とよび，ADLを階層性に分類し，各種保健医療の指標として使用される．

65　ABO血液型　えーびーおーけつえきがた
ABO blood type

ヒト赤血球中に存在するAおよびBの型凝集原と血清中に存在する抗A（β）・抗B（α）の凝集素による凝集反応で決定された血液型で，A，B，O，ABの4型に分類される．血液型判定用血清を用いて，被検者の赤血球との反応で判定するオモテ試験と既知のA・B型赤血球と被検者の血清で判定するウラ試験の2つで決定する．AはA凝集原と抗B凝集素（α），BはB凝集原と抗A凝集素（β），Oは抗Aおよび抗B凝集素（α＋β），ABはAおよびB凝集原を有する．

66　壊死性潰瘍性歯肉口内炎　えしせいかいようせいしにくこうないえん
necrotizing ulcerative gingivostomatitis
〔同義語〕ワンサン口内炎
〔類義語〕壊死性潰瘍性歯肉炎

発熱などの全身症状とともに歯肉に急性炎症が生じ，辺縁歯肉，歯間乳頭部に灰白色の壊死性潰瘍を形成し，さらに周囲粘膜に拡大したものをさす．紡錘菌，ワンサンスピロヘーターやその他の口腔常在菌の混合感染．自発痛や接触痛が強く易出血性で口臭をともなう．青年期に多くみられ，誘因として風邪，過労，白血病，無顆粒細胞症などの感染防御機能の低下があげられる．

67　壊死性唾液腺化生　えしせいだえきせんかせい
necrotizing sialometaplasia

唾液腺組織が広い範囲にわたり扁平上皮化生を起こす疾患で，小唾液腺とくに口蓋腺に好発する．原因は不明であるが，唾液腺への血液供給が阻害され，梗塞，壊死が生じたと考えられている．小葉構造を保ったまま腺組織の一部が壊死し，隣接腺組織の腺房と導管に広範で著しい扁平上皮化生をきたす．おもな症状は粘膜の腫脹，潰瘍で，6〜10週で自然治癒する．

68 壊死組織除去　えしそしきじょきょ
debridement
〔同義語〕デブリードマン，創傷郭清
損傷などにより挫滅した軟組織，血行障害で壊死に陥る可能性の大きい創縁，感染創などにおける壊死部分などを切除し健常な創とすること．異物や壊死部分は血行障害や感染を招来し，創の治癒機転を著しく阻害して瘢痕も醜形となるため，一次治癒に導くには本手術を受傷後できるだけ早期に徹底的に行う．とくに汚染創の処置においては必須の手技である．通常，無菌部分が露出して出血のみられるところまで切除する．

69 Estlander 法　えすとらんだーほう
Estlander method
上唇あるいは下唇欠損部に対し，欠損部の補塡修復のために相対する健常部に唇全層皮弁（皮膚・筋層・粘膜の複合弁）を形成し，赤唇部の口唇動脈を温存し有茎性に 180 度回転し，欠損部の補塡移植を行う方法．口唇裂の欠損部の補塡修復では Abbe-Estlander 法とよぶが，それ以外の口唇欠損部の補塡修復では Estlander 法とよばれる．皮弁生着後，皮弁茎部を離断し，赤唇口角部などの二次的修正手術を行う．

70 壊疽性口内炎　えそせいこうないえん
cancrum oris, gangrenous stomatitis
〔類義語〕ノーマ
壊死性潰瘍性歯肉口内炎に罹患時，さらに腐敗菌が感染し，広範な組織の壊疽をきたした状態をいう．体力の消耗や抵抗力の減弱などにより感染防御機構がさらに低下している場合に発症しやすい．歯肉あるいは口角部から壊疽が始まり，強い腐敗臭を発する．さらに進展すると口唇，頰部に広がり，しばしば顔面皮膚に穿孔するとともに骨が露出して腐骨を形成するようになる．この状態を水癌あるいはノーマとよぶ．

71 エチレンオキサイドガス　えちれんおきさいどがす
ethylene oxide gas
〔同義語〕EOG

ガス滅菌法に使用する代表的な薬剤で，アルキル化によりすべての微生物を殺す．可燃性のため炭酸ガスやフレオンガスなどの不活性ガスを混合し，ボンベに挿入され市販されている．滅菌操作は一般に温度 40〜50℃，湿度 50% 前後で行われるため，プラスチック製品，ゴム製品，光学器具，ハンドピースなど熱や湿度に弱い機材を滅菌するのに適している．ヒトに対しても毒性が強いので，滅菌後の残留ガスには十分注意する必要がある．

72 エックス線 CT 検査　えっくすせん CT けんさ
X-ray computer tomography
→ CT

73 エックス線単純撮影　えっくすせんたんじゅんさつえい
routine radiography
〔類義語〕エックス線撮影法
通常のエックス線撮影装置を用いて，フィルムを被写体近くに置き，1 回のみの曝射によって撮影する方法の総称である．造影剤を併用する場合には，造影エックス線単純撮影法として区別する．目的の部位や状態によって種々の撮影方向がある．

74 エックス線ビデオ撮影法　えっくすせんびでおさつえいほう
video fluorography
→ 嚥下造影検査

75 Edwards 症候群　えどわーずしょうこうぐん
Edwards syndrome
〔同義語〕18 トリソミー症候群
18 番染色体が 1 対の相同染色体の他にさらに一つ加わり，3 つの染色体からなり，重度の発達障害と多発奇形をともなう疾患．頻度は 3,000 から 6,000 の出生に 1 回とされている．胎生期の発達障害が顕著で，未熟児で出生し，予後は不良である．症状では後頭部の突出，耳介低位，小顎症，手指の屈曲重畳などが特徴的

である．その他，合併奇形として先天性心疾患，消化管奇形，腎生殖器奇形，脳奇形などがみられる．

76 エナメル質形成不全　えなめるしつけいせいふぜん
enamel hypoplasia
〔同義語〕エナメル質形成不全症，エナメル質減形成，エナメル質低形成
〔類義語〕遺伝性エナメル質形成不全症

歯の形成途中に生じたエナメル質の形態あるいは組織学的構造または石灰化の異常である．形成不全の程度が軽い場合は，歯冠の形成不全部分の表面がやや粗造になっているか，白斑がみられる．障害の程度が進むとエナメル質の表面に陥凹，溝，不規則な欠損などがみられ，重度の場合にはエナメル質がまったく形成されないことがある．遺伝性に生じる場合には遺伝性エナメル質形成不全症という．

77 エナメル上皮癌　えなめるじょうひがん
ameloblastic carcinoma

転移性（悪性）エナメル上皮腫とともに悪性のエナメル上皮腫に含まれる歯原性癌腫の一つ．さらに原発型，二次型（脱分化性）・骨内性と二次型（脱分化性）・周辺性の3つのタイプに分類される．原発型エナメル上皮癌は転移の有無にかかわらず，組織学的に細胞異型を呈するものである．二次型・骨内性は良性の顎骨中心性のエナメル上皮腫から生じたもので，二次型・周辺性は周辺性エナメル上皮腫が悪性化したものである．

78 エナメル上皮腫　えなめるじょうひしゅ
ameloblastoma
〔類義語〕充実性エナメル上皮腫

歯原性上皮やマラッセの上皮遺残に由来する歯原性腫瘍の一つで，ほとんどが顎骨内に発生する．顎骨を破壊吸収しながら，充実性あるいは囊胞性に発育する．腫瘍を覆う粘膜は正常である．顎骨は腫瘍の増大にともなって膨隆し，羊皮紙様感を触知するようになり，腫瘍に近接する歯は圧排傾斜する．エックス線所見では，単房性，多房性あるいは蜂巣状（泡沫状，石けん泡状）の透過像を呈する．多様性に富んだ組織像を示すが，基本的な組織型は濾胞型と叢状型である．2005年のWHOの分類では，①エナメル上皮腫，充実型/多囊胞型，②エナメル上皮腫，骨外型/周辺型，③エナメル上皮腫，類腺型，④エナメル上皮腫，単囊胞型に分けられている．

79 エナメル上皮腫，骨外型/周辺型　えなめるじょうひしゅ，こつがいがた/しゅうへんがた
extraosseous ameloblastoma, peripheral ameloblastoma
〔同義語〕周辺性エナメル上皮腫

歯肉や粘膜から発生し，顎骨周囲で増大するエナメル上皮腫で，エナメル上皮腫の亜型の一つである．発症頻度は，全エナメル上皮腫の1.3～10％と報告されている．腫瘍は硬く，無痛性，外向性に増大し，歯肉粘膜に膨隆あるいは潰瘍を形成する．

80 エナメル上皮線維歯牙腫　えなめるじょうひせんいしがしゅ
ameloblastic fibro-odontoma

歯原性上皮と細胞の豊富な間葉組織との組み合わせからなる病変で，象牙質に加えてエナメル質の形成がみられる．エナメル上皮線維象牙質腫に類似している．エックス線所見は，種々の量の不透過性物質を有した境界明瞭な透過像である．

81 エナメル上皮線維歯牙肉腫　えなめるじょうひせんいしがにくしゅ
ameloblastic fibro-odontosarcoma
〔類義語〕エナメル上皮線維肉腫

外胚葉性間葉成分は肉腫様で，類象牙質とエナメル質の形成がみられる病変．エナメル上皮線維肉腫に類似した組織像を呈する．

82 エナメル上皮線維腫　えなめるじょうひせんいしゅ
ameloblastic fibroma

増殖性の歯原性上皮と，エナメル上皮腫よりもはるかに細胞に富んだ，歯乳頭に類似した結合組織の不規則な混合からなる病変である．コラーゲンはほとんどみられない．通常，エナメル上皮腫よりも若い年代に発生し，エックス線写真では境界明瞭な囊胞様透過像を示す．

83 エナメル上皮線維象牙質腫　えなめるじょうひせんいぞうげしつしゅ
ameloblastic fibrodentinoma
〔類義語〕エナメル上皮線維腫

エナメル上皮線維腫に類似した病変であるが，誘導性変化により類象牙質の形成がみられる病変．大部分は顎骨内に発生し，エックス線写真では種々の量の不透過性物質を有する境界明瞭な透過像を呈する．

84 エナメル上皮線維象牙質肉腫　えなめるじょうひせんいぞうげしつにくしゅ
ameloblastic fibrodentinosarcoma
〔類義語〕エナメル上皮線維肉腫

外胚葉性間葉成分は肉腫様で，エナメル上皮線維肉腫に類似した組織像を呈し，類象牙質の形成がみられる．

85 エナメル上皮線維肉腫　えなめるじょうひせんいにくしゅ
ameloblastic fibrosarcoma
〔同義語〕エナメル上皮肉腫
〔類義語〕エナメル上皮線維象牙肉腫

歯原性混合性腫瘍のうち，間葉成分が悪性化したもので，エナメル上皮線維腫に類似した構造をもつが，外胚葉性間葉成分が肉腫の特徴を呈する腫瘍である．発生はきわめてまれで，青年期の下顎臼歯部に多い．

86 エナメル真珠　えなめるしんじゅ
enamel pearl
〔同義語〕エナメル滴，エナメル結節

歯根部に形成された限局性の異所性エナメル質で，永久大臼歯，とくに上顎多根歯の分岐部あるいはエナメルセメント境付近のセメント質面に好発する．組織学的に，エナメル質のみからなっているもの，エナメル質と象牙質から構成されているもの，エナメル質，象牙質および歯髄から構成されているものの3種に分けられる．

87 エピテーゼ　えぴてーぜ
epithesis, facial prosthesis
〔類義語〕顔面補綴

腫瘍，外傷，炎症，先天奇形などが原因で生じた顔表面を含む顔面領域の実質欠損に対し，非観血的な手段，あるいは手術との併用により，顔面の実質欠損を修復する人工の補綴装置をさす．義眼瞼，義鼻，義耳などを磁石や骨に植立したインプラントなどを支持として装着する．

88 エビデンスにもとづいた医療　えびでんすにもとづいたいりょう
evidence-based medicine（EBM）
〔同義語〕根拠にもとづいた医療

「良心的に，明確に，分別をもって，最新最良の医学知見を用いる」という医療のあり方をさす．EBMの手順として以下の5つのステップが提唱されている．1：目の前の患者についての問題の定式化，2：定式化した問題を解決する情報の検索，3：検索して得られた情報の批判的吟味，4：批判的吟味した情報の患者への適用，5：Step1〜4の評価．現在，Step 1〜3の成果を診療ガイドラインとしてまとめることでEBMが普及しつつある．

89 エピネフリン　えぴねふりん
epinephrine
〔同義語〕アドレナリン

副腎髄質で生合成され，血中に分泌されるカテコールアミンの一種で，L-チロシンからL-ドーパを経て，順にドパミン，ノルエピネフリン，エピネフリンと生合成される．おもな薬理作用として，α作用によって血管平滑筋が収縮し，血圧が上昇する．また，β作用によって心収縮

90 エプーリス　えぷーりす
epulis
〔類義語〕骨形成性エプーリス，腫瘍性エプーリス

歯肉部に生じた良性の限局性の腫瘤に対する臨床的な総称である．歯肉の結合組織あるいは歯根膜または歯槽骨膜から生じる．組織学的には肉芽腫性，線維性，血管腫性，線維腫性，骨形成性および巨細胞性エプーリスなどに分類される．また成り立ちから，炎症性，腫瘍性および巨細胞性に分けられる．好発部位は上顎前歯部であるが，歯槽突起のいずれの部位にも発生する．まれに新生児や乳児の歯肉にみられ，先天性エプーリスとよばれる．病理組織学的には顆粒細胞腫である．女児に多くみられる．

91 Epstein真珠　えぷすたいんしんじゅ
Epstein pearl
〔類義語〕歯肉嚢胞，Serres上皮真珠，乳児歯肉嚢胞，歯堤嚢胞，Bohn結節

乳児の正中の口蓋縫線に沿った粘膜に生じた米粒大から小真珠大の黄白色の半球状腫瘤．胎生期の口蓋突起の癒合に関連した遺残の上皮に由来する小嚢胞．組織学的には錯角化性扁平上皮で囲まれた嚢胞腔に角質物質を含むことが多い．歯槽堤歯肉に生じるSerres上皮真珠と同様の所見を示す．数週間から数か月で自然消失するため治療の必要はない．

92 Epstein-Barrウイルス　えぷすたいん・ばーういるす
Epstein-Barr virus
〔同義語〕EBウイルス

ヒトヘルペスウイルス科のγヘルペスウイルス亜科に属するDNAウイルス．本ウイルス感染症は，幼児期のものは不顕性感染がほとんどで，2〜3歳までに70％の感染がみられる．思春期以降の感染では伝染性単核球症を発症する．悪性腫瘍との関連性が明確に認められた最初のヒトウイルスで，バーキットリンパ腫，上咽頭癌，一部の胃癌，エイズ患者の日和見Bリンパ腫の発症に関与するとされている．

93 Ellis-van Creveld症候群　えりす・うぁんくれべるとしょうこうぐん
Ellis-van Creveld syndrome
〔同義語〕軟骨外胚葉異形成症

外胚葉ならびに中胚葉起原の多発性異形性を示す常染色体性劣性遺伝性疾患．四肢短縮の小人症で，軟骨異形成症，毛髪，爪，歯胚などの外胚葉形成異常，多指症，先天性心疾患などの症状を呈する．歯科的には上唇中央の切れ込み，歯胚の欠如，位置異常，萌出遅延，上顎骨の劣成長などを示す．半数は新生児から乳児期にかけて呼吸障害や心疾患のために死亡する．

94 エリスロポエチン　えりすろぽえちん
erythropoietin
〔同義語〕EPO

おもに腎臓でつくられ赤血球造血の中心となるサイトカイン．分子量34,000の糖タンパク質である．貧血などのように末梢組織への酸素供給低下に応じて血清中に濃度が増加し，赤血球前駆細胞上のエリスロポエチン受容体を刺激して赤血球の産生を増加させる．現在用いられている製剤は，遺伝子組換えにより作成され，血清中濃度が低値のものに効果を示す．腎性貧血や未熟児貧血，自己血貯血がEPO製剤の適応になっている．

95 エリテマトーデス　えりてまとーです
lupus erythematosus
〔同義語〕紅斑性狼瘡
〔類義語〕全身性エリテマトーデス，円板状エリテマトーデス

代表的な膠原病疾患で，皮膚，関節，筋肉などの結合組織や血管などの炎症症状を示す．全身臓器をおかす全身性エリテマトーデス（SLE）や皮膚に限局する慢性円板状エリテマトーデス（DLE）があり，さらに両者の中間型や特殊型がある．

96 遠隔転移　えんかくてんい
distant metastasis
腫瘍細胞が，所属リンパ節以外の原発の腫瘍組織から離れた部位へ血行性，リンパ行性などで移動してそこで発育することをいう．判定のためには，臨床的な検索と画像診断が必要である．また，重複癌や他の疾患との鑑別には病理組織学的検索が必要である．頭頸部癌の遠隔転位は肺，肝，骨が多い．

97 塩化ベンザルコニウム　えんかべんざるこにうむ
benzalkonium [chloride]
〔同義語〕ベンザルコニウム〔塩化物〕
〔類義語〕逆性石けん，第4級アンモニウム塩，塩化ベンゼトニウム

陽イオン界面活性剤の汎用消毒剤の一種．グラム陽性・陰性菌や真菌に有効であるが，芽胞，ウイルス，結核菌に対する殺菌力は弱い．手指・皮膚には0.05～0.1%液，粘膜には0.01～0.025%液を，器材には0.05～0.2%液を使用する．0.2%液含有エタノール液は速乾性手指消毒薬として使用する．

98 嚥下障害　えんげしょうがい
dysphagia
〔同義語〕嚥下困難

嚥下の過程である食塊を口腔から咽頭に送られる第一相（口腔期），咽頭での嚥下反射の第二相（咽頭期），食道から胃へ送られる第三相（食道期）の過程で障害が起こること．反射性嚥下運動障害が多く，口腔から胃にかけての器質的な障害，嚥下にかかわる末梢，中枢神経の障害がある．第一相の障害では食塊の咀嚼，食塊形成と輸送が困難となり，第二相では気管内に誤飲する，第三相では食塊の反芻，食道性逆流などの症状がみられる．

99 嚥下造影検査　えんげぞうえいけんさ
videofluoroscopic swallowing study
〔同義語〕VF，ビデオ嚥下透視検査，video fluorography，ビデオ嚥下造影法，エックス線ビデオ撮影法

被検者に，バリウム，ヨード製剤などの造影剤または造影剤を含んだ食品の咀嚼や嚥下を行わせ，その動態や舌，軟口蓋，喉頭蓋などの動きをエックス線透視下で観察し，ビデオ撮影を行う．摂食・嚥下機能を評価する標準的方法として本撮影法が広く用いられている．

100 円板状エリテマトーデス　えんばんじょうえりてまとーです
discoid lupus erythematosus
〔同義語〕DLE，円板状紅斑性狼瘡
〔類義語〕エリテマトーデス，全身性エリテマトーデス

境界明瞭な円板状皮疹を特徴とするエリテマトーデスである．病変は顔面，前胸部に多い．口腔病変は，びらんないし紅斑として，頬粘膜，口唇，口蓋，歯肉，舌にみられる．大部分は他の臨床症状は示さないが，抗核抗体，抗DNA抗体の上昇がみられ，全身性エリテマトーデス（SLE）に移行するものがある．

101 円板復位　えんばんふくい
disc reduction
急性または慢性の外傷などにより関節包や靱帯が構造的破綻をきたし，正常な位置から逸脱した関節円板が下顎頭に対して正常な位置関係に戻ることをいう．開口運動などで下顎頭が前方に滑走することで生じるが，復位する際に下顎頭が円板後方肥厚部を乗り超えるため，開口路は彎曲し，関節音（クリック）がみられる．

お

102 横顔裂　おうがんれつ
horizontal facial cleft, lateral facial cleft, transverse facial cleft
〔同義語〕横顔面裂，巨口症，横行顔裂，側方顔裂

上顎突起と下顎突起の癒合不全あるいは第一鰓弓由来組織の形成異常により生じる裂奇形．口角から耳介上方に向かう線に一致した部位の異常を認め，巨口症の他，副耳，耳介変形，下顎

103 応急処置　おうきゅうしょち
first aid
〔同義語〕救急処置
〔類義語〕応急手当，救命手当

救急に行われる医学的処置を総括する．外傷時にハンカチなどを包帯代わりにするような一般人による処置から，専門医による医療器具を用いての蘇生法まで解釈は広い．救急救命士以外の救急隊員が行う救急の処置．

104 黄色腫　おうしょくしゅ
xanthoma

大量の脂質が蓄積した組織球（泡沫細胞）が反応性に増殖し局所的に集積した状態．真の腫瘍ではない．黄色の病巣として，眼瞼および皮膚，皮下，腱鞘などに好発する．家族性本態性高コレステロール血症のように，高コレステロール血症にともなうものもあるが，高コレステロール血症はともなわずに局所的な原因で黄色腫を生じるものも多い．

105 黄疸　おうだん
icterus, jaundice

胆汁色素であるビリルビンの血中増加により，皮膚，粘膜など全身の組織，体液が黄染する病態をさす．血清ビリルビン値が1.0 mg/dl以上になれば眼球結膜の変化として認められ，2.0 mg/dl以上になると肉眼的にも明らかな黄疸を認める．発生機序として，溶血性などのビリルビン過剰産生，肝炎など肝細胞への摂取および運搬障害，肝細胞内でのグルクロン酸抱合障害，胆汁うっ滞症などの排泄障害によるものがある．

106 横紋筋腫　おうもんきんしゅ
rhabdomyoma

細胞質内に横紋筋線維をもつ腫瘍細胞からなる良性腫瘍．きわめてまれなもので，心臓，口腔，咽頭に発生したものが報告されている．腫瘍は結節状で，腫瘍細胞は横紋筋に類似している．

骨の変形（下顎頭の低形成）などをともなうことがある．

細胞内にはグリコーゲンがみられる．成人に発生する成人型横紋筋腫，3歳以下の幼児にみられる胎児性横紋筋腫，中年女性性器に発生する性器横紋筋腫がある．

107 横紋筋肉腫　おうもんきんにくしゅ
rhabdomyosarcoma

横紋筋由来の肉腫．肉腫のなかでも悪性度が高く，四肢体幹や頭頸部の筋組織，泌尿生殖器に好発する．横紋筋肉腫は幼年から高齢まで各年齢層に認められる．組織学的に胎児型，胞巣型，多形型に分類される．胎児型はもっとも頻度が高く，小児に発生する．次に頻度が高いのは胞巣型であり，10～20歳の若年者に多い．多形型は40歳以上に多い．

108 OFD症候群　おーえふでぃーしょうこうぐん
oro-facial digital syndrome
〔同義語〕口腔・顔面・指趾症候群

口腔，顔面，指趾領域に多彩な先天異常がみられる症候群．口腔症状として仮性上唇正中裂，口蓋裂，高口蓋，小帯肥大などが，顔面症状として水頭症，脱毛症，両眼隔離，鼻軟骨形成不全などが，指趾症状として合指症，多指症などがみられる．I，II型に分類され，I型はX染色体優性遺伝で，男性は致死的とされる．II型は常染色体劣性遺伝で，性差はないが，I型と比べ頻度が低く，きわめてまれな疾患である．

109 オーラルジスキネシア　おーらるじすきねしあ
oral dyskinesia
➡ 口腔ジスキネジア

110 悪寒戦慄　おかんせんりつ
chill and rigor

種々の原因で生じる発熱時のぞくぞく感とふるえ．ふるえは温熱を生成するための骨格筋の等尺性収縮で，効率のよい自律性の熱産生を行う一手段として生じる．

111 オッセオインテグレーション　おっせおいんてぐれーしょん
osseointegration
〔同義語〕骨結合

Brånemark が提唱したインプラント表面と骨との関係を表す言葉で，整然と生活している骨と荷重され機能しているインプラント表面との間が構造的にも機能的にも密着している状態（Osseointegration is defined as a direct structural and functional connection between ordered, living bone and the surface of a load-carrying implant）と定義されている．

112 Obwegeser 法　おっべげーざほう
Obwegeser method

口腔顎顔面外科医 Obwegeser が発表した一連の手術法で，下顎枝矢状分割術（1955・1957年報告）がもっとも有名である．口内法のオトガイ形成術（1958年報告），粘膜下剥離口腔前庭形成法（1959年報告），Le Fort I 型骨切り後の後戻り予防のための上顎翼突結合部への骨移植法（1965年報告），脳頭蓋底や眼窩への側頭部切開法（1985年報告）などが，今日広く応用されている．

113 オトガイ形成術　おとがいけいせいじゅつ
chinplasty, genioplasty, mentoplasty

オトガイ部の変形に対して，三次元的に改善する方法の総称である．オトガイ下縁に骨切りを行うことで形成した骨片を移動し，組織内副子にて固定する方法が一般的であるが，他部位からの自家骨移植や人工材料により改善をはかる場合もある．

114 オトガイ骨移植　おとがいこついしょく
chin graft

オトガイ部から採取した骨を移植することである．口腔内で骨移植が必要で，多くの骨量を必要としない場合，口腔内から骨採取を行うことで口腔外への侵襲を避けることができる．この

ような骨の供給場所の一つとし，オトガイ部（下顎結合部）がある．

115 オトガイ神経移動術　おとがいしんけいいどうじゅつ
mental nerve transposition
〔同義語〕オトガイ孔下方移動術

オトガイ孔の下方の骨を削除して，オトガイ神経の出口を下方に移動する方法．歯槽骨が著しく吸収した結果，オトガイ孔が歯槽頂近くに位置することで，義歯装着などにともなって生じるオトガイ神経への障害を避ける目的で行われる．

116 オトガイ神経麻痺　おとがいしんけいまひ
mental nerve paralysis
〔類義語〕下歯槽神経麻痺

オトガイ神経や下歯槽神経に何らかの原因で障害が生じ，オトガイ領域を中心に支配領域の知覚異常が生じた状態である．障害の原因として下顎骨骨折などの外傷の他に，抜歯，インプラント埋入，下顎枝矢状分割術などの歯科治療による場合も少なくない．

117 オピオイド　おぴおいど
opioid
〔類義語〕アヘンアルカロイド，モルヒネ様物質

アヘンの主要薬理成分モルヒネに類似した鎮痛作用と麻薬性を有する物質の総称である．アヘン剤類似の合成ならびに内因性物質をさすが，アヘン剤をも含めた意味で用いられる傾向にある．依存性のないモルヒネ作用をもつ合成麻薬性鎮痛薬であるフェンタニルはモルヒネの100倍の力価があるとされる．内因性物質として，エンドルフィン，エンケファリンが知られている．

118 オンコサイトーマ　おんこさいとーま
oncocytoma
〔同義語〕膨大細胞腺腫，好酸性腺腫，好酸性顆粒細胞腺腫

ミトコンドリアを多く含むことから好酸性を示し，顆粒状の膨大した細胞質と小型類円形で濃縮状の核を有するオンコサイトに似た細胞からなる腫瘍である．50歳以後の成人の耳下腺をはじめ唾液腺に発生し，やや女性に多い．まれに肺，肝，脳に転移する悪性好酸性腺腫も報告されている．

119 温熱療法　おんねつりょうほう
hyperthermia, hyperthermic therapy, thermotherapy

〔同義語〕ハイパーサーミア，加温療法
癌組織と正常組織の温熱に対する抵抗性の差によって，細胞の死滅や増殖抑制作用などをはかる治療法の総称である．癌治療では，体外から非侵襲的に加温する外部加温法と組織内に直接プローブなどを刺入して加温する組織内加温法がある．

か

120 Gardner 症候群　がーどなーしょうこうぐん
Gardner syndrome

Gardnerが報告した常染色体性優性遺伝病で，結腸癌の好発原因となる大腸の多発性ポリポージス，多発性腫瘍，頭蓋の骨腫，類表皮囊胞，線維腫などをともなう．歯に関連する所見として歯性の囊胞，過剰歯，歯の萌出遅延を認める．

121 外因性凝固系　がいいんせいぎょうこけい
extrinsic coagulation system

血管損傷などにより血管内に組織液が混入することで滲出する組織因子により活性が始まる凝固過程をさす．組織因子は血中の第X因子を活性化する（Xa）．Xa は血小板膜リン脂質上で第V因子や Ca^{2+} と複合体を形成しプロトロンビンを活性化し，トロンビンを生成する．トロンビンはフィブリノゲンをフィブリンとし，トロンビンにより活性化された第XIII因子がフィブリンを安定化フィブリンに転化する．

122 外因性色素沈着　がいいんせいしきそちんちゃく
exogenous pigmentation

〔同義語〕外素性色素沈着
〔類義語〕アマルガム刺青，アマルガム色素沈着

外部から入り込んでくる色素による皮膚・粘膜または組織の変色の総称である．口腔粘膜の固有層に迷入したアマルガムなどの金属片による着色が代表的で，とくに鋳造冠を装着している歯の付着部分に多く，灰黒色の帯状または斑状の着色を呈する．組織内副子やインプラントなどの周囲組織にも金属片による着色がみられることがある．

123 壊血病　かいけつびょう
scurvy, scorbutus

〔同義語〕ビタミンC欠乏症，アスコルビン酸欠乏症，メラー・バーロー病（Möller-Barlow病）

ビタミンCの欠乏によりコラーゲン形成が障害されて出血傾向を示す疾患である．徐々に発症し，全身倦怠，脱力，食欲不振などの他に，皮膚乾燥，毛囊角化およびその周囲の紫斑様出血が起こる．進行すると，筋鞘，骨膜，神経鞘に出血する．小児の場合，上記症状に骨病変が加わりメラー・バーロー病，小児壊血病とよばれる．ルンペル・レーデ現象陽性のことが多いが，出血時間，凝固時間などは正常である．

124 開咬　かいこう
open bite

〔同義語〕離開咬合，オープンバイト，開咬症

上下顎歯列弓の垂直的咬合関係が2歯以上の数歯にわたって低位で咬合線に達せず上下の歯の間に隙間ができる異常咬合である．おもに前歯部にみられるが側方歯群にみられることもある．遺伝や成長の不調和に起因する顎骨の異常によるものと吸指癖や異常嚥下癖など習癖による歯槽性のものがある．治療として悪習癖の除去，歯科矯正治療，外科的矯正治療などがある．

125 開口器　かいこうき
mouth gag, mouth prop

上下の歯の間に挟んで他動的に開口させ，ある程度の開口状態を維持する道具の総称である．金属製，ゴム製，木製など形，材料は考案者により異なる．全身麻酔下での処置，意識障害患者や開口を拒む患者に対する緊急処置の他に，顎関節症または顎関節部手術などの術後の開口訓練にも用いる．

126 開口障害　かいこうしょうがい
trismus, disturbance of mouth opening, lock jaw
〔同義語〕咬痙，牙関緊急

開口運動にともなう開口量の減少，痛みなど何らかの障害が認められる場合の症状名である．原因となる部位により，顎関節に何らかの原因がある関節性とその他の部位に起因する非関節性に大別され，さらに，その原因として炎症性，外傷性，瘢痕性，腫瘍性，関節性，神経性などに分類される．したがって，原因となる疾患は，破傷風，智歯周囲炎，放線菌症，顎関節強直症，顎関節症，ヒステリー，てんかんなど多岐にわたる．

127 外骨症　がいこつしょう
exostosis
〔同義語〕外骨腫
〔類義語〕口蓋隆起，下顎隆起

硝子軟骨からなる軟骨帽内において軟骨内骨化が起こり，骨性腫瘤が形成されることで，骨表面が突出する状態の総称である．上顎では口蓋正中，大臼歯頬側歯槽骨に，下顎では小臼歯部舌側歯槽骨に多いが，その他の歯槽骨にも生じる．病的意義はないが，歯の欠損により補綴処置が必要になる場合には，歯槽骨整形処置または補綴装置のリリーフを要することもある．

128 外傷性顎関節炎　がいしょうせいがくかんせつえん
traumatic TMJ arthritis

顎関節部に加わった外因性または内因性外力により生じた反応性炎症．外因性では下顎骨への外傷の既往をもち，開口・咀嚼などの下顎運動時の疼痛，開口障害，顎関節部の圧痛をともなう．炎症は安静により数日で消退するが，軟組織の損傷，出血部の治癒過程で十分な運動練習を行わないと，線維性，骨性の強直症へと移行する場合もある．内因性では，慢性経過をとることが多い．

129 外傷性ショック　がいしょうせいしょっく
traumatic shock
→ショック

130 外傷性神経腫　がいしょうせいしんけいしゅ
traumatic neuroma
→切断神経腫

131 外傷性唾液瘻　がいしょうせいだえきろう
traumatic salivary fistula
〔同義語〕外唾液瘻，唾液腺瘻

頰部皮膚面への外傷により，耳下腺腺体またはStenon管に達する裂傷が生じ，治癒過程で残遺した瘻孔をさす．唾液が口腔外に流出する．治療は，腺体のみの裂傷のときは圧迫するのみで治癒にいたるが，Stenon管が断裂している場合は，端々吻合するか，断裂したStenon管を口腔側に導き，口腔内に排出口を形成する．

132 外歯瘻　がいしろう
external dental fistula

歯性の化膿性炎症が膿瘍を形成し，膿汁を排出する瘻孔を口腔外（顔面皮膚）に形成する場合をいう．原病巣から顔面皮膚までの管状組織を瘻管といい，開口部を瘻孔と称する．治療は，原病巣の治療のみで，ほとんど消失するが，皮膚面の陥凹などによる醜形が残る場合には形成手術を要する．

133 開窓術　かいそうじゅつ
fenestration

大きな顎骨囊胞あるいはガマ腫などの囊胞に対

し，被覆する粘膜や骨とともに囊胞壁の一部を切除し囊胞腔を開放することにより，囊胞の縮小や消滅を期待する手術法である．同様に若年者に生じた囊胞型エナメル上皮腫において，生検を兼ねて腔を開放する場合にも用いる．また，埋伏歯の歯冠部を覆っている骨を開削し，歯冠部を露出させ，牽引・移動させる手段も開窓術という．

134 外唾液瘻　　がいだえきろう
external salivary fistula
→ 外傷性唾液瘻

135 介達骨折　　かいたつこっせつ
indirect fracture

外力が加わった場所から離れた場所に起きた骨折をいう．これに対し，直接外力が加わった場所に起きた骨折を直達骨折という．顎顔面領域ではオトガイ部に加わった外力により，応力の集中する下顎骨関節突起部に起こりやすい骨折である．

136 開洞術　　かいどうじゅつ
antrostomy

口腔内から上顎洞底部を削除し上顎洞を開放する手術である．上顎洞癌患者に対する集学治療（三者併用療法：手術，放射線，動注化学療法）を行う場合の手術療法として用い，洞内の洗浄により壊死物質の除去をしやすくするとともに，洞内の観察を行いやすい状態にする．

137 外軟骨腫　　がいなんこつしゅ
ecchondroma
〔同義語〕骨膜性軟骨腫

軟骨腫のうち骨膜から生じるまれな病変で，骨内に発生する内軟骨腫に対応する．痛みをともなう場合は組織検査を行い確定診断する．症状のない場合は定期的にエックス線検査を行い，経過観察する．

138 外胚葉形成異常　　がいはいようけいせいいじょう
ectodermal dysplasia
〔同義語〕外胚葉形成不全
→ 先天性外胚葉形成不全

139 開鼻声　　かいびせい
hypernasality, rhinolalia aperta
〔同義語〕開放性鼻音

発音時に呼気が鼻腔に流出して，過度な鼻腔共鳴が起こる状態をさす．発音時に口のなかに空気を保つことができず，鼻に漏れるため，話し言葉が聞き取りにくい発声となる．鼻咽腔閉鎖機能障害を呈するような病態，すなわち，口蓋裂がある場合（硬口蓋部の残遺孔を含む），あるいは口蓋裂がなくても話すときに軟口蓋が挙上せず，鼻咽腔が閉鎖できない状態や，相対的に咽頭の奥行きが深かったりする場合にも起こる．

140 外部照射法　　がいぶしょうしゃほう
external irradiation
〔同義語〕外照射法

体外から放射線照射を行う方法の総称である．放射線は，電磁波と粒子線の2種類に大きく分けられ，方法には外部照射と密封小線源治療がある．電磁波には，エックス線，γ線（ガンマ線）が含まれ，粒子線は，原子を構成する粒子（電子，陽子，中性子など）がある．悪性腫瘍の治療に使われている放射線は，エックス線，γ線，電子線が主で，その他，陽子線，重粒子線が使われる．γ線はコバルト60を線源とし，エックス線，電子線はリニアック，マイクロトロン，ベータトロンで取り出し照射する．電磁波と粒子線のいずれも外部照射法の線源として用いられる．

141 海綿骨細片移植　　かいめんこつさいへんいしょく
particulate cancellous bone and marrow graft
〔同義語〕海綿骨骨髄細片移植，海綿骨移植，PCBM

主として，腸骨の骨髄腔内から海綿骨を細片として採取して，骨欠損部に移植すること．骨は皮質骨のような緻密質と，多数の隙間がある海綿質があり，この隙間には骨髄が入っている．骨髄には骨芽細胞になる前駆細胞が含まれており，海綿骨骨髄細片は骨髄を含むため骨形成能が高い優れた骨移植材で，また，柔軟性があるため成形充填剤のレジンのように，どのような形態にも対応できる．

142 海綿状血管腫　かいめんじょうけっかんしゅ
cavernous hemangioma
〔類義語〕血管腫

成熟した小血管の増殖による腫瘍である．静脈奇形の一種とも考えられている．勃起性があり，圧迫により紫青色が退色する．静脈結石をみることがある．出血時の止血困難，周囲組織の圧迫による機能障害，審美障害などが問題となる．治療は，切除，血管腫に出入りしている血管に対する塞栓療法，薬剤による硬化療法などがあるが，臨床経過と画像診断（部位，範囲，脈管や周囲組織との関連など）により治療法を決めることが肝要である．

143 海綿状リンパ管腫　かいめんじょうりんぱかんしゅ
cavernous lymphangioma
→ リンパ管腫

144 潰瘍　かいよう
ulcer

生体表面における上皮の連続性が離断したもので，皮膚や粘膜が欠損した状態である．皮膚表皮や粘膜筋板を超えないものをびらんとして区別する．

145 カウザルギー　かうざるぎー
causalgia
〔同義語〕灼熱痛

反射性交感神経性ジストロフィー（RSD）は，複合性局所疼痛症候群（complex regional pain syndrome；CRPS）という名称でも知られ，神経や軟部組織への外傷や手術の後に交感神経系が異常を呈し，傷は完治しているのに痛みやしびれなどが続く場合をいう．RSD/CRPSの症状の出現にともなって主要な神経に明らかな損傷がみられた場合，とくにCRPSタイプIIまたはカウザルギーとよぶ．一般的にカウザルギーは神経学的な変化のため，より客観的な症状を呈する．RSDやカウザルギーという用語で多彩な本疾患のすべての兆候や症状を表現するのは適切ではないという考えから，CRPSのタイプIとタイプIIという用語が現在使われている．治療としては各種薬物療法，交感神経ブロック，リハビリテーションが行われる．

146 過蓋咬合　かがいこうごう
deep over bite

奥歯で咬みしめた状態で，上下の前歯の咬み合わせの重なりの度合いが大きい状態をいう．通常2〜3 mm程度の重なりがあるが，それ以上の重なりを示し，ときに下の前歯がほとんどみえないほど深く咬み込むこともある．これは骨格が，もともと咬み合わせを深くしやすい形をしている場合や，奥歯が抜けることで咬み合わせの高さが低くなり，前歯の咬み合わせが深くなる場合などに生じる．

147 下顎角形成術　かがくかくけいせいじゅつ
plasty of mandibular angle

下顎角部の骨形態による顔面形態異常を訴える場合に，下顎角の骨を切除または削除し，あるいは自家骨移植・人工材料の挿入固定などにより，正面・側面ともに対称な輪郭を形成する手術法の総称である．

148 過角化症　かかくかしょう
hyperkeratosis
〔類義語〕過正角化症，過錯角化症

重層扁平上皮である表皮，あるいは粘膜上皮の角化している層が過剰に形成された異常をいう．口腔粘膜の場合，過錯角化症がみられることが多いが，過正角化症もみられ，しばしば同一病変で臨在していることがある．肉眼的，臨

床的には白色病変としてみられる．

149　下顎関節突起過形成　かがくかんせつとっきかけいせい
hyperplasia of mandibular process
→ 顎関節突起過形成症

150　下顎顔面異骨症　かがくがんめんいこつしょう
mandibulofacial dysostosis
〔同義語〕下顎顔面異形成症，Treacher-Collins症候群

第一・第二鰓弓由来組織の異常による先天的形態異常症候群で，常染色体優性遺伝による．顔貌が特異的で，目尻が下がり（逆モンゴロイド型眼裂），下眼瞼が欠損していることもある．下顎頭の形態異常，下顎骨下縁の陥凹状態などの下顎骨の発育不全による下顎の後退，咬合の異常が著しい．口裂下行や舌の偏位，高口蓋や口蓋裂などの異常も多い．両側性に現れた場合を，トリーチャー・コリンズ症候群とよぶ．

151　下顎区域切除術　かがくくいきせつじょじゅつ
segmental resection of mandible
〔同義語〕下顎骨区域切除，下顎骨連続離断術

下顎骨に生じた腫瘍などの病変に対して，下顎骨を離断して下顎骨の一部と病変を除去する手術法である．おもに歯肉癌などの悪性腫瘍が占拠する下顎骨の前後に安全域を設定し，骨を離断後に周囲組織を含めて一塊として切除する．エナメル上皮腫などの中心性下顎腫瘍で骨体の下縁に及んでいる場合にも用いる．

152　下顎後退症　かがくこうたいしょう
mandibular retrognathism, retrogenia, retrognathia
〔同義語〕小下顎症，小顎症
〔類義語〕下顎骨形成不全症

下顎骨の発育が悪く，正常に比べて小さな状態である．オトガイが極端に後退，あるいは消失している場合は，側貌から鳥貌（bird face）とよぶ．原因には第一・第二鰓弓症候群や小児期の顎関節強直症などの先天的なものと，後天的なものとがある．下顎は後退位で小さく咬合機能不全がみられる．気道が狭いことがあるので注意する．重度の気道狭窄の併発例では気管切開を要し，閉塞型睡眠時無呼吸症候群を合併しやすい．骨切り術後に，骨体を前方移動させると，骨の接触面積が減少するので，骨接合が難しく後戻りしやすい．前方移動量が大きい場合では下顎骨延長術も選択される．小児の顎関節強直症では正常な発育獲得をめざし早期に顎関節授動術と肋軟骨移植を行うこともある．

153　下顎孔伝達麻酔　かがくこうでんたつますい
conduction anesthesia for mandibular foramen

下顎孔付近に麻酔薬を注入することによって，下歯槽神経と舌神経を同時に麻痺させる局所麻酔法である．下歯槽神経が下顎孔から下顎骨に入る前で神経の伝達をブロックするため，一度の注射で末梢の支配神経をすべて麻酔し，効果を得ることができる．麻痺領域は，注射側の下顎の歯髄，歯根膜，舌側歯肉，前歯唇側歯肉および下唇，オトガイ部皮膚である．

154　下顎骨延長術　かがくこつえんちょうじゅつ
distraction osteogenesis of mandible
→ 仮骨延長法

155　下顎骨形成不全症　かがくこつけいせいふぜんしょう
mandibular hypoplasia
→ 下顎後退症

156　下顎骨後方移動術　かがくこつこうほういどうじゅつ
mandibular setback

咬合および審美的改善などの目的で，下顎頭を含む骨片（近位骨片）と切り離して歯を含めた下顎骨の骨体部（遠位骨片）を後方へ移動する手術法の総称である．下顎枝矢状分割術がもっ

とも多く行われ，その他，下顎枝垂直骨切り術などが用いられる．

157 下顎骨骨髄炎　かがくこつこつずいえん
mandibular osteomyelitis

炎症の主座が下顎骨の骨髄にある場合で，急性下顎骨骨髄炎と慢性下顎骨骨髄炎に大別され，原因のほとんどは歯性感染である．急性下顎骨骨髄炎は時期により第Ⅰ～Ⅳ期に分類され，治療として抗菌薬の投与は必須である．慢性化した場合には，化膿性と硬化性に分けられ，腐骨除去，骨髄内肉芽の掻爬，皮質骨の除去，高圧酸素療法の併用などが必要な場合もある．

158 下顎骨骨折　かがくこつこっせつ
fracture of mandible

下顎骨に生じた骨折をさす．顔面骨折のなかではもっとも多くみられる骨折で，事故，殴打，スポーツなどによる外傷性骨折と，病的骨折，または直達骨折と介達骨折などさまざまな分類がある．好発部位は正中部，犬歯部，オトガイ孔部，大臼歯部，下顎角部で，性別では男性に多い．下顎骨には開口筋，閉口筋が付着しているので，骨折線の位置および走行，歯の状態などにより骨片変位を起こすのが特徴である．

159 下顎骨骨膜炎　かがくこつこつまくえん
mandibular periostitis

炎症の主座が下顎骨の骨膜にある場合である．歯原性感染が多く，急性期には発赤，熱感をともなう腫脹と拍動性の自発痛および圧痛がみられる．亜急性から慢性期では，膿瘍を形成し波動を触知するので，切開，排膿を行う．エックス線所見として骨膜反応がみられることもある．急性期での治療は，抗菌薬の投与とともに，安静，栄養補給を行う．原因歯は根管治療により感染経路を閉鎖するか，消炎後に抜歯する．

160 下顎骨再建術　かがくこつさいけんじゅつ
mandibular reconstruction
➡ 顎骨再建術

161 下顎骨周囲膿瘍　かがくこつしゅういのうよう
perimandibular abscess

下顎骨の周囲に膿瘍が形成された状態である．下顎骨に由来する歯原性感染により，下顎骨周囲に炎症がおよび，膿瘍を形成する場合が多い．感染経路が不明で膿瘍のみ残遺した場合には，症状名である膿瘍とその貯留部位により病名とすることもある．

162 下顎骨前方移動術　かがくこつぜんぽういどうじゅつ
mandibular advancement

咬合および審美的改善などの目的で，下顎頭を含む骨片（近位骨片）と切り離して，歯を含めた下顎骨の骨体部（遠位骨片）を前方に移動させる手術法の総称である．下顎枝矢状分割術がもっとも多く行われる．

163 下顎骨体部骨切り術　かがくこつたいぶこつきりじゅつ
osteotomy of mandibular body
〔同義語〕Dingman method

下顎の小臼歯または大臼歯を抜去し，その幅に相当する下顎骨体部を切除し，下顎の長さを減じる方法である．下顎骨体部の切除を垂直に行う方法と階段状に行い接触面積を増加させるディングマン方法（Dingman method）がある．

164 下顎枝移植骨　かがくしいしょくこつ
ramus graft

インプラント前処置などの目的で歯槽骨形成を行う場合などに下顎枝から採取された移植骨である．口腔内からの採骨部位としてオトガイ部とともに用いられるが，オトガイ部で生じやすい採取部の麻痺感，出血斑などがない．採取にあたっては下顎管の位置に注意を要する．

165 下顎枝矢状分割法　かがくししじょうぶんかつほう
sagittal splitting ramus osteotomy
〔同義語〕SSRO

咬合および審美的改善などの目的で用いられる下顎骨の分割方法の一つである．下顎前突症，下顎後退症，開咬などの顎矯正手術として下顎後退術，下顎前方移動術に一般的に行われている．離断移動後の骨接触面積が大きく安定した結果が得られる．Obwegeser 法とさらに接触面積が広くなった Obwegeser-Dal Pont 法がある．

166 下顎枝垂直骨切り術　かがくしすいちょくこつきりじゅつ
vertical ramus osteotomy, intraoral vertical ramus osteotomy
〔同義語〕IVRO

咬合および審美的改善などの目的で用いられる下顎骨に対する骨切り術の一つである．下顎枝を下顎切痕から下顎下縁にかけて下顎孔の後方で垂直に骨切りする．下顎神経への障害が少なく，下顎前突症，顎変形症などに対する顎矯正手術として下顎枝矢状分割術と同様，一般的な手術である．

167 下顎枝水平骨切り法　かがくしすいへいこつきりほう
horizontal ramus osteotomy, osteotomy in horizontal ramus
〔同義語〕下顎枝水平切断法，下顎枝水平切離術

下顎前突症や下顎後退症などの顎変形症に対して下顎枝を水平に切断して下顎の移動をはかる手術法である．本手術法には，blind method による Kostecka 法と，下顎枝前縁を開放する口内法がある．しかし，いずれも術後に開口症を呈することがあるなどの難点が指摘され，現在はほとんど行われていない．

168 下顎神経ブロック　かがくしんけいぶろっく
mandibular nerve block

下顎神経が頭蓋腔より出る孔である卵円孔の入口部に局所麻酔薬または神経破壊薬を注入して，下顎神経の伝達機能を一時的または永久的に遮断する方法である．おもに三叉神経痛に対してペインクリニックで用いられる．

169 下顎正中裂　かがくせいちゅうれつ
median mandibular cleft
〔同義語〕正中下顎裂

下唇の正中裂と下顎正中部での先天性離断を呈する裂奇形である．胎生期における有対下顎突起正中部への中胚葉貫通ないし融合が起こらないため発生すると考えられる．発生頻度は各種顔面裂中もっとも低い．舌の形成異常や舌骨欠損，胸骨柄欠損，鎖骨離開を示すことがある．

170 下顎切除術　かがくせつじょじゅつ
resection of mandible
〔同義語〕下顎骨切除術

悪性腫瘍や良性腫瘍などの治療として，下顎骨を切除する治療法の総称である．切除範囲により，下顎骨部分切除術，下顎骨区域切除術（下顎骨連続離断術），下顎骨半側切除術に分類される．

171 下顎前歯部歯槽骨切り術　かがくぜんしぶしそうこつきりじゅつ
anterior mandibular alveolar osteotomy, mandibular anterior segmental osteotomy
〔同義語〕下顎前方歯槽骨切り術，下顎前歯部部分骨切り術
〔類義語〕歯槽骨切り術

下顎前方歯槽部を後方もしくは垂直方向に移動させる方法である．下顎前歯部の位置異常を呈する顎変形症に施行する．下顎前歯部の唇側傾斜をともなった下顎前突症，前歯部の開咬症などに適応する．

| 172 | 下顎前突症　かがくぜんとつしょう
mandibular prognathism, mandibular protrusion, progenia

顎変形症に含まれる疾患名で，下顎が正常よりも前方に位置する状態をさす．日本人では比較的多い．下唇からオトガイ部の突出感が強く，中心咬合位において下顎前歯が上顎前歯を被蓋し，反対咬合を呈する．骨格性下顎前突症では臼歯部が下顎近心咬合となり，側貌は三日月型顔貌（dish face）を呈する．歯槽性下顎前突症では下顎前歯部の歯槽骨部の前方突出にともない下唇の突出感が強い．

| 173 | 下顎頭過形成症　かがくとうかけいせいしょう
condylar hyperplasia

〔同義語〕下顎頭過形成，下顎頭肥大
片側性に生じる下顎頭過成長で，顔面非対称や咬合不全を起こす．顎関節部および隣接組織の炎症性刺激，良性腫瘍，ホルモン異常などに起因するとされている．

| 174 | 下顎頭骨腫　かがくとうこつしゅ
osteoma of condyle

下顎頭部に発生した骨腫である．成熟骨組織よりなる良性の腫瘍で，有茎性に腫瘤発育が認められる．顔面非対称や咬合不全をきたして受診することが多い．

| 175 | 下顎頭骨軟骨腫　かがくとうこつなんこつしゅ
osteochondroma of condyle

下顎頭部に発生した骨軟骨腫である．有茎性に腫瘤発育が認められ，顔面非対称や咬合不全をきたすことが多い．病理組織学的には正常海綿骨像である．外側翼突筋が付着する前内方部から茎をもつことが多い．

| 176 | 下顎頭切除術　かがくとうせつじょじゅつ
condylectomy, osteoarthrotomy of TMJ, resection of mandibular condyle, condylotomy

下顎頭の腫瘍病変の摘出や下顎頭の肥大あるいは下顎頭の著しい変形や疼痛などをともなう変形性顎関節症に対し下顎頭を切除する治療法である．関節円板は保存し，下顎頭の高位すなわち頭頂部を切除し，関節腔隙を拡大することで，関節軟組織の負荷の軽減を目的に行う．

| 177 | 下顎頭肥大　かがくとうひだい
hypertrophy of condyle, hyperplasia of mandibular condyle

→下顎頭過形成

| 178 | 下顎頭無形成　かがくとうむけいせい
agenesis of condyle

〔類義語〕下顎頭欠損
第一，第二鰓弓に起因する先天性の下顎頭欠損で，片側顔面形成不全症やGoldenhar症候群，Treacher Collins症候群の一部分症として認める．下顎頭欠損とともに下顎窩，関節結節の形成不全などをともない，顎顔面の変形と咬合不全を呈する．

| 179 | 下顎頭劣形成症　かがくとうれつけいせいしょう
hypoplasia of condyle, condylar hypoplasia

下顎頭の発育時期に何らかの発育障害因子が作用して引き起こされた下顎頭の形成不全で，顎顔面の変形と咬合不全を呈する．ほとんどの場合は外傷，感染，ホルモン，放射線，手術侵襲などの後天的原因であるが，先天性要因により生じる場合もある．

| 180 | 下顎半側切除術　かがくはんそくせつじょじゅつ
hemimandibulectomy

関節突起を含めた下顎骨の半側を切除する手術法である．下顎骨内に浸潤した腫瘍が下顎枝か

ら下顎骨正中部に波及した症例などに対し用いる．

181 下顎非対称　　かがくひたいしょう
mandibular asymmetry
〔類義語〕顔面非対称

正貌にて顔面の左右の形態に差を認めるもののうち，下顎のみに明らかな左右差がある場合をいう．歯列上では，顔面正中に対する下顎歯列の正中の偏位，交叉咬合，下顎前歯歯軸の近遠心的傾斜などがある．顔貌，骨格上では，下唇・オトガイ部の偏位，下顔面の輪郭の変形，左右下顎角の上下，左右的位置の差，関節突起や下顎枝の長さおよび形態の左右差がある．

182 下顎辺縁切除術　　かがくへんえんせつじょじゅつ
marginal resection of mandible
〔同義語〕下顎骨辺縁切除術

下顎骨下縁の連続性を保存し，下顎骨体を離断せずに部分切除する手術法である．腫瘍が歯槽部に限局した症例に施行される．

183 下顎隆起　　かがくりゅうき
mandibular torus, mandibular prominence
〔類義語〕外骨症

下顎骨の舌側面にみられる骨の隆起で，小臼歯部付近に出現することが多い．左右対称性に半球状の骨隆起として認め，ときに多発性の場合もある．外骨症の一型である．それのみでは病的意義はほとんどないが，大きなものでは清掃不良，言語への影響などが生じる場合があり，また，義歯の装着にあたり障害がある場合も含め削除して形を整える必要がある．

184 化学療法薬　　かがくりょうほうやく
chemotherapeutic drug
〔類義語〕化学療法剤，抗癌剤

一定の化学物質であって，おもに宿主に対して有害に作用することなく，細菌，リケッチア，ウイルスその他の病原寄生体を殺滅，あるいはその発育を阻害するものをいう．抗菌薬や抗腫瘍薬の多くもその範疇に属するものである．その歴史はかなり古く，1600年代に始まる第一期アルカロイド時代，ついで1900年代初期のサルバルサンの発見から第二期化学合成薬の時代，1930年代からの第三期抗生物質の時代である．

185 過換気症候群　　かかんきしょうこうぐん
hyperventilation syndrome

発作性の過呼吸と呼吸困難，テタニー様症状，意識障害，動悸などの多彩な症状を呈する症候群である．過呼吸により，呼吸性アルカローシスとなり，脳血管の収縮による脳血流量の低下，pHの上昇，血中カルシウムイオンの低下などによりテタニー様の筋硬直や四肢の痺れ感などの筋・神経症状を起こす．本症は多彩な症状のため一見重篤にみえるが，袋による呼気の再呼吸により早期に回復する．

186 顎外固定法　　がくがいこていほう
extraoral fixation, extraoral anchorage

顎骨の骨折，離断術，骨移植などの場合に，顎骨を正しい位置に保持し局所の安静をはかるために行う顎骨固定法の一つで，固定点を顎骨外に求める場合をいう．非観血的方法と観血的方法に分けられるが，非観血的方法として，バートン法などの包帯法，チンキャップ法などがあり，観血的方法には，眼窩縁懸垂固定法，ヘッドキャスト・骨釘法，頰骨弓懸垂固定法などがある．いずれも顎内固定法と併用することが多い．

187 角化棘細胞腫　　かくかきょくさいぼうしゅ
keratoacanthoma

毛囊上皮から生じる良性腫瘍である．白人に多く，男性に約2倍発生する．50歳代と60歳代において，直射日光をあびる顔面有髪部に多く，口唇でも8％を占める．口腔内では頰粘膜に皮脂腺があることから比較的多い．臨床像は，ゆっくり増大していたものが急速増大し，数か月で自然に退縮する．増大時はつぼみからドー

ム状で，茶色から赤みがかった色を呈する．異型性・分裂像はほとんどない．間質には密な炎症細胞浸潤があり境界は不明である．

188 角化嚢胞性歯原性腫瘍　かくかのうほうせいしげんせいしゅよう
keratocystic odontogenic tumor
〔類義語〕歯原性角化嚢胞

2005年のWHO分類で，歯原性角化嚢胞が他の歯原性嚢胞に比べて，顎骨内において強い破壊性を示すことから，腫瘍性疾患として歯原性腫瘍に分類された．錯角化を示す重層扁平上皮に裏装された単房性または多房性嚢胞を形成する良性歯原性腫瘍である．局所侵襲性で再発傾向を示すのが特徴で，とくに遺伝性母斑様基底細胞癌症候群（NBCCS，基底細胞母斑症候群）の一徴候として発生した場合には多発性に発現し再発傾向が強い．治療は，他の嚢胞性疾患と同様に全摘出手術が行われるが，上述の理由から摘出後一層の骨削除を行う．術後長期の経過観察が必要である．

189 顎関節エックス線コンピュータ断層撮影法　がくかんせつえっくすせんこんぴゅーただんそうさつえいほう
TMJ X-ray computed tomography
→ CT

190 顎関節エックス線撮影法　がくかんせつえっくすせんさつえいほう
TMJ radiography

エックス線静止画像として，顎関節を描出する方法をいう．パノラマ撮影法のように歯科一般に用いられている撮影法を利用したものの他に，とくに重なりの多い顎関節を描出するのに特別に工夫された方法もある．撮影方向により側斜位経頭蓋撮影法（Shüller氏変法），眼窩下顎頭方向撮影法，軸位撮影法がある．規格写真ではないが，下顎安静位，咬頭嵌合位，開口位を比較することで下顎頭の下顎窩内での位置関係を観察することもできる．

191 顎関節炎　がくかんせつえん
arthritis of TMJ, inflammation of TMJ, TMJ arthritis

顎関節に発症した炎症性疾患の総称である．単純性顎関節炎，化膿性顎関節炎，外傷性顎関節炎，リウマチ性顎関節炎（顎関節リウマチ），痛風性顎関節炎，梅毒性顎関節炎などがある．

192 顎関節円板整位術　がくかんせつえんばんせいいじゅつ
reposition of displaced articular disc
〔同義語〕顎関節円板整復術
〔類義語〕徒手的円板整位術，マニピュレーション

転位した顎関節円板をもとの位置に復する治療法の総称である．非観血的方法（manipulationあるいはpumping and manipulation）と観血的方法（関節鏡視下円板整位術，外科的円板整位術）がある．適応として，関節円板の転位を特徴とする顎関節症Ⅲ型（関節円板障害）に用いる．

193 顎関節円板切除術　がくかんせつえんばんせつじょじゅつ
TMJ discectomy

開口障害，関節雑音，顎運動痛など関節円板が顎運動障害の原因となっている場合に，関節円板を外科的に切除し，障害を取り除く術式をいう．切除後に咬合関係が変化する場合には，歯科補綴学的に咬合再構成を要する．

194 顎関節開放手術　がくかんせつかいほうしゅじゅつ
open surgery of TMJ

外科的手技をもって顎関節腔を直接露出し，直視直達を可能にして疾患を治療する方法をいう．関節鏡視下手術に対比し手術侵襲が大きい欠点があるが，確実性が高い長所を有する．顎関節腫瘍摘出術，顎関節円板整復術，顎関節円板切除術，顎関節突起骨折観血的整復固定術などが含まれる．解剖学的な位置関係から，手術に際して顔面神経の損傷に十分な配慮が必要となる．

195 顎関節鏡視下手術　がくかんせつきょうしかしゅじゅつ
arthroscopic surgery of TMJ

顎関節に穿刺する関節鏡を用いて，関節を開放しないで行われる手術法をいう．関節鏡視下円板剥離授動術，関節円板整位術などが代表である．通常，顎関節用の針状硬性鏡を用いる．顔面神経損傷の危険性についても，顎関節開放手術より少ない．

196 顎関節強直症　がくかんせつきょうちょくしょう
ankylosis of TMJ, TMJ ankylosis

下顎窩，関節円板，下顎頭の癒着により顎運動が制限された状態をいう．線維性癒着，軟骨性癒着，骨性癒着がある．癒着の原因は，顎関節部骨折などの外傷，顎関節内の炎症や腫瘍，顎関節周囲の炎症（中耳炎，耳下腺炎など）後の瘢痕などがあげられる．幼小児期に罹患すると，患側下顎骨の発育が抑制され，顔面非対称や両側例では鳥貌の原因となる．治療は，癒着の程度によるが，外科的授動術により関節形成，偽関節形成が必要である．

197 顎関節腔内洗浄術　がくかんせつくうないせんじょうじゅつ
arthrocentesis of TMJ

〔同義語〕顎関節腔内灌流療法

保存的治療が奏功しない顎関節の疼痛や開口障害を示す症例において，上関節腔に2本の洗浄針を留置して腔内を灌流・洗浄することで腔内に貯留した炎症性物質や発痛物質を除去するとともに腔内癒着を剥がす療法．クローズドロックを解除するためには合わせてパンピング併用による徒手的関節授動術を行う．術後2か月までの短期的な奏功率は55〜65％とされている．

198 顎関節腔内注射　がくかんせつくうないちゅうしゃ
intra-articular injection of TMJ

顎関節腔穿刺により薬液を注入すること．薬液にはステロイド系抗炎症薬があるが，連続投与により骨変化が進行するとの報告もあり，投与は慎重に行うべきである．その他に，潤滑と軟骨改善を期待してヒアルロン酸注射液を用いることがある．なお，穿刺にあたっては，感染対策を行い，下顎窩の直上には大脳側頭葉が存するため十分な配慮が必要である．

199 顎関節形成術　がくかんせつけいせいじゅつ
arthroplasty of TMJ, TMJ arthroplasty

関節突起を含めた下顎切除術や顎関節部の重度損傷などにより失われた顎関節を再建し，機能させるための処置の総称である．多くの場合，関節突起の再建を意味しているが，人工顎関節の開発も試みられている．一般には自家骨あるいは骨・軟骨の移植を行うが，下顎再建プレートに下顎頭様の形態を付与した人工関節を用いることもある．再建骨としては肋軟骨を含めた肋骨を用いることが多い．

200 顎関節挫傷　がくかんせつざしょう
contusion of TMJ

直達性もしくは介達性の外力が顎関節に加わり，関節包や靱帯などの顎関節を構成する軟組織に損傷が生じたものをいう．明らかな外傷を認める場合に挫傷として診断するが，内在性の慢性外力が加わって生じることのほうが多い．このような場合は顎関節症Ⅱ型（関節包・靱帯障害）と診断する．

201 顎関節雑音　がくかんせつざつおん
TMJ clicking, TMJ sound, TMJ noise

〔同義語〕顎関節音

顎運動にともなう可聴性もしくは可触性の雑音をいう．転位した関節円板の復位によるクリック音と復位以外で関節腔内軟組織と下顎頭がこすれて生じるクレピタス音に分類される．その他，関節結節を下顎頭が乗り超えるときのエミネンスクリックがある．クリック音で開口時と閉口時に生じる場合，相反性クリックとよび，下顎前方位からの開閉口で消失することが多い．クレピタス音の原因は，関節円板の穿孔，滑膜の増殖などが考えられている．

202 顎関節授動術　がくかんせつじゅどうじゅつ
TMJ mobilization, mobilization of TMJ
〔類義語〕顎関節形成術

顎関節強直症など顎関節可動域の減少に対し，癒着部を切除して顎関節の機能回復をはかる手術法をいう．切除量が不足している場合に癒着が再発することがあり，十分な切除と術後の開口練習が肝要である．一方，顎関節周囲に強い瘢痕形成がある場合には，機能回復は期待できない．再発防止の目的で，切除部に対し皮膚やシリコンブロックのような中間挿入物を用いることがある．

203 顎関節症　がくかんせつしょう
arthrosis of TMJ, TMJ arthrosis

顎関節や咀嚼筋の疼痛，関節（雑）音，開口障害ないし顎運動異常を主要症候とする慢性疾患群の総括的診断名である．機能障害の原因，症状の発現部位などにより，顎関節症Ⅰ型：咀嚼筋障害，Ⅱ型：関節包・靱帯障害，Ⅲ型：関節円板障害，Ⅳ型：変形性関節症，Ⅴ型：Ⅰ〜Ⅳ型に該当しないもの，に分類（2001年日本顎関節学会提唱）されている．

204 顎関節造影法　がくかんせつぞうえいほう
arthrography of TMJ, TMJ arthrography

陽性造影剤である水溶性ヨード性剤，および陰性造影剤である空気などを顎関節腔に注入し，エックス線撮影で上・下関節腔ならびに関節円板を視覚化する診断技法をいう．関節腔内への穿刺による侵襲性があるものの，おもに関節腔内の癒着，関節円板の穿孔，顎運動にともなう動態（エックス線テレビ）などの診断に優れる．

205 顎関節脱臼　がくかんせつだっきゅう
TMJ luxation

下顎頭が下顎窩から逸脱し，下顎窩に復位しない状態をいう．一般的には，あくび，歌，食事，歯科治療など大きく開口したときに起こる前方への脱臼がもっとも多く，まれに強い外力が作用した場合には後方，外方，あるいは内方への脱臼を起こすことがある．片側性の場合にはオトガイ部は健側に偏位し，両側の場合は下顎が下前方に突出する．耳前部皮膚は下顎窩に相当して陥凹する．

206 顎関節脱臼徒手整復術　がくかんせつだっきゅうとしゅせいふくじゅつ
closed reduction of TMJ luxation

非観血的に徒手で行う顎関節脱臼の整復方法で，関節結節を超えさせるために一度下顎頭を下方に下げてから下顎窩に戻すようにする．ヒポクラテスHippocrates法とボルヘルスBorchers法がある．

207 顎関節置換術　がくかんせつちかんじゅつ
replacement arthroplasty, joint replacement

関節リウマチや変形性関節症によって損傷破壊された関節の代わりに人工関節を入れる手術法である．関節突起および下顎窩に置換する材料は，肋骨や腓骨などの自家骨，チタンなどの金属，ポリエチレンやセラミックなどの生体材料が用いられる．

208 顎関節突起過形成症　がくかんせつとっきかけいせいしょう
hyperplasia of mandibular process, hyperplasia of condylar head
〔同義語〕下顎頭肥大，下顎頭過剰発育，下顎頭過形成，下顎関節突起肥大

関節突起が過度に成長する疾患の総称である．原因が不明なものが多いが，顎関節周囲の炎症による慢性刺激，外傷性刺激，内分泌の異常などによると考えられている．10〜20歳代の若年者から青年期にかけて発症することが多い．ほとんどが片側性で，患側顔面の延長，オトガイ部の健側偏位により非対称を呈する．咬合は交叉咬合や咬合平面傾斜，開咬などが認められる．骨格の成長が終了した後に下顎頭の切除，過剰な部分の削除による下顎頭形成術，外科的矯正治療が行われる．骨腫や軟骨腫との鑑別が

必要である．

209 顎関節突起形成不全　がくかんせつとっきけいせいふぜん
condylar hypoplasia
〔同義語〕関節突起形成不全，下顎関節突起発育不全

先天的あるいは顎関節の形成期や発育期に生じた後天的な原因で生じた顎関節突起の低形成をさす．後天的なものには小児期に発症した炎症（化膿性顎関節炎など），外傷（顎関節骨折），およびこれに続発する顎関節強直症，内分泌異常などが考えられている．片側性は後天性のことが多く，非対称性顔貌を呈し，両側性は先天性のことが多く，オトガイの後退により鳥貌を呈する．

210 顎関節突起骨折　がくかんせつとっきこっせつ
fracture of mandibular condylar process
〔同義語〕下顎関節突起骨折

下顎骨の関節突起に生じる骨折で，下顎骨骨折の約1/3を占める．関節突起内の骨折部位によって更に頭部骨折，上頸部骨折，下頸部骨折，基底部骨折に細分類される．また骨折片の状態により亀裂骨折，偏位骨折，偏位脱臼骨折，転位骨折，転位脱臼骨折に分類される．直達骨折に対する介達骨折で起こることが多い．若年者の場合，下顎の成長を考慮し，観血的方法がとられることは少ない．観血的整復固定術は，脱臼骨折，両側の骨折，顎間牽引療法を1〜2週間行っても整復しない骨折で適応となる．

211 顎関節内障　がくかんせつないしょう
internal derangement of TMJ
〔同義語〕顎関節症 III 型

顎関節症のなかで顎関節円板の位置異常にともなう症状を呈する疾患群をさす．円板は前内方に転位することが多く，開閉口運動にともない，円板と下顎頭が正常な位置関係に復位する場合には，相反性クリックを示し，開口量は維持されている．これに対し，開閉口運動時に，円板と下顎頭が正常な位置関係に復位しない場合には，開口量の減少とクリック音の消失，開口時痛を呈する．長期経過により，クレピタス音や下顎頭などの骨変化を示すようになることが多い．

212 顎顔面変形症　がくがんめんへんけいしょう
maxillofacial deformity
→ 顎変形症

213 顎顔面補綴　がくがんめんほてつ
maxillofacial prosthetics
〔類義語〕顔面補綴，顎顔面補綴物

腫瘍，外傷，炎症，奇形などが原因で，顔面ならびに顎骨とその周囲組織に生じた欠損を非観血的に，あるいは手術との併用により人工物で修復補塡し，失われた機能と形態を回復することをいう．顎骨の実質的欠損を補う場合には顎補綴，顔面の実質的欠損を補う場合には顔面補綴ともよぶ．

214 顎義歯　がくぎし
resection denture
〔同義語〕義顎
〔類義語〕エピテーゼ

各種の原因で歯，歯槽骨および顎骨を含む欠損や変形を有する顎に適用される義歯の総称．歯だけでなく顎の欠損部をも含めて修復する．また，顔面の実質的欠損を補う場合には，顔面補綴またはエピテーゼとよぶ．

215 顎矯正手術　がくきょうせいしゅじゅつ
orthognathic surgery
→ 外科的矯正治療
→ 顎矯正法

216 顎矯正法　がくきょうせいほう
dentofacial orthopedics
〔同義語〕顎整形法

上下顎の関係に著しい不調和のある不正咬合の治療にあたり，顎骨の成長発育の旺盛な乳歯列

期あるいは混合歯列期に，成長をコントロールして形態を変えたり，上下顎の位置関係の改善をはかろうとする治療法である．顎の成長をコントロールして，その位置や形態を変化させる力が顎矯正力であるが，実際に顎骨を変化させうるか否かについては賛否両論がある．

217　顎口蓋裂　がくこうがいれつ
gnathopalatoschisis, cleft of lip and alveolus
　→ 口唇裂・口蓋裂

218　核磁気共鳴　かくじききょうめい
nuclear magnetic resonance
　〔同義語〕NMR
核磁気共鳴とは外部静磁場に置かれた原子核が固有の周波数の電磁場と相互作用する現象のことである．この周波数が分子内での原子の環境によってわずかに変化することを利用して，複雑な高分子量のタンパク質やDNAの解析に応用されている．MRI（核磁気共鳴画像）はこの核磁気共鳴効果を利用した機器である．

219　拡大上顎全摘出　かくだいじょうがくぜんてきしゅつ
extended maxillectomy
　〔同義語〕上顎骨拡大全摘出術
一般には眼窩内容を含む上顎全摘出を意味する．腫瘍が眼窩内に進展し，眼窩骨膜を超えて眼窩脂肪織に浸潤している場合に適応となる．判定には，術前の眼球運動障害の有無や画像所見をもとに行われるが，不明瞭な場合には，術中の眼窩内所見から判断する場合もある．手術手技は上顎全摘出とほぼ同じであるが，眼瞼皮膚に浸潤がある場合は眼瞼も合併切除する．眼窩上神経，滑車上神経，視神経，内眥靱帯，外眼筋，前後篩骨動脈などを切離，切断する．

220　顎堤形成術　がくていけいせいじゅつ
plasty of alveolar ridge
　〔類義語〕顎堤増生術
　→ 歯槽堤形成術

221　顎内固定法　がくないこていほう
intramaxillary fixation
　〔類義語〕顎間固定法
顎骨骨折，歯槽骨骨折，脱臼歯，骨移植時に，歯や顎骨を正しい位置に維持し安静に保つために用いる固定法で，固定源を同一顎内に求めるものをさす．非観血的方法として，健全歯を利用した連続結紮法，線副子法，床副子法などがあり，観血的方法として骨縫合法，金属プレート法，囲繞結紮法，キルシュナー鋼線法がある．

222　核の左方移動　かくのさほういどう
left shift of leukocytic maturation alteration, left sift of white blood cells
　〔同義語〕核の左方推移
急性炎症時にみられる好中球の変化で，幼弱な細胞が増加することをさす．正常な状態では，白血球とくに好中球は，骨髄球，後骨髄球，桿状核球と分葉核（節）球が存在し，その核型を単純なものを左，複雑なものを右へ並べると，その割合はほぼ一定している．しかし急性炎症や敗血症の場合，好中球は増加し，なかでも桿状核球が増えて核数の少ないものの割合が増加する．その比率が全好中球数の15％以上となった場合に核の左方移動があるとみなす．

223　顎変形症　がくへんけいしょう
jaw deformity
　〔同義語〕顎発育異常，顎骨発育異常
　〔類義語〕顎顔面変形症，顎骨発育不全
顎骨の発育異常によって生じた顎骨の形態変形のことである．これには上顎前突症，下顎前突症，小上顎症，小下顎症，開咬症，進行性顔面半側萎縮症，顔面半側肥大症などがある．治療では，歯列矯正治療と種々の術式による顎矯正手術が併用される．

224　顎放線菌症　がくほうせんきんしょう
actinomycosis of jaw, mandibular actinomycosis
口腔常在菌であるグラム陽性嫌気性菌のActinomyces bovis (israeli) に起因する，顎骨と周囲組織の慢性化膿性炎あるいは肉芽腫性病

変である．咬筋部から顎下部に多くみられる．臨床症状は慢性化膿性炎，罹患部の板状硬結，多発瘻孔形成・排膿，広範な壊死巣を呈する．新鮮例では，膿汁や肉芽組織内に菌塊が存在することがある．ペニシリンGなど，抗菌薬の長期大量投与が有効である．

225 顎裂部骨移植術　がくれつぶこついしょくじゅつ
bone graft to alveolar cleft
〔同義語〕二次顎裂部骨移植術

口唇口蓋裂の顎裂部に骨を移植し上顎歯槽骨の連続性を再建して側切歯や犬歯の萌出を促す治療法．口唇口蓋裂患者に対する歯列矯正治療の一環として行われる．通常7～11歳頃に行われる．移植骨には，主として自家腸骨から採取した海綿骨細片が用いられるが，下顎オトガイ部の細かく破砕した皮質骨などを用いる方法もある．

226 過誤腫　かごしゅ
hamartoma
〔類義語〕分離腫

胎生期発生段階において，ある組織成分の割合が異常になり，腫瘍状の結節を形成した組織奇形である．口腔領域では血管腫，とくに血管性母斑，ブドウ状血管腫が多くみられ，その他，歯牙腫，リンパ管腫，色素性母斑などがある．治療は，それぞれの疾患，症状に応じて摘出，部分切除，梱包療法，レーザー外科療法，凍結外科療法が行われる．

227 仮骨延長法　かこつえんちょうほう
distraction osteogenesis
〔同義語〕伸展仮骨形成法（DOG）
〔類義語〕組織延長法，顎骨延長術

小下顎症など顎変形症の治療のために骨を延長する方法である．骨の延長したい部分にあらかじめ創外固定装置を装着し，骨切りを行う．骨折治癒と同様に創部には仮骨が形成されるが，これを断続的に牽引，移動することによって骨片間に骨形成を促進させ，骨を目的の長さに延長する方法である．これは同時に隣接する軟組織も延長するため，組織延長法ともいわれる．

228 Kazanjian法　かざんじあんほう
Kazanjian method
〔類義語〕口腔前庭形成術，歯槽堤形成術，二次的上皮化法

口腔前庭形成術の手術法の一つ．口腔前庭溝を超えて口唇および頰粘膜に水平切開を行い，この両端で歯槽頂に向かって縦切開を加え，水平切開部から歯槽頂に向かい粘膜下および骨膜上剝離を行って粘膜弁を翻転する．顎骨に付着する筋肉を切離し，翻転した粘膜弁を口腔前庭溝の歯槽部に再付着させて骨膜と縫合する．残存した口唇および頰部の粘膜上皮を欠く raw surface は，二次的に上皮化させる方法である．

229 火傷　かしょう
burn
〔同義語〕熱傷

高温が生体に作用することによる局所や全身の病変をいう．高温刺激を受けやすい顔面皮膚に多いが，口唇粘膜や口腔粘膜においても熱湯や加熱した食品の摂取・誤飲，加熱した食器，歯科用器具の接触によって生じる．障害程度は1度：紅斑・浮腫の表皮熱傷，2度：水疱形成の真皮熱傷，3度：壊死の皮下熱傷，4度：炭化壊死に分類される．

230 過剰歯　かじょうし
supernumerary tooth

ヒトの歯の各歯種の定数以上の歯を生じること．成因は歯胚の発育早期における歯の原基の過形成や分裂によるといわれているが，詳細は不明である．発症部位は上顎前歯部，下顎小臼歯部に多く，口腔内に萌出しているものや埋伏しているものとさまざまで，形態は正常歯に類似することもあるが，円錐状，栓状を呈するものが多い．

231 過剰埋伏歯　かじょうまいふくし
supernumerary impacted tooth

歯が口腔内に萌出していないか歯の一部が口腔内に露出している埋伏歯のうち，正常歯数（乳

歯20歯，永久歯32歯）を超える歯．上顎切歯部や下顎小臼歯部に多く，歯列不正の原因となることが多いので抜歯の適応となる．画像診断で正確な位置を確認することが重要であり，抜歯の際には隣在歯の歯根を損傷しないよう留意する．下顎切歯部の過剰埋伏歯はまれであり，第三大臼歯（智歯）の後方にみられる過剰埋伏歯は臼後歯または第四大臼歯とよばれる．

232 下唇裂　　かしんれつ
cleft of lower lip
下唇正中部の破裂で，下顎骨正中部の破裂を合併することが多い．下唇の瘻孔形成，舌癒着，舌骨の破裂や欠損，心臓奇形をともなうこともある．両側下顎突起が正中部で癒合不全をきたした，きわめてまれな顔面裂である．上唇裂に準じた形成術を行う．

233 下垂体機能亢進症　　かすいたいきのうこうしんしょう
hyperpituitarism
下垂体ホルモンが分泌増加した状態．一般には，下垂体原発の前葉ホルモン過剰分泌を原因疾患とする前葉機能亢進症をさす．過剰分泌されることの多い下垂体前葉ホルモンとしては，成長ホルモン（成人期以後に起こると末端肥大症，小児期に起こると下垂体性巨人症），副腎皮質刺激ホルモン（クッシング病），およびプロラクチン（乳汁漏出症）がある．

234 下垂体機能低下症　　かすいたいきのうていかしょう
hypopituitarism
〔同義語〕下垂体機能不全症
下垂体前葉ホルモンの分泌障害によって起こる疾患．下垂体腫瘍，シーハン症候群（下垂体の虚血性壊死），視床下部腫瘍，手術・放射線照射後などによる．発症は緩徐であることが多く，症状と徴候は欠乏しているホルモンによる．一般に，無月経，腋毛恥毛の脱落，全身倦怠，低血圧，低血糖，皮膚乾燥，頭痛，視力障害，無気力などがみられる．治療の基本はホルモン補充である．

235 ガス壊疽　　がすえそ
gas gangrene
〔同義語〕ガス蜂巣炎
ガス（メタン，二酸化炭素）産生菌の感染により皮下内にガスがたまる進行性の感染症で皮膚の水疱や血行障害を起こし，筋組織の壊死を引き起こす．進行は急激で頻脈，血圧低下，発汗，不穏などの中毒症状を呈し，ショックとなり死亡する（致死率15～30%）．クロストリジウム属菌群によるクロストリジウム性と連鎖球菌や大腸菌による非クロストリジウム性に分けられる．最近は易感染性宿主に発症する非クロストリジウム性のものが増加している．可及的すみやかな消炎手術が必要とされる．

236 ガス滅菌法　　がすめっきんほう
gas sterilization
酸化エチレンガスを用い，微生物の菌体タンパク質のアルキル化により不可逆的な強い滅菌効果を得る方法．高圧蒸気の加熱，加湿により変質しやすいプラスチックやポリエチレン製医療用品，ゴム手袋，カテーテル類，手術器械の他，人工腎臓透析器，人工血管などの人工臓器の滅菌に用いる重要な滅菌法である反面，酸化エチレンガスの有毒性や，添加されるフレオンガスによるオゾン層破壊などの問題点も有する．

237 化生　　かせい
metaplasia
〔同義語〕異所性分化
一定度分化成熟した細胞組織が慢性刺激に対する反応として，形態，機能的に他の系統の細胞に変化する現象．後天的かつ可逆的変化である．上皮の化生でもっともよくみられるものは，円柱上皮が扁平上皮に転換される扁平上皮化生で，子宮頸部や喫煙者の気管上皮にみられる．

238 仮性三叉神経痛　　かせいさんさしんけいつう
false trigeminal neuralgia
➡ 症候性三叉神経痛

239 画像診断　がぞうしんだん
image diagnosis

生体内の構造を画像化し，疾患や病態を診断すること．画像を得るためには電磁波（エックス線，ガンマ線），磁気，超音波が用いられる．検査法は，単純エックス線検査，CT，MRI，超音波検査，血管造影検査，透視検査，核医学検査，PET などがあり，部位や疾患によって選択される．CT，MRI 検査ではコントラストを強調するため造影剤を用いることがある．

240 片麻痺　かたまひ
hemiplegia

一側性にみられる顔面，上下肢の運動障害．障害が部分的または筋力低下にとどまる不完全な麻痺は不全片麻痺という．頸髄より上位の脊髄路の障害，すなわち核上性病変による上下肢の運動麻痺で原因は頭部外傷，脳血管障害などさまざまである．運動麻痺が主症状であるが，主病変の発生部位や広がりによって知覚障害，言語障害，失調性脳神経麻痺などの症状を呈する他，痙性麻痺（筋緊張）と病的な腱反射や弛緩性麻痺と腱反射の消失の症状も現す．

241 カタラーゼ欠損症　かたらーぜけっそんしょう
catalase defects
→ 無力タラーゼ症

242 カタル性口内炎　かたるせいこうないえん
catarrhal stomatitis

口腔粘膜上皮の組織破壊をともなわない表在性漿液性炎のこと．粘膜固有層に充血やうっ血が強く，種々の程度に炎症性細胞の浸潤がみられる．急性炎では口腔内の熱感，嚥下痛，口臭があり，顎下リンパ節の腫脹や疼痛がみられる場合もある．局所的原因として，不潔な口腔内環境，不適切な補綴装置，放射線，細菌感染があげられる．また，感冒，胃腸障害，糖尿病などに継発することもある．

243 過長茎状突起切除術　かちょうけいじょうとっきせつじょじゅつ
resection of elongated styloid process
〔同義語〕茎状突起切除術

仮骨，石灰化によって長大となった側頭骨茎状突起から舌骨小角にいたる茎突舌骨靱帯を切除する術式．咽頭痛，嚥下痛，耳痛，咽頭違和感などの症状の改善を目的に行われる．口内法では，触診しながら部位を確認し口蓋扁桃窩を切開した後，粘膜下組織を鈍的に剥離し，茎状突起に到達，露出して摘除する．口蓋扁桃外下方で舌咽神経と交差し，内頸動脈と外頸動脈の間に位置するので，これらの神経血管を損傷しない手術操作が求められる．口腔外より上頸部に皮膚切開を加え顎下腺と耳下腺部を露出し副咽頭間隙にアプローチする方法もある．舌骨付近で触知できる場合には，口外法が容易である．

244 滑液囊腫　かつえきのうしゅ
synovial cyst

関節周囲の滑膜に覆われた滑液包に滑液が貯留した囊胞性病変．滑膜関節に慢性炎症をきたし発生する．中年女性の膝窩部に好発するベーカー囊腫が有名であるが，あらゆる関節に発生しうる．囊腫が大きくなれば違和感，鈍痛，関節の可動域制限，疼痛，腫脹などの症状を呈する．診断には MRI が有用で，治療は，外科的切除である．

245 顎下型ガマ腫　がっかがたがましゅ
submandibular ranula

舌下腺からの唾液の流出障害によって生じたガマ腫のうち，顎舌骨筋と顎下部の皮膚の間に貯留したものをさす．表面皮膚は正常色で，疼痛はなく，弾性軟で波動を触れる．外傷などにより導管の一部が損傷を受け，周囲組織中に唾液が漏出．その周囲を肉芽組織が取り囲み，線維化して囊胞壁を形成する．導管の閉鎖により導管が拡張して発生する場合もある．囊胞の全摘出は困難であり，舌下腺の摘出術を行う．OK-432 投与で縮小させる方法もある．

246 顎下隙膿瘍　がっかげきのうよう
submandibular space abscess
〔類義語〕顎下膿瘍

顎下隙に形成された膿瘍である．顎下隙とは顎下三角の後半部を占め，顎舌骨筋下面，下顎骨内側，および頸筋膜浅葉，広頸筋に囲まれる範囲で，顎下腺，顎下リンパ節，疎性結合組織からなる．膿瘍の原因となる感染経路は第三大臼歯を中心に，第二大臼歯の根尖からの炎症の拡大が多い．同部位の炎症は，茎突舌骨筋およびその内側の舌下神経により翼突下顎隙につながるため，深部組織への拡大に注意を要する．

247 顎下三角　がっかさんかく
submandibular triangle

下顎骨の下縁と顎二腹筋の前腹と後腹とによって囲まれている三角形の部位をいう．その底面は下顎骨に付着する顎舌骨筋でつくられており，顎下腺と顎下リンパ節が存在する．

248 顎下腺炎　がっかせんえん
submandibular sialoadenitis

顎下腺の炎症性疾患の総称である．逆流性感染，唾石あるいは異物の迷入，外傷などによる導管の狭窄・閉塞，などが誘因となる．急性化膿性炎では，顎下腺相当部皮膚および口底，舌下小丘部の腫脹，疼痛，発赤がみられ，唾液分泌の減少，膿様分泌物の流出がみられる．慢性炎の特殊なものに無痛性腫瘤である慢性硬化性唾液腺炎（キュットネル病）がある．治療は，原因の除去と消炎で，慢性炎ではときに顎下腺摘出術を行う．

249 顎下腺管　がっかせんかん
submandibular duct

顎下腺から連続する顎下腺導管の主管．腺の後端から出て顎舌骨筋後縁を超えて前内側方を走って舌下部に入り，舌下腺内面を前進して舌下小丘に開く．約20%は開口部付近で大舌下腺管と癒合する．全長は約5～6 cm．その経過中，起始部で舌神経の内面を通るので，顎下腺管を結紮切断する際には舌神経の損傷に注意を要する．

250 顎下腺腫瘍摘出　がっかせんしゅようてきしゅつ
extirpation of submandibular gland tumor

顎下腺腫瘍を顎下腺とともに一塊として摘出する治療法．顎下腺の良性腫瘍や低悪性腫瘍の摘出に適用され，術式は顎下腺摘出術に準じる．手術時の留意点は，顔面神経下顎縁枝を損傷しない皮膚切開と，下顎下縁付近での顔面動静脈結紮切断および顎下腺管結紮切断時の舌神経および舌下神経損傷，そして顎下腺後縁を剥離する際の顔面動脈損傷である．術後,創部にドレーンを留置して死腔形成を避ける．

251 顎下腺摘出　がっかせんてきしゅつ
extirpation of submandibular gland

顎下腺に生じた良性腫瘍や慢性顎下腺炎などに対して行われる．下顎下縁に平行に切開線を加え，広頸筋を切離し顎下腺被膜を明示する．この際，顔面神経下顎縁枝は上方へ圧排する．顔面動静脈は結紮，切断し，顎下腺下部で舌静脈分枝を切断し，顎下腺を顎二腹筋から剥離する．舌神経，舌下神経を温存しつつ剥離をすすめ，ワルトン管を結紮，切断し顎下腺を摘出する．

252 顎下膿瘍　がっかのうよう
submandibular abscess
→ 顎下隙膿瘍

253 顎下リンパ節炎　がっかりんぱせつえん
submandibular lymphadenitis

下顎前歯を除く全歯，歯周組織，口腔粘膜，顎骨などに生じた感染症により波及した所属顎下リンパ節の炎症をさす．急性顎下リンパ節炎（リンパ節の腫大，圧痛，可動性），単純性リンパ節炎（炎症の消退とともにリンパ節も縮小），化膿性リンパ節炎（リンパ節周囲炎，膿瘍形成，蜂巣織炎に移行する場合もある），慢性顎下リンパ節炎（線維化により硬く腫大, 疼痛は軽度）などに分類される．

254 顎間固定法　がっかんこていほう
intermaxillary fixation

上下顎の間を固定して開口などの顎運動を制限すること．顎骨や顎関節に安静をはかり，同時に有歯顎の場合は咬合を保ちあるいは回復する目的で行う．顎骨骨折，顎関節骨折，習慣性顎関節脱臼，顎骨骨切り術，下顎骨切除術等に際して行う．ワイヤーによる歯牙結紮や矯正装置，線副子，床副子を利用して固定するが，最近では骨ネジを利用する方法も行われている．

255 顎間床副子　がっかんしょうふくし
intermaxillary plate splint

無歯顎や欠損歯が多い場合に顎間固定の目的で術前に作製するレジン床をいう．上下顎の対向関係を維持し固定を確実にするように製作重合したものと，既存の床義歯を加工して床副子として用いる場合がある．栄養摂取のため流動食や軟食を固有口腔に取り込む栄養孔をつけておく．

256 顎骨壊死　がっこつえし
necrosis of jaw

〔類義語〕骨壊死，bone necrosis

顎骨内における血行障害，あるいは骨膜下または骨髄腔の膿性浸潤によって栄養および血行が障害されて骨細胞，骨髄細胞が死滅した状態をさす．骨壊死部は周囲組織より生じた破骨細胞によって吸収される．ビスフォスフォネート，放射線治療によって骨壊死が生じることがある．

257 顎骨骨髄炎　がっこつこつずいえん
osteomyelitis of jaw

〔類義語〕下顎骨骨髄炎

歯性感染症が顎骨の骨髄に波及した化膿性炎症の病態をとることが多く，急性期から慢性期にいたる過程において，第1期（発症初期），第2期（進行期），第3期（腐骨形成期），第4期（腐骨分離期）に分類することがある．全身の感染巣から血行性に感染し顎骨骨髄に二次感染巣を形成したもの，放射線骨障害による無菌的顎骨骨髄炎などもある．

258 顎骨骨折整復固定術　がっこつこっせつせいふくこていじゅつ
reposition and fixation of jaw bone fracture

外傷などによって生じた顎骨骨折にともなって偏位した骨折片を元に戻して，ステンレス金属線，キルシュナー鋼線，金属プレートなどにより固定すること．金属プレートの材料はチタン製が用いられることが多いが，最近では吸収性プレートが用いられることもある．

259 顎骨再建術　がっこつさいけんじゅつ
maxillary reconstruction, mandibular reconstruction

〔類義語〕下顎骨再建術

顎骨切除後に形態および機能の回復を目的に行われる手術の総称．切除と同時に行われる即時顎骨再建術と，経過観察を行った後に行われる二次的顎骨再建術とがある．再建に用いる材料には，下顎再建用プレートをはじめ，自家骨移植やアパタイトなどの人工生体材料などがある．自家骨移植の場合には，腸骨，肋骨，胸骨，鎖骨，頭蓋骨などが用いられるが，近年血管柄付き骨皮弁を採取して再建されることもある．

260 顎骨周囲炎　がっこつしゅういえん
perimandibular inflammation, perimaxillary inflammation

〔同義語〕顎骨周囲膿瘍

炎症の主体が顎骨周囲に局在し，その他の結合組織間隙には波及していない状態．しばしば膿瘍形成をともなうので，顎骨周囲膿瘍ともいう．原因は歯性感染，とくに歯周組織炎や智歯周囲炎に続発する．他に外傷，薬物性刺激によるものがある．症状は罹患部の疼痛，発赤，腫脹，熱感，機能障害で，原因歯の疼痛，浮動感，動揺がみられる．所属リンパ節の腫脹，圧痛をともなう．治療は，抗菌薬投与，膿瘍切開・排膿，原因歯の処置を行う．

261　顎骨中心性癌　がっこつちゅうしんせいがん
central carcinoma of jaw bone, intraosseous carcinoma
〔同義語〕歯原性癌腫，原発性骨内癌腫，原発性骨内扁平上皮癌，原発性骨内癌
腫瘍の発育中心が顎骨内に存在すると考えられる癌腫で，2005年のWHO歯原性腫瘍分類では，歯原性腫瘍として，エナメル上皮癌と原発性骨内扁平上皮癌があげられている．病理組織学的には，前者はエナメル上皮様の円柱上皮からなりエナメル上皮腫に類似するが，後者は粘膜上皮に発生した扁平上皮癌ときわめて類似するため鑑別困難なことがある．腫瘍が口腔粘膜にも存在する場合，口腔粘膜原発腫瘍との鑑別が重要である．

262　顎骨中心性線維腫　がっこつちゅうしんせいせんいしゅ
central fibroma of jaw bone
〔類義語〕類腱線維腫
顎骨中心性線維腫は歯乳頭，歯小囊，歯根膜などの歯原性組織に由来する線維腫で，顎骨内，とくに下顎に多く発生する．臨床的に顎骨の無痛性隆起，エックス線像では境界明瞭な類円形透過像を呈する．単囊胞性エナメル上皮腫との鑑別が重要である．治療は，外科的切除が行われる．非歯原性のものとしては，神経，血管周囲の線維組織由来と考えられる類腱線維腫が報告されている．

263　顎骨囊胞　がっこつのうほう
jaw bone cyst
〔同義語〕顎囊胞，顎骨内囊胞
顎骨内に囊胞を形成する疾患で，内容液を貯留し，無痛性に増大する．原因は胎生期の上皮組織遺残や迷入，局所の炎症があげられる．WHO分類（1992）では，分類として歯原性囊胞と非歯原性囊胞がある．歯原性囊胞には，歯根囊胞，含歯性囊胞，原始性囊胞などがあり，非歯原性囊胞には鼻口蓋管囊胞，術後性上顎囊胞があげられる．治療は，囊胞摘出が基本であるが，大きさや部位によっては開窓術を行う場合もある．

264　褐色腫　かっしょくしゅ
brown tumor
副甲状腺機能亢進症の随伴症状の一つとして現れる骨中心性巨細胞性肉芽腫性病変である．副甲状腺ホルモンの長期におよぶ過剰分泌によって発生するが，その頻度は低い．顎骨では孤立性の病巣をつくるが，周辺性に増殖することもある．エックス線所見として，境界明瞭な限局性の透過像を示す．暗赤色の軟らかい腫瘍で，多数の多核巨細胞を含む肉芽腫からなっており，血管に富み，出血，血鉄素の沈着がみられる．

265　滑膜炎　かつまくえん
synovitis
関節腔内面を覆う滑膜の炎症．滲出液の貯留による波動性腫脹と疼痛を認める．原因にはリウマチなどの特異性炎，化膿性，線維素性などの炎症の他，外傷，打撲，過度の運動刺激など多くのものがある．慢性化すると肥厚化し，肉芽様変化を起こす．

266　滑膜骨軟骨腫症　かつまくこつなんこつしゅしょう
synovial osteochondromatosis
〔同義語〕滑膜性骨軟骨腫症
腫瘍類似疾患の一つで，滑膜内に多発性，異所性に軟骨が発生し，滑膜と連結を保ったまま徐々に増生するとともに，軟骨がその中心部から骨化して軟骨・骨軟骨結節を形成し，やがて滑膜から分離して関節遊離体を形成する．放置すると，変形性関節症に移行することがある．炎症や外傷による滑膜への持続的刺激で滑膜の化生が起こったと考えられる．膝・肘関節に好発し，顎関節では比較的まれである．

267　滑膜腫　かつまくしゅ
synovialoma, synovioma
関節包，腱鞘，粘液包などの滑膜組織から発生する腫瘍の総称．良性では手に好発する滑膜性巨細胞腫，膝・股・肘関節に好発する滑膜原性

骨軟骨腫があり，悪性のものには下肢・手に好発する滑膜肉腫，まれではあるが，悪性腱鞘巨細胞腫などがある．

268 滑膜肉腫　　かつまくにくしゅ
synovial sarcoma
比較的頻度の高い肉腫で，15〜40歳の若年成人に好発する．四肢の大関節付近に多く，関節周囲の滑液嚢や腱鞘をおかすが，関節内に生じることは少ない．頭頸部では顎関節に生じることはまれで，滑膜とは関係のない部位に生じることのほうが多く，頸動脈分岐部，喉頭，咽頭，軟口蓋，舌などの報告例がある．肉眼的には限局性の充実性腫瘍をつくるが，囊胞形成もまれではなく，出血，壊死をともなう．エックス線所見では，腫瘍内に石灰化がみられる．

269 化膿性顎関節炎　　かのうせいがくかんせつえん
suppurative arthritis of TMJ
〔同義語〕感染性顎関節炎
顎関節の細菌感染で，発熱とともに，通常は片側顎関節部腫脹による顔貌非対称と皮膚の発赤，熱感，開口障害，疼痛などが認められる．関節穿刺により膿汁が吸引される．感染経路は外傷や顎関節手術後など直接的なもの，周囲隣接組織からの感染波及，遠隔病巣からの血行性・リンパ行性の波及などがある．エックス線所見では関節腔は拡大し，進行すると下顎窩および下顎頭の骨皮質が消失し，骨破壊像がみられる．

270 化膿性根尖性歯周炎　　かのうせいこんせんせいししゅうえん
suppurative apical periodontitis
化膿性歯髄炎や不適切な根管治療に継発する根尖部歯周組織の炎症性病変で，化膿性滲出液をともなう．急性化膿性根尖性歯周炎と慢性化膿性根尖性歯周炎に分類される．

271 化膿性歯周炎　　かのうせいししゅうえん
suppurative periodontitis
歯肉における炎症がさらに深部の歯周組織に波及して，化膿性滲出液をともなうに至った病変．エックス線写真で歯槽骨縁の吸収がみられる．

272 痂皮　　かひ
crust
〔同義語〕かさぶた
表皮組織に発生した小水疱，水疱あるいは膿疱が炎症をきたして破れ，壊死塊あるいはびらん面の分泌物が乾燥，凝固し，一時的に表面を覆ったものである．続発疹の一つ．血清のみからなる血清痂では蜂蜜様黄色，膿性の膿痂は乳白〜緑色，血液が混じる血痂は黒褐色を帯びる．

273 カフェオーレ斑　　かふぇおーれはん
cafe au lait spot
皮膚に発生する境界明瞭な扁平で盛り上がりのない斑であり，色は淡いミルクコーヒー色から濃い褐色にいたるまでさまざまで，色素斑内に色の濃淡はみられない．形は長円形のものが多く，丸みを帯びたなめらかな輪郭を呈している．レックリングハウゼン病（神経線維腫症I型）にみられ，小児例では径1.5 cm以上のカフェオーレ斑が6個以上あれば本症を疑い，成人例ではわかりにくいことも多いので，神経線維腫を主体に診断する．

274 歌舞伎メーキャップ症候群　　かぶきめーきゃっぷしょうこうぐん
kabuki make-up syndrome
〔同義語〕歌舞伎症候群，新川・黒木症候群
特徴的な顔貌，骨格異常，特異な皮膚紋理，精神遅滞，低身長，易感染性を特徴とする奇形症候群である．出生頻度は1/32,000と推定されている．切れ長の眼瞼裂，下眼瞼裂外側1/3の外反により歌舞伎役者の隈取りした目を思わせる顔貌となる．短い指ならびに生後から始まる成長障害を認め，上気道感染を繰り返すこともある．口腔病変としては口唇裂・口蓋裂，側

切歯欠損を認めることがある．遺伝様式・病因は不明．

275 Kaplan-Meier法　かぷらん・まいやーほう
Kaplan-Meier estimator, Kaplan-Meier method

〔同義語〕プロダクト・リミット法

打ち切り標本を含むデータについてKaplanとMeierが提案した生存曲線の推定法．ノンパラメトリック的手法で，1群あたり50例未満の比較的少数データでは事象が発生するたびに累積生存率を計算する本方法を用いる．この方法では累積生存率が段階的に減少するため，累積生存率曲線は階段状のグラフで表示されることが多い．

276 Kaposi肉腫　かぽじにくしゅ
Kaposi sarcoma

〔同義語〕特発性多発性出血性肉腫，カポジ肉腫

血管内皮細胞やその前駆細胞より発生する血管由来の炎症性新生物である．紡錘細胞および小血管腔よりなり，血色素を有するマクロファージの浸潤と赤血球の溢出をしばしばともなう．紅紫色から暗青色の斑点や小結節からなる皮膚病変によって臨床的に証明された．皮膚およびリンパ管あるいは内臓にみられる．一般的には60歳以上の男性にみられる．エイズ患者では日和見疾患としてみられる．ヒトヘルペスウイルス-8（HHV-8）が本腫瘍の原因として有力視されている．

277 ガマ腫　がましゅ
ranula

舌下腺からの唾液の流出障害によると考えられる貯留嚢胞である．外傷などにより導管の一部が損傷され，周囲組織に唾液が漏出し嚢胞壁を形成する．あるいは導管の閉塞により導管が拡張して発生する場合もある．発生部位により，舌下型ガマ腫，顎下型ガマ腫，舌下顎下型ガマ腫に分類される．治療としては通常，舌下型では副腔形成術，顎下型や舌下顎下型では全摘術，OK432の嚢胞内投与や舌下腺の摘出を行う．

278 鎌状赤血球症　かまじょうせっけっきゅうしょう
meniscocytosis, sickle cell disease

赤血球が鎌状の形態を示す遺伝性の溶血性貧血の一型である．黒人に多くみられる．原因はヘモグロビンβ鎖の第6アミノ酸の置換にある．血中の酸素飽和度が低くなると赤血球が鎌形になり溶血が生じたり，血栓をつくり循環障害をきたすようになる．貧血の他に脾腫，神経系の異常，皮膚の潰瘍などの多様な慢性臓器障害を生じ，骨系統ではエックス線で脱灰による毛状構造がみられる．

279 仮面うつ病　かめんうつびょう
masked depression

身体症状が前面に出て，本来の抑うつ症状が覆い隠されている内因性軽症うつ症．器質的根拠のない全身倦怠感，疲労感，食欲不振，疼痛多発などが現れる．口腔症状としては，口蓋皺壁部を中心に違和感や不定愁訴が出現，痛みや異常感覚が起こりやすく疼痛閾値の低下が原因と考えられる．口腔症状の背景に隠れた精神状態の確認，抗うつ薬の投与による治療的診断により診断は可能である．

280 顆粒球減少症　かりゅうきゅうげんしょうしょう
granulocytopenia

〔同義語〕顆粒白血球減少症

末梢血白血球のうち，顆粒球（好中球，好酸球，好塩基球）数が$1,000 \sim 3,000/mm^3$以下に減少した状態をいう．再生不良性貧血，巨赤芽球性貧血，ウイルス感染，腸チフス，放射線治療，抗腫瘍剤，鎮痛剤，抗菌薬，ベンゾールの使用などが原因となる．感染症，敗血症を起こしやすい．急性，慢性，特殊性に分類され，突然の発熱で発症し，急性では全身性の急性重症感染症や敗血症の症状を呈し，慢性では感染を反復する．

281 顆粒球コロニー刺激因子　かりゅうきゅうころにーしげきいんし
granulocyte-colony stimulating factor (G-CSF)

おもにマクロファージから分泌され，骨髄中の顆粒球系前駆細胞に作用して，顆粒球の産生の促進，また，好中球の機能を亢進するサイトカインの一種である．遺伝子組換えヒト顆粒球コロニー刺激因子製剤は，がん化学療法による好中球減少症に用いられる．

282 顆粒細胞腫　かりゅうさいぼうしゅ
granular cell tumor
〔同義語〕Abrikossoff 腫瘍

細胞質に好酸性微細顆粒をもち，小型で濃染性，円形の核をもつ大型の細胞からなる良性腫瘍で，皮膚をはじめ舌・口腔，乳房などに好発する．1926年にAbrikossoffが筋原性の良性腫瘍として報告して以来，横紋筋由来説，神経細胞由来説，線維芽細胞由来説などの学説があったが，今日では，Schwann細胞由来との考えが一般的である．

283 顆粒性白血球　かりゅうせいはっけっきゅう
granular leukocyte
〔同義語〕顆粒球

白血球の60％を占める．細胞質には殺菌作用をもつ顆粒が存在する．ギムザ染色による染色の違いによって好中球，好酸球，好塩基球の3つに分類される．寿命は血液中では4～8時間，組織中では4～5日程度である．

284 カルバマゼピン　かるばまぜぴん
carbamazepine

イミノスチルベン系抗痙攣薬で，小発作以外のてんかん，とくに精神運動発作の第一選択薬である．中枢神経を抑制することなく抗てんかん作用を発揮する．直接的に中枢神経細胞の痙攣発射を抑制し，フェニトインと類似の作用を示す．脳の中枢に作用して痙攣を抑制するので，てんかんの痙攣発作を抑え，てんかんにともなって起こる精神神経症状も抑制する．また，三叉神経痛の痛みを除く目的でも用いられることがある．最近は，躁うつ病の躁状態にも適用されている．

285 Garré 骨髄炎　がれーこつずいえん
Garré osteomyelitis
〔同義語〕化骨性骨膜炎

Garréが1893年に報告したもので，化膿，腐骨，瘻孔形成をともなわず，皮質骨骨膜下に骨新生による硬化性の肥厚がみられる非化膿性炎で，緩慢な刺激あるいは感染によって起こる慢性骨髄炎の一つである．若年者の下顎骨に多く，下顎骨下縁に骨膜肥厚，皮質骨に対して垂直方向に規則的な配列をする新生骨添加が起こる．自覚症状はほとんどみられず，組織学的には，新生骨の骨梁は類骨からなるものが多い．原因は，下顎臼歯部の根尖病巣や抜歯窩からの感染が多い．

286 がん遺伝子　がんいでんし
oncogene, cancer gene

発現することによって細胞をがん化させる能力をもつ遺伝子．がん遺伝子は，がん化した細胞に発現するだけでなく，細胞周期を調節するために，正常細胞でも発現する．がん遺伝子には，細胞増殖因子やその受容体型チロシンキナーゼ，srcのような非受容体型チロシンキナーゼ，rasのような低分子量Gタンパク質，その下流にあるセリン・スレオニンキナーゼといったシグナル伝達因子の他，さらに下流で機能するmycやetsなどの転写因子が含まれる．

287 眼窩下顎枝方向投影法　がんかかがくしほうこうとうえいほう
orbitoramus projection

顎関節撮影法の一つ．顎関節の正面像が眼窩のやや外下方に現れる撮影法．撮影にあたっては，仰臥位でフィルム面を眼窩平面と平行にし，頭部を被検顎関節の方向に20～25度傾ける．主エックス線が検側の眼窩を通って，顎関節の中央を投影するように設定する．通常は開口位で撮影するが，開口障害がある場合は，入射角度を20度程度にして撮影する．

288 眼・下顎・顔面症候群　がん・かがく・がんめんしょうこうぐん
oculo-mandibulo-facial syndrome

〔同義語〕Hallermann–Streiff syndrome, François dyscephalic syndrome

1948年にHallermannが2例，1950年にStreiffが1例を報告した先天性白内障と鳥様顔貌を特徴とする症候群である．1958年にFrançoisが自験例1例を加えた過去22例を総括して報告していることからFrançois dyscephalic syndromeとよぶこともある．病因や遺伝子座は不明である．先天性白内障，両側小眼球，鳥様顔貌，小人症，歯の異常，貧毛症などを主徴とする．鳥様顔貌は，小下顎症と嘴状の鼻により構成され，加齢とともに典型的になる．小下顎症による哺乳障害や呼吸障害がないかぎり，生命予後は比較的良好である．

289 眼窩下神経ブロック　がんかかしんけいぶろっく
infraorbital nerve block

三叉神経痛に対する神経ブロックの一つで，眼窩下神経に行うブロックである．上唇や鼻翼にトリガーをもつ痛みに対して行う．ブロックは，局麻薬の神経毒性により不可逆的に神経を遮断する方法と，アルコールや熱凝固で化学的あるいは物理的に神経を破壊する方法がある．このブロックで除痛不可能な場合は，上顎神経ブロックまたは三叉神経節ブロックが適応となる．

290 感覚異常　かんかくいじょう
paresthesia, dysesthesia

〔同義語〕知覚異常

感覚障害の一型で，感覚神経系の障害により，正常とは違った痺れ感などの異常な感覚が発現すること．感覚異常には，錯感覚と異感覚がある．錯感覚は，皮膚に触れるなどの外的刺激により誘発される異常な感覚であり，異感覚は，自発的に生じる異常な感覚をさす．

291 眼窩上神経ブロック　がんかじょうしんけいぶろっく
supraorbital nerve block

三叉神経痛に対する神経ブロックの一つで，眼窩上神経に行うブロックである．前額部，上眼瞼にトリガーを有する痛みに対して行う．アルコールを用いて浸潤ブロックを行うのが一般的であるが，電気的にそれぞれの神経を探索し高周波で熱凝固することも可能である．末梢枝をブロックしても除痛ができない場合，三叉神経節ブロックをすることがあるが，まれに視力障害を起こす可能性があり注意を要する．

292 ガングリオン　がんぐりおん
ganglion

〔同義語〕ガングリオン嚢胞，結節腫

関節包，まれに腱鞘から発生する嚢胞状の腫瘤．おもに，手関節の背部に発生するが，足背などにも発生する．原因は不明であるが，関節包の膨隆，血行障害による退行性変化と考えられている．診断は腫瘤を穿刺して，ゼリー状の粘稠液が吸引されれば確定される．無症状の症例は放置することが多いが，痛みや運動障害などを認める症例や外見が気になる場合は穿刺療法を行う．頻回の穿刺が必要となる症例では，手術的治療を検討する．

293 観血的整復法　かんけつてきせいふくほう
open reduction

骨折の整復法で，非観血的な方法では整復が困難な場合に適用される．骨折片の転位が大きい場合，粉砕骨折，固定源となる歯がない場合，陳旧性骨折で異常骨性癒着や偽関節を形成している場合に適応することが多い．全身あるいは局所麻酔下に，軟組織に切開を加え，骨折部を露出して骨片を整復する．固定には，ワイヤー，スクリュー，プレートが用いられる．

294 鉗子　かんし
pliers, forceps

〔同義語〕プライヤー，クランプ

組織やものを挟む，あるいは牽引するために使

用する手術器具の一つ．先端部，関節部，柄部，把持部からなる．外科用鉗子として止血鉗子，骨把持鉗子，布鉗子，血管鉗子，腸鉗子，剥離鉗子，破骨鉗子などがある．歯科用鉗子には，抜歯鉗子，屈曲鉗子などがある．

295 眼・歯・指症候群　がん・し・ししょうこうぐん
oculo-dento-digital syndrome
〔同義語〕眼・歯・骨症候群

小眼球と虹彩の異常，第4または5指の中節骨の低形成または無形成による短小屈曲指，エナメル質の低形成の3徴を示す常染色体優性遺伝性疾患．臨床像としては，他に細い鼻，鼻翼の低形成，低身長，粗な頭髪や眉，内斜視，眼振，白内障，緑内障，眼裂の狭小などがあり，口腔所見としては，幅が広い下顎歯槽，部分歯欠損，矮小歯などが認められる．エナメル質低形成による多発齲蝕は必発である．生命予後はよく，知能は正常である．

296 含歯性嚢胞　がんしせいのうほう
dentigerous cyst
〔同義語〕濾胞性歯嚢胞

歯原性嚢胞のうち，埋伏歯が存在し，その歯冠を腔内に含む嚢胞．歯冠の形成が終了した後に，歯原性上皮に嚢胞化が生じたものと考えられている．小さいものは無症状であるが，大きくなるにつれて顎骨の膨隆や周囲の歯の位置異常をきたす．嚢胞は通常単房性で，好発部位は下顎智歯部．好発年齢は歯の交換期，7～15歳ぐらいに発見されることが多い．自覚症状に乏しく発見が遅れる場合，高齢者にもみられることがある．

297 感受性テスト　かんじゅせいてすと
sensitivity test

医療では，薬剤の個体への感受性を調べる試験をさすことが多い．抗腫瘍薬では，どの薬剤がその人に効果的なのかを感受性テストであらかじめ調べてから化学療法に入るという，テーラーメイド医療の手技の一つになりつつある．現在は，抗腫瘍薬自体に副作用があるものが多く，感受性テストで効果が確認できれば，副作用の軽減にもつながる．また，抗菌薬や他の薬剤でも，細菌や細胞を用いて体外で検査することができる．

298 管状腺癌　かんじょうせんがん
tubular adenocarcinoma

腺上皮から生じる癌腫は腺癌に分類され，その組織型から，管状腺癌，乳頭状腺癌，印環細胞癌，粘液癌，低分化癌に分類される．管状腺癌は，排泄管の構造を形成しつつ増殖し，大小多数の腺管構造を認める．その多くの管状構造は明瞭であるが，なかには不明瞭で不規則なものもある．腫瘍細胞は，概して類円形の核を有し，管腔周囲に1層ないし数層にわたって配列し，その核の大小不同を中心とした若干の異型性を認める．

299 管状腺腫　かんじょうせんしゅ
tubular adenoma

腺上皮細胞に由来する良性腫瘍（腺腫）の一型で，管状腺管から構成されているもの．患者の平均年齢は60歳で性差は明らかでない．好発部位は上唇．無痛性で境界明瞭な腫瘤を形成する．組織学的には間質に乏しく，円柱状の細胞が導管構造を形成している．胃などにもポリープ状に生じることがある．

300 癌真珠　がんしんじゅ
cancer pearl

扁平上皮癌の胞巣中心部に形成される類円形の構造物．腫瘍の分化度を判定する目安となり，高分化型扁平上皮癌は，細胞は角化性重層扁平上皮の性状をよく示し，実質胞巣の中央部に同じ円層状の癌真珠の形成が明らかである．

301 関節円板　かんせつえんばん
articular disc

顎関節において下顎頭と下顎窩の間に位置する構造物．関節包のなかで関節円板の上方に上関節腔を，下方に下関節腔を形成する．中央部は薄い．前内側部に外側翼突筋の上頭が付着する．後方部には弾性のある結合組織が付着してい

る．この両者の相互作用により，関節円板は下顎の開閉口運動時に下顎頭の運動に合わせて移動して，下顎窩から関節結節の間の斜面を滑走する．主としてコラーゲン線維とその線維の間隙を満たすプロテオグリカンより成り表面は滑膜により被覆される．

302 関節円板障害　かんせつえんばんしょうがい
disc disorders
➡ 関節円板転位

303 関節円板切除術　かんせつえんばんせつじょじゅつ
articular disc resection, discectomy
➡ 顎関節円板切除術

304 関節円板転位　かんせつえんばんてんい
articular disc displacement

〔類義語〕関節円板障害

正常では下顎頭の上方に位置する関節円板が位置異常をきたした状態．多くの場合，円板は前方に転位する．顎関節症では顎関節内障のⅢ型に分類され，さらにⅢa型関節円板の復位をともなうものとⅢb型関節円板の復位をともなわないものに分けられる．Ⅲa型では開閉口運動時に雑音としてクリック音を示すことがある．Ⅲb型では開口障害の症状としてクローズドロックを示すことがあるが，無症状の場合もある．円板の位置を確認するためにはMRIが有用である．転位した円板は非生理的な負荷を受けて転位を増悪させ，円板変形，変性を生じ，徐々に退行性病変をきたすようになり，円板線維性癒着や円板穿孔をきたすこともある．

305 関節腔洗浄療法　かんせつくうせんじょうりょうほう
arthrocentesis
➡ 顎関節腔内洗浄術

306 関節腔内注射法　かんせつくうないちゅうしゃほう
intra-articular injection

18〜23ゲージの針を上関節腔内に刺入し，目的に合わせて薬剤を注入する治療法．造影のためには造影剤，消炎のためには副腎皮質ホルモン剤や高分子ヒアルロン酸ナトリウムなどを注入する．関節腔容積の1/2〜1/3量を，1週間間隔で最高5回まで投与する．

307 関節痛　かんせつつう
arthralgia

炎症，退行性変化，外傷，腫瘍などで起こる関節の疼痛．顎関節症の主症状の一つである．急性および慢性の症状に分けることができ，急性の症状は，突然に顎が開かなくなったり，閉じなくなったりする．ほとんどの場合は，顎関節の痛みをともない口が開いたまま閉じなくなったりしたときは，筋肉の緊張で顔や頭が痛くなることもある．顎関節症における関節痛の出現率は10％前後で，自発痛を示すことはまれである．

308 関節内骨折　かんせつないこっせつ
intra-articular fracture

骨折線が関節包内に位置する骨折．下顎骨では，下顎枝長軸方向からの荷重により，粉砕骨折，下顎頭部横骨折などがみられる．下顎頭の転位脱臼があると関節腔の狭小化，消失，拡大，円板転位，線維性癒着，滑膜面の裂創などがみられる．可動域が狭くなり，次第に変形性関節症へ移行することがある．

309 関節包炎　かんせつほうえん
capsulitis

関節包内の炎症．下顎部の強打，過度の外力による開口などの外来性外傷，硬い食物の咀嚼，大あくびなどの内在性外傷が原因．関節部の圧痛，運動時痛をともなう．

310 関節包・靱帯障害　かんせつほう・じんたいしょうがい
capsule-ligament disorders

顎関節症のⅡ型に分類される病態で，顎関節部の疼痛を主体とする．関節円板の位置異常を示すⅢ型とは区別される．円板後部組織・関節包・靱帯の慢性外傷性病変を主徴候とする．顎運動時に顎関節痛を訴え，触診で顎関節部の圧痛を同定できる．大開口や咬み違えあるいは歯科治療で咬合高径が急に変化することなどで発症する．Ⅲ型やⅣ型の前段階で可逆性の状態が含まれる．

311 乾癬　かんせん
psoriasis

鱗屑をともなう境界明瞭な紅斑が全身に生じる疾患．大きさ，数，形はさまざまで，青壮年期に発症することが多く，かゆみをともなう．原因は不明で感染しない．かぜ，扁桃炎などの上気道感染，機械的刺激，薬剤，ストレスなどが誘因となる．治療には外用薬としてステロイド，ビタミンD_3，内服薬としてレチノイド，シクロスポリン，メソトレキサート，さらに紫外線療法などを組み合わせて用いる．

312 完全骨折　かんぜんこっせつ
complete fracture

骨組織が完全に離断した状態の骨折をいう．これに対して，不完全骨折とは骨組織の一部に連続性がみられる状態で，若年者に多い．

313 乾癬性関節炎　かんせんせいかんせつえん
psoriatic arthritis

皮膚や爪に乾癬を有し，小関節や脊椎，仙腸関節をおかす進行性の慢性炎症性疾患．30〜50歳に好発し，多くの場合，乾癬の発疹などの皮膚病変が先行して後に関節炎が出現する．原因は不明．手指の痛みと腫れ，変形の他に，脊椎炎や仙腸関節炎による腰痛や臀部痛などの症状が出現する．リウマトイド因子は陰性である．乾癬の治療とともに，関節炎に対しては非ステロイド系抗炎症剤やステロイド剤，抗リウマチ剤であるメトトレキサートなどを使用する．

314 感染性心内膜炎　かんせんせいしんないまくえん
infectious endocarditis

〔同義語〕細菌性心内膜炎

細菌が心臓内部に付着，増殖して心内膜または弁膜に贅腫といわれる感染巣を形成する敗血症の総称．歯科治療，内視鏡，婦人科処置など出血をともなう処置により生じる．また弁膜症，先天性心疾患，心臓血管手術後，免疫抑制療法中の患者に発症しやすい．原因菌としては溶連菌，ブドウ球菌が多い．発熱，循環動態の変化や剥離した贅腫による脳梗塞などの症状を示す．起因菌の特定と感受性抗菌薬の投与が必要である．

315 感染対策　かんせんたいさく
counter measure against infection, infection control

特定の感染症に対する対策の他に，院内感染対策をさす．院内感染対策ではスタンダードプリコーションとして，感染症の有無にかかわらず，すべての患者の血液，体液，汗を除く分泌物，排泄物，損傷皮膚，粘膜を感染源として扱うことを基本とする．

316 含嗽剤　がんそうざい
gargles, gargling agent

〔同義語〕含嗽薬

含嗽に使われる外用液剤．口腔や咽頭粘膜の消毒，収斂，止血，粘膜の溶解などによる炎症性疾患の治療や予防の目的で用いられる．殺菌消毒薬，抗炎症薬などを主成分として，これに若干の芳香剤などが添加されている．剤型としては，水剤，散剤，顆粒剤などがあり，水剤は適量に希釈し，散剤および顆粒剤を用いるときは，一定量の水に溶解させて使用する．

317 癌胎児性抗原　がんたいじせいこうげん
carcinoembryonic antigen

〔同義語〕CEA，癌胎児性蛋白質

腫瘍マーカーの一つで，細胞接着因子に関係する糖タンパク質．その免疫学的な性質が胎児の組織と共通性を示す．癌の臨床において有用な腫瘍マーカーで，おもに腺癌に対する指標となり血中で増加する．癌の手術後の経過観察，化学療法や放射線療法の効果の判定に有効である．

318 管内唾石　かんないだせき
ductal calculus, ductal salivary stone
→ 導管内唾石

319 癌肉腫　がんにくしゅ
carcinosarcoma
癌腫とよばれる上皮性腫瘍細胞よりなる部分と肉腫とよばれる非上皮性腫瘍細胞よりなる部分が混在している腫瘍である．真の悪性混合腫瘍ともよばれている．癌成分としては，腺癌NOS（not otherwise specified），未分化癌，扁平上皮癌が多く，肉腫成分としては軟骨肉腫がもっとも多い．

320 乾熱滅菌法　かんねつめっきんほう
dry heat sterilization, hot air sterilization
内部温度が160℃以上の乾燥空気中に30分〜2時間静置する滅菌法で，芽胞を含めすべての微生物が死滅する．金属，ガラスなどの水分を含まない耐熱性の器具に使用する．

321 漢方薬　かんぽうやく
Chinese (indigenous) medicine
中国から伝来した医学である漢方で用いる医薬をさす．一般的に複数の動・植物や鉱物を一定の割合で配合して用いる．漢方薬の選択は，患者の「証」の決定にしたがって行う．証は，患者の体質と疾病の種類およびその進行時期などから総合的に判定する．西洋医学の病名とは異なり，同じ疾患でも病期や患者によって証は異なる．本来の漢方薬の使い方は，この証にしたがって処方する隋証療法にある．

322 ガンマ線滅菌法　がんませんめっきんほう
gamma-ray beam sterilization
〔類義語〕放射線滅菌法
電磁波・放射線の一種であるガンマ線を照射して滅菌する方法．注射器や縫合糸，カテーテルなどの滅菌に使われる．透過力が強く人畜にも危害がおよぶため，ヒトが作業する場所で同時に滅菌を実施することはできない．ガンマ線滅菌は，ガンマ線が生物に与える影響を利用して滅菌する．照射対象の材質を大きく損なうことがなく，薬品による滅菌にともなう有害物質の残留もない．

323 顔面インプラント　がんめんいんぷらんと
facial implant
〔類義語〕歯科インプラント，人工歯根
頭蓋顔面骨に植立される人工物の総称で，一般的に顔面補綴装置を維持するために用いられる．

324 顔面痙攣　がんめんけいれん
facial spasm, facial muscle spasm
顔面神経に支配される眼輪筋や口輪筋など顔面筋の不随意運動で，素早い反復性の筋収縮をともなう．間代性痙攣と強直性痙攣とがある．間代性痙攣は片側性で顔面表情筋の一部が痙攣する．無痛性に精神的緊張などで頻発する．精神的影響のない顔面筋の強直性痙攣を強直性顔筋痙攣といい，疼痛をともなうこともある．

325 顔面神経痛　がんめんしんけいつう
facial nerve neuralgia
→ 三叉神経痛

326 顔面神経麻痺　がんめんしんけいまひ
facial palsy, facial paralysis
〔類義語〕Bell麻痺
脳神経の顔面神経の損傷で起きる顔面の運動麻痺．脳神経で起きる麻痺ではもっとも多く，中枢性と末梢性に分類される．顔面神経核より中枢側に障害をきたした中枢性麻痺では傷害され

た神経の反対側の下顔面筋で麻痺をみるが、前額筋は両側性の神経支配を受けているため、前額部でしわの形成が可能である。顔面神経核より末梢側で障害を受ける末梢性麻痺では、罹患側の顔面筋の運動麻痺以外に、味覚異常や聴覚異常を生じることがある。

327　顔面多発性骨折　がんめんたはつせいこっせつ
multiple fracture of face

〔類義語〕下顎骨骨折，上顎骨骨折

顔面骨、頭蓋骨を構成する骨が複数骨にわたり骨折を生じた状態をいう。顔面骨は上下顎骨、口蓋骨、頬骨からなり、それ以外の鼻骨、涙骨、前頭骨、側頭骨などは頭蓋骨に属する。顔面骨折には、鼻骨骨折、頬骨・頬骨弓骨折、眼窩底骨折、上下顎骨骨折と、これら複数の骨が破損する顔面多発骨折が含まれる。代表的な骨折様式として、Le Fort I，II，III型骨折がある。

328　顔面チック　がんめんちっく
facial tic

〔類義語〕顔面痙攣

顔面神経が支配する領域の一部の筋に、短時間の間代性痙攣が現れることをさす。片側性に顔面表情筋の一部が痙攣するが、無痛性に精神的緊張などで頻発する不随意運動なため意思の力ではとめられない。

329　顔面半側萎縮症　がんめんはんそくいしゅくしょう
hemifacial atrophy, facial hemiatrophy

〔同義語〕Romberg病，Romberg症候群

顔面半側の組織が進行性に萎縮していく原因不明で、まれな疾患である。顔面では、上顎や鼻唇溝や口唇などから始まることが多く、舌、歯肉、軟口蓋、外鼻軟骨、耳介、咽喉頭などにまで拡大する例もある。5～10%は両側性に生じる。眼球陥凹、異色症、ぶどう膜炎、瞳孔障害、眼瞼下垂、睫毛消失や眉毛消失、白髪、脱毛、頭痛、片頭痛、三叉神経痛、患側大脳半球の萎縮、皮質の石灰化、てんかん、頭蓋内血管異常などを合併することがある。進行例の治療に筋・骨移植を含む遊離組織移植による再建を行うこともある。

330　顔面半側肥大症　がんめんはんそくひだいしょう
hemifacial hypertrophy

〔類義語〕顔面片側肥大，片側顔面肥大

片側顔面の軟組織ならびに骨の肥大をきたすまれな先天性疾患。若年女性にみられる。顔面半側の皮下結合組織および脂肪組織が肥大し、毛髪の繁生、脂肪分泌の増加を認める。上下顎骨・歯肉・歯槽が過形成するため、顔面は非対称となる。しばしば皮膚の異常着色、血管異常、神経障害をともなう。原因として自律神経、とくに副交感神経栄養障害や内分泌異常が考えられているが真因は不明である。

331　顔面非対称　がんめんひたいしょう
facial asymmetry

〔類義語〕下顎非対称

正貌にて顔面の左右の形態に差を認めるものをさす。原因は炎症や外傷などの後天的なものと、横顔裂をともなう顔面片側異形成症のような先天的なものがある。また原因不明の顔面変形症や、顔面半側萎縮症、顔面半側肥大症などもある。幼児期に顎関節強直症に罹患すると患側の下顎骨が発育不全となり、後天性の顔面非対称の原因となる。骨性の非対称はセファログラムなどのエックス線写真分析で、また軟組織はモアレ法などで計測される。咬合平面と眼耳平面のなす角度が判定に有用である。

332　乾酪壊死　かんらくえし
caseous necrosis

〔同義語〕乾酪変性

結核性病変の中心部にみられる組織の壊死した部分が黄色調のチーズ状外観を呈するもの。壊死巣にはタンパク分解酵素を阻害する脂質が多量に含まれるために融解現象が起きないとされ、その脂質は結核菌の菌体成分および変性マクロファージに由来する。乾酪壊死巣内の結核菌は減少し、抗酸菌染色で発見しにくくなるが、

いわゆる生残菌として残存する．

333 顔裂性嚢胞　　がんれつせいのうほう
fissural cyst
従来から顔面および口腔を形成する胎生期の諸突起の融合部に残存した上皮から発生した嚢胞として分類され，正中口蓋嚢胞，正中歯槽嚢胞，球状上顎嚢胞，正中下顎嚢胞，鼻口蓋管嚢胞などが含まれていた．しかし現在では，発生学的にそのような成立機序で嚢胞が生じる可能性はほとんどないため，顔裂性嚢胞は現行のWHOの分類から除外されている．正中口蓋嚢胞は鼻口蓋管嚢胞が後方に，正中歯槽嚢胞は鼻口蓋管嚢胞が前方にいずれも拡張したものと考えられている．

334 関連痛　　かんれんつう
referred pain, telalgia
〔同義語〕連関痛，投射痛

侵害性受容器への刺激がニューロンをかえて上行する際に隣接する神経束の信号と誤って脳が認識することで離れた部位に痛みを感じること．歯痛においても同様に原因歯から離れた部位に痛みを感じる場合がある．ただし，原因歯の反対側には起こらない．歯の関連痛は，①上顎中切歯および側切歯では眼窩上部で，②上顎第二および第三大臼歯では耳下腺咬筋部などでみられる．

335 緩和ケア　　かんわけあ
palliative care
生命を脅かす疾患に直面している患者と家族に対して，病期の早期より疼痛および身体的，心理社会的，霊的な問題の評価を行い，予防と対策を考え，QOLを改善していくアプローチのこと．以前は人生の終末期におけるケアを意味していたが，現在ではターミナルケアと緩和ケアは別の用語として使用されている．

き

336 気管支喘息　　きかんしぜんそく
bronchial asthma
呼吸器疾患の一つで，アレルギーの関係がもっとも広く認められている．慢性的な気管支炎が起こり，何らかの刺激が加わると気管支平滑筋が収縮し気道を狭窄し，粘膜浮腫，気道内腔への分泌物過多にもとづく喘鳴を発し呼吸困難が起こる．気道閉塞は可逆的であるが，進行すると非可逆的となる．

337 偽関節　　ぎかんせつ
pseudoarthrosis, false joint
骨折の治癒過程で，骨片同士の癒合が認められない状態．骨折部位に線維軟骨性の組織と滑液包からなる偽の関節様構造を形成し，異常可動性を示すものをいう．固定不良，過剰牽引，骨欠損過大，感染などが原因となる．手術による観血的治療が必要である．

338 気管切開術　　きかんせっかいじゅつ
tracheotomy
気管とその上部の皮膚を切開して気管にカニューレを挿入する気道確保法のこと．適応として，長期間の気道管理が予測される症例，気管内挿管が長期にわたる症例，上気道の狭窄などで気管内挿管が困難な症例などがある．緊急時を除いて気管内挿管によって気道確保を行ったうえで実施する．頸部には神経が縦走するので，気管切開手技に際し，損傷，合併症を回避するためJackson三角を指標として切開する．

339 気管内挿管　　きかんないそうかん
endotracheal intubation
口腔，鼻腔から喉頭を経由して気管内にチューブを挿入する気道確保法のこと．気管内挿管は，確実な気道確保と誤嚥の防止のために施行される．適応として，全身麻酔時の呼吸管理，意識レベルの低下による舌根沈下や呼吸停止，人工呼吸を必要とする急性呼吸不全などがある．合併症として歯牙損傷，食道挿管，片肺挿管があ

340 気胸　ききょう
pneumothorax

胸腔内に空気が貯留して肺が虚脱する病態である．発症機序によって自然気胸，外傷性気胸，人工気胸，医原性気胸がある．自然気胸はやせ型の若者の男性でみられることが多い．胸腔内が陽圧となり患側肺が虚脱し呼吸困難が生じる．とくに緊張性気胸では呼吸困難が強く，ショックなどの重篤な状態となり，速やかな胸腔ドレナージ，適切な呼吸，循環管理が必要である．

341 奇形腫　きけいしゅ
teratoma

複数の胚葉あるいは全胚葉に由来する胚細胞性腫瘍で，成熟奇形腫と未熟性奇形腫がある．成熟ないし未熟な細胞や組織からなる腫瘍で，正常に存在する卵巣や精巣にある多潜能細胞，ときに胎児期の遺残組織から生じる．骨，上皮，筋肉，脂肪，神経組織などの成分を無秩序に含んだ腫瘍を形成する．これら成分が分化しているものは成熟奇形腫，分化の程度が低ければ未熟奇形腫とされる．

342 義歯性線維腫　ぎしせいせんいしゅ
denture fibroma

〔類義語〕義歯性線維症，刺激性線維腫

不適合な義歯の慢性刺激により，床縁，床下の粘膜に生じた炎症性の結合組織増殖で，真の線維腫とは異なる．前歯部の歯槽堤から歯肉唇移行部に好発し，上顎にやや多い．境界明瞭な腫瘤で，弁状または分葉状の腫瘤を形成する．表面は健常粘膜で被覆され，弾力性がある．刺激により潰瘍を形成することがある．

343 気腫　きしゅ
pneumatosis, emphysema, pneumonocele

〔類義語〕皮下気腫

多量の気体が，皮下または組織間隙の疎性結合織内に侵入し貯留すること．症状は患部を中心とした突発的でび漫性の腫脹と疼痛である．腫脹部位に熱感および色沢の異常はなく，触診にて特有の捻髪音・握雪感を認める．治療法は，局所に症状がみられる間は経過観察を行い，感染予防として抗菌薬の投与，鎮痛，鎮咳などの対症療法を行う．肺胞壁の断裂で終末細気管支よりも末梢の気腔が拡張したものは肺気腫とよばれ，呼吸困難，胸痛，動悸などの全身的な症状を合併することがある．

344 偽痛風　ぎつうふう
pseudogout

〔同義語〕ピロリン酸カルシウム結晶沈着症，軟骨石灰化症

関節包内に析出したピロリン酸カルシウムの結晶によって惹起される関節炎のこと．痛風にみられる高尿酸血症はみられない．症状としては関節に激烈な痛みが起こり，発熱をともなう．痛風よりも痛みは弱く，好発部位は膝関節で約半数を占める．顎関節でもみられる．急性発作時には局所の安静・冷罨法やステロイドの関節腔内注射を行う．対症療法が主体である．

345 基底細胞癌　きていさいぼうがん
basal cell carcinoma

高齢者の頭頸部，とくに眼や鼻，耳の周囲など顔面のすう襞部に好発する境界明瞭な皮膚悪性腫瘍．日光紫外線が関与するといわれている．胞巣内のメラノサイトがメラニン色素を産生し，表面平滑で光沢の黒色結節を呈する．病理組織学的には表皮下面から真皮内へ腫瘍細胞が胞巣状に増殖する形態が基本とされる．局所では深部へ浸潤することもあるが転移はほとんどなく，治療は，局所切除で予後は良好とされる．

346 基底細胞腺癌　きていさいぼうせんがん
basal cell adenocarcinoma

WHO分類で唾液腺悪性上皮性腫瘍に分類される比較的まれな腫瘍．好発部位は耳下腺であるが，他唾液腺や鼻腔などにも認められる．高齢者に発生し，性差はない．無徴候性の腫瘤を初発症状とするが疼痛をともなうこともある．基

底細胞腺腫と病理組織学的にも類似するが，浸潤性に増殖することで鑑別する．悪性度は低く局所切除で予後は比較的良好とされる．

347 基底細胞母斑症候群　きていさいぼうぼはんしょうこうぐん
basal cell nevus syndrome
〔同類語〕Gorlin and Goltz 症候群，母斑性基底細胞癌症候群

常染色体優性遺伝で，顔面，体幹に多発する青褐色の基底細胞母斑を主徴候とする疾患．顎骨に角化嚢胞性歯原性腫瘍が多発する．その他，両眼隔離，手掌足底の紅斑性陥凹，大脳鎌の石灰化，二分肋骨，脊柱側彎などの症状を併発する．また，母斑は癌化することがある．

348 気道確保　きどうかくほ
airway control

気道が閉塞・狭窄，もしくは自発呼吸の減弱・消失の際に，口から肺までの呼吸気ガスの通路を確保する処置のこと．手技として，頭部後屈頚部挙上，頭部後屈オトガイ部挙上，下顎挙上，エアウェイの挿入，気管内挿管，ラリンジアルマスク挿入，気管切開などがある．

349 気道閉塞　きどうへいそく
airway obstruction, respiratory obstruction
〔類義語〕気道狭窄

咽頭，喉頭，気管，気管支，細気管支のいずれかの部位において閉塞をきたすこと．原因として舌根枕下，分泌物，血液，吐物，異物，咽喉頭部の急性炎症，頭頸部における膿瘍，蜂巣織炎，喘息発作などがある．処置として気道確保または異物の排除および消炎処置を行う．

350 機能的矯正装置　きのうてききょうせいそうち
functional orthodontic appliance

不正咬合の治療にあたり，顎顔面の筋組織の機能的活性を歯や顎骨に間歇的矯正力として作用させる装置のこと．床と金属線から構成されており，成長発育の旺盛な乳歯列・混合歯列期に用いると有効である．下顎運動に関与する咀嚼筋の活性を利用した装置として咬合斜面板，咬合挙上板などがあり，口腔周囲の諸筋群の活性を利用した装置にはリップバンパーなどがある．

351 逆生歯　ぎゃくせいし
inversed tooth
〔類義語〕逆生埋伏歯

顎骨内で正常の萌出方向とは逆の方向に向かっている歯のこと．歯胚の位置異常が原因で，上顎正中過剰歯にもっとも多い．他に中切歯，側切歯，犬歯などにみられる．埋伏していることが多く，まれに鼻腔や上顎洞内に萌出する．上顎前歯部では歯列不正や隣在歯の根吸収の原因となるので抜歯が望ましい．

352 吸引生検法　きゅういんせいけんほう
aspiration biopsy

注射針を病変内に刺入して吸引することにより細胞を採取し，個々の細胞形態を判定し，病変の診断を行うこと．穿刺しうるすべての臓器から新鮮な細胞採取が可能である．悪性の病変だけでなく，良性の病変についても質的状態を知るために用いられる．

353 救急処置　きゅうきゅうしょち
emergency treatment, emergency care, first aid
➡ 応急処置

354 救急蘇生法　きゅうきゅうそせいほう
resuscitation
〔類義語〕心肺蘇生法，心肺脳蘇生法

心肺蘇生法と止血法とを合わせて救急蘇生法という．なんらの器具，薬剤を用いることなく，一般市民までが施行可能な一次救命処置（BLS）と，各種の器具，薬剤を用い，熟練した医師，看護師のもとに行われる二次救命処置がある．心肺蘇生法には顎先挙上法による気道確保，口・口人工呼吸法，開胸式心臓マッサージが含まれる．止血法には直接圧迫止血法，間接圧迫止血法，駆血帯を用いた止血法が含まれ

355 球状上顎嚢胞　きゅうじょうじょうがくのうほう
globulomaxillary cyst
〔類義語〕顔裂性嚢胞

上顎の側切歯と犬歯の間の骨内にみられ，球状突起と上顎突起との融合部に残存した上皮に由来するといわれていた嚢胞．増大すると側切歯と犬歯の根を著しく開離させ，口蓋面や唇面に膨隆を生じることがある．組織学的には原始性嚢胞や角化嚢胞と同様な像を呈するものが多く，現在では本嚢胞の由来は歯原性と考えるのが妥当である．

356 急性壊死性潰瘍性歯肉口内炎　きゅうせいえしせいかいようせいしにくこうないえん
acute necrotizing ulcerative gingivostomatitis
〔同義語〕ANUG，ワンサン口内炎
〔類義語〕壊死性潰瘍性歯肉炎，壊疽性口内炎

歯間乳頭部の歯肉縁の急性炎症から始まり，その部位に紡錘菌やスピロヘータのような嫌気性菌が侵入増殖し，潰瘍，壊死，口臭，疼痛をともなった急性の炎症をさす．病変部の粘膜は発赤し，易出血性で疼痛が強い．潰瘍面は灰白色の偽膜で覆われる．

357 急性壊疽性歯髄炎　きゅうせいえそせいしずいえん
acute gangrenous pulpitis

急性開放性全部性化膿性歯髄炎で歯髄腔内にたまった滲出物や壊死組織が腐敗菌の混合感染を受け，特有な腐敗臭を発する歯髄の炎症をさす．歯髄は肉眼的には灰黒色または緑色となり，組織学的には融解を起こしている．

358 急性顎骨骨髄炎　きゅうせいがっこつこつずいえん
acute osteomyelitis of jaws

顎骨骨髄が主として侵される急性炎症で，下顎大臼歯の根尖病巣からの感染によって下顎骨に発症することが多い．急性化膿性骨髄炎のことである．発症初期では発熱，激しい放散痛がみられる．ワンサン（Vincent）症状（患側下唇，オトガイ部の知覚異常），弓倉症状も出現する．炎症が咀嚼筋隙，顎下隙，側咽頭隙に広がると開口障害や嚥下障害が生じる．治療には全身および局所の安静を保つとともに抗菌薬の静脈内投与を行う．

359 急性偽膜性カンジダ症　きゅうせいぎまくせいかんじだしょう
acute pseudomembranous candidiasis
〔同義語〕鵞口瘡

Candida albicans の粘膜感染症の一つで，粘膜に白色の偽膜を形成する．擦過すると偽膜は擦れ落ちるために，臨床診断は比較的容易である．免疫力の低下した人，HIV感染症患者，抗菌薬やステロイド薬などを使用している人にみられることが多い．

360 急性骨髄性白血病　きゅうせいこつずいせいはっけつびょう
acute myelocytic leukemia
〔同義語〕AML

白血病の一種で，骨髄系の造血細胞が腫瘍化し，分化・成熟能を失う疾患である．FAB分類・WHO分類にて複数の病型に亜分類される．治療として抗腫瘍薬による寛解導入療法・地固め療法の順に治療が行われる．口腔内での初発症状として，歯肉出血・潰瘍・腫瘤の形成などがみられることがある．

361 急性前骨髄球性白血病　きゅうせいぜんこつずいきゅうせいはっけつびょう
acute promyelocytic leukemia
〔同義語〕APL

急性骨髄性白血病の一亜型．白血病細胞が前骨髄球の段階で停止した型であり，FAB分類でM3に分類される．臨床的には播種性血管内凝固（DIC）をともない出血傾向を示すことで知られる．WHO分類では，染色体15;17転座または融合遺伝子PML/RARαを有する急性骨

髄性白血病とされる．治療として分化誘導療法を行うこともある．

362 急性唾液腺炎　きゅうせいだえきせんえん
acute sialoadenitis

唾石などの排泄管異物，外傷，唾液腺の機能低下などの局所の原因や，代謝性疾患，免疫抑制，悪性腫瘍などの全身疾患に起因する唾液腺の炎症．唾液分泌を抑制する薬物の服用により発症することもある．微熱，全身倦怠感や頭痛などをともなった有痛性の唾液腺腫脹が認められる．排泄管開口部は発赤腫脹し，圧迫により膿汁の排泄が認められる．安静，適切な抗菌薬の投与，口腔内清掃，発症の原因となった疾患の治療を行う．

363 急性リンパ性白血病　きゅうせいりんぱせいはっけつびょう
acute lymphocytic leukemia
〔同義語〕ALL

白血病の一つで，リンパ球が幼若な段階で悪性化し，おもに骨髄で異常に増加し，急速に進行する疾患．小児から成人までのどの年齢層にも発生するが，おもに小児に多く，成人での1年間の発症率は約10万人に1人とされる．フィラデルフィア染色体が染色体異常を起こしているALLをPh陽性ALL，バーキットリンパ腫は成熟したB細胞性ALL，それ以外のALLはPh陰性ALLに分けられ，それぞれ別の治療法が選択される．

364 吸入麻酔法　きゅうにゅうますいほう
inhalation anesthesia

全身麻酔法のうち，口・鼻から揮発性吸入麻酔薬を吸入させる麻酔法で，肺から血液を介して麻酔薬が大脳に達して作用する．意識と呼吸が抑制されるため，麻酔導入後は気管内挿管して人工呼吸を行う．使用するガスは，ハロセン，エンフルラン，イソフルラン，セボフルランなどが使われる．麻酔深度と換気量の調整が簡単にできるため，現在もっとも普及している．

365 Kühnの貧血帯　きゅーんのひんけつたい
Kühn anemia zone

眼窩下孔，上顎結節，大口蓋孔，切歯孔などの伝達麻酔注射の直後に出現する境界明瞭な貧血帯のこと．伝達麻酔の合併症として知られる．激痛をともなうことがある．貧血帯は顔面に現れ，通常数十分で自然に消失し，痕跡を残さないが，非常にまれに皮下出血斑が生じることもある．これも数週間で自然に消失するので特別な処置を必要としない．麻酔針の刺激による血管の攣縮や血管の損傷，または麻酔薬に含まれるエピネフリンによる局所貧血が原因と考えられている．

366 頬骨インプラント　きょうこついんぷらんと
zygomatic implant
〔同義語〕ザイゴマインプラント

高度な歯槽骨吸収をきたした上顎臼歯部欠損症例に用いられるインプラント治療．歯槽骨部でのインプラント体の維持が期待できない場合に歯槽頂部から頬骨にかけてインプラント体を埋入することによって頬骨部に支持を求める．このため用いられるインプラント体は専用の長いものが用意されている．

367 頬骨・頬骨弓骨折　きょうこつ・きょうこつきゅうこっせつ
fracture of zygomatic bone and arch

頬骨体部は丈夫なため，隣接する骨との縫合部に生じ，頬骨が一塊として転位する骨折である．症状は頬骨部の平坦化，頬骨弓の陥凹，頬部眼窩下部の皮膚の知覚異常，開口障害，咬合異常，視力低下・複視・眼球障害などの眼症状，鼻閉・鼻出血などの鼻症状などがあげられる．診断のため，エックス線，CTなどを行う．Gillies temporal approach（側頭部皮膚切開アプローチ）でのRowe頬骨エレベータ，Dingman頬骨鉤などによる整復後，鋼線，ミニチュアプレート，マイクロプレートなどによる固定を行う．確実な固定を行わないと後戻りしやすい．

368　頰骨骨折　きょうこつこっせつ
fracture of zygomatic bone
→ 頰骨・頰骨弓骨折

369　胸三角筋部皮弁　きょうさんかくきんぶひべん
deltopectoralis flap, DP flap
〔同義語〕D-P皮弁
Bakamjianにより報告された前胸壁部の有茎皮弁で，内胸動脈の穿通枝を栄養血管とする．本皮弁の開発により，頭頸部領域の大きな欠損の再建が可能となり，根治的拡大切除が可能となった．皮弁茎部切断の二次手術が必要であるものの，アキシアルパターン皮弁であり，血行がよく，比較的大きな皮弁の形成が可能で，口腔内のほとんどの部分の再建ができる長所を有している．

370　頰小帯異常　きょうしょうたいいじょう
malformation of buccal frenulum
〔類義語〕頰小帯強直症，頰小帯付着異常
上下頰小帯の付着位置の異常や大きさの異常により障害をきたした状態のことをいう．生じるおもな障害に義歯の設計困難，義歯不安定や歯周ポケットの形成，犬歯-小臼歯の歯間離開があげられる．小帯付着部が歯槽頂を超えるなど重度の場合には小帯切除術あるいは小帯伸展術が行われる．

371　矯正用インプラント　きょうせいよういんぷらんと
orthodontic implant
〔同義語〕インプラントアンカー
矯正治療において，歯の移動のための固定源として埋入される骨結合性インプラント．チタン製のプレートやスクリューなどが広く用いられている．

372　強直性痙攣　きょうちょくせいけいれん
tonic seizure, tonic spasm
骨格筋が発作的かつ比較的長時間にわたり不随収縮をきたしている状態．全身性のものとしては，てんかん，テタニー，破傷風などで認められ，いわゆる「こむら返り」はその局所性のものである．治療は，原疾患の治療，抗痙攣剤の投与が行われる．

373　頰部蜂窩織炎　きょうぶほうかしきえん
phlegmon of cheek
〔同義語〕頰部蜂巣炎
頰隙を中心として頰部の疎性結合組織に生じるび漫性化膿性炎．全身的には高度の発熱，倦怠感，食欲不振などが，また局所的には頰部全体に高度の発赤，腫脹，疼痛，開口障害などが認められ，炎症はときに口唇，下眼瞼，耳下腺咬筋部におよぶことがある．治療は，安静と栄養補給，抗菌薬，抗炎症鎮痛薬の投与が行われる．経過中に膿瘍形成を認める場合には切開，ドレナージを行う．消炎後に原因の除去を行う．

374　旭日像　きょくじつぞう
sun-ray appearance
〔同義語〕サンバースト像，陽光状陰影
エックス線上に認められる放射状で針状の骨膜性骨新生像．細長く骨皮質に直交する針状の骨陰影は針状陰影（spicula）とよばれる．骨肉腫でしばしば認められる．

375　局所止血薬　きょくしょしけつやく
local hemostatic
局所に作用させて止血を促す薬物．血管収縮薬，血液凝固因子製剤，吸収性止血薬，血液粘度上昇薬，物理的止血薬などがある．

376　局所麻酔法　きょくしょますいほう
local anesthesia, regional anesthesia
身体の一定部位を支配する知覚神経を，麻酔薬により一時的かつ可逆的に麻痺させ，その部位からの知覚刺激の伝導を遮断する方法．麻酔薬

の適用方法により，粘膜の表面を麻痺させる表面麻酔，目的とする組織内に麻酔薬を浸潤投与し，その部位を麻痺させる浸潤麻酔，目的部位を取り囲むように麻酔薬を投与し周囲を麻痺させる周囲麻酔，知覚神経の神経幹や神経叢に麻酔薬を作用させてその支配領域を麻痺させる伝達麻酔に分類される．

377 虚血性心疾患　きょけつせいしんしっかん
ischemic heart disease
〔同義語〕IHD

冠動脈系の病変により心筋の血流が阻害され，心臓の機能不全が生じた状態．臨床的には，狭心症，心筋梗塞，心不全，不整脈，原発性心停止といった病態を示す．

378 巨口症　きょこうしょう
macrostomia
〔同義語〕大口症，横顔裂

口角部の皮膚，筋，粘膜の組織欠損により巨口を呈する先天異常の総称．単独に発生することもあるが第一鰓弓の系統的分化異常を示す疾患の部分症状として発現し，耳介形成障害，口唇裂・口蓋裂，下顎骨形成障害などの先天異常をともなうことが多い．近年，これら鰓弓症候群とGoldenhar症候群を眼・耳介・脊椎スペクトル（oculoauriculovertebral spectrum）と総称して同一の症候群として扱う傾向にある．

379 巨細胞腫　きょさいぼうしゅ
giant cell tumor
〔同義語〕破骨細胞腫
〔類義語〕巨細胞性病変，巨細胞性肉芽腫

多数の多核巨細胞と単核の間葉性細胞の増殖を特徴とする病変．大腿骨下端部や脛骨上端部に好発する．顎骨にも生じるが大部分は鑑別が必要な巨細胞肉芽腫であり，真の巨細胞腫は少ないとされている．顎骨では膨隆を主症状とし，20〜40歳代に好発し，女性にやや多い．エックス線透過性である．良性腫瘍に分類されるが増殖能力が強く再発し，まれに悪性化や転移をきたすものもある．

380 巨細胞性エプーリス　きょさいぼうせいえぷーりす
giant cell epulis
〔同義語〕周辺性巨細胞修復性肉芽腫

多数の多核巨細胞を有するエプーリス．肉芽腫性エプーリスに類似し，局所の出血や外傷に対する反応性の肉芽腫性病変と考えられている．組織学的には紡錘形または多角形の間葉性細胞と多数の多核巨細胞が認められる．若年者の下顎前歯部に認められることが多く，再発する傾向がある．わが国ではきわめてまれである．

381 巨細胞性修復性肉芽腫　きょさいぼうせいしゅうふくせいにくげしゅ
giant cell reparative granuloma
〔同義語〕巨細胞肉芽腫

非腫瘍性線維性巨細胞病変で顎骨内の出血に対する過剰な反応性修復性の病変として提唱され，破骨細胞と同類の多核巨細胞が混在した肉芽組織の増生からなる．10〜20歳代に好発し，女性に多い．エックス線で多房性の透過像として認められることが多く，病変部の境界は明瞭で皮質骨の菲薄化をともなう．軟部組織への進展はまれである．治療は，切除や搔爬が行われ予後は良好とされている．

382 巨唇症　きょしんしょう
macrocheilia
〔同義語〕巨大唇，大唇症，巨口唇症，大口唇症

異常に肥大した口唇．口唇の海綿状血管腫やリンパ管腫などの腫瘍性病変，肉芽腫性口唇炎，および血管性浮腫（Quincke浮腫）などにより生じるが，まれに口唇腺の発育異常により生じることもある．

383 巨赤芽球性貧血　きょせきがきゅうせいひんけつ
megaloblastic anemia
〔類義語〕悪性貧血

赤血球の前駆細胞である赤芽球の核酸合成障害

により生じ，骨髄中に特徴的な巨赤芽球の出現をみる貧血の総称．成因にはビタミン B_{12} 欠乏，葉酸欠乏，薬剤性DNA合成障害などがあげられる．とくに，胃粘膜萎縮や内因子分泌不全によるビタミン B_{12} 吸収障害により発症するものは悪性貧血とよばれ，口腔内ではハンター舌炎として糸状乳頭の萎縮により舌表面の平滑化と発赤を呈することがある．

384 巨舌症　　きょぜつしょう
macroglossia
〔同義語〕巨大舌，大舌症

歯列弓に対して過度に大きい舌．先天的要因として，過成長，血管種，リンパ管腫，甲状舌管嚢胞など，また後天的要因として，炎症，外傷（歯による刺激，血腫，術後性浮腫），代謝障害（アミロイドーシス，末端肥大症，長期ステロイド療法の副作用），腫瘍性病変があげられる．症状として，舌の誤咬，開咬による口腔乾燥，発音障害，嚥下障害，流涎，上気道感染の頻発などがみられる．先天性では歯列不正の原因となり，また全身の発育不全を起こすことがある．末端肥大症によるものでは舌部分切除縮小術が行われる．

385 巨大細胞封入体症　　きょだいさいぼうふうにゅうたいしょう
cytomegalic inclusion disease

サイトメガロウイルスによる感染症の病理組織学的所見による病名．唾液腺細胞，内皮細胞などに潜伏し免疫不全状態下で発症することがある．感染細胞に，フクロウの眼といわれる巨大化した核内封入体を形成する．感染部位に応じて肺炎，肝炎，網膜炎，消化管出血などの症状とともに口腔粘膜のびらんを認めることがある．先天性感染では肝脾腫，皮膚での髄外造血，発育性歯牙欠損などが生じることもある．

386 Kirschner鋼線　　きるしゅなーこうせん
Kirschner wire
〔同義語〕キルシナー鋼線

Kirschnerによって発表されたステンレス製の骨片固定用骨釘．表面は平滑で鋭利な先端を有し，さまざまな長さと太さのものがある．ドリルで皮質骨から骨髄内に刺通する小孔を形成し刺入する．顎口腔領域では下顎骨骨折や頰骨骨折に用いられてきたが，盲目的な刺入操作を要し，強固な固定が得られない場合もある．骨片固定用金属プレートの発達により，あまり用いられなくなってきている．

387 筋筋膜疼痛症候群　　きんきんまくとうつうしょうこうぐん
myofascial pain syndrome
〔同義語〕MPS，筋筋膜痛症候群，筋膜疼痛症候群，MPD症候群

画像検査や血液検査では異常はないが，筋肉，筋膜および周囲の軟組織に痛みや凝りなどの症状を認める疼痛性疾患．筋肉に対する過度の負担から，筋が緊張することで血流が障害され，痛みが発生すると考えられている．筋肉内に硬結を触れること，疼痛に鋭敏な点としてトリガーポイントを有することが特徴である．顎口腔領域では顎関節症Ⅰ型がこれに属す．

388 菌血症　　きんけつしょう
bacteremia
〔類義語〕敗血症

病原菌が血液中から検出される状態．顆粒球減少などを誘因として，腸内，口腔内などの常在菌や，種々の臓器の感染巣から病原菌が血液中に侵入し，全身を循環する．血液培養によって診断は確定されるが，検出率はやや低い．侵入した病原菌の増殖が活発となり，一種の中毒症状を呈する場合を敗血症という．

389 菌交代現象　　きんこうたいげんしょう
microbial substitution

ある感染症に広域スペクトルの抗菌薬を長期に投与することで，常在菌が変化することをさす．目的の起炎菌は，減少または消失するが，同時にもとの感染病巣，または他の部位で薬剤耐性菌が異常増殖することがある．ときには新しい感染症に発展することがある．

390 筋弛緩薬　きんしかんやく
muscle relaxant
〔同義語〕筋弛緩剤

全身麻酔時などに筋弛緩の目的で使用する薬剤で，末梢性に運動神経筋接合部への作用薬と中枢神経への作用薬とがある．末梢性の作用薬は，①終板に作用する（d-ツボクラリンなど），②終板を持続的に脱分極させ，アセチルコリンの作用を遮断する（サクシニルコリンなど），③運動神経終末に作用し，アセチルコリン遊離を抑制する（ボツリヌス毒素，プロカインなど）がある．手術時麻酔，顎関節症，神経痛などの診断・治療に用いられるのは末梢性筋弛緩薬である．中枢性の薬物としては，メフェネシン，トリフェキシフェニジルなどがある．

391 筋上皮癌　きんじょうひがん
myoepithelial carcinoma
〔同義語〕悪性筋上皮腫

筋上皮腫の悪性型で，腫瘍のほぼ全体が種々の形態を示す腫瘍性筋上皮細胞で構成されるきわめてまれな悪性腫瘍である．筋上皮腫瘍の約一割を占めるが，発生頻度は全唾液腺腫瘍の0.2％と非常に低い．半数以上が多形腺腫や筋上皮腫の悪性転化として生じている．好発部位は耳下腺である．

392 筋上皮腫　きんじょうひしゅ
myoepithelioma
〔同義語〕筋上皮腺腫

腫瘍性筋上皮細胞からなるまれな腫瘍である．良性唾液腺腫瘍の1％以下である．耳下腺や口蓋に好発，顎下腺や小唾液腺にも発生する．腫瘍は限局性で被膜を有し，多形腺腫に類似した臨床所見を示すが，増殖能が高く，まれに悪性化する．紡錘形細胞，形質細胞様細胞，類上皮様細胞，明細胞，あるいはこれらの混合からなる．外科的に被膜とともに全切除を行う．筋上皮腺腫は旧分類での名称である．

393 筋上皮腺腫　きんじょうひせんしゅ
myoepithelial adenoma
→ 筋上皮腫

394 筋切断術　きんせつだんじゅつ
myotomy
〔同義語〕筋切り術

治療の必要上，特定の筋組織を手術で取り除くこと．外傷により高度に挫滅したり，毒性の強い細菌感染症の病巣となった筋組織を切除する（デブリードマン）．また，悪性腫瘍が局在する，もしくは浸潤する筋組織および腫瘍周囲の健常な筋組織を局所根治を目的に切除する．

395 金属アレルギー　きんぞくあれるぎー
metal allergy

金属がアレルゲンとなって生じるアレルギーをいう．金属自体は抗原やハプテンとなりえないが，皮膚や粘膜の組織タンパクの変性を起こし，これが抗原になると考えられている．口腔内では金属製の修復物が多数あるため，遅延型アレルギーの接触性皮膚炎に類するもので，扁平苔癬の様相を呈することが多い．感作金属としては，Ni，Cr，Co，Au，Ag，Cu，Hg，Pt，Fe，Beなどが知られている．

396 金属副子　きんぞくふくし
metal splint
〔類義語〕顎副子，金属プレート

顎骨骨折，骨移植術などに用いる骨片の固定装置で，組織内固定法の一種である．骨片の両端，または移植骨片と母床骨とを金属プレートとねじで連結固定する．現在その材質はチタンが主流である．

397 筋突起過形成　きんとっきかけいせい
hyperplasia of coronoid process

先天的な過成長による発育障害で，過大な筋突起をいう．開口時に下顎の前方滑走にともなって大きすぎる筋突起が頰骨弓内面に接触し，無痛性開口障害をきたして判明する．開口障害の5％を占めるといわれており，Waters法エックス線写真やCTにより診断できる．両側性と片側性のものがある．片側性のものでは，筋突起肥厚や過長のものと，先端部が腫瘤状となる腫瘍に類似した発育を示すものがある．

398 筋突起骨折　きんとっきこっせつ
coronoid fracture
下顎骨筋突起の骨折．この部は，表面を厚い咬筋に覆われ，さらに頰骨，頰骨弓に囲まれているために骨折の頻度はきわめて少ない．付着する筋は側頭筋であり，後上方に牽引され，小骨片のみ後上方へ引かれるだけで下顎の偏位は認められない．また，自他覚的症状も軽度で，開口障害も認められない．

399 筋突起切除術　きんとっきせつじょじゅつ
coronoidectomy
筋突起過形成に対する外科的療法．口腔内より下顎枝前縁部頰粘膜に切開を加え，下顎切痕の高さで筋突起を切離する．術後に筋突起過形成により生じていた開口訓練を行う．腫瘍性発育がある場合は，切離片を摘出する．

400 筋皮弁　きんひべん
musculo-cutaneous flap
〔同義語〕筋肉皮弁

皮膚全層，皮下脂肪と筋肉を含む皮弁をいう．筋皮弁は血行の状態からは主軸血管型皮弁に準じ，筋肉に含まれる血流の十分な供給を受けて皮膚に向かう穿通枝が皮弁を養うことができる．皮弁に含まれる筋肉を温存するため，やや厚みをもつこととそこに含まれる筋肉の機能は失われる欠点を有するが，血行がよいため頭頸部領域の再建に用いられている．代表的なものとしてDP皮弁，大胸筋皮弁，広背筋皮弁などがある．

く

401 Quincke 浮腫　くいんけふしゅ
Quincke edema
〔類義語〕血管神経性浮腫

真皮深層，皮下組織，皮膚以外の臓器，組織などに生じる一過性の浮腫．まれな遺伝性と後天性がある．後者は，一般的に深在性蕁麻疹と考えられ，肥満細胞から遊離された化学伝達物質による．皮膚では手掌大以上の広範囲のび漫性腫脹があり，通常数時間から2〜3日間持続する．好発部位は，顔面，とくに口周囲，眼窩部などで，気道に発生時には呼吸困難に注意を要する．原因不明で，抗ヒスタミン薬，副腎皮質ステロイド薬が奏効するが，気道閉塞を生じた場合には気管内挿管を要する．

402 空気感染　くうきかんせん
airborne infection
〔類義語〕飛沫感染，飛沫核感染

病原体の伝播様式の一種．くしゃみ，咳で大きな飛沫は地上に落下するが，小さな飛沫は水分がすみやかに蒸発し，空中に浮遊する．これを人が吸入して間接伝播する．直径2μm以下の小粒子は肺胞に到達する．麻疹，水痘，結核菌などが知られている．

403 腔内照射法　くうないしょうしゃほう
intracavitary irradiation
〔類義語〕密封小線源治療

上顎洞，食道，子宮腔，膣，直腸などの体腔内に発生した悪性腫瘍に対し，^{226}Ra，^{60}Co，^{137}Cs，^{192}Irなどの密封小線源を置き，あるいはエックス線照射筒を挿入して照射を行う治療法である．さらに，電子線はエネルギーを変更することにより深達度を変えることができるので，病巣より深部の正常組織の障害を少なくするように電子線を応用した電子線腔内照射が舌癌や口底癌などに用いられている．

404 クオンティフェロン TB-2G　くおんてぃふぇろん TB-2G
Quantiferon TB-2G
〔同義語〕QFT-2G

〔類義語〕ツベルクリン反応

ツベルクリン反応に代わる新しい結核診断法で，被検者の全血と結核菌特異タンパクとを培養して産生される遊離インターフェロンγを定量する方法である．BCGの影響を受けないため活動性結核の診断に有効であり，集団感染，接触者検診でも活用される．

405 口・口人工呼吸法　くち・くちじんこうこきゅうほう
mouth to mouth breathing
〔類義語〕呼気吹き込み法

術者の呼気を患者の口より肺に吹き込んで行う人工呼吸法．何らの器具も不要なため，どこでも緊急時に実施できる．頭部後屈し気道確保した状態下で，額に手を置いた手で鼻をつまみ，傷病者の口全体を覆って1秒で息を吹き込む．このとき，吹き込量が過剰にならないよう深呼吸しないで吹き込む．胸が軽くあがる程度の吹き込みを傷病者の胸を見ながら行う．吹き込み回数は成功・不成功を問わず2回までとされている．

406 口・鼻人工呼吸法　くち・はなじんこうこきゅうほう
mouth to nose breathing
〔同義語〕口対鼻式人工呼吸法
〔類義語〕口対口鼻人工呼吸法

術者の呼気を患者の鼻より肺に吹き込んで行う人工呼吸法．傷病者の口や周囲に出血がある場合や開口不能の場合には，口からではなく，鼻から吹き込む方法をとる．顎先を挙上した手でさらに口を閉じて，鼻から胸が軽く上がる程度の量を吹き込む．とくに乳児では，この方法もしくは口対口鼻人工呼吸法での人工呼吸法が有用である．

407 Cushing病　くっしんぐびょう
Cushing disease
〔類義語〕Cushing症候群

慢性のコルチゾルの過剰によって起こる疾患．病因は副腎皮質の腺腫や癌，原発性副腎皮質結節性過形成，異所性副腎皮質刺激ホルモン（ATCH）産生腫瘍などがある．脳下垂体の好塩基性細胞の腺腫によるものをクッシング病という．症状として，高血糖，骨粗鬆症，高血圧，無気力，肥満，満月様顔貌，多毛，多血症，皮膚伸展線条などが出現する．また，易感染性やストレス抵抗の減弱化も生じる．血清コルチゾル濃度が高値を示す．

408 グラスゴー・コーマ・スケール　ぐらすごー・こーま・すけーる
Glasgow coma scale

1974年にグラスゴー大学によって発表された意識障害の評価分類スケール．意識レベルを開眼の状態，発語の応答，運動の応答の3要素について段階分けしたものを合計して数量化したものである．正常は15点満点であり，最低3点では深昏睡状態を示す．一般に8点以下を重症として取り扱う．

409 クリック音　くりっくおん
click, clicking

下顎運動中に顎関節から発生するカクッまたはポキッという音．前方に転位していた関節円板が開口時に復位する際に発生する．開口して下顎頭上に復位していた関節円板が閉口時にもとの転位位置に戻る際にも再度発生する場合がある．開閉口双方で発生する場合を相反性クリックという．関節円板と関節結節の間の不整合で生じるものをエミネンスクリックという．

410 Klippel-Trenaunay-Weber症候群　くりっぺる・とれのーねい・うぇーばーしょうこうぐん
Klippel-Trenaunay-Weber syndrome
〔同義語〕Klippel-Trenaunay症候群，Klippel-Weber症候群，血管骨過形成症候群

非遺伝性で限局性の母斑，四肢の血管腫，その下の骨および軟組織の肥大，過成長をきたす症候群．成長とともに脚長差が目立つようになり，脚長差により跛行や側彎をきたす．内臓臓器の血管腫，動静脈瘻による潰瘍，心不全などを合併することがある．

411 Crouzon症候群　くるーぞんしょうこうぐん
Crouzon syndrome
〔同義語〕クルーゾン病，頭蓋顔面異骨症

頭蓋骨縫合の早期の骨性癒合を起こす骨系統疾患で，頭蓋顔面骨の特徴的な形成異常をともな

い，常染色体優性遺伝をとる．頭蓋は短頭頭蓋，尖頭頭蓋などが生じ，眼球突出，両眼隔離，難聴，鼻根部の陥没などを特徴とする．口腔所見では，上顎骨の低成長の結果，上唇は小さく，下唇は前突下垂する．高口蓋，上顎歯列弓の狭窄，上顎歯の叢生がみられ，交叉咬合，下顎前突や開咬もみられる．

412 グルタルアルデヒド　ぐるたるあるでひど
glutaraldehyde

アルデヒド系の殺菌消毒薬．ほとんどすべての細菌，真菌，芽胞，ウイルスに有効で，殺芽胞作用を有する2％溶液として用いられることが多い．金属やゴム製品に対する腐蝕作用がないため器具の消毒に適するが，眼や皮膚に対する刺激性があるため器具は滅菌水で洗浄する必要がある．生化学や形態学などの分野においては固定液として使われる．

413 くる病　くるびょう
rickets

ビタミンD欠乏によって骨基質の石灰化不全を起こす疾患．症状として，骨変形（頭蓋骨の軟化，大泉門解離・閉鎖不全，胸郭の変形，肋軟骨の肥大，O脚，X脚，側彎，前彎，後彎），エナメル質の形成不全，低カルシウム血症，テタニー，筋緊張低下がある．

414 クレアチニンクリアランス　くれあちにんくりあらんす
creatinine clearance
〔同義語〕Ccr

クレアチニンが尿中に排泄される濃度と血中濃度との比率をもとめ，糸球体濾過値を算出することにより腎機能を調べる検査．Ccr（ml/min）＝U×V/S×1.73/A
U：尿中クレアチニン濃度（mg/dl），V：1分間尿量，S：血清中クレアチニン濃度（mg/dl），A：体表面積（m^2），1.73：日本人の平均体表面積．

415 クレチン病　くれちんびょう
cretinism
〔同義語〕先天性甲状腺機能低下症

先天性に甲状腺ホルモンの低下，欠損ないし機能不全によって生じる病態の総称である．症状として，骨成熟の遅滞，低身長，小泉門閉鎖の遅延，歯の異常，精神運動発達遅滞，遷延性黄疸，浮腫状皮膚，便秘，皮膚乾燥，クレチン顔貌がある．甲状腺刺激ホルモン（TSH）値が高く，甲状腺ホルモン値が低い．骨年齢の検査，甲状腺超音波検査などを行う．

416 Creutzfeldt-Jakob病　くろいつふぇると・やこぶびょう
Creutzfeldt-Jakob disease
〔同義語〕亜急性海綿状脳症

脳に異常化したプリオンタンパクが蓄積し，脳神経細胞の機能が障害され，脳に海綿状の変化が出現するプリオン病の一つ．行動異常，性格変化や認知症症状，視覚異常，歩行障害などを発症し，数か月以内に認知症症状が急速に進行し，ミオクローヌスとよばれる痙攣発作が起こる．半年以内に自発運動がほとんどなくなり寝たきりの状態になり，1～2年以内に全身衰弱，肺炎などで死亡する．医療材料の脳硬膜から感染することが報告され，注意が喚起された．

417 クローズドロック　くろーずどろっく
closed lock
〔同義語〕復位不能円板転位
〔類義語〕関節円板障害

関節円板がずれたままで開口にともなって復位することのない状態．関節円板前方転位では関節円板が下顎頭の前方への滑走運動を阻害し，開口が制限される．急性復位不能円板転位と慢性復位不能円板転位に分けられる．

418 Cronin法　くろーにんほう
Cronin method

片側口唇裂初回手術法の一つ．三角弁を赤唇縁より1mm白唇側にとり赤唇縁の連続性を確実にしようとした方法．

419 グロムス腫瘍　ぐろむすしゅよう
glomus tumor
〔同義語〕動脈血管神経筋腫，血管球腫
小動静脈吻合部のグロームス細胞に由来する良性腫瘍．紫青色〜赤色の小腫瘤でわずかに隆起し，皮内に発生する．自発痛や寒冷，接触により激しい発作性の疼痛をともなう．皮膚，上肢，指，爪の下に好発する．

け

420 経管栄養　けいかんえいよう
tube feeding
経口摂取が不可能あるいは不十分な患者に対し，鼻あるいは胃瘻，腸瘻から管を通して流動物を胃・十二指腸に送り，栄養する方法．

421 経口気管内挿管　けいこうきかんないそうかん
orotracheal intubation
〔同義語〕経口挿管
口から気管内にチューブを挿入して行う気道確保の方法．

422 形質細胞腫　けいしつさいぼうしゅ
plasmacytoma
〔類義語〕多発性骨髄腫
形質細胞が単クローン性に増殖した腫瘍で，通常，骨髄外の軟部組織に発生する．髄外性形質細胞腫は一般的に咽頭や副鼻腔の組織に発生する．周辺領域の圧迫で疼痛や他の障害が誘発される．骨髄で形成されると多くの場合多発性骨髄腫になり，骨の疼痛，骨折などが誘発される．

423 茎状突起過長症　けいじょうとっきかちょうしょう
elongated styloid process, elongation of the styloid process
〔類義語〕過長茎状突起
ライヘルト軟骨に由来する茎突舌骨靱帯が成長とともに骨化し，茎状突起と癒合して長大な骨となったもの．開口時に茎状突起が下顎枝内面と近接することによる嚥下困難と嚥下痛をともなう．耳下部の違和感，疼痛を訴える場合もある．口蓋咽頭弓付近で外上方から内下方に向かう索状物を触れ，これを圧迫すると強い疼痛をみる．

424 茎状突起切除術　けいじょうとっきせつじょじゅつ
styloidectomy
→ 過長茎状突起切除術

425 経静脈高カロリー輸液　けいじょうみゃくこうかろりーゆえき
intravenous hyperalimentation
→ 高カロリー輸液

426 経鼻気管内挿管　けいびきかんないそうかん
nasotracheal intubation
〔同義語〕経鼻挿管
鼻から気管内にチューブを挿入して行う気道確保の方法．口腔内に外傷による損傷がある場合や口腔内の手術などでは経口挿管が困難である．とくに顎変形症の手術などでは手術中に咬合を確かめる必要がある．気管内挿管チューブを鼻孔から挿入し，鼻腔，咽頭を経由して気管内にまで到達させる気道確保法であるため，口腔内の術野が保たれる．

427 頸部郭清術　けいぶかくせいじゅつ
neck dissection
〔同義語〕ND
頭頸部悪性腫瘍の治療で，頸部の所属リンパ節を周囲の軟部組織とともに一塊として切除する方法である．通常はリンパ節転移が疑われる場合に行われるが，転移の確証がない場合でも潜在性の転移を疑い予防的に行われる場合がある．根治的頸部郭清術ならびに，舌骨上頸部郭清術や肩甲舌骨上郭清術のような部分的に行われるものもある．副神経，内頸静脈，胸鎖乳突筋の少なくとも一つを温存する場合には，機能的頸部郭清術，保存的頸部郭清術，根治的頸部郭清術変法とも表現される．

428 頸部リンパ節転移　けいぶりんぱせつてんい
cervical lymph node metastasis

口腔癌をはじめとする頭頸部悪性腫瘍や消化器悪性腫瘍などにおいて，頸部の所属リンパ節に癌が転移した状態のこと．頸部のリンパ節区分には，オトガイ下リンパ節，顎下リンパ節，前頸部リンパ節，上内頸静脈リンパ節，中内頸静脈リンパ節，下内頸静脈リンパ節，鎖骨上窩リンパ節，副神経リンパ節などがある．

429 Köle 法　けーれほう
Köle method
〔同義語〕下顎前歯部部分骨切り術，下顎前歯部歯槽骨切り術

第一あるいは第二小臼歯を抜歯して，これより前方の歯ならびに歯槽骨を一塊として後方へ移動させる術式．小臼歯部より後方の咬合状態が安定している前歯部開咬症例に用いられることが多い．後方移動に必要な骨切除は抜歯部位で行われるが，この部位での歯列の連続性を良好に保つために，スプリントやブラケットとワイヤーを用いた固定などが必要である．骨接合にはミニプレートが使用される．離断骨片上の歯の知覚が麻痺する可能性がある点に注意する．

430 外科的矯正治療　げかてききょうせいちりょう
orthognathic surgery, surgical orthodontics
〔同義語〕顎矯正手術

顎骨の変形や歯列の不整に対して外科的手法によって修正する治療法の総称．手術前後に矯正治療が行われる．顎骨あるいは歯槽部の骨切りを行い，骨切りした骨片を顎関節および対顎，さらに頭蓋に対して適切な位置に移動する．矯正治療のみでは十分な咬合機能の回復が得られない場合が適応となる．上顎前歯部歯槽骨切り術，Le Fort I，II，III 型骨切り術，下顎枝垂直骨切り術，下顎枝矢状分割術，下顎骨骨体切除術，皮質骨骨切り術，歯槽間中隔切除，下顎前歯部歯槽骨切り術，オトガイ形成術，下顎角形成術などがある．

431 血液ガス分析　けつえきがすぶんせき
blood gas analysis

血液中の酸素分圧，二酸化炭素分圧，pH，重炭酸イオン，塩基過剰，酸素飽和度などを測定する検査である．動脈より採血した血液を用いる．検査の目的は，呼吸によるガス交換の状態および体内の酸・塩基平衡の把握である．呼吸不全のある患者，意識障害のある患者，ショックや重篤な状態にある患者，呼吸機能のモニタリングの必要がある周術期の患者などがおもな検査対象となる．

432 血液凝固因子　けつえきぎょうこいんし
blood clotting factor, blood coagulation factor

血液を凝固させるためにはたらく一連の作用分子である．第I因子（フィブリノーゲン・フィブリン），第II因子（プロトロンビン・トロンビン），第III因子（トロンボプラスチン）など，番号のつけられた全部で12の因子とプレカリクレイン，高分子キニノゲンで構成されている．第VIII因子が欠損すると血友病Aを罹患する．第IX因子（クリスマス因子）の欠損では血友病Bを罹患する．なお第VI因子は欠番である．

433 血液凝固時間　けつえきぎょうこじかん
blood coagulation time

新鮮血を採血後ただちにガラス製試験管に入れ，37℃保温下で完全に凝固するまでの時間である．全血凝固時間とよばれることもある．延長する場合には，血友病などの内因性凝固因子欠乏症，黄疸，低酸素血症，蛇毒，抗凝固療法時などがあり，短縮する場合には，急性失血後，敗血症，脾摘後などがある．正常値は8～12分．

434 血液凝固阻止薬　けつえきぎょうこそしやく
anticoagulant, blood coagulation inhibitor
〔同義語〕抗凝固薬，血液凝固阻止剤

血液凝固因子の生成や機能を抑制し，血液凝固能を低下させる薬物である．血小板凝集阻止薬は含まれない．血栓症の予防や治療，体外循環や血管カテーテルにおける凝固防止，輸血用血液や検査用血液の凝固防止に用いる．生体ではアンチトロンビンⅢと結合して作用するヘパリンや，ビタミンKに拮抗して凝固因子生成を抑制するワルファリンが使用される．体外での検査用にはカルシウムキレート作用により抗凝固作用を示すクエン酸塩，EDTAなどが用いられる．

435 血液製剤　けつえきせいざい
human blood preparations, human blood products

ヒトの血液を原料として製造される医薬品．全血製剤（一般的な全血輸血），血液成分製剤（赤血球，白血球，血小板，血漿など成分輸血），血漿分画製剤（アルブミン製剤，免疫グロブリン製剤，血液凝固因子製剤など）がある．血液製剤を介したエイズ，C型肝炎などの感染が社会問題になっており，現在ではその使用に際して，インフォームド・コンセントが義務づけられている．

436 血液透析　けつえきとうせき
hemodialysis

腎不全などの患者に行われる治療法．通常は橈骨動脈より動脈血を透析器に導き，血液中の老廃物を取り除くとともに，余剰な水分を除去し，電解質の濃度の調節を行って血液pHを改善させた後，皮静脈より体内に血液を戻すことが多い．透析中はCa，Vit.D，血圧調整因子，造血刺激ホルモンなどの薬剤による補正が必要となる．透析の間隔は週に2〜3回，所要時間は1回3〜5時間である．

437 血液脳関門　けつえきのうかんもん
blood-brain barrier
〔同義語〕BBB

血液と脳・脊髄を含む中枢神経系の組織液の間における物質交換を制御する機構である．密に並んだ細胞が存在し，親水性の化合物などが流入しないようにしているが，グルコースや必須アミノ酸は内皮細胞膜上の担体により通過可能である．松果体や脳下垂体などでは，これらが分泌するホルモンを全身に作用させるためにこの関門は存在しない．脳炎や髄膜炎で機能は低下し，腫瘍や感染巣の形成などではこの関門自体が破綻する．

438 結核性潰瘍　けっかくせいかいよう
tuberculous ulcer
〔類義語〕口腔結核

抗酸菌である*Mycobacterium tuberculosis*の感染により生じる潰瘍で，口腔領域では，歯肉，舌，頬粘膜，咽頭などに潰瘍形成を認める．多くは開放性肺結核の喀痰から感染する．高齢者に多く，舌と歯肉に好発する．症状は，口腔粘膜に有痛性，穿掘性の潰瘍を生じ，潰瘍底には肉芽状の小結節が多数あり，灰白色の偽膜に覆われている．周囲は発赤し，硬結を認めることもある．抗結核剤の投与により比較的容易に治癒する．

439 結核性関節炎　けっかくせいかんせつえん
tuberculous arthritis

結核菌が血行性に移行し発症する関節の炎症で，股関節および膝関節に多い．関節の痛み，夜間痛，関節のこわばりなどが認められる．局所的には，限局性圧痛，関節内滲出液の貯留，関節の腫脹，皮膚温度の上昇があり，病状の進行により筋肉萎縮や骨破壊による関節変形がみられるようになる．確定診断には，関節液の細菌検査で抗酸菌を検出し，関節組織，リンパ節などの病理組織検査で結核性肉芽腫を確認する．

440 結核性リンパ節炎　けっかくせいりんぱせつえん
tuberculous lymphadenitis

結核菌によるリンパ節炎で，頸部リンパ節に多く認められる．初期には，癒着のない弾性硬の腫瘤として認められるが，周囲炎が著明となりリンパ節同士あるいは周囲組織との癒着が起きる

と腺塊形成をみる．放置すると，乾酪変性から軟化し膿瘍を生じ，自壊して瘻孔や皮下膿瘍を形成する．確定診断は針吸引による細胞診やリンパ節生検による．悪性腫瘍のリンパ節転移やリンパ腫との鑑別が重要である．

441 血管拡張薬　けっかんかくちょうやく
vasodilator

血管拡張の作用を引き起こす薬剤で，中枢性に作用するものと末梢性に作用するものに分類される．また，その使用目的から，抗高血圧薬，抗狭心症薬，心不全治療薬，脳循環改善薬，末梢血行不全改善薬に分類される．カルシウム拮抗剤，硝酸薬，アンギオテンシン変換酵素阻害剤などが循環器科で用いられ，プロスタグランジン製剤などが末梢血行不全に用いられる．脳循環改善薬については薬効が再検討されている．

442 血管結紮法　けっかんけっさつほう
vascular ligature
〔同義語〕結紮法

永久的止血法の一つで，出血している血管を止血鉗子で挟み，血管を直接糸で結紮する方法をいう．血管が周囲組織から単離できなかったり，脆かったり，出血点の明らかでない場合には，縫合針を用いて，周囲の組織ごと血管をZ形に絞めるように縫合する周囲結紮法を行う．通常ゆるみにくい絹糸などの撚り糸を用いる．太い血管を確実に結紮する際には，二重結紮の片方に針をつけて血管壁を貫通させ，結紮が外れないようにすることもある．血管の側壁が損傷していてその血流を遮断したくない場合には，側壁結紮を行う．

443 血管作用薬　けっかんさようやく
vasoactive agent

循環器官用薬のなかで血管に対して作用をもつ薬剤の総称である．血管拡張薬（α-受容体拮抗剤，β-受容体作動剤，ニコチン酸系末梢血管拡張剤など），血管収縮薬（交感神経興奮剤，アドレナリン受容体作動剤，選択的$α_1$-受容体刺激剤），その他の循環器官用薬（プロスタグランジン製剤，トロンボキサン合成酵素阻害剤），高脂血症治療薬（エラスターゼ，リポタンパク代謝改善剤，HMG-CoA還元酵素抑制剤など）に分類される．

444 血管腫　けっかんしゅ
hemangioma

成熟した血管組織の増生を認める良性腫瘍または奇形と考えられているもので，組織学的には，イチゴ状血管腫，単純性血管腫，海綿状血管腫，蔓状血管腫に分類される．口腔領域における好発部位は，舌，口唇，頬粘膜である．表在性の病変に対しては，摘出術，レーザー療法，冷凍凝固療法などが行われる．深在性の病変に対しては，組織硬化療法，選択的動脈栓塞術やこれらを併用した摘出術が行われる．

445 血管周皮腫　けっかんしゅうひしゅ
hemangiopericytoma

〔同義語〕血管外皮腫，血管周囲細胞腫

血管周皮細胞に由来する腫瘍である．大腿部，頭頸部，および後腹膜などの腹腔臓器に生じる．組織学的に良性，悪性の判定は難しく，とくに細胞成分に富み，分裂像が多く，壊死や出血巣のあるものは悪性病変と考えられる．

446 血管造影法　けっかんぞうえいほう
angiography
〔同義語〕血管撮影法

血管内に造影剤を注入しエックス線撮影，あるいはエックス線動画の撮影を行う方法で，動脈造影法と静脈造影法に分けられる．造影剤は有機ヨードを含有する水溶性造影剤を使用する．本法は観察を目的とする血管または造影剤注入血管の名称を冠してよぶことが多い．

447 血管内皮腫　けっかんないひしゅ
hemangioendothelioma

血管内皮細胞に由来する腫瘍である．良性血管内皮腫は，毛細血管内皮細胞の増殖が著しい型の血管腫で，丸みを帯びた内皮細胞が狭小な管腔を囲んで重層ないし多層性に増殖しており，管腔の認められない部分もある．悪性血管内皮

腫は，おもに皮下，筋肉，内臓，骨などに生じ，口腔内では口唇，歯肉，舌，および骨内での発生が報告されている．成人に多く，性差は明らかではない．膨大した異型内皮細胞の増殖からなり，毛細血管を形成する傾向が認められる．

448 血管肉腫　けっかんにくしゅ
hemangiosarcoma

血管内皮細胞に由来する悪性腫瘍のことで，悪性血管内皮（細胞）腫，Kaposi肉腫がある．口腔内の悪性血管内皮腫は口唇，歯肉，舌，および骨内で発生が報告されている．増殖速度は早く，転移を生じることも多い．肉眼的には良性の血管腫と類似する．組織学的には内皮細胞により境界された管腔が不規則に増殖し，これらの細胞では異型性が強く，核分裂像，巨細胞形成などがみられる．

449 血管柄付き骨移植　けっかんへいつきこついしょく
vascularized osteomyocutaneous flap graft

自家骨移植法の一つで，移植骨に血管柄を付与し，顕微鏡下の血管吻合をすることで血行を温存しながら，骨組織を生きた状態で移植することができる．遊離骨移植とは異なり，移植骨内の細胞成分が生着することで感染に強く，骨形成能は高く維持され吸収されることなく骨癒合が期待できる．顎骨再建には，肋骨，腸骨，腓骨，肩甲骨などから骨採取され，術後の形態ならびに機能回復が報告されている．

450 血管柄付き皮弁　けっかんへいつきひべん
vascularized flap

〔類義語〕血管柄付遊離皮弁術

遊離移植組織を灌流している動静脈と移植床の動静脈を顕微鏡下に吻合することにより移植組織への血流を再開し，移植組織を生着させる移植法の一つである．頭頸部再建では，遊離皮弁として前腕皮弁，遊離筋皮弁として腹直筋皮弁，喉頭・頸部食道癌切除後の再建臓器としては，遊離空腸および遊離結腸が用いられている．

451 血管縫合　けっかんほうごう
angiorrhaphy

血管と血管とをつなぎ合わせる手法である．これには各種太さの無傷針付き縫合糸を使い，縫合しようとする両端に固定糸をかけ，その間を単純結節縫合，連続縫合，マットレス縫合の組み合わせで縫合する．この術式の要点は，内膜を損傷せずに内膜同志が密着し，他の組織が介在しないこと，縫合部の狭窄，縫合部からの出血，縫合部の血栓形成が起こらないことである．

452 血管迷走神経反射　けっかんめいそうしんけいはんしゃ
vasovagal reflex

ストレス，強い疼痛，排泄，腹部内臓疾患などによる刺激が迷走神経の求心路を介して脳幹血管運動中枢を刺激し，心拍数の低下や血管拡張による血圧低下などをきたす生理的反応である．本反射は生命維持のための防衛反応であるが，過剰反応をきたして異常を生じることがある．排尿時の迷走神経反射により血圧低下をきたす排尿時失神，迷走神経の過緊張により一過性の心停止をきたし失神する迷走神経発作がある．

453 結紮法　けっさつほう
ligature, ligation

➡血管結紮法

454 血腫　けっしゅ
hematoma

出血によって組織内に血液貯留が形成された状態である．通常放置しても治癒する．頻繁に血腫が生じる場合は血小板，血液凝固因子，および血管の機能異常などを疑う．

455 血小板減少症　けっしょうばんげんしょうしょう
thrombocytopenia

通常，血小板数10万/mm^3以下を血小板減少症とするが，多くの場合，出血傾向は血小板数5万/mm^3以下で認められる．したがって，出血傾向を認めない血小板減少が存在する．出血

傾向として，四肢の紫斑，点状出血，口腔内粘膜出血，鼻出血，歯肉出血，眼球結膜下出血，血尿などがみられる．

456 血小板無力症　けっしょうばんむりょくしょう
thrombasthenia

血小板凝集因子が先天的に欠損した状態で，常染色体劣性遺伝形式をとる．原因は血小板同士が凝集するのに必要な接着因子 GP Ⅱ b/ Ⅲ a 複合体が先天的に欠損していることによる．鼻出血・歯肉出血・皮下出血を起こしやすく，出血時間が著明に延長する．血小板輸血を行う．

457 血清学的診断　けっせいがくてきしんだん
serodiagnosis, serologic diagnosis

血清反応で，どのような抗原に対する抗体が患者血清中に上昇しているのかを判定し，診断するもので，感染症，自己免疫病などの診断に欠かすことができない．

458 血清鉄　けっせいてつ
serum iron

体内で酸素を運搬するヘモグロビンを構成する鉄の血清中濃度をさす．鉄欠乏性貧血の診断に必須の検査である．バソフェナンスロリン直接法にて測定する．基準値は男性：55～163 μg/dl，女性：51～139 μg/dl．

459 血清療法　けっせいりょうほう
serotherapy, serum therapy

免疫血清を注射して疾病を治療する方法で，受身（受動）免疫の一つである．動物の体に，弱毒化した病原体，または毒素を複数回注射すると，動物の血清中に抗体ができる．この免疫血清を抽出し患者に投与することにより起こる抗原抗体反応を利用して治療する．血清療法薬には，ガス壊疽，ジフテリア，破傷風，ボツリヌス，マムシ，ハブなどのウマ抗毒素血清とヒト免疫グロブリン製剤がある．

460 血栓性血小板減少性紫斑病　けっせんせいけっしょうばんげんしょうせいしはんびょう
thrombotic thrombocytopenic purpura

全身の細小動脈に血栓が形成され，これにともない血小板減少による皮膚紫斑，溶血性貧血，腎機能障害，発熱，動揺性精神神経症状の症状がみられる全身性重篤疾患である．原因として，細小動脈の内壁が障害され，血管内皮細胞のもつ抗血小板機能が失われ同所で血小板の凝集，消費が進む場合と，互いの血小板を結合する血漿フォンウィブランド因子を切断する肝臓由来酵素の活性がないために，血管内で血小板血栓ができる状態になる場合が考えられる．

461 血栓性静脈炎　けっせんせいじょうみゃくえん
thrombophlebitis

静脈壁の損傷や炎症により血栓が形成され，静脈とその周囲の皮膚が炎症を起こす状態である．治療法としては，抗凝固薬や血栓溶解薬の投与を行う．また症状が重篤な場合は，外科的療法を行う場合がある．

462 血栓性塞栓症　けっせんせいそくせんしょう
thromboembolism, thrombotic embolism

〔同義語〕エコノミークラス症候群，旅行者血栓症

〔類義語〕深部静脈血栓症，肺血栓塞栓症，静脈血栓塞栓症

血栓が剥離して遠隔部に運ばれ，塞栓を起こす疾患．肺血栓塞栓症，深部静脈血栓症が多い．静脈血のうっ滞や血液凝固の亢進によって起こる．血流うっ滞の原因として，長時間同じ姿勢でいる長期臥床，うっ血性心不全，下肢静脈瘤がある．血液凝固の亢進には，脱水，悪性腫瘍，手術などがある．深部静脈血栓症の予防に下枝の弾性ストッキングが使用されている．

463 血栓溶解薬　けっせんようかいやく
thrombolytic drug
〔類義語〕抗血液凝固薬，血液凝固阻害薬，血小板凝固阻害薬

プラスミノーゲンから変換されたプラスミンが血栓を溶解する線溶系において，プラスミノーゲンを活性化する薬剤の総称である．ウロキナーゼ，組織プラスミノゲン活性化因子（tPA）がある．tPA は急性脳梗塞発症後 3 時間以内投与で，30〜40％の改善率を認めている．

464 血友病　けつゆうびょう
hemophilia
〔同義語〕血友病 A，血友病 B
〔類義語〕von Willebrand 病，出血性素因，出血傾向

血液凝固因子第Ⅷ因子欠損あるいは活性低下による血友病 A と第Ⅸ因子関連の血友病 B をさす．血友病 A は血友病 B の約 5 倍であり，伴性劣性遺伝のため男性に多い．血小板機能は正常なため，出血時間は正常であり，全血凝固時間，部分トロンボプラスチン時間延長を認める．治療は，欠損あるいは欠乏している血液凝固因子を投与する因子補充療法が行われる．過去に，濃縮血液製剤（非加熱製剤）に HIV が混入し，血友病患者がエイズに感染した薬害エイズ事件が発生した．

465 血友病 A　けつゆうびょうえー
hemophilia A
〔同義語〕AHF 欠乏症，第Ⅷ因子欠乏症，先天性第Ⅷ因子欠乏症
〔類義語〕血友病 B

第Ⅷ因子の欠損あるいは活性低下を認める出血性疾患である．主症状は，関節内や筋肉内の出血である．因子活性率により 1％未満を重症，1％〜5％を中等症，5％以上を軽症と分類される．軽症者は，抜歯により判明することもある．抜歯処置などは第Ⅷ因子を補充し，活性が 20％以上のときに処置し，局所的には，サージセル，サージカルパック，シーネによる圧迫止血を併用する．

466 血友病性関節症　けつゆうびょうせいかんせつしょう
hemophilic arthropathy, hemophilic arthritis

血友病の主症状である関節内出血により発症する病変である．強い疼痛をともなう出血の持続により，軟骨や軟骨下の骨破壊が進行する．放置すると，関節拘縮をともなった進行性の重症関節症や変形とそれに関連する筋肉萎縮により関節運動機能不全になる．

467 血友病 B　けつゆうびょうびー
hemophilia B
〔同義語〕第Ⅸ因子欠乏症，先天性第Ⅸ因子欠乏症，クリスマス病血友病
〔類義語〕血友病 A

第Ⅸ因子の欠損あるいは活性低下を認める出血性疾患である．血友病 A と血友病 B の発生頻度は 5：1 で，血友病 A より少ない．症状，因子活性率分類，処置は，因子の違い以外血友病 A と同じである．

468 ケトーシス　けとーしす
ketosis
〔同義語〕ケトン症，ケトン代謝障害

体内にケトン体が蓄積した状態である．単一の原因による発生は少なく，原因は種々である．ケトーシスが進行すると，血液が酸性化し，ケトアシドーシスになる．顔面蒼白，倦怠感，痙攣をともなうこともある．血中のケトン体が増量した状態をケトン血症，尿中をケトン尿症，乳中をケトン乳症とよび区別されている．

469 解熱鎮痛薬　げねつちんつうやく
antipyretic analgesic
〔同義語〕解熱薬
〔類義語〕抗炎症薬

シクロオキシゲナーゼを阻害し，プロスタグランジン生成阻害により鎮痛作用を示す薬物にはアスピリン，アセトアミノフェンなどがある．解熱作用は，視床下部でシクロオキシダーゼを阻害しプロスタグランジン E2 合成を阻害するもので，ジクロフェナックナトリウム，ロキソ

プロフェンなどがある．

470 ケルビズム　けるびずむ
cherubism

対称性に下顎骨の無痛性膨隆や顔面の変形をきたす常染色体性優性遺伝性の疾患である．男子が女子の２倍を占める．２～３歳で発症し，思春期以降に病変の進行は止まる．歯列不正，歯の欠損・形成不全，エックス線所見は多房性透過像を認める．通常，顎骨以外の部位に異常を認めない．病理組織学的には，毛細血管に富む線維性結合組織で，多核巨細胞，出血巣，毛細血管周囲にエオジン好性のcuffingがみられる．

471 ケロイド　けろいど
keloid
〔類義語〕肥厚性瘢痕

外傷や手術が原因で，膠原線維性瘢痕が腫瘍様増殖する良性線維増殖性病変で，圧痛や自発痛をともなう．ケロイド体質とよばれる発症しやすい体質がある．人種的には黒人に多い．病理組織学的には，真皮から皮下組織にわたる硝子様の太い膠原線維束が縦横に錯綜増殖がみられる．治療法は，ステロイド軟膏塗布，ステロイド局所注射，圧迫療法などの保存的治療と外科的切除である．

472 牽引整復法　けんいんせいふくほう
reduction with traction

顎骨では骨折の整復で用いられるもので，上下顎に装着した線副子にゴム輪をかけ，緩徐な牽引力でもとの顎骨の形態と咬合状態に戻すことをいう．

473 幻影細胞性歯原性癌　げんえいさいぼうせいしげんせいがん
ghost cell odontogenic carcinoma
〔同義語〕歯原性幻影細胞癌

歯原性癌腫に分類され，石灰化嚢胞性歯原性腫瘍あるいは象牙質形成性幻影細胞腫瘍の組織学的特長を有する悪性歯原性腫瘍である．良性から悪性への移行像あるいは良性像と悪性像の混在することがあるまれな腫瘍である．幻影（ゴースト）細胞は一種の角化細胞で，エオジン好性の比較的大きな円形の細胞で，中心部または偏在性に空胞を有する．

474 肩甲舌骨筋上頸部郭清術　けんこうぜっこつきんじょうけいぶかくせいじゅつ
supraomohyoid neck dissection
〔同義語〕SOHND
〔類義語〕選択的頸部郭清，部分的頸部郭清，舌骨上頸部郭清術，顎下部郭清術

選択的（部分的）頸部郭清の代表的な術式で，郭清範囲は上頸部に限局される．郭清範囲は，オトガイ下リンパ節，顎下リンパ節，上内頸静脈リンパ節の前方と後方，中内頸静脈リンパ節である．拡大肩甲舌骨筋上頸部郭清術では下内頸静脈リンパ節の郭清を追加する．根治的頸部郭清と比較して，低侵襲である．

475 言語治療　げんごちりょう
speech therapy
〔同義語〕言語療法

構音障害，失語症，言語発達遅延などに対する治療．言語聴覚士などによる言語訓練で，筋訓練，構音訓練，バイオフィードバック療法，患者および両親への指導からなっている．長時間を要するのは構音訓練で，誤り音の自覚，誤り音の矯正，獲得した音の習慣化の順に進める．

476 原始性嚢胞　げんしせいのうほう
primordial cyst
〔類義語〕歯原性嚢胞，発育性嚢胞

埋伏歯をともなわない発育性歯原性嚢胞で，上皮は正角化あるいは軽微な角化傾向を示す．下顎智歯部，下顎枝部が好発部位である．治療は，嚢胞摘出である．再発することもある．

477 原発性アミロイド症　げんぱつせいあみろいどしょう
primary amyloidosis
〔同義語〕原発性アミロイドーシス

基礎疾患がなく，線維構造を有する特異なタン

パクであるアミロイドが全身諸臓器に沈着する原因不明の疾患である．巨舌症，下痢と便秘の繰り返し，手根管症候群，末梢神経障害，心筋症，ネフローゼ症候群，肝脾腫などが症状である．巨舌症は進行すると，摂食・嚥下・言語・呼吸障害を示す．治療法は確立されていない．進行性で予後不良である．

478 原発性アルドステロン症　げんぱつせいあるどすてろんしょう
primary aldosteronism
〔同義語〕Conn 症候群
〔類義語〕続発性アルドステロン症

副腎皮質球状層に生じた腺腫や過形成が原因でアルドステロンの分泌が過剰となり血中アルドステロン濃度が上昇する疾患．アルドステロンの作用は血圧上昇で，病態は，高ナトリウム血症，低カリウム血症，血圧上昇である．

479 原発性骨内癌　げんぱつせいこつないがん
initial intraosseous carcinoma
→ 顎骨中心性癌

こ

480 誤飲　ごいん
mis-deglutition, accidental ingestion
〔類義語〕誤嚥

本来経口で摂取すべきでない食物以外の物を誤って飲み込むことをいう．誤飲したものが腸から吸収されないで便中に排出されるか，または摘出する必要があるものを異物といい，誤飲した物が腸から吸収されて毒性を発揮する場合を中毒という．胃内に入った異物は自然に便中に排出されるのを待ち，経過をみる．ただし，ボタン型電池や先端の鋭利なもの，磁石などは内視鏡下に摘出したほうが安全である．

481 高圧酸素療法　こうあつさんそりょうほう
hyperbaric oxygen therapy
〔同義語〕HBO

大気圧よりも高い気圧環境のなかで，酸素を適用することにより病態の改善をはかろうとする治療法である．生体内の低酸素症の改善効果，細菌の発育を阻害する抗菌効果，生体内に生じた気体を圧縮し，再溶解することにより末梢循環を改善して，組織の浮腫を軽減させる効果などがある．歯科口腔外科では，虚血皮弁，嫌気性細菌感染症，慢性難治性骨髄炎などに効果がある．

482 高圧蒸気滅菌法　こうあつじょうきめっきんほう
steam sterilization under pressure, high pressure steam sterilization
〔類義語〕オートクレーブ

約2気圧の飽和蒸気圧下で121℃，15〜20分間滅菌する方法である．芽胞を含めすべての生物を死滅させることができる．あらゆる生物を除く必要がある培地や湿ってよい手術器具などの医療器具，ガラス器具，線維などを幅広く滅菌することができる．この方法では完全に空気を追い出して飽和蒸気下にする必要がある．オートクレーブはこれらの操作を自動化した滅菌器である．

483 抗アレルギー薬　こうあれるぎーやく
antiallergic agent

I型アレルギー反応の抑制薬または拮抗薬である．ヒスタミンの遊離を抑止する塩基性の薬とヒスタミンによる末端神経や末梢血管への刺激の伝達を遮る酸性の薬がある．気管支喘息，アレルギー性鼻炎，アレルギー性皮膚炎などに用いる．

484 抗ウイルス薬　こういるすやく
antiviral drug

ウイルスに対して選択的に増殖抑止効果を示す薬物の総称である．現在使用されている抗ウイルス薬として，抗HIV薬，C肝炎ウイルス薬（イ

485 抗うつ薬　こううつやく
antidepressant
病的なうつ状態を改善する薬の総称で，三環系・四環系抗うつ薬，モノアミン酸化酵素阻害薬，その他，精神刺激薬などがある．多くの抗うつ薬は催眠，鎮静，自律神経・循環系への副作用を起こすことがある．服薬は1日3回食後の服薬が基本で，飲む時間より1日にどれだけの量を服薬したかが大切である．

486 紅暈　こううん
red halo
〔同義語〕紅輪
皮膚あるいは粘膜が部分的に充血して赤くみえること．口腔領域ではアフタとよばれる2～10 mm程の有痛性潰瘍の周囲によくみられる．

487 抗炎症薬　こうえんしょうやく
anti-inflammatory drug
炎症を抑える医薬品の総称である．副腎皮質ホルモンは非常に優れた抗炎症作用をもつが，免疫抑制作用や副腎萎縮，胃腸障害，白内障，緑内障，満月様顔貌など多くの副作用ももつ．非ステロイド系抗炎症薬（NSAIDs）には抗炎症作用の他，鎮痛作用，解熱作用をあわせもつものが多い．NSAIDsはさらに酸性抗炎症薬と塩基性抗炎症薬に分けられる．アスピリン，イブプロフェン，インドメタシンなどの酸性抗炎症薬はシクロオキシゲナーゼを阻害することによって，ロイコトリエンやプロスタグランジンの合成を阻害し炎症を抑える．

488 構音障害　こうおんしょうがい
articulatory disorder, dyslalia
発音が正しくできない症状をいう．構音障害はその原因によっていくつかに分類される．①器質性構音障害は音声器官における形態異常により引き起こされる発音上の障害で，口唇裂・口蓋裂，顎変形症患者などにみられる，②運動性構音障害は音声器官の麻痺により引き起こされる発音上の障害，③聴覚性構音障害は聴覚の障害による二次的な発音上の障害，④機能性構音障害は上記のような医学的原因の認められない本態性の発音の障害である．

489 口蓋音　こうがいおん
palatal sound
子音のうち，口蓋と舌の間から発せられる音で，いくつかに分類される．硬口蓋音は，前舌または中舌を硬口蓋に密着あるいは接近させて気流を妨げることによってつくられる子音で，ヤ，ユ，ヨなどがあげられる．軟口蓋音は，後舌を軟口蓋に密着または接近させて気流を妨げることによってつくられる子音で（カ行音，ガ行音，ハ行音など），口蓋垂音は，軟口蓋の端あるいは口蓋垂と後舌を密着または接近させて気流を妨げることによってつくられる子音である．

490 口蓋化構音　こうがいかこうおん
palatalized misarticulation
歯音や歯茎音の構音点が後方に移動して舌背と軟口蓋または硬口蓋でつくられる音である．舌尖が下がり，舌の緊張が強い．s, dz, t, ts, d, tʃ, ʃ, rなど，カ行音，ガ行音に近い歪み音であり口腔内にこもる音をさす．たとえば，チはキに聞こえる．口蓋化構音が発現した口蓋裂の手術症例では，何らかの原因で構音点の前方への移行が十分になされなかったと推定される．口蓋前方部の狭窄，口蓋瘻孔の残存，口蓋形成術後の軽微な鼻咽腔閉鎖不全などが口蓋化構音発現の要因として考えられる．

491 口蓋形成術　こうがいけいせいじゅつ
palatoplasty
口蓋裂の閉鎖を主目的とし，同時に口蓋を後方に延長して鼻咽腔閉鎖機能を最大限に創出する形成手術である．1歳6か月前後に口蓋粘膜骨膜弁を後方に移動して閉鎖を行うpush back法が代表的である．また乳幼児期の口蓋裂形成術による上顎骨の劣成長を防止するために，骨膜を温存して口蓋粘膜弁により閉鎖をはかる粘

膜弁法や軟口蓋の口腔側と鼻腔側に相対するZ形成を施し軟口蓋を延長するFurlow法がある．さらに，軟口蓋部のみを1～1.5歳時に閉鎖し，硬口蓋部の破裂を床で塞ぎ顎の発育を促しながら，5歳ごろに硬口蓋部を閉鎖する二段階口蓋形成術も行われる．

492 口蓋垂裂　こうがいすいれつ
cleft uvula, uvula bifida

先天異常により生じる口蓋裂の一形態で，破裂が口蓋垂部のみにみられるものをさす．口蓋帆挙筋が正中部で結合せず軟口蓋が一層の粘膜のみで結合している場合を粘膜下口蓋裂というが，その部分症状として出現するものもある．軟口蓋形成時期において中胚葉形成不全ないし局在的な中胚葉組織合併機構不全があると発生すると考えられている．

493 口蓋栓塞子　こうがいせんそくし
palatal obturator

〔類義語〕スピーチエイド，栓塞子型鼻咽腔補綴装置，軟口蓋栓塞子

腫瘍，外傷などの後天的な原因や口蓋裂などの先天的な原因により，上顎骨を含む口蓋部に欠損や瘻孔（鼻口腔瘻孔），あるいは鼻咽腔閉鎖不全が生じ，構音障害や嚥下障害がみられる症例に対して，これらの欠損部や機能障害を補填・補完するために装着される補綴装置のことである．口蓋や上顎骨が欠損すると鼻腔や上顎洞と口腔とが交通するので，栓塞子は一部が欠損部に陥入するなめらかな形にしてレジンで製作，鼻咽腔閉鎖を確保する．維持装置は通常，残存歯への鉤やバーを用いる．

494 口蓋乳頭囊胞　こうがいにゅうとうのうほう
cyst of papilla palatina

〔類義語〕鼻口蓋管囊胞

胎生期の鼻口蓋管の残遺上皮に由来する囊胞を鼻口蓋管囊胞というが，そのうち発生部位が切歯窩部すなわち口蓋の切歯乳頭の粘膜下に生じた囊胞をさす．発生頻度は切歯管内に生じる切歯管囊胞が圧倒的に多い．30～50歳代に好発する．男性に多い．口蓋乳頭部の無痛性の膨隆として発見され波動を触れる．エックス線写真では骨吸収像はみられないが，ときに切歯窩部の皿状圧迫吸収が生じる．囊胞壁は通常，重層扁平上皮と線維性結合組織の2層からなるが，線毛円柱上皮，立方上皮のこともある．結合組織内に神経線維が観察される場合がある．

495 口蓋粘膜骨膜弁　こうがいねんまくこつまくべん
palatal mucoperiosteal flap

口蓋粘膜上皮と結合組織，骨膜の3層からなる厚い粘膜骨膜弁で，全層弁の一種である．必要な形態にメスで切開し剥離挙上して作成する．歯槽部の口腔上顎洞瘻孔の閉鎖や口蓋骨や軟口蓋の欠損の閉鎖と再建に用いる．弁の主軸栄養血管を大口蓋動脈としてその走行にしたがって弁を作成すると血流が確保しやすく生着がよい．

496 口蓋粘膜弁法　こうがいねんまくべんほう
supraperiosteal palatal flap method

口蓋裂に対する口蓋形成術の一方法．口蓋破裂部の閉鎖を行う際に口蓋骨膜を剥離することにより上顎骨の発育障害が生じるため，これを防止する目的で，骨面の露出をしないように粘膜のみを大口蓋神経血管束の上層で剥離挙上して口蓋粘膜弁を作成し裂部を閉鎖する．軟口蓋裂や軽度の硬軟口蓋裂では一期的に閉鎖が可能であるが，裂幅が大きい場合は前方部に残る裂隙を二次手術で閉鎖する必要がある．

497 口蓋帆挙筋　こうがいはんきょきん
levator veli palatini muscle, levator muscle of velum palatini

軟口蓋を形成する筋肉の一つ．側頭骨岩様部の下面で頸動脈外口より前の部分を起始点とし，翼状突起内側板の内側を通って前下内方に下り，軟口蓋に至って扇状に広がり口蓋粘膜内の腱膜の中央部に付着する．軟口蓋の挙上運動に関与する筋で軟口蓋挙上運動の主たるはたらきを担っているとされ，上行咽頭動脈を栄養血管

とし咽頭神経叢からの神経支配を受ける．

498 口蓋帆張筋　こうがいはんちょうきん
tensor veli palatini muscle, tensor muscle of velum palatini

軟口蓋を形成する筋肉の一つ．蝶形骨棘および翼状突起の基部にある舟状窩および耳管膜性板から出て，平らな筋板として垂直に下るにしたがって幅を減じ，ついでその腱が翼突鉤の溝を通ってほとんど直角に内側に曲がり，末端が扇状に広がって軟口蓋の腱膜にいたる．主たるはたらきは耳管の開大にあるとされ，三叉神経支配である．上行咽頭動脈が栄養血管である．

499 口蓋閉鎖床　こうがいへいさしょう
palatal plate

〔同義語〕口蓋床，パラタルプレート

抜歯窩からの上顎洞への交通や腫瘍切除後の口蓋骨欠損による瘻孔，あるいは先天的原因による口蓋部裂隙を閉鎖するための床型の装置．通常レジン床で作成され，鉤やバーにより残存歯に維持される．栓塞子と異なり欠損腔内へレジンを突出させることはない．加温し軟化した軟性プラスチックプレートを模型上に圧接して作成するものもある．特殊なものとして口蓋裂の嚥下障害や哺乳障害を改善する目的で使用されるHotz型口蓋床がある．これは軟性および硬性の透明レジンで構成され，軟口蓋部に栓塞子を有する形態である．

500 口蓋弁後方移動術　こうがいべんこうほういどうじゅつ
palatal push back operation

口蓋裂の口蓋形成術として広く行われている方法である．口蓋粘膜骨膜弁法と口蓋粘膜弁法に分かれる．粘膜骨膜弁法では，大口蓋神経血管束を損傷しないように口蓋粘膜骨膜を骨面から一塊として剥離して口蓋弁を形成した後，硬口蓋後縁部と軟口蓋前方部さらに鼻腔側粘膜を十分に剥離減張して，粘膜骨膜弁の十分な後方移動を確認し，鼻腔粘膜，口蓋垂，口蓋帆挙筋さらに口腔粘膜を順次前方へ縫合し閉鎖する．口蓋の閉鎖と鼻咽腔の狭小化を目的する．

501 口蓋扁桃炎　こうがいへんとうえん
tonsillitis palatina
→ 扁桃炎

502 口蓋麻痺　こうがいまひ
palatoplegia

〔同義語〕軟口蓋麻痺

軟口蓋部の鼻咽腔閉鎖機能が，先天的もしくは後天的要因による神経学的な問題により障害されることである．軟口蓋は咽頭神経叢からの神経支配を受け，迷走神経あるいは舌咽神経が関与するとされ，これらの神経の中枢性あるいは末梢性の障害が，先天異常や感染症ないし外傷などにより生じることで鼻咽腔閉鎖運動の低下または麻痺が起こり，構音障害や嚥下障害を引き起こす．

503 口蓋隆起　こうがいりゅうき
palatal torus

硬口蓋正中部に限局して発現する骨の発育異常で外骨症の一つである．原因は不明で日本人での発現率は約30％．硬口蓋正中部に広基性の骨様硬の境界明瞭な種々の形態を示す腫瘤としてみられる．無症状だが，被覆粘膜が食物などで損傷を受けると潰瘍形成をみる．義歯装着の妨げとなる場合は切除を行う．

504 口蓋隆起形成術　こうがいりゅうきけいせいじゅつ
plasty of palatal torus

口蓋隆起切除術で，単に口蓋隆起を切除するのみでなく，正常な口蓋の形態を付与する術式である．口蓋隆起は硬口蓋正中部に左右対称性に発生することが多く，粘膜切開は大口蓋動脈の損傷を避け正中線上に置く．切開線は前後にY字状に伸展させることもある．口蓋隆起は一塊として骨のみで削除すると口蓋骨の骨折を惹起する危険があるので，大きなものでは骨バーで分割してから除去し，残存骨面はスタンプバーなどで平滑に仕上げる．余剰の被覆粘膜は切除して縫合閉鎖する．

505 口蓋裂　こうがいれつ
cleft palate
先天的要因による口蓋部の破裂で，軟口蓋または軟口蓋と硬口蓋の一部に披裂が存在する不完全口蓋裂と切歯縫合の歯槽部から口蓋垂まで披裂がおよぶ完全口蓋裂がある．多くは遺伝的要素に後天的要因が加わった多因子遺伝による．口蓋裂単独で発生する場合と唇顎口蓋裂として口唇裂と合併する場合もある．発生頻度は口唇顎口蓋裂がもっとも多く，口蓋裂単独がもっとも少ない．口蓋裂は女性に多い．口蓋裂により鼻咽腔閉鎖機能が障害される．

506 口蓋瘻　こうがいろう
palatal fistula
〔同義語〕口蓋瘻孔

先天的ないし後天的要因で口蓋骨あるいは軟口蓋粘膜が欠損して，口腔と鼻腔または上顎洞が交通している状態である．唇顎口蓋裂の術後残遺孔や抜歯後の上顎洞穿孔あるいは外傷や腫瘍切除後の口蓋骨歯槽骨欠損が原因となる．飲水の鼻腔への流入や空気の口腔への漏出が生じる．粘膜骨膜弁による閉鎖術や口蓋床や栓塞子による閉鎖を行う．

507 口角炎　こうかくえん
angular cheilitis, perleche
〔同義語〕口角びらん

口角部にびらんが生じた状態である．カンジダ症や唾液分泌過多などの局所的原因や，糖尿病，貧血などの全身疾患に関連するもの，またシェーグレン症候群など唾液腺の萎縮をともなう疾患に起因するものなどがある．多くは両側性に発生し，片側性に発生するものは治療器具による過度の摩擦が原因のことが多い．副腎皮質ホルモン軟膏の塗布で治療するが，カンジダが関与する場合は抗真菌薬の軟膏かゲルを塗布する．

508 抗核抗体　こうかくこうたい
antinuclear antibody
各種の膠原病で高率に検出される核成分を抗原とする自己抗体の総称である．全身性エリテマトーデスや強皮症，多発性筋炎・皮膚筋炎，シェーグレン症候群や関節リウマチの診断に利用される．

509 硬化性顎骨骨髄炎　こうかせいがっこつこつずいえん
sclerosing osteomyelitis of mandible
➡ 硬化性骨髄炎

510 硬化性骨炎　こうかせいこつえん
condensing osteitis
歯槽骨の炎症に多量の骨質が形成され硬化性変化をきたしたものである．慢性巣状硬化性骨炎と慢性び漫性硬化性骨炎とがある．前者は若年者の下顎第一大臼歯に好発し，根尖部に限局性の不透過像を生じ，後者は大部分が下顎骨で中－高年者の無歯顎部にび漫性の不透過像が生じる．硬化性骨髄炎との判別が困難であり，同一視する者もいる．

511 硬化性骨髄炎　こうかせいこつずいえん
sclerosing osteomyelitis
〔類義語〕硬化性顎骨骨髄炎

慢性で緩慢な経過をたどる骨髄を主とする炎症で，一般に潜在性で，ときに発赤や腫脹，鈍痛などの症状をきたす場合もある．慢性硬化性骨髄炎とガレー骨髄炎がある．前者は巣状硬化性とび漫性とに分けられる．原因不明の疼痛の原因ともなる．骨は肥厚または硬化して象牙質化の状態を呈し，骨髄腔の閉塞を生じる．発症部位は下顎骨に多い．エックス線的に骨硬化像を示し，骨皮質と骨髄との境界が不明となる．骨シンチグラフィで病変部に強度の取り込みがみられる．治療法は，抗菌薬の投与の他に手術的に骨髄を開放することも行われる．後者は若年者に生じ，乳臼歯または臼歯の炎症により下顎骨下縁にタマネギの皮状所見を呈する骨が添加する骨膜骨髄炎である．

512 高カリウム血症　こうかりうむけっしょう
hyperkalemia, hyperpotassemia

血漿中のカリウム濃度が正常上限を超えた病態で，体内カリウム分布の異常による場合と量の増大による場合とがある．前者はアシドーシスや高カリウム血性周期性四肢麻痺などで，後者は腎不全，尿中カリウム排泄量が低下，カリウム負荷量の増大などに認められる．症状は筋・神経系の興奮異常，意識障害，筋力低下や脱力，心筋の異常として不整脈，伝導障害，心停止などがある．

513 高カルシウム血症　こうかるしうむけっしょう
hypercalcemia

血清カルシウム濃度が正常上限を超えた病態で，多発性骨髄腫，悪性腫瘍，原発性副甲状腺機能亢進症などが原因となる．悪性腫瘍にともなうものを悪性腫瘍関連高カルシウム血症という．口渇，多飲，多尿，尿中カルシウム増加，腎結石が生じ，消化器症状として悪心，嘔吐がある．不安神経症状から昏睡にいたる種々の症状と，心電図でのQT短縮，不整脈やショックなどをみる．

514 高カロリー輸液　こうかろりーゆえき
intravenous hyperalimentation

〔同義語〕IVH，完全静脈栄養，中心静脈栄養法，経静脈高カロリー輸液

鎖骨下静脈，内頸静脈，大腿静脈などの血管径の太い中心静脈に行う輸液である．中心静脈からの輸液では高濃度ブドウ糖の投与が可能であり，輸液のみで必要なエネルギーの供給ができる．大手術後や重症疾患で経口または経管による栄養補給が行えない場合に用いられる．輸液の内容には，糖質・アミノ酸・脂質の他，各種ビタミンや微量元素が加えられている．長期の輸液では必須脂肪酸やミネラルの補充も必要となる．

515 交感神経興奮薬　こうかんしんけいこうふんやく
sympathomimetic drug

〔同義語〕交感神経刺激薬，交感神経様作用薬，アドレナリン様作用薬

交感神経節後線維の刺激と同様の効果を示す薬物の総称である．交感神経作動性アミンともよばれる．末梢効果器官のαまたはβ受容体に直接作用するものとして，アドレナリン，ノルアドレナリン，イソプロテレノールなどがあり，間接的に交感神経興奮様の作用を示すものとして，エフェドリン，アンフェタミン，チラミンなどがある．

516 交感神経遮断薬　こうかんしんけいしゃだんやく
sympatholytic drug

〔同義語〕交感神経抑制薬

アドレナリン効果神経（交感神経節後線維）の効果器官において，その化学伝達物質であるノルアドレナリンの作用と拮抗する薬物の総称である．交感神経受容体（アドレノセプター）であるα受容体，β受容体を遮断する受容体遮断薬と，交感神経の神経伝達物質であるノルアドレナリンの遊離を遮断する神経伝達遮断薬がある．降圧薬として用いられるものが多い．

517 高γグロブリン血症　こうがんまぐろぶりんけっしょう
hypergammaglobulinemia, hyper γ globulinemia

〔同義語〕γグロブリン過剰血症

γグロブリンが過剰に発現する病態である．免疫グロブリンは血清タンパクのグロブリン分画のβからγ分画に存在している．本症は多クローン性とB-cellあるいは形質細胞のクローン性増殖にともなう単クローン性とに分けられる．後者を示す疾患には多発性骨髄腫，形質細胞性白血病，髄外性形質細胞腫，悪性リンパ腫や慢性リンパ球性白血病などがある．

518 口峡炎　こうきょうえん
angina, faucitis
→ Vincent angina

519 抗凝固薬　こうぎょうこやく
anticoagulant
→ 血液凝固阻止薬

520 咬筋肥大症　こうきんひだいしょう
hypertrophy of masseter muscle

咬筋が肥大した状態をいう．筋肉の肥大のみの場合と咬筋肥大に下顎角部の肥大をともなっている場合がある．前者は欧米人に，後者は東洋人に多い．多くは両側性であるが片側性もある．原因は先天性で民族差があるとも，食生活習慣などが原因となるともいわれる．口腔内より肥大した咬筋の部分切除を行う（Beckers 法）．骨の肥大をともなう場合は下顎角形成術が併用される．

521 抗菌物質感受性テスト　こうきんぶっしつかんじゅせいてすと
antibacterial susceptibility test, antibacterial sensitivity test
→ 薬剤感受性試験

522 抗菌薬　こうきんやく
antibacterial agent, antibiotic
〔類義語〕抗生物質

病原体に選択的に抗菌作用をおよぼして，その発育を抑制（静菌）または殺菌する物質である．従来は，人工的な化学療法剤（抗菌物質）か微生物によって生産される抗生物質のいずれかであったが，近年，抗生物質の合成や一部構造の化学変換（半合成抗生物質）などが可能になった．さらに合成抗菌薬が開発されて，これらの区別があいまいになったため，抗菌薬と称されることになった．

523 口腔異常感症　こうくういじょうかんしょう
oral paresthesia

口腔内乾燥感・違和感・異物感，唾液の性状，味覚異常など把握が困難で，かつ一様ではない症状を訴えるが，客観的な所見を認めない病態である．口腔症状の訴え以外での奇異な言動や精神症状が認められたり日常の生活が破綻していることはまれである．男女を問わず高齢者に多い．原因は不明であるが，精神疾患との鑑別が必要な場合もある．治療には，三環系や四環系抗うつ薬が処方される．

524 口腔外副子　こうくうがいふくし
extraoral splint

骨折または脱臼などの際に，局所を安静に保つために用いる副子のなかで，口腔外に装着するものをさす．副子の目的は苦痛の軽減や神経・血管への損傷を防止することである．組織内副子と体外副子があり，口腔外副子にはオトガイ帽，Roger-Anderson の骨釘や口腔外伸展装置などがある．

525 口腔癌　こうくうがん
oral cancer, carcinoma of mouth

口腔に発生する悪性腫瘍の総称で，癌全体の約 2％を占める．病理組織学的には扁平上皮癌が大部分である．もっとも多いのは舌癌（約 60％）で，歯肉癌，口底癌，頬粘膜癌などの順でみられる．50 歳以上の高齢者に多く，女性よりも男性に多い．口腔内の不衛生，たばこ，アルコールなどが危険因子としてあげられる．治療は，QOL（生活の質）ができるだけ低下しないように化学療法，放射線療法と手術療法を組み合わせて行う．

526 口腔カンジダ症　こうくうかんじだしょう
oral candidosis, thrush, oral moniliasis
〔同義語〕鵞口瘡，口腔モニリア症

真菌の *Candida* 属による口腔粘膜感染症で，口腔真菌症のなかではもっとも多い．*Candida albicans* は病原性が乏しい口腔内常在菌で，誘因として悪性腫瘍，血液疾患や免疫不全症などの基礎疾患がある．乳幼児，老人，妊婦などでの発症が大部分で，菌交代現象としても発生する．経過および症状の相違により，急性偽膜性，

急性萎縮性，慢性肥厚性，慢性萎縮性（紅斑性）の4型に分けられる．

527 口腔乾燥症　こうくうかんそうしょう
xerostomia, dry mouth, dryness of mouth
〔同義語〕ドライマウス

種々の原因によって唾液が減少することにより口腔内が乾燥する疾患である．唾液分泌低下によるものが多く，口腔の乾燥感だけでなく，口腔粘膜萎縮，味覚障害，口臭，多発性齲蝕などの症状がみられる．わが国における罹患者は800万人程度と推定される．原因によって分類すると，①唾液腺自体の機能障害によるもの（シェーグレン症候群，放射線障害，加齢などによる），②神経性あるいは薬物性のもの（ストレスなどの精神状態や薬物による唾液分泌神経系の障害などによる），③全身性疾患あるいは代謝性のもの（糖尿病や貧血といった全身性疾患，口呼吸や摂食嚥下障害といった局所的代謝異常などによる）の3つに大別することができる．

528 口腔・顔面・指趾症候群　こうくう・がんめん・ししょうこうぐん
oro-facial digital syndrome
→ OFD症候群

529 口腔顔面痛　こうくうがんめんつう
orofacial pain

口腔と顔面部に発現する原因不明の痛みのこと．

530 口腔ケア　こうくうけあ
oral care, oral health care

歯や口腔に有害な影響を与えるような不潔因子を除去し，歯や歯周組織など口腔内を清潔に保つと同時に，その機能を高め，口腔疾患や誤嚥性肺炎の発生を予防することをさす．口腔の疾病予防，健康の保持・増進，リハビリテーションなどにより，QOL（生活の質）の向上をめざした看護や介助をいい，広義には口腔疾病の治療および予後管理，教育，相談，診査，予防処置を含み，さまざまなケアの一環として取り扱われている．

531 口腔結核　こうくうけっかく
oral tuberculosis
→ 結核性潰瘍

532 口腔ジスキネジア　こうくうじすきねじあ
oral dyskinesia
〔同義語〕オーラルジスキネジア，口腔ジスキネジー

舌や口唇を頻繁に動かすなど口腔領域の非合目的な不随意運動をさす．男性よりも女性に多く，50歳以上に多くみられる．成因から特発性，薬物性，錐体外路系疾患，その他の疾患によるものに分けられている．このうち特発性は高齢者の約5％にみられ，基礎疾患や薬剤の服用がないもので，生理的な脳内加齢変化によるものと考えられている．フェノチアジン系向精神薬あるいは抗パーキンソン病薬の副作用として現れるものは遅発性ジスキネジアとよばれる．

533 口腔上顎洞瘻　こうくうじょうがくどうろう
oroantral fistula
〔同義語〕口腔上顎洞瘻孔

口腔と上顎洞が通じた瘻孔である．上顎臼歯部の抜歯および抜歯後掻爬や外傷，囊胞，腫瘍切除，腐骨分離などにより生じる．ゾンデなどを挿入，瘻孔からの空気の漏出，排膿などにより診断できる．口腔上顎洞瘻により構音障害，食物や水の上顎洞，鼻腔への溢出，食物残渣停滞などの不快症状を認める．

534 口腔上顎洞瘻閉鎖術　こうくうじょうがくどうろうへいさじゅつ
closure of oroantral fistula

口腔と上顎洞との瘻孔を頬粘膜，歯肉粘膜，あるいは口蓋粘膜骨膜弁を用いて閉鎖する手術である．瘻孔が5mm以内であれば自然閉鎖することが多いが，歯性上顎洞炎を併発している場合には，洞洗浄などの消炎療法後，あるいは

上顎洞根治術と同時に瘻孔の閉鎖を行う．また腫瘍切除術などによる大孔であれば，義歯などの補綴装置によって閉鎖する．

535 口腔神経症　こうくうしんけいしょう
oral neurosis
不安，恐怖，心配，抑圧などの精神的状況を自身で処理できない結果が口腔症状をともなって現れ，患者の性格，体質的な素因に体験や環境要因が加わり，適応障害を生じたものをさす．代表的なものとして歯科治療恐怖，唾液分泌障害，味覚異常などがある．治療は，症状に対する検査と，発症の原因と考えられる心因を把握し，その関与を患者に理解させることが治療となる．家庭環境の調整，抗不安薬の投与，心療内科での精神療法を行うこともある．

536 口腔心身症　こうくうしんしんしょう
oral psychosomatic disease
身体疾患のなかで，その発症や経過に心理社会的因子が密接に関与し，口腔における器質的ないし機能的障害が認められる病態をさす．ただし，神経症やうつ病など他の精神障害によるものは除外する．身体症状を主とし，デンタルショック，舌痛症，顎関節症，顔面痛などを訴える．社会，家庭におけるストレス，各年代に応じた生活不安，性格的に情緒不安定，緊張しやすいなどの背景を有する患者に多い．通常の治療には反応せず，プラセボに反応したり，入院により軽減がみられる．抗不安薬の投与や，自己で心身を制御できるように自律訓練などの治療がある．

537 口腔前庭形成術　こうくうぜんていけいせいじゅつ
vestibuloplasty, sulcoplasty
〔同義語〕口腔前庭拡張術，口腔前庭延長術

口腔前庭を深くすることにより義歯床を負担する面積を広げると同時に，口腔前庭を取り巻く諸筋肉の起始部や小帯を切断して義歯の床縁を挙上する因子を除くための手術の総称である．歯槽骨吸収が著しく，口腔前庭が浅くなって安定した義歯の座を得ることが困難となった症例に対して行われる．口底形成術，上顎結節形成術などと併用される．術式として，Wassmund法，Schuchardt法，Obwegeser法がある．

538 口腔梅毒　こうくうばいどく
syphilis of the oral cavity
梅毒トレポネーマによる感染症で性行為にともなう感染が多い．口唇，舌，口蓋扁桃などの粘膜に好発する．口腔では第二期から，第四期にかけて症状を呈し，第二期では，口蓋部に紅斑，第三期では口蓋に穿孔，第四期では，顔面部，舌，口蓋に無痛性の先行性潰瘍を生じ，腐骨を形成する．確定診断には，梅毒トレポネーマの証明を行い，治療法はペニシリン製剤の投与が第一選択である．

539 口腔白板症　こうくうはくばんしょう
oral leukoplakia, leukoplakia of oral cavity
口腔粘膜に生じた摩擦によって除去できない白色の板状あるいは斑状の角化性病変で，臨床的あるいは病理組織学的に他のいかなる疾患にも分類されない白斑と定義される．代表的な前癌病変で，その癌化率は4.4〜17.5%とされる．とくに舌縁，舌下面，口底に発生したもので腫瘤状のものや潰瘍，びらんが存在するときには悪性化率が高い．治療として，刺激源の除去，ビタミンA投与，病変粘膜の外科的切除を行う．

540 口腔病巣感染　こうくうびょうそうかんせん
oral focal infection
→ 歯性病巣感染

541 口腔扁平苔癬　こうくうへんぺいたいせん
oral lichen planus
〔同義語〕OLP，扁平苔癬

口腔粘膜に発生する慢性炎症性の角化性病変で，典型的な病変は頬粘膜に形成され白色レース状を呈する．前癌状態の一つとされ，中年以降の女性に多くみられる．好発部位は頬粘膜で

両側性のことが多く，舌，下唇粘膜，歯肉など，数か所に多発する．自覚症状は接触痛，灼熱感で，びらんや潰瘍がある場合は症状が強い．病理組織学的には基底膜下の帯状の炎症性細胞浸潤が特徴的である．原因として確定的なものはないが，遅延型アレルギーの関与が疑われ，歯科用金属材料がその抗原となっている可能性がある．治療は，副腎皮質ホルモンの口腔用軟膏の塗布と，含嗽剤によって口腔内を清潔に保つ．

542 抗痙攣薬　こうけいれんやく
anticonvulsant

破傷風，子癇，薬物などにより引き起こされる痙攣に対して用いられる薬物や，錐体外路，脊髄，末梢神経障害による運動障害に用いられる薬物の総称である．大脳の発作を起こす領域の血流不全を改善し，脳の形態学的あるいは機能的障害などによって起こるてんかんの治療薬物を抗てんかん薬という．副作用として，歯肉増殖，眠気，平衡感覚の低下，複視，吐き気，食欲不振，発疹，体毛増加，注意力や反射運動能力の低下などがある．

543 高血圧症　こうけつあつ
hypertension

安静時の動脈収縮期血圧が 140 mmHg 以上または拡張期血圧が 90 mmHg 以上に保たれた状態である．原因が明らかでない本態性高血圧症とホルモン異常などによって生じる二次性高血圧に分類される．二次性高血圧の原因としては大動脈縮窄症，腎性，甲状腺機能異常などがある．治療は，食事療法や運動療法を行い，改善しない場合は降圧薬による薬物治療を行う．降圧剤として，Ca 受容体拮抗薬や降圧利尿薬がある．

544 抗血小板薬　こうけっしょうばんやく
antiplatelet agent

出血しない程度に血小板の機能を低下させて血栓症を予防する薬剤である．動脈血栓症の予防，深部静脈血栓症にも効果を示す．アスピリンが広く用いられている．

545 抗血栓薬　こうけっせんやく
antithrombotic agent

〔類義語〕血小板凝集阻害薬，血栓溶解薬

血管が閉塞しないように血栓の形成を抑制したり，血栓の溶解に用いる薬剤をさす．抗凝固薬，抗血小板薬，血栓溶解剤が含まれる．抗凝固薬にはワルファリンカリウム，ヘパリン剤，抗トロンビン剤などがあり，抗血小板薬にはアスピリン，塩酸チクロビジン，ジピリダモール，シロスタゾール，イユサペント酸エチル，塩酸サルポグレラート，トラピジル，ベラプロストナトリウムなどがあり，血栓溶解剤には t-PA 剤，ウロキナーゼなどがある．

546 高血糖　こうけっとう
hyperglycemia

インスリンの作用不足により血中血糖値が高い状態をさす．膵臓でのインスリン産生の低下，または末梢組織におけるインスリンへの低反応を原因とした絶対的インスリン欠乏あるいは，相対的インスリン欠乏の状態で生じる．通常は，腸で吸収されたブドウ糖は，インスリンにより肝臓，筋肉などでエネルギーとして貯蔵される．糖尿病患者の場合，血液中のブドウ糖が各種臓器に取り込まれず，血液中にあふれるようになり高血糖になる．

547 膠原病　こうげんびょう
collagen disease

多臓器の結合組織病変で，とくにフィブリノイド変性を生じる疾患として提唱された概念である．全身性の自己免疫疾患であり，関節，皮膚，筋，腎，心，肺，消化器，神経，血液など多くの臓器が侵される．特徴的な症状として，発熱，全身倦怠感，易疲労感，体重減少，関節痛，関節炎，皮膚・粘膜症状がある．古典的膠原病にリウマチ熱，関節リウマチ，全身性エリテマトーデス，強皮症，多発性筋炎 / 皮膚筋炎，結節性多発動脈炎がある．

548 硬口蓋音　こうこうがいおん
palatal consonat

舌の広い部分によって調節される舌面音の一つで，前舌や中舌を硬口蓋に密着あるいは接近させて作る子音である．国際音声学会が定めた国際音声記号（IPA：International Phonetic Alphabet）では9種に分類されるが，日本語で表記されるのは無声硬口蓋摩擦音（/h/）と硬口蓋接近音（/y/）で，IPAではそれぞれ〔ç〕，〔j〕と表記される．

549 硬口蓋裂　こうこうがいれつ
cleft of hard palate

胎生期における両側の口蓋突起の癒合不全により発生する先天奇形．口腔と鼻腔が交通する．口唇裂・顎裂をともなうことも多い．言語障害・摂食障害が生じるため，現在では生後1歳数か月時に口蓋形成術を行う施設が多い．発生頻度は全口唇裂・口蓋裂患者の30%前後で，口蓋裂単独発症は女児のほうが多く，合併症の発現頻度は40%程度と報告されている．

550 咬合挙上板　こうごうきょじょうばん
bite raising plate

過蓋咬合の治療に用いられ，おもに臼歯の挺出により咬合の挙上をはかる目的に考案された装置．顎を閉じることにより，下顎前歯部には圧下する力としてはたらき，臼歯部では挺出させるようなはたらきをする．

551 咬合撮影法　こうごうさつえいほう
occlusal projection, occlusal radiography

咬合平面に位置づけた咬合型フィルムを軽く咬ませて，咬合平面に垂直にエックス線を照射して頰舌的な所見を得る撮影法．また，フィルムと歯軸の二等分法による投影では，標準型フィルムよりも広範囲の所見を得ることができる．

552 咬合床副子　こうごうしょうふくし
occlusal splint

歯ぎしりの治療などに用いられ，歯列弓に合わせて歯をカバーするプラスチック製の装置．一部の歯に圧が集中することを避けて，全歯列に分散させることにより歯の負担を保護する．

553 咬合性外傷　こうごうせいがいしょう
occlusal trauma

咬合力によって生じる歯周組織の傷害をいう．一次性と二次性に分類され，一次性は過度な咬合力が加わる結果，歯周組織に傷害が生じたものであり，二次性は歯周疾患に罹患して負担能力の低下した歯周組織に，本来正常であれば耐えうる咬合力であっても外傷性の傷害が生じてしまうものである．特徴的な症状は歯の動揺の増加であり，エックス線写真所見では歯根膜腔の拡大や垂直性骨吸収，歯根吸収が認められる．

554 咬合・咀嚼障害　こうごうそしゃくしょうがい
occlusal and masticatory disturbance

食べ物を取り込み，歯をはじめとした上下顎，頰，口唇，舌など咀嚼器官の協調運動により細かく粉砕し，唾液と混ぜ，嚥下に適した食塊を形成する一連の咀嚼・食塊形成過程でみられる障害である．おもな原因として，歯など咀嚼に必要な器官の欠損，舌や口唇，下顎などの運動障害があげられる．

555 交叉感染　こうさかんせん
cross infection

感染性患者や保菌者から他の患者や医療従事者に，病原微生物が，直接または間接的に感染することをいう．院内感染で用いられることが多い用語である．血液や医療器具を介した感染もある．標準予防策（スタンダードプレコーション）でいわれる一行為一手洗いを確実に行うなどで感染経路を絶ち，患者のみならずすべての医療現場従事者の感染リスクを軽減し，防護することが重要である．

556 交叉咬合　こうさこうごう
cross bite

上下顎歯列弓が，歯列のどこかで水平的に逆被蓋となった状態をいう．特徴として，上下顎正中線の不一致，臼歯部における近遠心関係の異

常，頰舌的な反対咬合をともなうことが多い．

557 交叉耐性　こうさたいせい
cross resistance, cross tolerance

微生物あるいはヒトが一つの薬剤に対して耐性を獲得した後に，その薬物と類似の構造や作用を有する他の薬物に対して耐性を示すことをさす．この現象は，抗菌薬，抗ウイルス薬，抗腫瘍薬などさまざまな薬物でみられる．アルコールに対して耐性のあるヒトはエーテルや，その他の全身麻酔薬に対して交叉耐性を生じる．

558 好酸球増多症　こうさんきゅうぞうたしょう
eosinophilia
〔同義語〕好酸球増加症

末梢血好酸球数が通常 500/μL 以上と高度な増加が持続して認められる状態をいう．原因として，アレルギー疾患，寄生虫感染，呼吸器疾患，内分泌疾患，悪性腫瘍，消化器疾患，血管炎，特発性などさまざまなものがある．症状として全身倦怠感，発熱など偶然発見されるものから，心，肺などの臓器障害をともなうものもある．

559 好酸球肉芽腫　こうさんきゅうにくげしゅ
eosinophilic granuloma
〔同義語〕好酸球性肉芽腫

単発性，多骨性に骨に生じる好酸球，組織球，巨細胞による肉芽腫性病変である．顎骨では下顎骨に多い．乳幼児期では骨病変のみで多くは無症状で，その後，自然寛解がみられる場合もある．顎骨に生じた場合，同部の腫脹，潰瘍形成，歯の動揺をきたすことがある．治療として外科的掻爬や摘出が行われる．

560 高色素性貧血　こうしきそせいひんけつ
hyperchromic anemia
→ 悪性貧血

561 口臭症　こうしゅうしょう
ozostomia, halitosis

強い口臭を生じている状態，もしくは口臭で悩んでいる状態のこと．明らかな口臭を生じている真性口臭症と，他人は何も感じないのに本人だけが口臭がすると思いこんでいる仮性口臭症に分けられる．前者の原因としておもに，歯周病，口腔乾燥症，舌苔，糖尿病（アセトン臭）などがあげられる．後者は，とくに器質的変化や医学的所見がなく口腔内の清掃状態は平均的以上に良好なことが多く，自臭症ともよばれる．

562 高周波凝固法　こうしゅうはぎょうこほう
fulguration

ペインクリニックにおける神経ブロックの一手段．アルコールなどの局所麻酔薬による化学的神経遮断法に対して，神経を物理的に破壊する高周波熱凝固法は針先端の限定した凝固範囲にしか効果が及ばないため，合併症が生じにくく従来の神経ブロック法に比べ安全で有用である．口腔外科領域では，三叉神経痛に対してガッセル神経節高周波熱凝固が行われる．

563 高周波滅菌法　こうしゅうはめっきんほう
high-frequency sterilization, microwave sterilization

照射滅菌法の一つ．水分子は＋と－の極性をもち電場の方向へ動く性質をもつため，電場が変化しやすい高周波をあてて誘発すると熱が発生し，この熱によって殺菌することができる．通常 9000 Hz 以上の音波をあてて細胞を破壊する．そのため，水を含まないものについては効果を期待できない．水，培地，試液または液状の薬品などの滅菌に用いられることが多い．

564 後出血　こうしゅっけつ
posthemorrhage, secondary hermorrhage

手術創や外傷からの出血が一度止まったにもかかわらず，時間の経過後に再度出血することをいう．不十分な止血操作が誘因となるが，原因

として血圧の上昇，大きい外力の作用，保温による血管壁の弛緩，血栓形成や結紮によって閉鎖された血管の感染などがあげられる．

565 抗腫瘍薬　こうしゅようやく
antitumor agent
〔同義語〕抗悪性腫瘍薬，抗癌薬

癌や肉腫などの悪性腫瘍の治療に有効な薬物をいう．化学構造と作用機序から，アルキル化薬，代謝拮抗薬，抗癌性抗生物質，ホルモン剤，微小癌阻害薬，白金製剤，トポイソメラーゼ阻害薬，分子標的治療薬，生物学的製剤，非特異的免疫賦活薬などに分類される．抗腫瘍薬を用いた治療法として多剤併用療法，放射線治療との併用療法（放射線化学療法），腫瘍に薬剤を集中的に作用させる標的化学療法，高い血中濃度を維持する大量化学療法，薬剤の組み合わせと投与法を変える biochemical modulation などがある．

566 咬傷　こうしょう
bite wound

外傷の一つで，自身の歯で口腔粘膜を傷つける場合と動物に咬まれて生じる場合がある．おもに食事の際，誤って舌および頰粘膜を咬むことで生じるが，舌を突出して転倒したり，てんかん発作や自傷行為で生じ，多量の出血をみることがある．不正咬合や人工歯排列が不備の義歯使用が誘因となる．ヒトあるいは動物の歯によって生体や死体皮膚に残された創傷も咬傷である．挫傷に分類される．

567 溝状舌　こうじょうぜつ
fissured tongue, furrowed tongue
〔同義語〕溝舌

舌背表面に多数の溝が生じる先天性異常で，溝はほぼ左右対称に形成されることが多い．遺伝により，数代にわたって同一家系内に発生することがある．この他，舌の慢性炎症，外傷，ビタミン欠乏などにより同様の病態を生じることがある．自覚症状はない．溝が不潔になり，二次的に炎症を生じた場合は治療の対象となる．

568 甲状舌管囊胞　こうじょうぜっかんのうほう
thyroglossal duct cyst
〔同義語〕正中頸囊胞，Bochdalek 管囊胞

通常，オトガイ下部の正中頸部に位置する囊胞で，まれに口底部や舌根部に発生する．大半は10歳代までに発生するが，生下時に認められるものもある．原因は胎生期に甲状腺原器と舌盲孔部との間を交通する甲状舌管の遺残に由来すると考えられている．組織学的には重層扁平上皮あるいは線毛円柱上皮で，甲状腺組織が認められることもある．治療は，囊胞だけでなく，残存した甲状舌管のすべてを切除しなければならない．再発や癌化の報告もある．

569 甲状腺機能亢進症　こうじょうせんきのうこうしんしょう
hyperthyroidism
〔類義語〕甲状腺機能異常

甲状腺ホルモンが過剰に分泌される病態で，20〜30歳代の女性に多い．原因は，バセドウ病（もっとも原因として多いもので，甲状腺の肥大をともなう自己免疫疾患），甲状腺炎，毒物や放射線による炎症，中毒性甲状腺結節（甲状腺内の部分組織の異常成長），下垂体機能亢進（甲状腺刺激ホルモンを過剰に産生）などである．頻脈，高血圧，不整脈，多汗，振戦，精神過敏や不安，睡眠障害，体重減少，眼球突出などの症状がみられる．

570 甲状腺機能低下症　こうじょうせんきのうていかしょう
hypothyroidism
〔類義語〕甲状腺機能異常

甲状腺ホルモンの産出不足で生じる病態．症状が進展した典型的な病態を粘液水腫という．原因は橋本病（慢性甲状腺炎で，女性に多い），亜急性甲状腺炎，放射線治療や外科手術などである．甲状腺ホルモン不足により身体機能が低下し，疲れやすい，食欲低下，動作緩慢，記憶力低下，発汗低下，乾燥，声は低く，しわがれ声などがみられる．進行すると心不全，意識喪

失・昏睡などを引き起こす．

571 甲状腺腫　こうじょうせんしゅ
goiter, struma
甲状腺が全体的または部分的に腫大する疾患である．全体的なものとしては，単純性び漫性甲状腺腫（甲状腺組織の肥大・増殖），び漫性甲状腺腫（バセドウ病，橋本病，無痛性甲状腺炎など）があり，部分的なものとして，結節性甲状腺腫（腫瘍や腫瘍類似疾患）がある．診断のため，CT，MRI，甲状腺超音波検査，シンチグラフィなどの画像や穿刺吸引細胞診などの検査を行う．

572 口唇炎　こうしんえん
cheilitis
口唇に発赤，水疱形成，剥離などが認められる病態をいう．原因はさまざまであるが，多くはアトピー性口唇炎または接触性口唇炎である．他に光線口唇炎，剥脱性口唇炎，肉芽腫性口唇炎，形質細胞性口唇炎，腺性口唇炎などがある．頻度は低い．治療法は病名ならびに原因によって異なるが，基本的には原因の除去につとめる．細菌感染の場合は抗菌薬の軟膏塗布で，ステロイド軟膏を使用することもある．

573 口唇癌　こうしんがん
carcinoma of lip
口唇に生じる癌腫で，おもに下唇に生じる（95％）．わが国では少ない．95％以上が50～60歳代の男性でみられる．病理組織学的には高分化型扁平上皮癌で，まれに腺組織由来の腺癌も存在する．治療は，外科的切除が行われるが，放射線療法も効果がある．予後は比較的良好である．

574 抗真菌薬　こうしんきんやく
antifungal agent, antimycotic agent, fungicide
真菌の生育を阻害する薬物をいう．細胞膜を阻害するポリエン系抗菌薬やエルゴステロール生合成を阻害するアゾール系薬剤，細胞壁合成を阻害するキャンディン系薬剤，DNA合成を阻害するピリミジン系薬剤などの化学療法薬を含む．

575 口唇形成術　こうしんけいせいじゅつ
cheiloplasty
口唇裂による上唇，鼻部の形態的異常を改善し，可及的に自然な口唇形態を得るための手術法をいうが，腫瘍切除後や外傷後の組織欠損も対象とする．口唇裂手術は出生後1か月以内に施行される場合もあるが，通常は生後3～4か月で体重6kg程度が手術至適時期とされる．手術は上唇に加える切開線の特徴により三角弁法，四角弁法，直線状切開法などに分類される．口唇裂以外は組織欠損に応じて，Abbe法，Estlander法やnasolabial flapなどが利用される．

576 口唇修正術　こうしんしゅうせいじゅつ
reconstruction of lip
口唇形成術後に生じた変形に対して，その修正を目的として行われる手術法をいう．術後の変形の様相はきわめて多彩で，軽微なものから大きな変形まで，多種多様にわたっている．口唇変形の実態をよく観察し，全体的に調和のとれた形態に修正するように心がける必要がある．

577 口唇ヘルペス　こうしんへるぺす
herpes labialis, labial herpes
〔同義語〕口唇疱疹

おもに単純ヘルペスウイルスの再発によって口唇に発現する水疱性病変をさす．成人女性に多く，口唇周囲に小さな水疱がみられ，水疱は数時間～数日で破れ，7日程度で治癒する．治療法として抗ウイルス薬の軟膏を塗布することが多い．初感染後，症状が消退しても，ウイルスが体内から消えず神経や皮膚などの細胞内に潜伏し，ストレス，老齢，抗腫瘍薬治療や日光などの刺激によってウイルスが再増殖し，症状の再燃を繰り返すことが多い．

578 口唇裂　こうしんれつ
cleft lip
〔同義語〕唇裂

胎生6〜8週頃の内側鼻突起と上顎突起の癒合不全により生じる顔面奇形の一つで，片側性と両側性がある．陥没程度の軽度なものから顎裂をともなうものまである．わが国の発現頻度は400〜600人に1人の割合といわれるが，正確な調査結果はない．男女比はやや男性に多く，左右差は左側の頻度が高い．口唇裂が存在する場合は何らかの顎骨形成異常を必ず合併している．形成手術が必要であるが，術後は上顎成長が良好な場合が多い．

579 口唇裂・口蓋裂　こうしんれつ・こうがいれつ
cleft of lip, alveolus and palate, cheilognathopalatoschisis
〔同義語〕口唇顎口蓋裂，唇顎口蓋裂
〔類義語〕口唇口蓋裂，一次・二次口蓋裂，狼咽，顎口蓋裂

口唇裂，顎裂，口蓋裂がすべて合併しているものをいう．狼咽とよばれたこともあった．片側性と両側性がある．また口唇裂の度合により鼻孔底まで裂がおよぶものを完全唇顎口蓋裂，鼻孔底まではおよばないものを不完全唇顎口蓋裂とよぶ．治療には，口唇形成術，口蓋形成術，顎裂部骨移植術すべてを必要とする．

580 口唇瘻　こうしんろう
lip fistula

上唇や下唇の赤唇部に正中線を挟んで両側性または片側性に生じる先天性の瘻孔である．上唇は胎生期の内側鼻突起と上顎突起の癒合部に生じ，下唇は胎生期の下唇正中部両側に生じる小丘上溝の過剰発育，下唇の発育異常，口唇粘液腺の発育異常による瘻孔といわれている．女児の下唇正中部に対称的に発現することが多く，深さは浅いものから深いものまである．口唇裂や口蓋裂を合併する場合が多い．治療は，手術的切除である．

581 抗ストレプトリジンO　こうすとれぷとりじんおー
antistreptolysin O
〔同義語〕ASO

溶血性レンサ（連鎖）球菌の産生する菌体外毒素であるストレプトリジンOとよばれる溶血素に対する抗体のこと．溶血性レンサ（連鎖）球菌に感作された患者の血清中には抗ストレプトリジンO（ASO）の中和抗体が産生される．この抗体価の測定は溶血性レンサ（連鎖）球菌感染症（咽頭炎や扁桃炎）の診断に利用できる．

582 硬性下疳　こうせいげかん
indurated chancre

*Treponema pallidum*による梅毒の初期変化で，感染後約3週間の第1期梅毒で菌の侵入部位に孤立性で，暗赤色の無痛性硬結が発現し，その表面中央が陥没して潰瘍となったものをさす．性交で感染するため，通常は陰部に生じる．口腔領域では口唇，舌，頬粘膜などに生じることがある．組織学的には血管周囲にリンパ球や形質細胞の浸潤と組織球や線維芽細胞の増殖が主体である．硬性下疳は自然に消退する．

583 抗精神病薬　こうせいしんびょうやく
antipsychotic drug

統合失調症，うつ病，双極性障害の治療に用いられる薬剤の総称で，精神的興奮を鎮静し，幻覚妄想を抑えるのが目的である．また神経機能（脳）へも強い作用（神経遮断作用）をもち，その強力な鎮静作用からmajor tranquilizer（メジャートランキライザー）とよばれる．副作用は自律神経症状（便秘，口渇など），錐体外路障害（パーキンソン症状，ジストニア），内分泌・代謝関連症状（月経不順，乳汁異常など），悪性症候群（高熱，発汗，振戦，頻脈，筋固縮，意識障害）である．

584 向精神薬　こうせいしんやく
psychotropic agent, psychotropic drug

中枢神経系に対する選択的な作用を通して，精神機能や行動に特徴的な変化を起こす薬物．狭義では，抗精神病薬，神経遮断薬，抗うつ薬，

抗躁薬，気分安定薬，抗不安薬に分類される．広義では，精神刺激薬，催眠鎮静薬，抗てんかん薬，抗パーキンソン薬，抗酒薬，いわゆる脳機能改善薬も含まれる．

585 鋼線固定　こうせんこてい
pinning
〔同義語〕ピン固定，鋼線釘固定

骨折治療の際に用いる固定法の一つで，無歯顎あるいは残存歯数が少なかったり，骨欠損部が広くて骨折片の整復が不可能な場合，顎骨にピンを立てこれを支点として固定したり，骨を貫通させた鋼線で骨折部位を固定する．ピンとピンをつなぐ連結桿よりなるRoger-Anderson装置，また下顎骨関節突起骨折の場合に，2〜2.5 mm程度のKirschner鋼（キルシュナーワイヤー）を用いて皮膚の外から骨を貫通して固定する経皮的鋼線固定法などがある．

586 好中球減少症　こうちゅうきゅうげんしょうしょう
neutropenia

末梢血中の成熟好中球数の絶対数が1,500/μL以下に減少した状態．薬剤誘発性の骨髄障害などによる続発性好中球減少症が多く，比較的まれな特発性好中球減少症や骨髄異形成症候群のような骨髄系細胞もしくはそれらの前駆細胞における内因性欠損による好中球減少症がある．好中球は白血球の約半数以上を占め感染防御に重要な機能をもつため，好中球数が減少したときは重症感染症に罹患する確率が高まり感染後も重篤化しやすい．

587 好中球増多症　こうちゅうきゅうぞうたしょう
neutrophilia
〔同義語〕好中球増加症

末梢血中の成熟好中球数の絶対数が8,000/μL以上に増加した状態をいう．細菌感染症によるものがもっとも多く，細菌中のエンドトキシンが骨髄からの好中球遊出を刺激することにより生じる合目的反応といえる．慢性感染による持続的な好中球増多症は，マクロファージ，リンパ球などによって生産されるコロニー刺激因子の媒介によるとされる．その他の反応性増加として膠原病，悪性腫瘍などがある．また慢性骨髄性白血病などでは腫瘍性増加がみられる．

588 口底炎　こうていえん
inflammation of oral floor

口底部の舌下隙，オトガイ下隙，顎下隙を主とした炎症で，急性炎が多い．原因として，外傷，リンパ節炎や唾液腺炎の波及もあるが，下顎智歯周囲炎や根尖病巣からの感染によることが多い．症状は，口底部の腫脹，発赤，疼痛で，広範囲になると顎下部腫脹，嚥下困難，開口障害，発熱をともなう．舌下部腫脹で二重舌を呈することもある．治療法は，抗菌薬の投与，安静，補液により全身，局所の改善をはかり，膿瘍形成する場合は切開排膿を行う．

589 口底癌　こうていがん
carcinoma of floor of mouth, carcinoma of oral floor

口底部の癌腫．発生頻度は口腔癌の約10%で男女比は約4：1．硬結と潰瘍をともなうことが多く，歯肉，顎骨，舌に進展しやすい．喫煙，飲酒との関連が示唆されている．病理組織学的に扁平上皮癌が多く，小唾液腺由来の腺癌もある．所属リンパ節転移を約50%で認める．治療は，手術，放射線療法，化学療法が主体となるが，手術では隣接組織の合併切除やリンパ節郭清，放射線療法では骨障害の可能性を考慮する．5年生存率は30〜80%．

590 口底迷入歯　こうていめいにゅうし
erratic tooth migration into oral floor

口底部に迷入した歯のことで．とくに，下顎埋伏智歯抜歯の偶発症として生じやすい．抜歯操作中に過度の力が舌側歯槽骨壁に加わることで骨壁が破綻し，主として舌側骨膜と骨との間に歯が迷入する．このような歯を放置すると疼痛や感染の原因となる．そのためできるだけすみやかに摘出することが必要となる．

591 後天性梅毒　こうてんせいばいどく
acquired syphilis

スピロヘータの一種 *Treponema pallidum* 感染によるもので，第1期（～3か月），第2期（～3年），第3期（～10年），第4期（10年～）に分類される．口腔においては，第1期では硬い潰瘍（硬性下疳），第2期では乳白色の粘膜斑や梅毒性口角炎，第3期では口蓋の壊死と骨の破壊をともなうゴム腫などが生じる．病歴と臨床像，病原菌の証明と梅毒血清反応にて診断する．治療は，ペニシリン系抗菌薬が用いられる．

592 後天性免疫不全症候群　こうてんせいめんえきふぜんしょうこうぐん
acquired immunodeficiency syndrome
〔同義語〕エイズ，AIDS
〔類義語〕ヒト免疫不全ウイルス，HIV

RNAウイルスであるヒト免疫不全ウイルス（HIV）が感染し，CD4＋T細胞が減少して免疫系が破綻することにより起こる病態をさす．HIV感染後，急性症状期，持続感染期（無症候キャリア）を経て，AIDS期となる．診断基準（厚生省エイズ動向委員会，1999）を満たした場合にAIDSと診断される．AIDS発症に該当する日和見感染症や悪性腫瘍は指標疾患として定義されている．口腔で代表的なものは，口腔カンジダ症，Kaposi肉腫，毛状白板症，HIVの関与する歯周炎，アフタ性潰瘍，B細胞リンパ腫などである．多剤併用療法（HAART）による治療で生命予後の改善がみられている．

593 喉頭挙上術　こうとうきょじょうじゅつ
laryngeal suspension

嚥下障害への手術治療の一つ．喉頭の音声機能を保存する「嚥下機能改善術」と，気道と食道を完全に分離し音声機能を犠牲にして経口摂取を可能にする「誤嚥防止術」のうち，喉頭挙上術は前者に相当する．口腔外科領域では，口腔腫瘍切除にともなう嚥下機能障害に対して術中あるいは術後に行うことがある．甲状軟骨を糸で前上方に牽引し下顎骨に近接させることによって嚥下時の状態に固定し，声門閉鎖の強化と食道入口部の開大をはかる．

594 喉頭痙攣　こうとうけいれん
laryngeal spasm, laryngospasm

声門閉鎖筋の攣縮のため反射的に声門開大障害をきたした状態で，換気困難から窒息状態に陥る．浅い麻酔下での気管内挿管・抜管時に生じやすいが，食物や異物による喉頭刺激，低カルシウム血症，破傷風なども原因となる．バッグマスクでは換気不可能で，挿管も困難となる．筋弛緩薬により痙攣は消失しマスク換気も可能となるが，気管内挿管や外科的処置による迅速な気道確保が必要となることがある．

595 後頭・前頭方向撮影法　こうとうぜんとうほうこうさつえいほう
postero-anterior projection

頭部エックス線単純撮影法の一つ．頭蓋・顎・顔面骨の正面概観像で，顔面骨骨折，副鼻腔の炎症・嚢胞・腫瘍の有無など頭蓋・顎・顔面骨および副鼻腔の観察が撮影目的である．撮影方法は，体位は坐位，立位あるいは腹臥位で，頭位は，正中矢状面とカセットを垂直に設定し，外眼角耳孔線をカセットに垂直に設定する．射入方向は，中心エックス線を外後頭隆起より2横指尾側からカセット面に垂直に射入する．

596 喉頭反射　こうとうはんしゃ
laryngeal reflex
〔同義語〕反射性喉頭閉鎖

嘔吐や嚥下時に起こる反射．喉頭が挙上し，喉頭蓋が舌根に押されて喉頭入口部を覆うことによって喉頭腔を閉鎖し，異物が下気道へ侵入することを防ぐ．反射に関与するのは上喉頭神経で，内枝が知覚，外枝が運動と知覚を支配している．披裂喉頭蓋，仮声帯，声帯のそれぞれの部位で喉頭腔を閉鎖する作用があるといわれている．

597 喉頭浮腫　こうとうふしゅ
laryngeal edema

喉頭に異常な水分貯留が起こった状態．軟部組

織である披裂喉頭蓋ヒダ，喉頭蓋舌面，声門下，声帯下面に発生しやすく，内腔の狭窄により吸気性の喘鳴，嗄声，呼吸困難を引き起こす．原因はアナフィラキシーショック，血管運動神経の興奮，喉頭炎や喉頭外傷，手術に起因するものなどがある．呼吸経路が保たれない場合は入院下の呼吸管理が必要となり，治療法では，ステロイド注射や吸入，緊急時には気管切開が必要となる．

598 口内炎　こうないえん
stomatitis

口腔粘膜における炎症の総称．その状態によりカタル性，潰瘍性，壊死性潰瘍性，偽膜性，アフタ性，疱疹性などに分類される．原因は局所性と全身性とがあり不明なことが多いが，ウイルスや細菌の感染，全身抵抗力の減弱，放射線や抗腫瘍薬の影響，アレルギー，自己免疫疾患，外傷などがあげられる．

599 紅板症　こうばんしょう
erythroplakia
〔同義語〕紅色肥厚症

WHOの診断基準では，「臨床的にも病理組織学的にも他のいかなる疾患としても特徴づけられない鮮紅色の斑状病変」と定義される前癌病変である．好発年齢は50～70歳で性差はなく，口底，臼後部，舌，軟口蓋，歯肉に好発する．肉眼的には境界明瞭な鮮紅色の紅斑で表面は平滑なものが多く接触痛や刺激痛をともなう．病理組織学的には上皮性異形成を示すことが多く，悪性化する確率が高いと考えられている．

600 抗ヒスタミン薬　こうひすたみんやく
antihistamine drug, histamine antagonist

ヒスタミン作用を抑制する薬物．ヒスタミン受容体にはH_1～H_4まであるが，とくに，H_1受容体拮抗薬のことをさす．アレルギー性疾患に用いる．他の作用として，中枢神経抑制作用，抗嘔吐・めまい作用，筋固縮減少作用，抗コリン作用，局所麻酔作用などを有する．第一世代と第二世代とがあり，第二世代では中枢神経抑制作用と抗コリン作用が軽減されている．

601 抗不安薬　こうふあんやく
anxiolytic drug, anxiolytics

不安の治療に有効で，過剰な鎮静を起こさない用量で不安を減少させうる薬物を機能的に分類したものである．ほとんどがベンゾジアゼピン系かその類似化合物である．ベンゾジアゼピンはベンゾジアゼピン受容体に結合して，抑制系神経伝達物質であるGABAの塩素イオンチャンネルへのカップリング機能を促進して，神経細胞の鎮静にはたらく．その結果，大脳辺縁系の神経活動を抑制し，抗不安作用をもたらすとされる．

602 抗不整脈薬　こうふせいみゃくやく
antiarrhythmic agent

心筋の異常興奮を抑制することにより，不整脈の予防と治療に用いられる薬物．Naチャンネル抑制薬（上室期外収縮，心室期外収縮，上室頻拍，心室頻拍などに使用），β遮断薬（洞性頻脈，上室頻拍，心室頻拍，心室期外収縮，心房細動，心房粗動などに使用），Kチャンネル遮断薬（心室頻拍，心室細動，心房細動などに使用），Caチャンネル遮断薬（上室頻拍，心房細動，心房粗動などに使用）などがある．

603 抗プラスミン薬　こうぷらすみんやく
antifibrinolysin, antiplasmin

出血などにより生体内での線維素溶解系（線溶系）が亢進した状態にともなう出血傾向を抑制する薬物．プラスミノーゲンのプラスミンへの変換を抑制するとともに，プラスミン活性を阻害して，抗プラスミン作用を現す．イプシロンアミノカプロン酸，トラネキサム酸などがある．

604 誤嚥　ごえん
aspiration, mis-deglutition, accidental swallowing
〔類義語〕誤飲

口腔あるいは胃内容物を誤って気管，肺内に吸引すること．食べ物以外のものを誤って口から摂取する誤飲と区別する．

605 誤嚥性肺炎　　ごえんせいはいえん
aspiration pneumonia
〔同義語〕吸引肺炎，吸引性肺炎

胃・口腔の分泌物や食物などの外来性異物を誤嚥することにより起こる肺炎．食物やその残渣などの吸引による異物刺激や細菌感染，また胃液を誤嚥した場合には，低い pH による化学的な傷害が起こる．

606 Goldenhar 症候群　　ごーるでんはるしょうこうぐん
Goldenhar syndrome
〔同義語〕眼耳脊椎異形成症

1952 年に Goldenhar によって報告された先天性奇形で，①眼球結膜の類皮腫，②耳介奇形，③脊椎奇形，④前額部の突出，⑤小顎症，⑥頬骨の発育不全，⑦口唇裂をともなう．部分症もみられる．遺伝性は認められない．

607 Caldwell-Luc 法　　こーるどうぇる・らっくほう
Caldwell-Luc method
〔同義語〕Caldwell-Luc 上顎洞根治術

慢性上顎洞炎の根治的な手術法．犬歯窩からアプローチして上顎洞を開窓し，病的粘膜を剥離除去した後に，下鼻道側壁に開窓（対孔）を設置する．この際，梨状口縁の骨は保存する．

608 呼吸窮迫症候群　　こきゅうきゅうはくしょうこうぐん
respiratory distress syndrome
〔同義語〕RDS

新生児において，肺形成が未熟なためにサーファクタントが不足し，低酸素血症と換気不全をきたす疾患．肺胞の虚脱が起こり，陥没呼吸，多呼吸，チアノーゼなどの症状が発現する．

609 呼吸困難　　こきゅうこんなん
dyspnea, respiratory distress, respiratory difficulty

呼吸時の苦痛や不快感などの自覚的症状がみられる状態．過度な労作時には健康でも呼吸困難を生じるので，必ずしも特定の病的意味を有するわけではない．

610 呼吸停止　　こきゅうていし
respiratory arrest
〔同義語〕無呼吸

空気や麻酔ガスなど気体の肺への吸入および呼出が停止することをさす．意図的な息こらえとは区別する．

611 呼吸不全　　こきゅうふぜん
respiratory insufficiency, respiratory failure

肺における外呼吸，もしくは体内における内呼吸が生体の要求に応じきれなくなり，動脈血ガスが異常を呈し，そのために生体が正常な機能を営みえなくなった状態．臨床的には，室内気吸入時の動脈血酸素分圧が 60 mmHg 以下，炭酸ガス分圧が 50 mmHg 以上が呼吸不全の一応の診断基準である．しかし，一酸化炭素中毒，シアン中毒など原因により多様な病態を示すことがある．

612 国際疾病分類　　こくさいしっぺいぶんるい
International Classification of Disease
→ 疾病および関連保健問題の国際統計分類

613 コクサッキーウイルス　　こくさっきーういるす
Coxsackie virus

ピコルナウイルス科エンテロウイルス属に所属し，血清学的には A 群 1-24 型，B 群 1-6 型に分類される RNA ウイルスである．臨床的には，手足口病（A 群 16 型），疱疹性アンギナ（A 群 1, 2, 3, 4, 5, 6, 8, 10 型），麻痺（A 群 7, 9 型，B 群 3, 4, 5 型），無菌性髄膜炎（A 群 1, 4, 7, 9 型，B 群 1-6 型），新生児心筋炎（B 群 2, 3, 4 型），流行性筋痛症（B 群 1-5 型），発熱発疹（A 群 2, 4, 5, 9, 10, 16 型，B 群 4, 5 型），下痢（A 群 9 型，B 群 1, 2, 3, 5 型）などの原因となる．

614 黒毛舌　こくもうぜつ
black hairy tongue
〔同義語〕黒毛状舌

舌背が黒褐色に着色し，絨毛状の舌苔で覆われる病態をさす．自覚症状はない．黒色の色調は Bacillus subtilis var. niger から産生する色素によるといわれている．長期間にわたる口腔内の不衛生や，抗菌薬の内服などによる菌交代現象と関係していることがある．

615 Kostečka 法　こすてっかほう
Kostečka method

下顎骨骨切り術の一つである．下顎枝水平分割術であり，下顎枝を下顎孔と下顎切痕の間で水平に分割し，下顎を前後水平に移動する．

616 Costen 症候群　こすてんしょうこうぐん
Costen syndrome

米国の耳鼻科医 Costen が提唱した難聴，耳鳴りなどの耳の症状，副鼻腔の症状，側頭，後頭部痛，顎関節の圧痛，咽頭や舌の灼熱感などを呈する症候群．原因は臼歯部の欠損による低位咬合にともない関節頭が耳管や耳介側頭神経・鼓索神経を圧迫することとし，治療として咬合の挙上を推奨した．原因論が否定されたため，現在は症候群としては否定されているが，これらの症状に咬合が関与していることを示した点で意義深い．

617 骨移植術　こついしょくじゅつ
bone graft

形態と機能の回復を目的に骨を他所から必要とする部位へ移動することをさす．同一個体内で行われる移植を自家骨移植，同種の個体間での移植を同種骨移植，他種の個体間での移植を異種骨移植という．移植法によって有茎骨移植と遊離骨移植，移植骨質の差によって皮質骨移植，海綿骨移植に分類される．移動する骨片を移植片，受け入れる部位を移植床といい移植片には吸収，添加などの置換現象が起こり新生骨の母体となる役割を果たす．

618 骨鋭匙　こつえいひ
bone curette
〔類義語〕鋭匙

病的組織または異物などを掻爬除去するために用いる手術器具．おもに感染した骨や肉芽を掻爬するのに用いられる．匙状部，頸部，把柄部の3部からなり，匙状部はスプーン状の形態の鋭い刃となっており病的組織をすくい取るようにして除去する．スプーン状の刃の大きさはさまざまで，両端に匙状部がある両刀鋭匙や頸部に角度のついたものなどがある．

619 骨壊死　こつえし
osteonecrosis

骨が部分的に活性を失った状態をさす．骨折，放射線照射，ステロイド投与，局所感染などに継発する．ビスフォスフォネート投与に継発することもある．病理学的には，骨細胞は壊死に陥り，骨小腔が拡大する．時間が経過すると壊死した骨は腐骨となり，正常骨から分離する．

620 骨格性下顎前突症　こっかくせいかがくぜんとつしょう
skeletal mandibular protrusion, mandibular prognathism, skeletal progenia
〔類義語〕反対咬合，下顎前突症

上下顎前歯が逆被蓋を示す不正咬合のなかで，上顎骨の劣成長または下顎骨の過成長もしくはその両者による骨格的形態異常によるものがある．欧米人に比較して日本人では多い．

621 骨格性上顎前突症　こっかくせいじょうがくぜんとつしょう
skeletal maxillary protrusion, maxillary prognathism, skeletal prognathism
〔類義語〕上顎前突症

上顎骨全体が突出している不正咬合で，上顎骨の過成長，下顎の劣成長，これらの合併したものがある．成長期の治療では上顎骨の前方成長を抑制しながら下顎骨の成長を利用して上下顎骨の位置関係の改善をはかる．また，上顎大臼歯の遠心移動を行うことにより上顎前歯の舌側移動をはかる．矯正治療のみで改善できない場

合は手術によって上顎骨の後方移動や下顎骨の前方移動を併用する．

622 骨柩　こつきゅう
involucrum

骨細胞の死滅した腐骨の周囲に修復機転として形成された新生骨をさす．口腔領域では根尖病変の急性の悪化や骨折などが誘因となって生じる急性化膿性骨髄炎として発生する．急性化膿性骨髄炎によって生じた腐骨周囲は膿によって満たされており，その周囲の骨柩すなわち新生した骨組織には通常1〜数個の排膿路を形成し，外部の瘻孔と連絡する．

623 骨巨細胞腫　こつきょさいぼうしゅ
giant cell tumor of bone, osteoclastoma
〔同義語〕破骨細胞腫

多数の多核巨細胞を有する腫瘍で，長管骨の骨端部に好発し，顎骨中心性に発生することもある．20〜30歳の女性にやや多く，上下顎いずれにも発生し，下顎正中部と小臼歯部に多くみられる．顎骨が膨隆し，エックス線像では多房性骨吸収像を示し，皮質骨が吸収されることもある．多数の大きな多核巨細胞と紡錘形ないし楕円形の単核の間葉系細胞の増殖からなる．一般に良性腫瘍であるが，再発，転移，悪性化することもある．

624 骨切り術　こつきりじゅつ
osteotomy

口腔外科領域では，顎変形症など骨の変形や変位に対して骨鋸やノミなどを用いて骨を切離し，矯正位に再固定する手術をさす．顎変形症に対する顎矯正手術として，下顎枝矢状分割術，下顎枝垂直骨切り術，Le Fort I 型骨切り術が頻用されている．骨切り後の矯正位固定には，種々の材料（チタンプレート，スクリューなど）による内固定，あるいは創外固定装置を用いた外固定がなされる．また，口腔悪性腫瘍手術では，顎骨への浸潤度に応じて辺縁切除，部分切除，区域切除術，離断術の分類もある．

625 骨形成性エプーリス　こつけいせいえぷーりす
osteoplastic epulis
→エプーリス

626 骨形成線維腫　こつけいせいせんいしゅ
ossifying fibroma

骨組織形成をともなう線維腫性増殖物で，骨線維腫あるいは線維骨腫ともよばれた．一般に顎骨中心性に生じ，下顎に多い．徐々に発育して顎骨の膨隆をきたすが，周囲との骨質との境界は明らかである．エックス線的には内部に不規則な不透過像を示す単房性の透過像として認められる．組織学的には細胞成分に富んだ線維性組織のなかに種々の大きさ，形の骨組織形成がみられる．本腫瘍の由来は歯根膜に求められている．治療は，摘出．線維性骨異形成症との鑑別が重要である．

627 骨形成タンパク　こつけいせいたんぱく
bone morphogenetic protein
〔同義語〕BMP，骨誘導因子

骨芽細胞の分化を促進し，内軟骨性骨形成を誘導するサイトカインである．現在ではBMP-1からBMP-8までが知られている．内軟骨性骨形成に関与する軟骨細胞や骨芽細胞の増殖および分化に重要な役割を果たす．骨，血管，腎臓の異常を治療するうえで将来有望な信号タンパク質の遺伝子ファミリーであり，トランスフォーミング増殖因子β（TGF-β）スーパーファミリーに属している．この遺伝子群は胎児の発育に重要である．

628 骨形成不全症　こつけいせいふぜんしょう
osteogenesis imperfecta
〔類義語〕骨脆弱症

コラーゲン形成異常により全身骨の脆弱性，歯の形成異常，青色強膜，難聴など多彩な症状をきたす疾患．常染色体優勢遺伝と劣勢遺伝形式をとるものがある．現在は4型に分類されている．骨におけるコラーゲンの形成異常により，

骨皮質が薄く，骨梁形成も不良で，骨折を起こしやすい．また，骨折部の化骨形成も異常である．口腔内では歯の異常，萌出異常，歯列不正などがみられる．

629 骨結紮法　こつけっさつほう
interosseous wiring

骨折に対する観血的整復固定法である．顎間固定のみでは不十分で，整復後に骨片の変位を防止するために骨片を金属線で縫合する方法で，開放創や切開を用いて両骨折断端付近に孔を設け，金属線を通して結紮する．手技は比較的簡便であるが，術後金属線のゆるみが生じるため，顎間固定が必要不可欠である．

630 骨硬化症　こつこうかしょう
osteosclerosis

骨質が骨髄腔に増加または緻密化する疾患である．骨皮質は厚くなり，または骨梁が密となり，Havers管も狭小化する．骨髄腔は狭くなり，さらには閉鎖することもある．エックス線所見としては局所的に生じる場合は不規則な骨陰影の増強があるが，全身的に生じる場合には，骨皮質と骨髄腔の区別がなくなって一様な骨陰影となる．

631 骨再生誘導法　こつさいせいゆうどうほう
guided bone regeneration
〔同義語〕GBR

ある種の機械的バリアを用いて骨欠損部を物理的に密封し，骨組織の再生を誘導する方法をさす．バリアとなる膜は軟組織の骨欠損部への侵入を排除し，骨形成細胞がそのスペースを満たすことによって新生骨が形成される．自家骨の他にハイドロキシアパタイトやβ-TCPなどのリン酸カルシウム系の人工骨が併用されることも多い．

632 骨腫　こつしゅ
osteoma

骨組織の増殖からなる良性腫瘍である．骨膜側に発生し骨面より突出して結節状，塊状の腫瘤をつくる周辺性骨腫（口蓋隆起，下顎隆起など）と骨髄中に発生し徐々に骨を膨隆させる中心性骨腫に分類される．発育は緩慢で無症状，中年以降に多く，犬歯窩，硬口蓋，上顎洞，下顎角部，下顎下縁，オトガイ孔部に好発する．ガードナー症候群では，顎骨に多発性骨腫をともなう．治療としては外科的に切除されるが，障害がなければ放置し，経過観察も可能である．

633 骨シンチグラフィ　こつしんちぐらふぃ
bone scintigraphy
〔類義語〕骨シンチグラム

核医学検査の一つである．^{99m}Tc-methylene diphosphonate（^{99m}Tc-MDP），^{99m}Tc-hydroxy methylene diphosphonate（^{99m}Tc-HMDP）などの^{99m}リン酸化合物を静注し，2～4時間後に撮像する．^{99m}リン酸化合物が化学的吸着によって骨のハイドロキシアパタイト結晶に選択的に集積する．集積は骨の血流，骨代謝，毛細血管や膜の透過性に影響され，骨腫瘍，骨折，骨髄炎などの診断に有用である．

634 骨髄異形成症候群　こつずいいけいせいしょうこうぐん
myelodysplastic syndrome
〔同義語〕MDS

単クローン性造血幹細胞の遺伝子異常により，赤血球，白血球，血小板のいずれかもしくはすべての血球系統においてその分化過程に障害を生じる症候群をさす．末梢血では血球減少を示す一方，骨髄は成熟過程の血球形態が異形成を呈する．初期症状としては貧血症状や出血症状がみられ，進行すると日和見感染症をも併発しやすくなる．合併症として白血病への移行が重要である．保存的治療として成分輸血とサイトカイン療法があげられる．近年では同種造血幹細胞移植も行われる．

635 骨髄移植　こつずいいしょく
bone marrow transplantation, bone marrow transfusion

白血病や再生不良性貧血などの病気によって，

正常な造血機能が失われた場合に骨髄幹細胞を正常な骨髄幹細胞と入れ替える治療法である．一卵性双生児をドナーとする同系骨髄移植，自家骨髄移植，他人をドナーとする同種骨髄移植がある．同種骨髄移植では移植片対宿主病 graft versus host disease（GVHD）を予防するため白血球型（HLA型）の一致したドナーを選ぶ．移植前後の口腔衛生管理は重要である．

636 骨髄腫　こつずいしゅ
myeloma
〔類義語〕多発性骨髄腫，形質細胞腫

骨髄中で形質細胞が腫瘍化して増殖した造血器腫瘍．複数の病変を起こすことが多く，多発性骨髄腫と診断される．骨髄以外の病変は髄外性形質細胞腫とよばれる．骨皮質が薄くなり骨粗鬆症を呈する．口腔では下顎骨の臼歯部より後方に好発する．有痛性の骨膨瘤として初発することが多い．進行すると病的骨折や潰瘍形成がみられる．頭蓋骨の多発性円形骨吸収像（打ち抜き像 punched-out appearance）が特徴的である．骨髄穿刺による染色標本から形質細胞の増殖により診断する．その他に高血中カルシウム，腎不全，貧血，高γグロブリン血症を呈する．特有の免疫グロブリンを産生し，尿中に免疫グロブリン（ベンス・ジョーンズタンパク質）が認められる．治療として化学療法が行われる．多発性のものはきわめて難治性である．

637 骨性異形成症　こつせいいけいせいしょう
osseous dysplasia

顎骨の有歯体部に異形成的な骨様ないしセメント質様の硬組織を形成する疾患である．2005年 WHO 分類では良性腫瘍のなかの骨関連病変 bone-related lesions に属す．根尖に連なる数 mm から 1 cm 大の根尖性セメント質異形成症（根尖性骨異形成症）と不定形の不透過像で，ときには顎骨全体に達する開花性セメント質骨異形成症（開花状骨異形成症）が知られている．30代以降の女性に好発する．感染をきたした場合には摘出が必要となる．

638 骨性癒着歯　こつせいゆちゃくし
ankylosed tooth

歯根が歯槽骨と骨で癒着している歯．歯への圧迫や化学的刺激などにより歯根膜が壊死に陥り，歯槽骨とセメント質が同時に吸収を受け，その後新生された骨組織により強直を起こす．残根や埋伏歯などでは高度のセメント質増殖をきたし骨組織に置換されることもある．また再植歯や移植歯ではセメント質の吸収は起こらずに歯槽骨の増殖によってセメント質と骨性癒着をきたすこともある．このような歯根はやがて吸収される．

639 骨接合術　こつせつごうじゅつ
osteosynthesis
〔類義語〕観血的整復固定術

骨折部を整復し，固定する骨折手術療法の総称である．固定法にはプレート固定法，ワイヤー固定法，スクリュー固定法，髄内釘固定法，創外固定法などがある．

640 骨切除術　こつせつじょじゅつ
ostectomy, osteoectomy

骨腫瘍や骨嚢胞，腐骨などの疾患のために骨を切断して除去する手術方法．顎骨の切除範囲によって区域切除，辺縁切除などがに分類される．顎関節症や下顎肥大などに対する関節突起切除術，筋突起過長症に対する筋突起切除術，歯槽骨整形術，下顎隆起切除術などが知られている．

641 骨穿孔開窓法　こつせんこうかいそうほう
artificial fistulation, trephination

下顎骨骨髄炎の急性期に骨の内圧と疼痛を緩和する目的で，ドリルや骨ノミなどを用いて骨皮質に穴を開けて化膿巣を開放し，減圧あるいは排膿させる方法．

642 骨粗鬆症　こつそしょうしょう
osteoporosis
〔同義語〕骨多孔症

骨密度の減少と骨組織の微細構造の破綻によって骨折の危険性が増加する全身性の骨疾患であ

る．加齢による老人性骨粗鬆症，女性特有の閉経後性骨粗鬆症，長期ステロイド療法を行った場合にみられるステロイド性骨粗鬆症の3種類に大別され，その他ホルモン療法や免疫抑制剤によるものなどが知られている．近年，代表的治療薬として知られるビスフォスフォネート系薬剤による顎骨壊死が報告されている．

643 骨中心性血管腫　こつちゅうしんせいけっかんしゅ
central hemangioma of bone

骨内から発生したまれな血管腫．増大すると骨破壊，歯の動揺をきたすことがある．蜂巣状や不規則小球状のエックス線像を呈し，組織的には毛細管血管腫，海綿状血管腫が多い．試験切除は出血をきたすので穿刺吸引に留める．外科的切除に際しては，カテーテル塞栓法なども考慮する．脈瘤性骨嚢胞 aneurysmal bone cyst との鑑別を要す．

644 骨釘　こつてい
bone peg

骨移植の際に用いる移植骨自体を釘の形態にして骨を固定する機能をもたせたもの，または骨片や骨軟骨片を固定するために，移植片以外に自家骨（皮質骨）を採取して針状に作成したものをさす．骨釘は体のなかで骨と置換する利点があるが，形状も大きさも一定せず，針状であるために固定力も弱いという欠点がある．広義には骨固定に用いる金属製やセラミック製の針状物やねじを骨釘 skeletal pin とよぶこともある．

645 骨釘固定法　こつていこていほう
skeletal pin fixation

骨釘 bone peg を用いて骨折片，剥離骨や移植骨を固定する手術方法．骨折の他には肘や膝の離断性骨軟骨炎で頻用される固定法である．広義には骨以外の金属製やセラミック製の骨釘 skeletal pin による骨固定にも用いる．キルシュナー鋼線固定法のように骨釘だけで固定をはかる方法や，ロジャー・アンダーソン法のように2本以上の骨釘を骨に刺入して口外杆で固定する方法がある．

646 骨内インプラント　こつないいんぷらんと
endosseous implant

歯槽骨および顎骨内に埋入した歯科インプラントである．他には骨膜と歯槽骨の間に埋入固定する骨膜下インプラントや歯内骨内インプラントなどがある．ブレードタイプやシリンダータイプのものもあるが，近年ではチタン製のスクリュータイプが主流で，表面処理の工夫により，強固なオッセオインテグレーションを獲得できるようになっている．

647 骨軟骨異栄養症　こつなんこついえいようしょう
osteochondrodystrophy

➡ 骨軟骨異形成症

648 骨軟骨異形成症　こつなんこついけいせいしょう
osteochondrodysplasia, osteochondrodystrophy

〔同義語〕骨軟骨異栄養症

骨軟骨の成長と発生の異常を示す疾患の総称．代表的な疾患に軟骨無形成症（achondroplasia），骨形成不全症（osteogenesis imperfecta）がある．体幹短縮型の低身長症で，4，5歳以降に脊椎の後彎，X脚，関節変形，頭蓋底部の未発達，前額部突出，鞍鼻を呈する内軟骨性骨化障害である．遺伝性疾患であるが，突然変異でも発症する．成長ホルモン治療が行われる．

649 骨軟骨移植　こつなんこついしょく
osteochondral graft

軟骨および軟骨下骨を一体として移植する方法．口腔外科領域では顎関節におもに用いられ，骨折・腫瘍・強直症などの手術で生じた下顎頭の欠損に対して肋軟骨と肋骨を移植する方法がある．軟骨が関節面を形成し，下骨部を下顎枝部に固定する．術後は移植軟骨の成長による変形に注意が必要である．

650 骨軟骨腫　こつなんこつしゅ
osteochondroma
〔類義語〕骨軟骨性外骨症

骨性隆起と硝子様軟骨帽に覆われ，軟骨内骨化機転により発育する良性骨腫瘍．骨の表面に生じる無痛性の限局性膨隆として比較的若年層の四肢長骨に好発する．口腔領域は少ないが，顎骨では関節突起・筋突起の報告がみられ，関節突起部は青年期女性，筋突起は壮年期男性で多い．顔面非対称や咬合の障害をきたすと外科的切除を要する．本症の悪性化と軟骨肉腫との鑑別に留意を要する．

651 骨肉腫　こつにくしゅ
osteosarcoma
〔類義語〕骨原性肉腫

骨に原発し，類骨ないし骨組織を形成する肉腫で骨原性悪性腫瘍のなかでは骨髄腫に並びもっとも多い．通常，骨髄内から発現する中心性骨肉腫であるが，まれに骨膜性骨肉腫，傍骨性骨肉腫，骨外性骨肉腫もある．性差は男性にやや多く，好発年齢は10〜40歳が約80%を占める．好発部位は大腿骨および脛骨で，顎骨に発生するものはわが国では骨原性肉腫の1.6%と報告されている．肉眼的には膨隆型が大多数で，触診では骨様硬または軟骨様硬を呈する．罹患骨表面に sun-ray appearance とよばれるエックス線像をみることがある．厳重な集学的治療を要する．

652 骨膜炎　こつまくえん
periostitis

外骨膜の炎症の総称．隣在の病巣から直接，あるいは血行性，ときにリンパ行性に細菌感染をきたして起こる．患部の腫脹・疼痛・発熱などの強い炎症々状があり，口腔領域ではおもに歯性感染からの波及である．原因除去がなされず慢性に移行すると反応性骨添加をみる Garré 骨髄炎をきたすことがある．急性期には強力な抗菌薬療法，必要ならドレナージなどの消炎手術を行い，全身状態によっては蜂窩織炎など重症化への注意も要する．

653 骨膜下注射　こつまくかちゅうしゃ
subperiosteal injection

歯科領域で一般的な浸潤麻酔法．刺入点は歯肉頬移行部に近い固有歯肉で，骨膜を通過し骨表面まで針先を到達させ，ここに薬液を注入し骨小孔から骨髄内への浸透をはかる．比較的強い圧を要する．

654 骨膜下膿瘍　こつまくかのうよう
subperiosteal abscess

化膿性炎症が骨膜下に波及し，膿瘍を形成した病態をいう．口腔領域では下顎歯肉頬移行部が多い．智歯周囲炎・抜歯後感染・根尖膿瘍などが骨髄内に拡大し，歯槽骨を横断して皮質骨を穿孔，骨膜下に達して膿瘍を形成する．原因歯を中心に粘膜の発赤・波動を触れる腫脹・疼痛があり，自潰して症状はいったん軽快する．抗菌薬と原因の除去を要する．

655 骨膜剥離子　こつまくはくりし
periosteum elevator, periosteum raspatory
〔類義語〕骨膜起子

骨手術で骨膜を剥離，あるいは削り取るときに用いる尖端が鋭利でへら状の外科用器具．

656 骨膜反応　こつまくはんのう
periosteal reaction

画像診断においてみる外骨膜下の骨新生像．骨髄炎・外傷・腫瘍などで，血腫や滲出現象により骨膜が皮質骨から剥離挙上され，その骨膜直下に幼弱な新生骨（骨棘）が骨面に対し垂直方向に添加，エックス線的に微細線維状の像をみる．骨肉腫の sun-ray appearance, Ewing 肉腫の onion-skin appearance, Codman 三角などが知られており，病変の良悪や病勢を知る手掛かりとする．

657 骨癒合不全　こつゆごうふぜん
nonunion
〔類義語〕偽関節

骨折端の骨性治癒機転が停止したものである．骨折端が線維性結合で可動性を有すると偽関節

という．原因は，不完全な固定・局所の感染・骨折端の離開・異物や軟組織の介在・他の顎骨病変など．骨折部軟組織の高度損傷や，極端な低栄養・高齢・妊娠・内分泌系疾患などの全身的背景も骨性治癒に影響する．

658 骨隆起　こつりゅうき
torus
〔類義語〕外骨症，口蓋隆起，下顎隆起

顎骨に生じた緻密な層板骨よりなる周辺性の骨増殖をさす．口腔領域では，口蓋正中縫合部に多く，口蓋隆起とよばれ女性にやや多い．ついで，下顎骨内側に多く，下顎隆起あるいは舌側隆起とよばれる．その他の歯槽骨にも生じる．非腫瘍性の骨増殖であることが明らかで，病的意義はないが，歯の欠損により義歯が必要になる場合には，外科的切除を要することがある．

659 骨ろう　こつろう
bone wax
〔同義語〕止血蝋，ボーンワックス

蜜ろうを主成分とする非吸収性骨髄止血剤で，骨断端からの止血に用いる．骨治癒の阻害や異物となり，異物性肉芽腫や感染源になることがある．

660 固定薬疹　こていやくしん
fixed drug eruption

同一薬剤で同一部位に生じる薬疹である．ある薬剤に感作されると，期間をおいてふたたび投与されるたびに，体の同じ部位に薬疹を生じる．かつて，ピラゾロン系薬剤・サルファ剤・バルビタール・テトラサイクリンなどに多かったが，近年，これら薬剤の使用頻度が減り本症の発現も減少した．しかし，最近の非ステロイド性抗炎症薬（NSAIDs）や抗菌薬などでも起こり得る．

661 Koplik 斑　こぷりっくはん
Koplik spot
〔類義語〕Koplik's 微候

麻疹の初期（前駆期～カタル期），皮疹の2日ほど前から頬粘膜に出現する灰白色の小斑点．粟粒大ないしそれ以下で，周囲に紅暈をともない境界は明瞭である．通常，両側性で，数個から数十個出現するが発疹期に消退する．90％前後の出現率で麻疹の早期診断上，重要である．

662 ゴム腫　ごむしゅ
gumma
〔同義語〕梅毒性ゴム腫

梅毒第三期にみられる肉芽組織に類似した組織からなる軟性ゴム様の腫瘤．第三期梅毒の初期には皮膚に表在性の小結節性ゴム腫が，後期には深在性の大結節性ゴム腫が現れる．口腔では軟口蓋にもっとも多く，ついで硬口蓋・舌などに発現．大きさは米粒大から鶏卵大まで，1個から複数個が集簇することもあり，口蓋では自潰して穿孔をきたすこともある．

663 コルチコステロイド　こるちこすてろいど
corticosteroid
〔同義語〕コルチコイド

副腎皮質ホルモンと合成ステロイドホルモンをさす．糖質コルチコイドと鉱質コルチコイドに大別され，前者は糖・タンパク・脂質代謝に影響を与え，炎症を抑制する（コルチゾール，コルチコステロン）．後者は腎のNa吸収を促進し，水・電解質代謝を調整する他，血管透過性を亢進させ，炎症に促進的に作用する（アルドステロン）．これら天然のものの他，合成されたもの（プレドニゾロン・トリアムシノロン・デキサメタゾン・ベタメタゾンなど）もさす．

664 Cornelia de Lange 症候群　こるねりあでらんげしょうこうぐん
Cornelia de Lange syndrome

生下時低体重（2,500g以下），精神発達遅滞，成長発育の遅延，特有の顔貌（多毛・眉毛癒合・長い睫毛・眼瞼下垂・小さく上向きの鼻・長い人中・薄い口唇・口角下垂など）を特徴とする先天異常である．口腔領域では，小顎症，高口蓋，口蓋裂，歯の欠損・萌出遅延などをみることがある．

665 コレステリン結晶　これすてりんけっしょう
cholesterin crystals

動物脂肪の不鹸化物質で，口腔領域では種々の嚢胞内容液中に微細な光輝ある結晶としてしばしば肉眼的にみられ，組織学的にも嚢胞壁のなかに針状構造としてみることがある．

666 根尖性歯周炎　こんせんせいししゅうえん
apical periodontitis
〔同義語〕慢性根尖性歯周炎

根尖部歯周組織の炎症．多くは，齲蝕に継発した感染根管からの細菌学的・化学的傷害物質が根尖孔を通し根尖部歯根膜に波及して起こる．ときに，歯に対する外傷性の外力，または血行性の感染によって生じることもある．急性の場合は歯槽膿瘍や顎炎をきたし，慢性に経過すると瘻孔形成，歯根肉芽腫，歯根嚢胞の原因となり得る．

667 根尖性セメント質異形成症　こんせんせいせめんとしついけいせいしょう
periapical cemental dysplasia
〔同義語〕根尖性骨異形成症

顎骨内根尖近傍にできる非歯原性，非骨原性腫瘍で，セメント質様の硬組織がみられる．セメント・骨異形成症の一つで，他にflorid型セメント・骨異形成症（巨大型セメント質腫），家族性多発性セメント質腫がある．組織学的所見は，初期には線維性組織の増生からなり，経過とともに種々の形態の二次セメント質様硬組織が形成される．

668 根尖搔爬法　こんせんそうはほう
apicocurettage

外科的に歯の根尖を露出させ，根尖部を搔爬する術式．適応は①根管治療のみでは治癒不可能な根尖病巣がある，②根尖に大きく突出した根管充填剤の除去，③歯根端切除をすると歯冠歯根比率が不良になる歯である．

669 根側性歯根嚢胞　こんそくせいしこんのうほう
lateral radicular cyst
〔同義語〕歯根側嚢胞
〔類義語〕根側嚢胞，歯周嚢胞

萌出歯の側方に形成される嚢胞をさす．歯髄側枝からの炎症や歯周炎が原因となり，最初無症状で大きくなると歯槽骨の膨隆が認められる．エックス線所見は根側に比較的境界明瞭な透過像が認められる．治療方法は嚢胞摘出と抜歯，または歯根端切除術である．

670 根治的頸部郭清術　こんちてきけいぶかくせいじゅつ
radical neck dissection
〔同義語〕全頸部郭清術，RND
〔類義語〕根治的頸部郭清術変法，MRND

悪性腫瘍の頸部リンパ節転移に対する術式をさす．選択的（部分的）頸部郭清術に対応する用語である．手術目的は，転移リンパ節の完全切除および，頸部リンパ流路の完全な遮断である．オトガイ下・顎下を含む頸部リンパ節を，胸鎖乳突筋，副神経，内頸静脈を含めて，総・内頸動脈，迷走・横隔・舌下神経を除く深頸筋膜深層から浅側の筋肉・脂肪組織などの組織を一塊として切除する方法である．副神経，内頸静脈，胸鎖乳突筋の少なくとも一つを温存する場合には，機能的頸部郭清術，根治的頸部郭清術変法とも表現される．

671 コンピュータ断層撮影法　こんぴゅーただんそうさつえいほう
computed tomography, computerized tomography
〔同義語〕CT
〔類義語〕顎関節エックス線コンピュータ断層撮影法

細いエックス線束を被写体に対し360°方向から投射しながら，管球と検出器が被写体を中心に対峙して回転し，被写体を透過してきたエックス線を刻々検出器で受けて，被写体による吸収の割合をデータとして記録し，コンピュータ

により映像化するシステムである．腫瘍，囊胞，炎症，外傷など適用は広く，多用されている．また，三次元再構成による外傷の診断，腫瘍範囲の三次元的観察，手術のシミュレーションなどにも利用される．

672 梱包療法　こんぽうりょうほう
multiple suture technique

病変への輸入血管を結紮して血行を停止する治療法．病変周囲の健常組織を縫合糸にて結紮し，病変全体を梱包することにより病変を壊死させる．また，摘出や冷凍外科療法における術中の出血量の減少を目的に，補助的手段として用いることもある．

さ

673 サージカルパック　さーじかるぱっく
surgical pack

歯科用歯肉包帯材であり，成分は，酸化亜鉛とチョウジ油である．止血または創部保護の目的で用いられる．

674 サーモグラフィ　さーもぐらふぃ
thermography

人体から放出される赤外線を体外で測定し，熱分布を図として表した画像のことであり，体内の血流の状態などを把握できる．血行障害・代謝異常，乳房腫瘍，表在性腫瘍，転移腫瘍の発見と悪性度の判定などへの応用が考えられている．

675 細管状腺腫　さいかんじょうせんしゅ
canalicular adenoma

唾液腺良性腫瘍（腺腫）の一つである．多くは50歳以上の上口唇腺に生じる．病理組織所見では，実質が管状構造を呈し，導管上皮細胞に類する立方形〜円柱形の腫瘍細胞が，2層性に配列して管腔を形成する．被膜の有無は症例により異なっており，時折，多病巣を示す症例もある．腫瘍摘出に際してはこの点を注意する必要がある．

676 細菌性ショック　さいきんせいしょっく
bacterial shock
→ ショック

677 再建手術　さいけんしゅじゅつ
reconstructive operation
〔同義語〕再建術

基本的には，身体の他の部分から，血流のよい組織を移植し，欠損部の形態を回復することをさす．方法としては，血流を維持したまま組織を移動させる有茎皮弁手術と，いったん血管を切離して，頸部の血管と吻合する遊離皮弁手術がある．また，自分の組織だけでなく，人工物も再建に用いられる．

678 最小発育阻止濃度　さいしょうはついくそしのうど
minimum inhibitory concentration
〔同義語〕MIC

ある薬剤が微生物の発育を阻止する際のもっとも低い薬剤濃度（$\mu g/mL$）のことである．発育阻止効果を，試験管内でテストする場合に，その微生物の発育に適した培地に，調べようとする薬剤の段階的濃度を含有させ，それぞれの培地にその菌浮遊液を接種する．培養後，その菌発育を観察し，発育の阻止された薬剤濃度を求める．

679 再植術　さいしょくじゅつ
replantation
〔類義語〕再移植術

傷害により生体組織の一部が脱落した場合，脱落組織片を従来あった位置に戻し，組織片の生着をはかろうとする術式をいう．

680 再生治療　さいせいちりょう
regeneration therapy
〔同義語〕再生療法

人体の組織で，胎児期にしか形成されず，その組織が欠損した場合，再度生えてくることのな

い組織の機能回復を目的とする治療である．歯周組織再生とは，歯根膜組織と骨を再生する治療であり，方法としては，GTR法やエムドゲインを使った治療法などがある．現在は，クローン動物作製，臓器培養，多能性幹細胞（ES細胞）の利用，人工多能性幹細胞（iPS細胞），自己組織誘導などが研究されている．

681 再生不良性貧血　　さいせいふりょうせいひんけつ
aplastic anemia

骨髄での造血の低下により，赤血球，白血球，血小板が減少する疾患である．病因は不明だが，免疫学的機序にもとづく造血幹細胞の障害によるものと考えられている．貧血は正色素性，正球性ないし大球性であり，肝炎，発作性夜間血色素尿症，白血病などの疾患と関連が深い．治療は，対症的に輸血が行われる他，タンパク同化ホルモン，副腎皮質ホルモンなどが投与されているが，難治例も多い．骨髄移植や抗免疫療法も行われている．

682 サイトメガロウイルス　　さいとめがろういるす
cytomegalovirus
〔類義語〕巨細胞封入体症

ヘルペスウイルス科のDNAウイルスの一つで，多臓器感染を生じる．感染は産道や母乳を介して生じるが，大多数は不顕性感染である．感染が生じた場合，宿主細胞は巨大化を起こし，核内・細胞質内封入体を有するようになる．実際の症状としては，不快感，頭痛，咽頭痛，顎下・頸部リンパ節の腫脹や耳下腺などの腫脹が生じる．

683 鰓嚢胞　　さいのうほう
branchial cyst
〔同義語〕リンパ上皮性嚢胞，鰓原性嚢胞，側頸嚢胞

胎生期の鰓弓または鰓弓より形成される頸洞に起因するとされる嚢胞．胎生期の頸部リンパ節内に迷入した腺上皮が嚢胞化したとする説もある．頻度はまれで，好発部位は胸鎖乳突筋前縁で下顎角下方，胸鎖乳突筋の下部で内頸静脈部に多い．好発年齢は20〜40歳代に多く，性差は明らかでない．側頸部の無痛性で，軟らかい境界明瞭な可動性の腫瘤として認め，深在性では嗄声や呼吸困難を生じることがあり，ときに癌化する．治療は，外科的摘出を行う．

684 再発性アフタ性口内炎　　さいはつせいあふたせいこうないえん
recurrent aphthous stomatitis
➡ 慢性再発性アフタ

685 再発性耳下腺炎　　さいはつせいじかせんえん
recurrent parotitis
〔同義語〕反復性耳下腺炎

小児期に多くみられ，反復性に腫脹を繰り返す耳下腺の炎症．片側または両側の耳下腺腫脹で，3〜7日間継続する．導管開口部に発赤，排膿を認める．耳下腺炎の原因としては上行性の細菌感染である．耳下腺の炎症症状を繰り返す頻度は1か月おき，6か月おきなどさまざまである．急性症状を示すときは抗菌薬の投与を行う．また，日常のマッサージなどにより唾液の流出を促進させる．年齢が増すにつれ発症頻度は減少する．

686 細胞診　　さいぼうしん
cytodiagnosis
〔類義語〕塗抹細胞診，パパニコロー（染色）法

採取した細胞の塗抹標本により細胞学的に診断する検査法である．口腔領域では悪性腫瘍の細胞学的診断法として用いられる．パパニコローの分類，クラスⅠ：異型・異常細胞を認めない（陰性），クラスⅡ：異型細胞を認めるが悪性の疑わしい細胞を認めない（陰性），クラスⅢ：細胞学的に悪性が疑われるが判定できない（偽陽性），クラスⅣ：悪性が強く疑われる異型細胞を認める（陽性），クラスⅤ：細胞学的に悪性と判断する細胞が存在する（陽性）

687 細網肉腫　さいもうにくしゅ
reticulosarcoma, reticulum cell sarcoma
〔類義語〕悪性リンパ腫，非ホジキン型リンパ腫

細網細胞または組織球に由来する肉腫とされていたもので，現在はリンパ球系の腫瘍である悪性リンパ腫のうち非ホジキンリンパ腫の一部とされている．頸部リンパ節に初発することが多く，口腔では軟口蓋，咽頭から生じる．中年者に多くみられる．

688 錯角化症　さくかくかしょう
parakeratosis
〔類義語〕不全角化

正常角化では角質細胞は核を消失するが，錯角化は角質細胞に核が残存し，角化が不完全な病的角化をさす．表皮の角質形成異常には過角化症と錯角化症があり，顆粒層の減少，消失をともなう．表皮では乾癬の病理組織でよくみられる．

689 鎖骨頭蓋異骨症　さこつとうがいいこつしょう
cleidocranial dysostosis
〔同義語〕鎖骨頭蓋骨異形成症，鎖骨頭蓋骨形成不全症，頭蓋鎖骨形成不全症

鎖骨および頭蓋骨の形成不全を呈する先天性骨系統疾患である．①鎖骨欠損または形成不全（両側性または片側性），②頭蓋骨形成不全，③歯の形成不全，④常染色体性優性遺伝（常染色体性劣性遺伝，孤発例もみられる）の4特徴をもつ．上顎骨にも成長異常が現れる．胸の前で両肩を接近させることができるのが特徴．知能障害はなく，生命予後も健者と同様である．染色体6q21に位置する骨形成転写因子CBFA1 (core-binding factor A1)の異常による．

690 挫傷　ざしょう
contusion, bruise
〔類義語〕挫創

鈍的外力により組織が挫滅を受けた状態．皮膚，粘膜の断裂をともなう場合は挫創という．挫滅創の挫滅組織除去術は固着した汚染組織，出血しない壊死組織をハサミ，メスなどで切除去する．挫滅組織除去術はフランス語由来のデブリードマンということが多い．皮膚，口腔粘膜など表在性の挫傷以外に頭蓋挫傷，胸腔内挫傷，腹腔内臓器の挫傷なども多発外傷などでは認められることがある．

691 擦過傷　さっかしょう
excoriation, abrasion
〔同義語〕表皮剥離，擦り傷，擦過創

機械的損傷により表皮のみが剥脱され，真皮が露出した状態．擦過傷は異物が傷口に付着し，感染源となることが多いため，創を洗浄する．アルギン酸被覆材のような創部を乾燥させない湿潤療法も行われている．

692 皿状形成術　さらじょうけいせいじゅつ
saucerization
〔同義語〕杯状形成術

下顎骨骨髄炎に対する手術の一つ．他に掻爬術，穿孔，皮質骨除去術，下顎骨部分切除術があり，病巣の除去，病変部の血行動態改善のために行われる．本法は骨髄周囲の骨を削除し，減圧，腐骨除去を行うことを目的として，骨面から血液が確認できるまで頬側皮質骨を除去する．頬側の皮質骨を含め病巣部を皿状に形成することから皿状形成術といわれている．

693 サルコイドーシス　さるこいどーしす
sarcoidosis
〔類義語〕ベック病，ベック類肉腫，ベニエー・ベック・シャウマン病

原因不明の慢性全身性肉芽腫形成疾患で，20歳前半に好発する．確定診断は臨床症状，胸部エックス線所見および2カ所以上の臓器で非乾酪性類上皮細胞肉芽腫を認めるか，Kveim反応陽性．おもな症状としては，両側肺門リンパ節腫脹，肺野病変，皮膚病変（結節性紅斑，皮膚サルコイド，瘢痕浸潤），眼病変（肉芽腫性前部ぶどう膜炎など），表在リンパ節の無痛

性腫脹，その他，耳下腺腫脹などの唾液腺病変などがある．肉芽形成の抑制にステロイド薬が有効である．

694 酸塩基平衡　さんえんきへいこう
acid-base balance, acid-base equilibrium

血液，体液の水素イオン濃度の恒常性を維持する機構．血液のpHは哺乳類では7.4から±0.2以上は変動しない．酸塩基平衡異常は血液のpHが7.4から外れる状態．pHの低下をアシドーシス，上昇をアルカローシスという．酸塩基平衡の調節はおもには呼吸による二酸化炭素の排出と腎による塩基と不揮発性酸の分泌により行われる．呼吸性アルカローシス・アシドーシス，代謝性（非呼吸性）アルカローシス・アシドーシスの2つの型に分けられる．

695 三角弁法　さんかくべんほう
triangular flap method
〔類義語〕Tennison-Randall法

口唇形成術の一つ．口唇形成術は直線状切開法，四角弁法，三角弁法，Millard法および合併法としてSkoog法，丹下法，鬼塚法などがある．三角弁法はTennisonがZ型にワイヤーを曲げ被裂縁にあて，切開をするものであった．1959年にRandallが計測にもとづく三角弁法を報告した．両者の名前からTennison-Randall法ともいわれる．四角弁法に比べると組織の切除は少ないが，四角弁法の欠点と同様にCupid's bowの下降が起こりやすく，外鼻の変形が残りやすい．

696 酸化セルロース　さんかせるろーす
oxidized cellulose
〔類義語〕吸収性止血剤

吸収性止血剤の一つで，各種手術時の止血および創腔充填に用いる．血液と接触し出血表面に密着，膨張して止血作用を現すが，縫合，結紮などの止血処置に代わるものではなく，縫合，結紮などの止血処置が必要な創では，止血処置をまず行う．吸収されるために除去する必要はない．併用注意として局所止血剤（トロンビン）と併用すると止血効果が低下することがある．

697 三環系抗うつ薬　さんかんけいこううつやく
tricyclic antidepressant
〔類義語〕四環系抗うつ薬，SSRI

化学構造としてベンゼン環を両端に含む環状構造が3つあることを特徴とする抗うつ薬で，第1世代，第2世代抗うつ薬に分類される．うつ病ではノルアドレナリン，セロトニンなどの神経伝達物質が通常より不足するが，三環系抗うつ薬はこれらの神経伝達物質に関与する神経細胞受容体に作用し，ノルアドレナリン，セロトニンの吸収を阻害し，遊離するセロトニン，ノルアドレナリンを増加させる．

698 暫間固定法　ざんかんこていほう
temporary fixation

外傷，炎症などにより動揺している歯に対し，一時的に連結固定して保存をはかる方法．歯冠をレジン連続冠固定法，線結紮法およびエナメルボンドシステムにより隣接する歯などと連結し，歯の支持組織の負担を軽減し，歯槽骨の吸収を防止して，その再生治癒を促進させる．

699 残根　ざんこん
remaining root

歯冠が崩壊，脱落し，歯根のみが残存した状態．通常は抜歯が適応であるが，外科的，矯正的に保存を試みる治療法もある．視診，エックス線診断により，齲蝕の状態，歯根の状態，根尖部歯周組織および骨状態により感染根管治療か抜歯するかを判断する．

700 三叉神経痙攣　さんさしんけいけいれん
spasm of trigeminal nerve, spasmus of trigeminal nerve

三叉神経運動枝の麻痺により咀嚼筋の痙攣を起こした状態．痙攣疾患（ヒステリー，破傷風など）の部分症状として咬筋，側頭筋の収縮が強く出る強直性痙攣と三叉神経の極度の疲労に際し，下顎の急激な上下動，歯ぎしりなどを生じ

る間代性痙攣がある．原因は，①歯性病変，②口腔および上顎洞疾患，③脳炎，脳腫瘍，④全身性痙攣の部分症，⑤三叉神経痛時の反射状態などである．

701 三叉神経節ブロック　さんさしんけいせつぶろっく
trigeminal ganglion block

三叉神経の伝達を阻止して疼痛を除去する方法．三叉神経節のもとに局所麻酔薬を注射し，効果のある場合に純アルコールなどの神経破壊薬を注入する．通常1～2年の間効果があるが，再発することが多い．効果のある間，同部のしびれ感を併発することが多い．

702 三叉神経痛　さんさしんけいつう
trigeminal neuralgia

〔類義語〕特発性三叉神経痛，症候性三叉神経痛

三叉神経の第1枝から第3枝までの分布領域，走行路に沿って，突発的発作性の電撃様疼痛が生じる神経痛をさす．疼痛は電撃痛で，数秒から数十秒のものがほとんどである．特発性三叉神経痛と症候性三叉神経痛に分けられる．

703 三叉神経麻痺　さんさしんけいまひ
paralysis of trigeminal nerve

三叉神経の第1枝～第3枝のいずれか，または複数の枝が障害を受け，その領域の知覚消失を起こした状態をさす．第3枝の分枝である舌神経の侵襲により舌前2/3の味覚消失を起こす．炎症および腫瘍の神経圧迫または障害，および手術による三叉神経の切断が主たる原因となる．

704 残留嚢胞　ざんりゅうのうほう
residual cyst

〔同義語〕残存嚢胞，残存歯根嚢胞，歯根嚢胞

顎骨内に残留した嚢胞をさす．多くは，原因歯のみ抜歯された後に歯根嚢胞などの顎骨嚢胞が無症状に残存したものである．嚢胞摘出の際に病変の一部が骨内に残り，これがふたたび増大する場合や，抜歯時に歯根肉芽腫を残存させたために，新たに残存した肉芽腫より嚢胞が形成されることもある．

し

705 C型肝炎　しーがたかんえん
hepatitis C

〔類義語〕B型肝炎，A型肝炎，HCV

C型肝炎ウイルス（HCV）に感染することで発症するウイルス性肝炎の一種である．HCVは血液がおもな感染経路である．かつては輸血による感染が多かったが，先進国では検査体制が確立したため，輸血によるものはほとんどみられない．現在は針刺し事故や覚醒剤注射の回し打ちなどがおもな感染経路で，臓器移植によるものもある．現在，日本のHCV感染者数は200万人，世界では1億7千万人（世界人口の3％近く）がキャリアとされている．ペグインターフェロンとリバビリンの併用療法が行われることが多い．

706 CT　しーてぃー
computed tomography

〔同義語〕エックス線CT検査，コンピュータ断層撮影法

〔類義語〕顎関節エックス線コンピュータ断層撮影法

人体のある横断面を挟んで管球と検出器が対峙し，透過してきたエックス線を検出器で受け，被写体による吸収の割合を記録し，コンピュータにより二次元または三次元的に画像化するシステムである．診断目的に応じてウィンドウ幅，ウィンドウ値の調節により，硬，軟両組織の観察やCT値からある程度の組織の識別が可能であり，また，造影により血流が豊富な組織を強調し観察を容易にすることができる．

707 C反応性タンパク　しーはんのうせいたんぱく
C-reactive protein

〔同義語〕CRP

体内で炎症反応や組織の破壊が起きているときに血中に現れるタンパク質で，肺炎球菌のC多糖体と結合するためにこの名がある．CRPと略称される．細菌の凝集に関与し，補体の古典的経路を活性化する．その産生量は炎症反応の強さに相関するため，血清中のCRPを定量して炎症反応の指標とすることができる．感染症（細菌性・一部のウイルス性），自己免疫疾患，悪性腫瘍，外傷などで高値を示す．

708 Sjögren症候群　しぇーぐれんしょうこうぐん
Sjögren syndrome

1933年にスウェーデンの眼科医Sjögrenが報告した疾患で，主として中年女性に好発する涙腺と唾液腺を標的とする臓器特異的自己免疫疾患であるが，全身の臓器病変をともなう全身性自己免疫疾患であることもある．日本では1977年の厚生省研究班の研究により認識された．Sjögren症候群は膠原病に合併する二次性Sjögren症候群と，これらの合併のない原発性Sjögren症候群に分類される．

709 Schönlein-Henoch紫斑病　しぇーんらいん・へのっほしはんびょう
Schönlein-Henoch purpura
〔類義語〕アレルギー性紫斑病，アナフィラクトイド紫斑病

皮膚の小さな血管に血管炎を起こし，下腿を中心に米粒〜小豆大の点状の出血（紫斑）がみられるとともに，腎臓や消化管の小さな血管にも同様の変化が生じてタンパク尿や腹痛などをともなう疾患である．気道などを通じて体のなかに入ってきた細菌に対して，体が過剰な免疫反応を起こし，免疫複合体が多量につくられる結果，それが体の各所の小さな血管に沈着して炎症を引き起こすと考えられている．過剰な免疫反応を引き起こす原因は，細菌以外にも薬剤などの化学物質などがある．

710 歯牙移植　しがいしょく
tooth transplantation, tooth implantation
〔類義語〕歯牙再植，歯の移植

抜歯適応の歯があり，その抜歯による機能障害を防ぐために，別の不要の歯を抜いて抜歯部分に移植することである．多くは大臼歯部に行われる．第一大臼歯あるいは第二大臼歯の抜歯が必要な状態のときに，健全な第三大臼歯を同部に移植することがよく行われる．

711 耳介側頭神経症候群　じかいそくとうしんけいしょうこうぐん
auriculotemporal nerve syndrome
〔同義語〕Frey症候群

耳下腺手術の後遺症の一つで，術後数か月して食事の際，耳下腺部に発汗と発赤をみる現象である．耳下腺の分泌線維である耳介側頭神経が術後に再生して皮膚の汗腺に分布するために起こるとされている．耳下腺浅葉の全摘出で発生し，浅葉の部分切除で耳下腺浅葉の一部を残す際には発生しない．耳介側頭神経切除法や胸鎖乳突筋弁により再生神経の皮膚汗腺への分布を抑制する方法がある．

712 耳介側頭神経痛　じかいそくとうしんけいつう
auriculotemporal neuralgia
〔類義語〕三叉神経痛，下顎神経痛

三叉神経の第三枝，すなわち下顎神経の分枝である耳介側頭神経の支配領域に起こる．多くは耳介，耳孔周囲，側頭部に片側性の電撃様の疼痛として発症する．発作性電撃様疼痛は数秒から30秒以内の短時間で消失するが，間欠的に反復し，発作間は無症状である．就寝時は症状が起こらない．

713 歯科インプラント　しかいんぷらんと
dental implant
〔同義語〕人工歯根

顎骨にチタン製の人工歯根などを埋入し，歯の外観を歯根から歯冠まで修復する治療．通常，チタンあるいはチタンにハイドロキシアパタイ

トをコーティングした材料を用いる．利点として，天然歯と同じ感覚で咬むことができる，天然の歯と遜色ない審美性を得ることができる，周囲の歯を傷つけない，インプラント体が顎骨に咬合力を伝えるので，顎骨の吸収を防止できることなどがあげられる．

714 歯牙エナメル上皮腫　しがえなめるじょうひしゅ
odontoameloblastoma

歯原性上皮の増殖に歯原性外胚葉性間葉組織の誘導をともなったものに亜分類される良性歯原性腫瘍の一つである．一部あるいは大部分が囊胞様になっていることがある．歯胚のうちエナメル器とよばれる部分が腫瘍化したものである．顎骨のなか，とくに下顎骨臼歯部に発生し，拡大すると骨が膨隆し，顔貌も変形する．手術により摘出するが，大きな腫瘍では顎骨を区域切除したり，開窓療法を行い腫瘍縮小後摘出したりする．

715 歯牙外傷　しががいしょう
traumatic injury of tooth
〔同義語〕歯の外傷

歯および歯の支持組織に外力が加わって生じた歯の損傷のことで，加わった外力の強さ，方向などにより歯や歯周組織に種々の損傷が生じる．歯に強い外力が作用すると歯冠部や歯根部の破折や亀裂，外力により歯根膜線維が断裂すると挺出，脱落，陥入などの脱臼が起こる．脱臼や破折を生じない程度の外力では外傷性歯根膜炎が生じることがある．外傷を受けた歯は，歯髄に異常を起こしやすいため，その対処も必要である．

716 自家海綿骨細片移植　じかかいめんこつさいへんいしょく
autogenous particulate cancellous bone and marrow graft
〔同義語〕自己海綿骨細片移植
〔類義語〕PCBM

骨不足部に対して患者自身の他部位から海綿骨を採取し，細かく細粒状にして移植することをいう．海綿骨は皮質骨に比べて移植部の支持性は劣るが，骨新生が良好で，複雑な形態をした部位にも適合が容易である．顎口腔領域では，顎骨再建術，顎裂部骨移植術，顎変形症に対する骨切り術，インプラント埋入の際の上顎洞底挙上術や歯槽堤形成術などに行われる．採取部位としては，海綿骨が豊富な腸骨が多く用いられるが，少量必要な場合には脛骨も利用される．

717 歯牙陥入　しがかんにゅう
intrusive luxation of tooth, intrusive displacement of tooth
〔同義語〕歯の陥入，歯牙嵌入

外力により歯槽骨が挫滅して歯が骨内に押し込まれた状態をいう．陥入した歯に対してはもとの位置に整復するため外科的，矯正的処置を行うが，歯髄は壊死することが多く，根管処置を必要とする頻度が高い．整復後，歯根の外部吸収を起こしやすいため経過観察が必要である．歯根が未完成で，陥入がわずかな歯では歯根が成長して自然萌出を期待できることがある．

718 視覚アナログ尺度　しかくあなろぐしゃくど
visual analog scale
〔同義語〕VAS
〔類義語〕視覚疼痛スコア，VPS

主観的な訴えである疼痛を定量的に評価する方法の一つである．まったく疼痛を感じない場合を左端の基点0，感じられるもっとも激しい疼痛を右端の終点10と設定した，長さ10 cmの直線を用いたスケールを作成する．被験者に現在の疼痛の程度をスケール上に記入させ，基点からの距離によって疼痛の程度を視覚的に評価する．疼痛の感受性に個人差があるため個体間での比較は困難であるが，個体内での疼痛の経時的変化の評価に有用である．

719 四角弁法　しかくべんほう
square flap method
〔同義語〕方形弁法

口唇裂に対して行われる口唇形成術の術式の一つである．方形弁を用いて人中組織の不足を補

填し，口唇の左右の長さを同じにする方法で，Le Mesurier 法，Wang 法などが知られている．しかし，キューピッド弓の形が崩れやすい欠点があるため，最近では使用されることは少なく，三角弁法（Tennison 法，Randall 法，Cronin 法）や rotation advancement 法（Millard 法）にとって代わられている．

720 歯牙結紮法　しがけっさつほう
tooth wiring
〔類義語〕単純歯牙結紮法，連続歯牙結紮法

顎骨骨折で骨片整復後の顎間固定や術後の顎骨の顎運動制限などのために歯を利用する固定法である．直径 0.5 mm 程度の鋼線を用いて骨植強固な歯を結紮する．ついで，歯間に形成されたループを用いて上下顎の牽引整復，顎間固定を行うものである．結紮する歯の数により，単純歯牙結紮法，2 歯結紮法，連続歯牙結紮法などがある．操作が簡便なため，救急患者などに応用可能である．暫間的に使用されるが，固定力が弱く，特定の歯に矯正力がかかる．歯周疾患では使用困難などの欠点を有し，線副子，床副子を併用することがある．

721 自家骨移植　じかこついしょく
autogenous bone graft
〔同義語〕新鮮自家骨移植，新鮮自家骨移植術，自己骨移植

先天・後天疾患のため骨欠損した部位や，骨量の不足した部分に対し，同一個体の他の部位から採取した骨を移植する手術である．通常，一時保存することなく採取時に移植される．移植骨は腸骨，脛骨，肋骨から，海綿骨，皮質骨あるいは両骨質のブロックを採取する．また，骨のみを移植する方法と栄養血管柄をつけた移植骨片を採取して血管吻合術により血流を保持する方法がある．他家骨移植，異種骨移植，人工材料に比べて，免疫による拒絶反応もなく，確実性，生着率が高い．

722 歯牙再植法　しがさいしょくほう
tooth replantation
〔同義語〕歯の再植法

外傷により脱落や脱臼した歯，根尖病巣を有する抜去歯をふたたび歯槽窩に戻し，隣在歯と固定して保存する治療法である．歯根未完成歯では，歯髄が生存する可能性があるためそのまま経過観察を行うが，歯髄壊死した歯では根管充填を行う．再植までの時間が短い歯，乾燥状態を防いだ歯，歯根未完成歯および歯根膜が可及的に保存されている歯では経過が順調なことが多く，成功率が高い．

723 歯牙腫，集合型　しがしゅ，しゅうごうがた
odontoma, compound type
〔同義語〕集合性歯牙腫

歯を構成するエナメル質，象牙質，セメント質などの硬組織の増殖からなる歯原性腫瘍で，多数の矮小な歯牙様構造物の集合塊からなるもの．10〜20 歳代に好発し，上下顎前歯部に多くみられるが，無症状に経過し，エックス線写真で偶然発見されることが多い．エックス線的には多数の小さな歯牙様不透過物の集合体が線状の透過像に囲まれている像を呈する．治療は，摘出術が行われる．

724 歯牙腫，複雑型　しがしゅ，ふくざつがた
odontoma, complex type
〔同義語〕複雑性歯牙腫

歯を構成するエナメル質，象牙質，セメント質などの硬組織の増殖からなる歯原性腫瘍で，不規則な配列をなす歯牙様硬組織の塊状構造物からなるもの．若年者に多く，下顎大臼歯部に好発する．エックス線的には周囲骨とは細い透過像により境された，境界明瞭な塊状の不透過像を示す．臨床的には無症状のことが多いが，歯の萌出異常，歯根吸収，歯列不正，顎骨の膨隆，感染を生じることがある．治療は，摘出術が行われる．

725 耳下腺炎　じかせんえん
parotitis, parasynanche

耳下腺腺体の炎症で，腫脹，疼痛，発熱を主症状とする．急性化膿性耳下腺炎，流行性耳下腺炎，慢性再発性耳下腺炎に分けられる．急性化膿性耳下腺炎は細菌による経導管性あるいは血行性感染，流行性耳下腺炎はいわゆる「おたふくかぜ」でムンプスウイルス感染，慢性再発性耳下腺炎は先天性の唾液腺導管拡張部の口腔常在菌感染により生じる．治療は，急性化膿性耳下腺炎では抗菌薬投与，流行性耳下腺炎と慢性再発性耳下腺炎では対症療法を行う．

726 耳下腺管　じかせんかん
parotid duct
〔同義語〕Stenon 管，Stensen 管

耳下腺唾液の排出管のことである．耳下腺前方部から出てほぼ耳垂付着部と鼻翼下端を結んだ線の高さで咬筋上を前方に走り，咬筋前縁部を内方に進んで頬筋を貫いた後に上顎第二大臼歯の歯冠に対応する頬粘膜の耳下腺乳頭部で口腔に開口する．

727 耳下腺癌　じかせんがん
parotid gland cancer

耳下腺に生じた癌腫で，初期には無痛性の腫瘤を形成する．良性腫瘍との鑑別は困難なことが多いが，良性腫瘍と比べると 50 歳代以上の男性に多く，発育速度が早く，疼痛や顔面神経麻痺を合併するなどの特徴を有し，所属リンパ節転移や遠隔転移を生じる．組織学的には，腺様嚢胞癌，粘表皮癌，腺癌などである．治療は，外科的治療法が主で，頸部リンパ節転移がある場合には頸部郭清術を同時に行うが，放射線照射も行われる．

728 耳下腺深葉切除　じかせんしんようせつじょ
removal of deep lobe of parotid gland

耳下腺腺体は顔面神経の耳下腺神経叢により，深葉と浅葉に区分されており，顔面神経を保存して，神経叢の下層にある深葉を外頸動脈や下顎後静脈の上層で神経の分枝の間から分割して切除することをいう．深葉切除のためには神経叢を明示する必要があり，浅葉を剥離する必要がある．耳下腺深葉に生じた唾液腺良性腫瘍が適応症となる．術後後遺症として顔面神経麻痺が起きやすいが，神経を切断しなければ数か月で回復する．

729 耳下腺浅葉切除　じかせんせんようせつじょ
superficial parotid lobectomy

顔面神経の耳下腺神経叢の上層で耳下腺浅葉を剥離し，顔面神経を保存して耳下腺浅葉のみ切除することをいう．浅葉に生じた唾液腺良性腫瘍や血管腫に対して適応される．最近では術後に起こる Frey（フライ）症候群を防ぐため，浅葉全体の切除よりも腫瘍に小部分の浅葉をつけて切除し，浅葉の大部分を残す腫瘍切除が推奨されている．

730 耳下腺唾石　じかせんだせき
parotid calculus

耳下腺に生じた結石で，顎下腺と比べて頻度はかなり低い．症状は，摂食時などで唾液分泌が亢進したときに一時的に耳下腺部や耳下腺導管部の突っ張るような疼痛と耳下腺部の腫脹である．この症状は数十分以内に消退するが，食物摂取時に繰り返す．顎下腺唾石と比べて小さいため触診や単純エックス線写真では同定困難なことが多く，診断には唾液腺造影法が有用である．治療は，可及的に手術を避け，マッサージによる唾石流出を試みる．

731 耳下腺摘出術　じかせんてきしゅつじゅつ
parotidectomy

耳下腺の摘出術で，顔面神経の耳下腺神経叢の一部あるいは全部を含めて耳下腺全体を一塊として摘出する．症例により異なるが，主として耳下腺に生じた悪性腫瘍に対して適用され，頸部リンパ節転移のある場合には，頸部郭清術を同時に行う．術後の後遺症として顔面神経麻痺や耳下腺が欠損するため顔貌の変形が必発する．

732 歯牙脱臼　しがだっきゅう
luxation of tooth
〔同義語〕歯の脱臼

外力により歯を支持する歯根膜線維が断裂し，歯の歯槽窩からの脱落や植立異常をきたす状態をさす．外力の強さと方向により脱臼の程度は異なり，歯槽窩から完全に脱落した完全脱臼，支持組織の一部でつながっている不完全脱臼あるいは亜脱臼がある．合併症として，顎骨骨折，歯の破折，顔面や口腔粘膜の損傷をともなう．脱臼部位は上下顎とも乳歯，永久歯にかかわらず前歯部に多い．

733 歯牙脱落　しがだつらく
tooth shed, fall out
〔同義語〕歯の脱落

天然歯が何らかの理由により，本来の位置から抜け落ちた状態をさす．交換期にある乳歯や歯周病が進んだり，外傷を受けた歯で起こる．外傷の場合は脱臼という．

734 歯牙破折　しがはせつ
tooth fracture
〔同義語〕歯の破折

天然歯が何らかの理由で破折した状態をさす．破折部位別で歯冠破折，歯根破折，歯冠歯根破折に，歯髄の損傷で単純破折と複雑破折に，破折の程度で完全破折とクラックに，原因で外傷性破折と病的破折に分類される．近年，その治療法は進歩し，抜歯せずに保存する症例が増加している．

735 歯牙発育不全　しがはついくふぜん
developmental anomalies of tooth

発育不全は受精から成人にいたる過程で何らかの要因によって生体の成長発育が障害された状態をいう．歯の発育不全にはその数，形態，構造，萌出に異常をきたす．これは染色体の異常やその歯の形成時における障害などによって生じる．

736 歯牙分割　しがぶんかつ
division of tooth
〔同義語〕歯の分割

歯根の異常（歯根肥大，彎曲根，複数根）や埋伏歯，萌出方向の異常のため，抜歯に際し隣接歯や周囲組織の損傷防止のために歯を分割する手技である．また複数根の場合，歯の一部を抜歯する分割抜歯や，歯周病で歯槽中隔部病変を掻爬するために歯根分岐部で分割し，歯を保存するために行う手技も含まれる．分割には分割用の切削器具を用いる．

737 歯牙迷入　しがめいにゅう
tooth displacement
〔同義語〕歯の迷入

歯が異常な部位に入り込んだ（逸脱）状態をいう．歯の迷入部位は隣接部である口底，上顎洞などである．歯の迷入は抜歯時に多く，治療は，迷入した歯の摘出が必要となる．気道や食道では誤嚥（飲）といい，食道から胃に移動した場合は自然排泄を待つが，その確認は必要である．

738 歯冠周囲炎　しかんしゅういえん
pericoronitis

半埋伏などの萌出異常で歯冠を取り巻く歯肉の炎症をさす．多くは下顎智歯でみられ，智歯周囲炎とよばれる．埋伏状態では歯冠は歯囊に覆われているが，歯冠の一部が萌出すると，歯囊が破け，歯囊と歯冠周囲の間に歯垢が付着し，炎症が生じやすくなる．萌出性歯肉炎とは区別される．

739 磁気共鳴撮影像　じききょうめいさつえいぞう
magnetic resonance imaging
〔同義語〕磁気共鳴撮像，MRI，磁気共鳴画像
〔類義語〕磁気共鳴画像検査

生体に電磁波をあて，細胞がもっている磁気性を利用して，磁場内で生じる水素原子の磁気共鳴をコンピュータで映像化し，体の断面を観察する装置を用いた画像計測法をさす．エックス線CTとは異なり，放射線の被曝はない．

740 色素性乾皮症　しきそせいかんぴしょう
xeroderma pigmentosum

常染色体劣性遺伝の光線過敏性皮膚疾患である．本症では，紫外線により傷害を受けた細胞DNAで生じたピリミジンダイマーを除去修復する過程で遺伝的欠損がある．A〜G型とこれが正常なV型の8つに分類される．日光に暴露された皮膚に強い紅斑や水疱が出現し，色素沈着と脱出が起こり，高率に皮膚癌を生じる．発生頻度は，わが国では出生15,000人に1人，欧米では出生250,000人に1人という報告がある．わが国における本症患者は，約500人と考えられている．

741 色素性母斑　しきそせいぼはん
pigmented nevus, naevus pigmentosus

〔同義語〕母斑細胞母斑，色素細胞性母斑

皮膚では黒褐色のあざやほくろとして知られており，表皮と真皮の間や真皮内に母斑細胞（メラノサイト）が増殖して形成された色素斑または結節をさす．母斑細胞母斑ともいう．口腔粘膜では口蓋や口唇，歯肉などにまれに出現する．多くは直径1cm以内の境界明瞭な類円形の黒褐色の着色で，臨床的には無症状である．悪性黒色腫との鑑別が必要である．

742 色素沈着　しきそちんちゃく
pigmentation

〔類義語〕メラニン色素沈着症，アマルガム色素沈着，口腔粘膜着色

生理的に体内にある色素や病的な条件下で生じた色素などが増加して，皮膚や粘膜が変色することをさす．口腔粘膜の色素沈着の多くは生理的メラニン色素沈着で中高年以降では普通にみられる．疾病の一部としてもみられる（Addison病，Peutz-Jegher症候群など）．また粘膜内の異物や金属（水銀，蒼鉛，鉛，アマルガム）によっても粘膜の変色をきたし，鉄剤サプリメントの誤用によるヘモクロマトーシス様症状もある．

743 軸位方向撮影法　じくいほうこうさつえいほう
axial projection

〔同義語〕軸位法

頭部，頬骨弓，鼻骨，肩関節，膝蓋骨，股関節などの描出を目的として，体の軸位方向で行う撮影をいう．

744 歯茎音　しけいおん
dental alveolar, alveolar consonant

上顎歯茎（歯肉）と舌尖や舌端を接触または接近させて口腔内気流を調節して発する子音で，日本語には歯茎鼻音，無声歯茎破裂音，有声歯茎破裂音，無声歯茎摩擦音，有声歯茎摩擦音，歯茎側面はじき音がある．

745 刺激性線維腫　しげきせいせんいしゅ
irritation fibroma

〔類義語〕義歯性線維腫，刺激線維腫

慢性刺激によって生じた線維組織の反応性増殖で，真の腫瘍性病変ではないと考えられている．よく咬んでしまう舌尖部，不適合義歯との接触部などに好発する．大きなものは切除する．

746 止血機能検査　しけつきのうけんさ
hemostasis function test

血管の破綻が生じた場合に起こる血管内皮下組織への血小板の粘着・凝集（一次止血），凝固反応，フィブリン血栓（二次止血栓）の形成，血栓の溶解（線溶）といった止血過程での機能を調べる検査をいう．一次止血では出血時間や血小板数・機能（血小板凝集能，粘着能），二次止血の凝固能（PT・PTT・フィブリノーゲンなど），そして線溶（FDP・Dダイマー）などの機能検査がある．

747 止血法　しけつほう
hemostasis, arrest of hemorrhage

出血を止める処置で，一時的止血と永久的止血がある．出血部位，出血の程度と状態，全身症状を確認する．一時的止血では，圧迫法，緊縛法，駆血法，タンポン法などを行う．永久的止

血は結紮法，電気メスによる焼灼法，内視鏡的止血法，経カテーテル的止血法なども行われる．

748　止血薬　しけつやく
hemostatic

止血のために用いる薬剤である．局所作用薬と全身作用薬に分類される．全身作用薬には血管強固薬（毛細血管抵抗増強剤，血管透過性抑制剤），ビタミンK（凝固系促進薬），凝固因子の補充，抗線溶薬（抗プラスミン剤）などがあり，局所作用薬にはトロンビン，ゼラチンスポンジ，酸化セルロース，アルギン酸ナトリウムなどがある．

749　止血ろう　しけつろう
aseptic surgical wax
→ 骨ろう

750　歯原性外胚葉性間葉　しげんせいがいはいようせいかんよう
odontogenic ectomesenchyme

歯乳頭と歯小囊が由来する外胚葉性間葉組織をさす．歯乳頭は象牙質をつくり自身は歯髄になり，歯小囊はセメント質，歯根膜などの歯周組織を発生する．これらの概念がWHOの歯原性腫瘍の分類に採用されており，歯原性外胚葉性間葉からなる腫瘍としては，歯原性線維腫，歯原性粘液腫，良性セメント芽細胞腫がある．

751　歯原性癌腫　しげんせいがんしゅ
odontogenic carcinoma

歯原性上皮に由来し顎骨中心性に生じる癌腫で，歯提ないし歯胚上皮またはその遺残から原発的に生じるものと，歯原性嚢胞の二次的癌化により発するものがある．後者が大部分を占めている．組織学的には種々の程度に分化した扁平上皮癌である．このなかには，転移性（悪性）エナメル上皮腫，エナメル上皮癌，原発性骨内扁平上皮癌，角化囊胞性歯原性腫瘍に由来する原発性骨内扁平上皮癌，歯原性囊胞に由来する原発性骨内扁平上皮癌，明細胞性歯原性癌，幻影細胞性歯原性癌が含まれる．

752　歯原性癌肉腫　しげんせいがんにくしゅ
odontogenic carcinosarcoma

間葉組織の誘導がみられる歯原性混合腫瘍で，組織像は癌腫および悪性紡錘細胞腫の部分を有しエナメル上皮線維肉腫に類似し，上皮成分と外胚葉間葉成分の両者に悪性像がみられる．きわめてまれである．

753　歯原性幻影細胞癌　しげんせいげんえいさいぼうがん
odontogenic ghost cell carcinoma
→ 幻影細胞性歯原性癌

754　歯原性幻影細胞腫　しげんせいげんえいさいぼうしゅ
odontogenic ghost cell tumor
→ 象牙質形成性幻影細胞腫

755　歯原性歯肉上皮過誤腫　しげんせいしにくじょうひかごしゅ
odontogenic gingival epithelial hamartoma

1968年Badenによって記述され，歯肉あるいは歯槽部に生じる数ミリの結節性腫瘤で，歯堤と関連結合組織の遺残が過誤腫様増殖を示したものとされる．軟組織病変は成人に発症し骨への浸潤はなく無症状である．組織学的には線維性間質内に歯原性上皮が島状あるいは束状にみられる．良性の病変で，切除後に再発することはない．

756　歯原性腫瘍　しげんせいしゅよう
odontogenic tumor

歯の形成に関与する歯堤や歯胚の細胞に由来する腫瘍の総称で，真の新生物から過誤腫まで含まれている．腫瘍のほとんどは良性で，上・下顎骨内に発生するが，まれに顎骨外に周辺性として歯肉に生じることもある．エナメル器は上皮由来であり，歯乳頭と歯小囊は外胚葉性間葉組織に由来する．良性歯原性腫瘍は上皮性，上皮性・外胚葉間葉（混合性），および外胚葉性間葉の3群に大別されている．

757 歯原性線維腫　しげんせいせんいしゅ
odontogenic fibroma

歯原性間葉組織に由来した歯原性上皮を含む線維腫．10〜30歳代に好発し，男女比は1：2である．顎骨中心性に発生するものは20歳以下がほとんどで，下顎大臼歯部に発生し発育は緩慢，増大すると無痛性の膨隆をきたす．エックス線学的には単房性あるいは多房性の境界明瞭な透過性病変で，セメント質や骨の形成をともなうものもある．線維成分が好酸性顆粒状の細胞質をもつものを顆粒細胞性歯原性線維種，外骨性の同様の腫瘍を周辺性歯原性線維腫という．

758 歯原性粘液腫　しげんせいねんえきしゅ
odontogenic myxoma

顎骨内に発生し歯原性間葉組織に由来した歯原性上皮を含み細胞間の基質が粘液質でみたされた腫瘍である．エックス線所見で境界明瞭な石けん泡状を呈し，増殖はすみやかである．好発年齢は10〜40歳代で，性差は認めない．下顎大臼歯部，上顎前歯部・大臼歯部に好発する．きわめて軟らかいゼリー様の腫瘍で，十分に摘出をしないと再発をみる．病理組織学的に円形または三角状の細長い細胞が粘液腫様ムコイド間質に存在しているが，コラーゲン線維や線維細胞を含むものは粘液線維腫という．

759 歯原性嚢胞　しげんせいのうほう
odontogenic cyst

歯原性上皮に由来する嚢胞で，発生機序から歯の発育の異常に関連して生じるもの（発育性嚢胞）と，すでに萌出した歯の根尖部の歯周組織炎にもとづくもの（炎症性嚢胞）に大別される．歯根嚢胞，含歯性嚢胞，萌出嚢胞，原始性嚢胞，歯肉嚢胞，腺性歯原性嚢胞などが含まれる．

760 耳口蓋指症候群　じこうがいししょうこうぐん
otopalatodigital syndrome
〔同義語〕耳口蓋指趾症候群

口蓋裂，難聴，手指足趾の異常が主症状の病因不明のまれな性染色体遺伝疾患である．Ⅰ型は軽症，Ⅱ型の多くは死産か乳児期に死亡し予後不良である．ボクサー様顔貌（眼窩上縁外側部の突出，眼裂斜下，眼間開離，幅広い鼻根），頭蓋骨の肥厚や顔面骨低形成，軟口蓋部の口蓋裂，歯の異常や小顎症，耳小骨奇形や口蓋裂による滲出性中耳炎により伝音難聴，太く短い母指趾，合指趾症などを呈す．男性患者は典型的症状をもつが，女性の表現型は軽微である．

761 自己血輸血　じこけつゆけつ
autologous blood transfusion, autotransfusion
〔同義語〕自家輸血

あらかじめ自己の血液を採取・保存し，必要とされる場合にこれを用いる輸血方法をさす．他人の血液を用いるよりも，免疫反応や感染のリスクが少なく，有用とされている．他の血液を使用した輸血と比べてコストも抑えられる．安全性と経済性から，自己輸血の選択が増えている．ただし，貧血や感染症，心疾患がないことが条件となる．採血用バッグ内の保存液にもよるが自己血の保存期間はおおむね1か月とされている．

762 自己口臭症　じhere こうしゅうしょう
self-halitosis
〔同義語〕自臭症

他の人の嗅覚に訴えるほどの臭気がないにもかかわらず，自己の口の臭いを必要以上に意識するもので，他覚的には認められない口臭を過剰に自覚する．心因性であるため治療の基本は面接療法で，口臭や体臭が他人に迷惑をかけていないことを自覚させる．

763 自己免疫疾患　じこめんえきしっかん
autoimmune disease
〔同義語〕自己免疫疾病

免疫系が内因性抗原に対する自己抗体をつくりだすことで起こる疾患．自身の免疫系が正常な自己の細胞や組織に対してまで過剰に反応し，攻撃を加えてしまうことで症状をきたす疾患の

総称である．全身に影響がおよぶ全身性自己免疫疾患と，特定の臓器だけが影響を受ける臓器特異的疾患の2種類に分ける．

764 歯根強直　　しこんきょうちょく
root ankylosis
→ 歯根癒着

765 歯根尖切除術　　しこんせんせつじょじゅつ
apicoectomy, root resection
〔同義語〕根尖切除，歯根端切除術

外科的歯内療法の一種で，病変部を根尖を含めて除去する治療法である．通常の根管充填では根尖の封鎖が困難な場合に行われ，歯根の短い歯や歯槽骨吸収の大きい歯は禁忌である．歯根尖切断後，根尖の封鎖が不十分なときは逆根管充填を行う．

766 歯根側囊胞　　しこんそくのうほう
periradicular cyst
→ 根側性歯根囊胞

767 歯根肉芽腫　　しこんにくげしゅ
periapical granuloma, radicular granuloma
〔同義語〕根尖肉芽腫，根尖病巣

慢性根尖膿瘍の膿瘍膜から肉芽組織が増殖して形成される限局性肉芽組織病変である．膿瘍内での細菌増殖や根尖孔からの細菌感染が低下するためとされている．線維性被膜で被包されており，内層の幼弱肉芽組織層と外層の線維性結合組織層の2層からなる．臨床的には自覚症状が乏しく，エックス線所見は根尖部に境界明瞭な透過像が認められる．根尖病巣の半数近くを占める．治療方法は感染根管治療を行い経過観察する．

768 歯根囊胞　　しこんのうほう
radicular cyst
〔同義語〕根尖性歯根囊胞
〔類義語〕側根性歯根囊胞

慢性根尖性歯周炎の際に歯根膜に存在するMalassezの残存上皮やHertwigの上皮鞘に由来する上皮が入り込んで上皮歯根肉芽腫が形成され，これが囊胞化したものである．歯でみられる炎症性の囊胞で，顎骨に生じる囊胞ではもっとも頻度が高い．失活側根から生じるものは側根性歯根囊胞とよばれる．

769 歯根肥大　　しこんひだい
root hypertrophy

セメント質の添加形成によって通常よりも歯根が太くなった状態をいう．難抜歯の原因となる．

770 歯根膜炎　　しこんまくえん
periodontitis
〔類義語〕根尖性歯周炎

歯根と歯槽骨の間に介在する歯根膜の炎症．咬合性外傷や感染根管によって惹起され，打診痛をともなう．

771 歯根膜内注射法　　しこんまくないちゅうしゃほう
intraperiodontal injection
〔同義語〕歯根膜腔内注射法

歯根と歯槽骨の間に介在する歯根膜のなかに麻酔薬を注入する浸潤麻酔法の一つ．この方法の長所として，①麻酔の薬液量が少量ですむ，②麻痺感がほとんどない，③後麻痺の危険性がない，などがあげられるが，短所として歯根膜炎を惹起し，患歯に打診痛を生じる場合があることがいわれている．

772 歯根癒着　　しこんゆちゃく
root concrescence
〔同義語〕歯根強直

歯根と歯槽骨の間に介在する歯根膜が消失し，歯根セメント質と歯槽骨とが直接結合している状態をいう．外傷や慢性炎症にさらされていた歯，再植歯・移植歯などに高頻度にみられ，歯根膜が損傷破壊されることに起因する．難抜歯の原因となる．また上顎臼歯部の歯根癒着歯の抜歯では，上顎洞穿孔の原因になる．乳歯の場合には永久歯が萌出できず，歯列矯正の際に歯の移動ができないことになる．

773 歯根離開　しこんりかい
divergent root

歯根が複数ある場合で，それらの根尖が互いに広く開大している状態をいい，難抜歯の原因となる．上下顎の第一乳臼歯，永久歯の上顎第一小臼歯，第一大臼歯にみられることが多い．

774 歯擦音　しさつおん
sibilant

〔類義語〕構音

日本語の「サ行」，英語の「s」，「sh」，「z」などの発音のことをいう．前歯切縁を擦り合せるようにして構成する発音であるため，前歯部に歯の欠損や咬合異常（下顎前突や開咬）などの構造的欠陥があると誤った構音になりやすい．

775 歯周炎　ししゅうえん
periodontitis, parodontitis, paradentitis

〔類義語〕歯周組織炎

炎症性の歯周疾患のことをいう．炎症が歯髄炎から根尖部歯周組織に波及して生じる根尖性歯周炎と，歯面に付着する歯垢や歯石の刺激によって辺縁部歯周組織に発生する辺縁性歯周炎が主であるが，まれに，血行感染による歯周炎もある．

776 歯周嚢胞　ししゅうのうほう
paradental cyst

〔類義語〕側根性歯根嚢胞，側方性歯周嚢胞

辺縁部歯周組織の慢性の炎症性刺激により，有髄歯の辺縁歯周組織に上皮が増殖して形成される炎症性の嚢胞である．半埋伏智歯の遠心歯頸部に発生するものをとくにHofrathの嚢胞という．関連歯が生活歯であることが，側根性歯根嚢胞と違うところである．

777 歯周膿瘍　ししゅうのうよう
periodontal abscess

〔類義語〕歯肉膿瘍

辺縁性歯周炎が原因で生じる膿瘍のこと．歯周ポケット内に急性炎症が生じて膿が貯留し，何らかの理由で排膿路が閉鎖されるか，歯周ポケットを通しての排膿が間に合わない場合に歯肉の腫れとして発症する．

778 持針器　じしんき
needle holder

〔同義語〕把針器

創部を縫合する際に使用する縫合針を把持するための手術器具．マチュウ，ヘガール，丹下などのタイプがある．

779 歯髄電気診　しずいでんきしん
electric pulp test

〔同義語〕電気歯髄診断

歯を切削しない状態で弱い電流を歯に流し，痛みを感じるか否かで歯髄の生活反応の有無を判定する．厳密には歯髄の知覚反応のみをみているため，血流の存在により実際には生活歯髄でも，生活反応無しと判定されてしまうことがある．心臓ペースメーカーを装着している人には，誤作動を起こす可能性があるため使用は禁忌である．

780 シスプラチン　しすぷらちん
cisplatin

化学構造に白金（Pt）を含む抗腫瘍薬である．作用機序としては，がん細胞のDNAと結合し，DNAの合成とそれに引き続くがん細胞の分裂を阻害することが考えられている．頭頸部癌をはじめ，膀胱癌，前立腺癌，卵巣癌，食道癌，胃癌，肺癌，骨肉腫など適応範囲は広い．腎毒性が強いため，これを軽減する目的で，投与前・中・後に輸液を負荷する．また悪心・嘔吐がほぼ全例に出現するため，制吐剤を併用する．

781 歯性上顎洞炎　しせいじょうがくどうえん
odontogenic maxillary sinusitis

〔類義語〕上顎洞蓄膿症

歯が原因で生じる上顎洞炎のことをいう．解剖学的に上顎の小臼歯および大臼歯の根尖は上顎洞底に近接しているため，これら歯根尖部の炎症は容易に上顎洞粘膜に波及する．また，根管治療中のリーマーや根管充塡用のガッタパー

チャーなどの洞内突出，抜歯時の洞底穿孔，歯根片の洞内迷入など医原性の原因によっても発症する．鼻性の上顎洞炎は両側性であることが多いのに対して，歯性上顎洞炎は通常片側性にみられる．

782 歯性病巣感染　しせいびょうそうかんせん
dental focal infection, odontogenic focal infection
〔類義語〕口腔病巣感染，病巣感染
歯の慢性感染症などの限局性原病巣が原因となって，直接関連がないと思われる遠隔の臓器や部位に，二次疾患として器質的あるいは機能的障害が生じている病態をいう．原病巣としては慢性根尖性歯周炎，感染歯髄・根管，辺縁性歯周炎，抜歯後感染，埋伏歯感染などがあげられ，二次疾患としては関節リウマチ，亜急性心内膜炎，糸球体腎炎などが報告されている．治療は，口腔内の原病巣の除去が第一選択となる．

783 脂腺腫　しせんしゅ
sebaceous adenoma
〔同義語〕脂腺細胞腺腫
脂腺様細胞の増殖からなるまれな唾液腺腫瘍．おもに耳下腺にみられる．被膜の明らかな腫瘍で，細胞は多角形，空胞状の細胞質と基底側に偏在する核を有する．組織化学的には脂質，アルカリホスファターゼ，ペルオキシダーゼ陽性で，一部に粘液反応陽性のものもある．本腫瘍では脂腺様細胞のみからなるものはまれで，扁平上皮や中間細胞，ときに腺腫様組織をともなうことが多い．

784 耳前側頭皮膚切開　じぜんそくとうひふせっかい
preauricular temporal skin incision
顎関節に対して観血的アプローチをする際の皮膚切開法の一つである．耳前部皮膚切開よりもさらに上前方側頭部の有毛部に切開線を延長する．この切開線の延長により顎関節部がより展開しやすくなる．側頭部の皮弁形成をさらに大きくした皮膚切開法をAl-Kayat Bramley法という．

785 耳前部皮膚切開　じぜんぶひふせっかい
preauricular incision
〔同義語〕耳前切開
顎関節に対して観血的アプローチをする際の皮膚切開法の一つ．耳介の前方で，耳介の上方基部より耳珠前縁もしくは耳珠頂を経過し下方基部にいたる切開．耳前側頭皮膚切開に比べると，顎関節部の展開は不良である．

786 刺創　しそう
stab wound, puncture wound
ナイフや針などの細長い鋭器で刺された創で，創口に比べて創が深く，外見から深部の血管，神経，内部臓器などの損傷程度を推測することが困難である．深部組織の損傷のない単なる創の場合には，創の閉鎖は切創に準じて行う．血管損傷のある場合に創閉鎖のみ行うと血腫が形成されることがある．汚染された器物による刺創では，深い創内は嫌気性菌による感染が起きやすい．

787 歯槽骨炎　しそうこつえん
alveolar ostitis
顎骨の歯槽突起部に限局した炎症であり，齲蝕症に継発した根尖性歯周炎から波及するものが多いが，辺縁性歯周炎からの継発や外傷性もある．急性炎症の際には強い自発痛，歯の動揺および接触時痛があり，周囲歯肉の発赤，腫脹，圧痛がある．全身的には発熱や顎下リンパ節の腫脹，圧痛が起きる．炎症が進行すると歯槽膿瘍，さらに顎骨骨膜炎，顎骨骨髄炎へ移行することもある．

788 歯槽骨切り術　しそうこつきりじゅつ
alveolar osteotomy
〔類義語〕下顎前歯部歯槽骨切り術
上顎前方や後方あるいは下顎前方の歯槽部で骨切りを行い，咬合ならびに形態の改善をはかる方法である．上顎前歯部歯槽骨切り術は骨格性上顎前突に対して，上顎臼歯部歯槽骨切り術は

開咬症で前方歯槽骨切り術が上唇と前歯切端との関係で不適当な際に行われ，下顎前部歯槽骨切り術は歯槽部性の下顎前突症や前歯部開咬症に行われる．

789 歯槽骨骨折　　しそうこつこっせつ
alveolar bone fracture
〔同義語〕歯槽突起骨折

歯の植立する部位の骨折で，上顎の前歯部に発生しやすい．単独あるいは顎骨骨折に合併して起こる．歯の破折，不完全・完全脱臼や周囲軟組織の損傷をともなうことが多い．必要に応じて歯内療法，脱臼歯の整復固定および粘膜骨膜から遊離していない歯槽骨の整復固定を行う．

790 歯槽骨整形術　　しそうこつせいけいじゅつ
orthopedic surgery of alveolar ridge
〔同義語〕歯槽整形術

抜歯後の歯槽骨に生理的吸収がみられず鋭縁が存在したり，歯槽部の骨隆起のため義歯の安定が不良な際に，これらの部を削除して適切な歯槽堤とするために行う手術をいう．補綴前外科の一つである．また歯周病変の改善目的に，辺縁歯槽骨の高さを減少させずに歯槽骨形態を整形することもさす．

791 歯槽骨切除術　　しそうこつせつじょじゅつ
dentoalveolar osteotomy

歯周病治療に際して，歯根膜線維が付着し歯根を支持している固有歯槽骨の一部を除去することによって歯槽骨頂の高さを低く変え，歯槽骨の形態を相対的に正常な状態にする手術である．通常は骨整形と同時に行う．適応症は，①ふぞろいな歯槽骨辺縁，②棘状の歯槽骨辺縁，③クレーター状やヘミセプター状の骨欠損などである．

792 歯槽堤萎縮症　　しそうていいしゅくしょう
atrophy of alveolar process

歯槽骨が歯の喪失後，次第に吸収されて平坦になったり，高度の歯周病で歯槽骨の吸収が起きている状態をさす．萎縮には水平萎縮と垂直萎縮がある．さらに不適合な義歯が装着されていると，その刺激により骨吸収は促進され，高度の歯槽堤萎縮となる．義歯の安定が得られず，骨再生，インプラント治療の対象となる．

793 歯槽堤拡大術　　しそうていかくだいじゅつ
ridge expansion
〔同義語〕サイトダイレーティング

インプラントの植立や義歯の安定を目的として頬舌的に萎縮した歯槽堤の幅を増大させる方法をさす．細いドリルでドリリングした後に，ダイレーターを細いものから徐々に太いものに変えていくことにより歯槽骨の幅を拡大させ，十分な幅径になったらインプラントを植立する．

794 歯槽堤形成術　　しそうていけいせいじゅつ
alveoplasty, alveolar ridge plastics
〔同義語〕顎堤形成術
〔類義語〕口腔前庭形成術

歯槽骨が極度に吸収され，歯槽堤が低く義歯の維持安定が困難となった症例に対して行われる補綴前外科である．①低くなった歯槽堤に骨や軟骨を移植，人工骨の補塡，骨延長などによって歯槽堤を絶対的に高くする方法（絶対的顎堤形成術），②顎骨を骨切り分割移動して歯槽堤を高くする方法（相対的顎堤形成術），③歯槽堤の周囲軟組織を低下させ相対的に歯槽堤を高くする方法（口腔前庭形成術など）の３つに分類される．

795 歯槽膿瘍　　しそうのうよう
alveolar abscess
〔類義語〕歯周膿瘍

慢性の根尖性歯周炎が急性転化，拡大波及して骨膜下に膿瘍を形成した病態である．根尖相当部歯槽粘膜に発赤，腫脹，圧痛がみられる．腫脹はさらに広範囲におよび，顎下リンパ節の腫大，疼痛を呈することがある．エックス線所見では歯根膜空隙の拡大，根端部周囲の境界不明

瞭なエックス線透過像がみられる．歯槽骨骨髄炎を継発することがある．治療は，根管経由あるいは経粘膜的排膿路確保と抗菌薬の投与が必要である．

796 疾病および関連保健問題の国際統計分類　しっぺいおよびかんれんほけんもんだいのこくさいとうけいぶんるい
International Statistical Classification of Diseases and Related Health Problems
〔同義語〕ICD，国際疾病分類

異なる国や地域から，異なる時点で集計された死亡や疾病のデータの体系的な記録，分析，解釈および比較を行うため，世界保健機関憲章にもとづき，世界保健機関（WHO）が作成した分類である．最新の分類は，ICD の第 10 回目の修正版として，1990 年の第 43 回世界保健総会において採択されたものであり，ICD-10（1990）とよばれている．

797 自動体外式除細動器　じどうたいがいしきじょさいどうき
automated external defibrillator
〔同義語〕AED

致死性不整脈の一つである心室細動になった心臓に対して電気ショックを与え，正常なリズムに戻すための医療機器で，2004 年 7 月より医療従事者でない一般市民でも使用できるようになった．心肺蘇生の流れは，①意識の確認，②応援の依頼，③呼吸の確認，④2 回の人工呼吸，⑤30 回の胸骨圧迫，⑥適応があれば AED による電気ショックであり，救急隊が到着するまで続ける．

798 歯内歯　しないし
dens in dente
〔同義語〕内反歯，重積歯，嵌入歯

歯が石灰化をきたす前に，歯冠部の象牙質の一部がエナメル質とともに歯髄腔内に深く陥入したものである．まれに根尖部から象牙質の陥入しているものもある．エックス線写真では 1 本の歯の歯髄腔内に他の 1 本の歯が入っているようにみえる．乳歯で少なく，永久歯の上顎中切歯，側切歯，犬歯および過剰歯などに起こるが，その発現はきわめてまれである．

799 歯肉炎　しにくえん
gingivitis

炎症が辺縁歯肉に限局し，隣接する歯槽骨，歯根膜，セメント質に波及していないもので，歯周病の初期の段階である．歯垢が主要な原因の一つであるが，他の多くの複合的要因によって発生する．単純性歯肉炎はもっとも多いもので，歯垢が原因となる．複雑性歯肉炎は全身的因子や特殊因子が修飾している歯肉炎で，妊娠性歯肉炎，慢性剥離性歯肉炎，壊疽性潰瘍性歯肉炎，薬剤性歯肉炎がある．

800 歯肉過形成症　しにくかけいせいしょう
gingival hyperplasia
→ 歯肉増殖症

801 歯肉癌　しにくがん
carcinoma of gingiva

歯肉に原発する癌腫で，本邦では口腔癌のうち舌についで多いが，欧米では比較的少ない．50 歳以上のとくに高齢者に好発する傾向がある．男性に多く，部位は上顎より下顎に，前歯部より臼歯部に多い．早期に顎骨を浸潤破壊しやすい．リンパ節転移は通常顎下リンパ節から深頸リンパ節へと生じる．組織学的には 90％以上が扁平上皮癌である．口腔癌の治療では，通常，外科的切除，放射線治療，抗腫瘍薬投与が各種組み合わされて実施される．QOL を維持するために，口腔機能の回復（顎骨の再建）を考慮する必要がある．

802 歯肉骨膜弁閉鎖法　しにくこつまくべんへいさほう
plastic closure method by gingivo-periosteal flap
〔類義語〕口腔上顎洞瘻閉鎖術

歯肉，歯槽粘膜に骨まで達する切開を加えて，骨膜下で歯肉骨膜弁として剥離し，この弁で洞

口腔瘻などを閉鎖する方法．①頰側歯肉骨膜弁閉鎖法：一般的な方法で頰側歯肉縁部より歯肉頰移行部へ切開を加え，この粘膜骨膜弁に減張切開を入れ，伸長，移動して閉鎖する，②口蓋側粘膜骨膜弁閉鎖法：大口蓋動脈を含むaxial pattern flapに設計し，閉鎖に用いる．血行がよく必ず生着するが，口蓋の骨面が露出するので保護する必要がある．

803 歯肉歯槽粘膜形成術　しにくしそうねんまくけいせいじゅつ
mucogingival surgery

歯肉歯槽粘膜部の形態異常を外科的に改善する方法の総称である．①小帯切除術：小帯を切除し，付着歯肉の幅を増加させる，②口腔前庭拡張術：口腔前庭が浅い，あるいは付着歯肉の幅のない際に深くする，③歯肉弁側方移動術：根面の露出部を歯肉弁を移動させ修復する，④遊離歯肉移植術，⑤歯肉弁根尖側移動術，⑥歯肉弁歯冠側移動術がある．

804 歯肉整形術　しにくせいけいじゅつ
gingivoplasty
〔類義語〕歯肉切除術

歯肉の形態異常を改善する手術をいう．辺縁歯肉の形態を修正することによって，食片の停滞を少なくし，プラークコントロールを容易にする．ロール状の歯肉，棚状の歯肉が適応となる．歯肉切除術は歯周ポケットを形成している歯肉壁を外科的に切除し，健康的で生理的な歯肉形態にする手術法で，歯肉増殖症（gingival hyperplasia）に適応されることが多い．

805 歯肉線維腫症　しにくせんいしゅしょう
gingival fibromatosis
〔同義語〕遺伝性歯肉過形成症，遺伝性歯肉線維腫症，歯肉象皮症
〔類義語〕歯肉増殖症

おもに遺伝性に歯肉の過形成を生じる疾患である．突発性歯肉線維腫症（idiopathic gingival fibromatosis）と遺伝子が関与する遺伝性歯肉線維腫症（hereditary gingival fibromatosis）とに分類される．いずれも歯肉の線維性増殖を特徴とし，薬物性歯肉増殖症と類似した臨床症状を呈する．若年者に多く，男性より女性に発現しやすい．一般的に遺伝性は歯肉肥厚の程度が著しく，家族性に発現し，突発性では増殖を誘発する局所因子が介在することが多い．

806 歯肉増殖症　しにくぞうしょくしょう
gingival hyperplasia
〔同義語〕歯肉過形成症，歯肉肥大症
〔類義語〕ダイランチン歯肉増殖症，フェニトイン歯肉増殖症，歯肉線維腫症

歯肉の増殖，肥大をきたす疾患．原因により次のものがある．①炎症性歯肉過形成症：慢性の単純性歯肉炎から起きるもの，②歯肉線維腫症：歯肉のび漫性増殖で永久歯萌出頃より発症する．知能発達遅延や多毛などをともなうことが多く，遺伝が強く関与していると考えられている（歯肉線維腫症），③薬物性歯肉増殖症：抗痙攣薬（ダイランチン，フェニトイン），カルシウム拮抗薬（ニフェジピン），あるいは免疫抑制薬（サイクロスポリンA）を服用している患者に発症することが多い（薬物性歯肉増殖症）．薬物の線維芽細胞増殖促進作用，コラーゲン分解抑制作用，反応性の遺伝的な差（遺伝子多型 genotype）などが示唆されているが，病因解明には至っていない．

807 歯肉囊胞　しにくのうほう
gingival cyst
〔同義語〕幼児の歯肉囊胞

歯肉に生じる歯原性発育性囊胞で，幼児型と成人型に分けられる．幼児型は新生児の顎堤粘膜に多発性に生じ，成長とともに自然消滅する．歯堤上皮遺残（Serres腺）由来と考えられ，角化物を充満させていることが多い．成人型は中年期以降にみられ，下顎小臼歯部歯肉に好発する．非炎症性の角化囊胞として発症するも，その頻度は低い．症状としては，境界明瞭な歯肉の腫脹がみられ，エックス線所見で骨吸収像を認める．

808 歯肉膿瘍　しにくのうよう
gingival abscess
〔同義語〕パルーリス

膿瘍が歯肉に限局した化膿性炎をいう．感染の初期は歯肉が硬い症例もあるが，進行するにともない，膨隆と波動を触れる．罹患部の歯の動揺，打診痛，歯の濁音を認めることがある．一般的に所属リンパ節の症状はないことが多い．エックス線所見では歯槽骨辺縁より連続した透過像を示す．

809 歯肉剥離掻爬術　しにくはくりそうはじゅつ
gingival flap operation

歯肉－歯槽粘膜境まで歯肉を剥離して歯石と壊死セメント質を除去し，歯周ポケット内壁の病巣を除去して，歯肉弁を歯根面に再付着させる手術法である．健康なコラーゲンに富んだ結合組織を歯根面に密着させると，根尖側から徐々に再付着し，辺縁部には上皮付着が形成される．メインテナンスが良好であると歯肉の状態は著しく改善されるが，骨縁下ポケットの除去によって，長い上皮付着が形成される可能性がある．

810 歯肉肥大症　しにくひだいしょう
gingival enlargement, gingival hypertrophy
→ 歯肉増殖症

811 歯肉弁移動術　しにくべんいどうじゅつ
positioned flap operation

歯肉歯槽粘膜外科手術で，歯肉弁根尖側移動術，歯肉弁側方移動術，歯肉弁歯冠側移動術などがある．歯周ポケットの除去をはかるとともに付着歯肉の獲得，歯肉退縮や根面露出に対する審美的改善，食物の停滞を少なくしてブラッシングしやすい歯肉形態の獲得などを目的とする．

812 歯肉ポリープ　しにくぽりーぷ
gingival polyp
〔同義語〕歯肉息肉

齲蝕などによる歯冠の崩壊にともなって，歯肉が増殖した状態をいう．歯肉，歯根膜あるいは歯槽骨骨膜由来の線維性組織が増殖したエプーリス以外の炎症性増殖物をさす．通常，自覚症状はなく，切除後に適切な歯冠修復処置をすることによって，再発を防ぐことができる．

813 紫斑病　しはんびょう
purpura

皮下の血管が損傷し，暗赤色の出血斑ができる出血性の疾病である．原因として，血管系の異常，血小板の異常，凝固因子の欠乏，凝固阻止因子や血栓溶解因子の増加などがあげられる．血管系の異常として，遺伝性出血性毛細血管拡張症（Osler病），アレルギー性紫斑病，単純性紫斑病，老人性紫斑病などがある．血小板系の異常として，特発性血小板減少性紫斑病（ITP），血栓性血小板減少性紫斑病（TTP）などがある．

814 ジフテリア性口内炎　じふてりあせいこうないえん
diphtheritic stomatitis

ジフテリア菌（*Corynebacterium diphtheriae*）の飛沫感染により発症する口内炎である．ほとんど不顕性感染であるが，発症は，2～5日の潜伏期を経て，発熱・咽頭痛・嚥下痛などで始まり，扁桃付近に灰色の偽膜が付着する．偽膜は厚く剥がれにくく剥がすと出血する．喉頭部の腫脹や偽膜の拡大のために気道閉塞をきたすことがある．確定診断は，喉頭部の病変から原因菌の分離・同定を行う．ワクチン接種により予防可能である．

815 脂肪腫　しぼうしゅ
lipoma

成熟した脂肪細胞からなる非上皮性良性腫瘍である．肩や背部の皮下，筋肉間，後腹壁などに好発する．口腔領域では比較的まれであるが，頰粘膜，口底，口唇に境界明瞭な弾性軟で可動性の腫瘤として発現することが多い．性差はなく，50～60歳代で好発する．摘出によって予後は良好である．

816 脂肪肉腫　しぼうにくしゅ
liposarcoma

脂肪芽細胞由来の悪性腫瘍で，軟部肉腫のなかでは悪性線維組織球腫についで頻度が高い．40〜50代男性の四肢，とくに大腿や体幹，後腹膜に好発する．無痛性で境界明瞭，弾性軟の腫瘤として発現し，病理組織学的には粘液上基質内に短紡錘形で脂肪芽細胞様の腫瘍細胞が散在する．粘液型，円形細胞型，高分化型，脱分化型，多形型に分類される．治療は，外科的切除が行われるが，術後放射線治療が施行されることもある．

817 斜顔裂　しゃがんれつ
oblique facial cleft
〔同義語〕斜走顔裂

顔面裂のなかで，上唇部から眼窩に向かう裂形成を認めるものをいう．上顎突起と内側鼻突起間の癒合不全あるいは，上顎突起と外側鼻突起間の癒合不全によって生じる．上唇部，鼻および頰部軟組織の裂形成のみならず上顎骨の裂を形成することもある．

818 ジャパン・コーマ・スケール　じゃぱん・こーま・すけーる
Japan coma scale
〔同義語〕JCS，日本昏睡尺度
〔類義語〕グラスゴー・コーマ・スケール

1975年にわが国で提唱された昏睡尺度．次のように覚醒状態を3つに分け，さらにそれぞれを3段階に分類する意識障害の評価法である．I．刺激しないでも覚醒している（1．だいたい意識清明だが，今ひとつはっきりしない，2．時・人・場所がわからない，3．名前，生年月日がいえない），II．刺激をすると覚醒する（二桁の数字，10．よびかけで容易に開眼する．動作（例：右手を握れ，離せ）を行うし，言葉も出るが間違いが多い，20．痛み刺激で開眼する．簡単な命令に応ずる．たとえば離握手，30．かろうじて開眼する），III．刺激をしても覚醒しない（100．はらいのける動作をする，200．すこし手足を動かしたり，顔をしかめる，300．まったく動かない）

819 習慣性顎関節脱臼　しゅうかんせいがくかんせつだっきゅう
habitual dislocation of TMJ
〔類義語〕反復性脱臼

過開口などによって，関節包や靱帯の伸展や外側翼突筋円板付着部の損傷などが生じ，関節包が緩んで脱臼が習慣的となった病態をいう．関節結節の平坦化，不適合な義歯や臼歯部欠損の放置が関与していることもある．整復は容易で，患者が自己整復することも多い．経過が長いものでは顎関節の後方組織が肥大，瘢痕化し整復が困難になる．頻回の脱臼を防止するためには，チンキャップやスプリントなどを用いた開口制限を行う保存的治療や，頰粘膜短縮術（Herrmann変法）や関節結節形成術などの外科的治療が行われる．近年，関節腔への自己血注射が侵襲の少ない治療として注目されている．

820 周期性好中球減少症　しゅうきせいこうちゅうきゅうげんしょうしょう
cyclic neutropenia, periodic neutropenia

周期的な好中球数の減少にともなって発熱，全身倦怠感，頸部リンパ節腫脹，歯周組織炎，口内炎および扁桃炎などの症状が発現する疾患である．好中球数の回復によって症状の改善を繰り返すまれな疾患である．本疾患の好中球数の減少は，平均21±3日の周期的な変動期間によって特徴づけられる．

821 重積歯　じゅうせきし
dens invaginatus

歯冠象牙質の一部が表層のエナメル質とともに歯髄腔内に深く陥入した形態異常歯のこと．上顎の前歯部，とくに側切歯に多い．特異な歯冠形態のため，齲蝕罹患率が高い．また根管形態異常を認めることが多く，歯髄への感染が起こりやすいため歯髄炎，歯髄壊死，さらに歯根肉芽腫，歯根囊胞，歯根膿瘍などの根尖病巣を形成することも多い．

822 重炭酸ナトリウム　じゅうたんさんなとりうむ
sodium bicarbonate
→ 炭酸水素ナトリウム

823 集中治療室　しゅうちゅうちりょうしつ
intensive care unit
〔同義語〕ICU
内科系，外科系疾患を問わず呼吸，循環，代謝その他の重篤な急性機能不全の患者の全身管理を行う施設をいう．外傷患者，全身管理を必要とする手術後患者および急性心不全などの内科的急性疾患の患者が対象となる．24時間体制で呼吸，循環，栄養管理を行う．

824 重複癌　じゅうふくがん
double cancer
1個体において異種臓器や対称臓器，あるいは同一臓器でも異なった組織系の癌が2か所以上発生した場合をいう．重複癌の頭頸部領域の発生頻度は他領域よりも高く，わが国では5%程度とされている．病理組織学的には扁平上皮癌が最多で，重複臓器としては頭頸部内，あるいは口腔に近接する食道や胃などの消化器系との重複が多い．このため口腔癌診査時に上部消化管の精査が必須とされる．

825 修復性肉芽腫　しゅうふくせいにくげしゅ
reparative granuloma
顎骨内に生じ，散在性の小出血巣を中心に多核巨細胞，線維芽細胞からなる肉芽組織を形成する非腫瘍性の病変である．原因は不明で，20歳以下が大半を占め，女性に多い．無痛性の緩慢な膨隆をきたすために自覚症状に乏しい．病変の増大により歯の動揺，転位をきたすことがある．エックス線所見では多房性の透過像として認められることが多い．治療は，摘出術または掻爬がなされる．

826 重粒子線治療　じゅうりゅうしせんちりょう
heavy particle radiotherapy
電子より重い重粒子である陽子，中性子，ヘリウムイオン，重イオン（炭素，ネオン，アルゴン）など用いた放射線治療法．このうち，荷電粒子は体内の一定の深さで線量がもっとも強くなるようにコントロールでき，照射による皮膚や他の組織への影響を最小限に抑え，深部のがん病巣に集中的に照射できる性質がある．

827 手術危険度　しゅじゅつきけんど
surgical risk, operative risk
手術による侵襲を予測し，術前の患者の全身状態を総合的に評価し麻酔および手術に対する危険度を分類する指標をさす．手術にともなうリスクには，患者，手術，麻酔の3要素に分かれる．一般に，患者の年齢，重症度，全身的予備能力および基礎疾患の有無，長時間手術などが問題となる．また術前の評価にはASA，NYHA，AHAの分類などが用いられることが多い．

828 手術前矯正治療　しゅじゅつぜんきょうせいちりょう
presurgical orthodontic treatment
〔同義語〕術前矯正治療
顎変形症に対する外科的矯正治療を行う際，顎移動量を想定し，術後に安定する理想的な咬合状態と咬頭嵌合位が得られるように行われる歯列矯正．術前矯正治療が術後の結果の良否に占める割合はきわめて大きく，レベリング，Speeの彎曲の修正，歯の叢生，捻転・傾斜の改善および上下歯列弓形態の改善などが行われる．術前矯正治療に要する期間は症例により異なるが通常6か月～1.5年である．

829 主訴　しゅそ
chief complaint
患者がもっとも強く訴える症状を，患者自身の言葉で表現したものをいう．患者の抱えている第一の苦悩であり，来院の動機である．主訴は診断・処置方針策定の手掛かりとなる事項を聴

取できる最初の段階であり，症状を示す用語で記録することが望ましく，口腔内精査などの表現はできるだけ避けるべきである．

830 出血傾向　しゅっけつけいこう
bleeding tendency

出血しやすく，出血すると容易に止血しない状態をいう．生体では止血機構（血管，血小板，血液凝固）と線溶および凝固阻止因子がバランスを保っており，出血しても容易に止血するが，止血機構異常があると出血症状が生じる．頻度の高いものとして，血友病 A，B，von Willebrand 病，特発性血小板減少性紫斑病，および薬剤性のものがある．口腔外科の診療では，出血傾向の問診を詳細に行う必要がある．

831 出血時間　しゅっけつじかん
bleeding time

皮膚を穿刺し，湧出する血液を 30 秒ごとにろ紙に吸い取り，止血するまでの時間を測定する検査法をいう．血管の脆弱性の亢進，血小板の減少・機能異常で延長する．測定法には Duke 法，Ivy 法，template-Ivy 法，simplate 法があり，基準値は Duke 法：1～3 分，Ivy 法：1～5 分，template-Ivy 法：2～8 分 simplate 法：2～9 分である．

832 出血性ショック　しゅっけつせいしょっく
hemorrhagic shock
→ ショック

833 出血性素因　しゅっけつせいそいん
hemorrhagic diathesis

自然出血もしくは，わずかな外力により出血する状態で，止血機構の異常から容易に止血しない状態をいう．出血性素因は血管性要因，血小板系要因，線溶・凝固および阻害要因の異常により生じる．観血的処置を行う際，出血性素因に対する他科での治療と同時に局所止血に重点をおくことが必須である．

834 術後照射　じゅつごしょうしゃ
postoperative irradiation

悪性腫瘍の手術後に行う放射線照射をいう．腫瘍の浸潤・癒着などにより，肉眼的および病理学的に腫瘍が遺残した場合や十分なリンパ郭清ができなかった場合などに行われる．腫瘍が外科的に完全に切除された場合には，局所の血行状態や，二次治療の選択肢を留保する観点から，あまり行われない．

835 術後性上顎囊胞　じゅつごせいじょうがくのうほう
postoperative maxillary cyst, postoperative buccal cyst
〔同義語〕術後性頰部囊胞

慢性副鼻腔炎の根治手術後，数年ないし十数年を経て発症する単房性あるいは多房性の囊胞をいう．発生機序は粘膜残存説，間隙囊胞説，閉鎖腔説などがある．頰部腫脹，鼻閉感，眼球突出などの症状を呈する．診断には歯肉頰移行部の手術瘢痕の有無とエックス線写真，CT などが有効で，鑑別疾患としては，慢性上顎洞炎，歯根囊胞，上顎腫瘍などがあげられる．治療は，Caldwell-Luc 法に準じ囊胞を摘出する．

836 術前化学療法　じゅつぜんかがくりょうほう
preoperative chemotherapy
〔同義語〕ネオアジュバント化学療法

手術や放射線治療などの主たる治療の前に行われる化学療法のことである．原発巣を縮小し，微小な遠隔転移を消滅させて主治療の根治性を高めることが目的である．

837 術前照射　じゅつぜんしょうしゃ
preoperative irradiation

悪性腫瘍の治療に際し，手術に先行して行われる放射線治療をいう．術前照射の目的は，①術中における癌細胞の播種を防ぐ，②腫瘍を縮小させ手術を容易にする，③腫瘍周辺の癌細胞巣や所属リンパ節への不顕性転移を制御するなどである．ただし，照射による炎症・癒着による手術操作が困難になることや，創傷治癒遅延な

どの術後合併症への対応が必要である．

838　腫瘍ウイルス　しゅよううぃるす
oncovirus
個体に感染し腫瘍を誘発するウイルスの総称である．腫瘍ウイルスはDNA型とRNA型に分類され，がん遺伝子を組み込むか，もしくは宿主細胞のがん遺伝子を活性化し細胞が腫瘍化される．現在のところ，頭頸部領域で関連をもつとされるのは，Epstein-Barr virus（EBウイルス），ヒトパピローマウイルス（HPV），ヒトT細胞白血病ウイルス1型（HTLV-1），カポジ肉腫関連ヘルペスウイルス，B型肝炎ウイルス，C型肝炎ウイルスなどである．

839　腫瘍減量術　しゅようげんりょうじゅつ
reductional operation of tumor
腫瘍を完全に切除できない場合や，切除しても根治性が得られないと判断される場合に，できるだけ腫瘍組織量を減少させる目的で行う手術をいい，根治性のない姑息手術の一つである．

840　腫瘍シンチグラフィ　しゅようしんちぐらふぃ
neoplasm scintigraphy, tumor scintigraphy
悪性腫瘍に集積する放射性核種の ^{67}Ga-citrate を静脈内に投与し，腫瘍から放出される γ 線を検出し画像とする診断技術のこと．原発腫瘍の部位，大きさ，進展範囲および遠隔転移の確認に用いられている．ただし，^{67}Ga-citrate は悪性腫瘍に特異的ではなく，炎症巣にも取り込まれる性質があり，悪性腫瘍に対する陽性率も腫瘍の性質とともに大きさによって異なる．臨床では補助的な画像診断として用いられている．

841　腫瘍性エプーリス　しゅようせいえぷーりす
neoplastic epulis, tumorous epulis
→ エプーリス

842　腫瘍摘出術　しゅようてきしゅつじゅつ
tumor extirpation
腫瘍を一塊として除去することを目的とした術式である．一般に腫瘍は周囲組織の反応により被膜を形成する．正常組織との境界が明瞭な場合は腫瘍摘出術が行われる．通常は，良性腫瘍に対する術式である．本法によっても腫瘍内に切り込んだり取り残したりした場合には再発を招く．良性腫瘍でも被膜による周囲組織との境界が明瞭でない場合や部分的に不十分な部位があるものでは安全域を含めた摘出術（切除術）が行われる．

843　腫瘍免疫　しゅようめんえき
tumor immunity
正常細胞とは異なる腫瘍細胞特異的な抗原を標的にして免疫反応を起こすことをいう．臨床では生体外で活性化させたキラー細胞を生体内に戻し腫瘍の増殖抑制をはかる養子免疫療法がある．他に，非特異的な免疫増強，単クローン性抗体治療，サイトカイン治療，サイトカインの腫瘍への導入療法，生体外処理した樹状細胞やT細胞の注入などがある．

844　腫瘍類似疾患　しゅようるいじしっかん
tumor-like disease
自律性増殖をともなう真の腫瘍ではなく，腫瘤を形成する多様な疾患の総称である．外来刺激への反応，発育異常，炎症性産物，アレルギー反応，環境的要因，遺伝的要因などによって生じる．口腔領域では，エプーリス，義歯性線維腫，外骨症，線維性骨異形成症，ランゲルハンス細胞組織球症，サルコイドーシスがある．一般に予後は良好であるが，ランゲルハンス細胞組織球症では生命予後の不良なものが含まれる．

845　Schüller撮影法　しゅらーさつえいほう
Schüller projection
〔類義語〕顎関節エックス線撮影法

顎関節部を側面から撮影する経頭蓋エックス線投影法である．撮影時に左右の顎関節の重なりを避けるため上方から15°〜30°の垂直的角度をつけて顎関節に向けエックス線を側面から照射する．咬頭嵌合位や最大開口位などで撮影を行い，下顎窩，関節結節，下顎頭，外耳孔などを観察できる．閉口時や開口時の下顎頭の位置や移動状態がわかるが，描出されるのは顎関節の外側3分の1であるので機能面を観察することは難しい．

846 循環血液量過多症　じゅんかんけつえきりょうかたしょう
hypervolemia, plethora
〔同義語〕赤血球増加症，多血症

貧血とは逆に，循環血液量が正常を超えて増加した状態をさす．循環血液量の減少による相対的赤血球増加症と循環血液量が増加する絶対的赤血球増加症に分けられる．後者には，反応性または症候性赤血球増加症と真性赤血球増加症がある．赤血球増加症では，血液の粘稠度や凝固性が亢進することで血流を障害し，冠動脈血栓や脳血栓の原因となる．

847 循環血液量減少性ショック　じゅんかんけつえきりょうげんしょうせいしょっく
hypovolemic shock
→ ショック

848 循環障害　じゅんかんしょうがい
circulatory disturbance

体液の循環が障害されることで，心不全による中枢性と心不全の関与しない末梢性がある．末梢性の循環障害は高血圧やショックなどで起こる全身性と虚血や梗塞などで生じる局所性に分かれる．感染性ショックでは血管の収縮，血液粘性の増大や血流速度の低下がみられ，エンドトキシンによって血管の障害を惹起して微小循環障害を生じる．局所性の原因には動脈の血栓による塞栓や狭窄部の閉塞がある他，静脈の閉塞や静脈弁の機能不全もある．

849 昇圧薬　しょうあつやく
vasopressor
〔同義語〕昇圧剤

急性低血圧や急性循環不全に対して用いられる心拍出量増加，心拍数増加および血管収縮作用をもつ薬剤をさす．昇圧薬の使用は循環血液量が維持されていることが条件となる．昇圧にはエピネフリン，ノルエピネフリン，ドーパミン，フェニレフリンなどの薬剤を選択するが，適応と用量を考慮して過度の昇圧や不整脈など副作用に注意する必要がある．

850 消炎手術　しょうえんしゅじゅつ
antiphlogistic operation

感染局所に高濃度に原因物質が集積している場合，膿瘍腔の切開によって起炎病原体の減量をはかることをいう．切開は感染の供給源の排出に十分なルートを確保し，ドレーンを留置して排膿ルートを維持することが肝心である．炎症の進展範囲を確認するため画像診断を行い，感染の起炎菌に対し有効な抗菌薬を選択する．

851 消炎治療　しょうえんちりょう
antiphlogistic therapy
〔同義語〕消炎療法

生物学的，物理的，および化学的な原因で生じる炎症に対する治療のことをいう．感染による炎症には切開・排膿術と抗菌薬投与が行われる．非ステロイド性消炎鎮痛剤は血管透過性亢進などの炎症反応を促進するプロスタグランジンの合成を阻害して炎症を抑制する．副腎皮質ステロイドは炎症性のメディエーターやサイトカインの抑制など多角的に炎症を強く制御するが，免疫機能も抑制するため感染症の使用では注意を要する．

852 小オトガイ症　しょうおとがいしょう
microgenia

臨床的には咬合の異常がなくオトガイが後退した状態である．治療は，軟組織側貌の改善のためにオトガイ部を水平に骨切りして前方にスライドさせ固定するオトガイ形成術が行われるが，十分な改善が得られないと判断される場合，

骨移植も併用される．人工材料ではシリコンインプラントなどが使われるが，移植部の骨吸収や感染を生じる可能性がある．

853　小下顎症　しょうかがくしょう
mandibular micrognathia
→ 下顎後退症

854　上下顎前突症　じょうかがくぜんとつしょう
bimaxillary protrusion
〔同義語〕両顎前突症

上下顎が前方にある状態で，骨格性のものと上下顎の前歯が唇側傾斜している歯槽性のものがある．側貌で上下唇の突出感があり，高度になると口唇の閉鎖が難しくなる．治療は，軽度のものは矯正歯科治療の対象であるが，骨格性では前歯部の歯槽部骨切りや上下顎骨の骨切りによって上下顎を後退させて上下唇の突出感の改善がはかられる．

855　上顎癌　じょうがくがん
carcinoma of maxilla

上顎洞，上顎歯肉や硬口蓋に原発する癌の総称である．組織型は扁平上皮癌が大部分を占めるが，腺系の悪性腫瘍も認められる．上顎洞癌の初期では症状が出現しづらく上顎洞壁を穿破してから気づかれるが，進展する方向によって症状は異なる．頸部リンパ節転移は他部位の口腔癌と比較して少ない．古くは放射線療法，化学療法，減量手術の三者併用療法が行われた．手術療法や放射線療法が行われるが，選択的あるいは超選択的動注法による放射線化学療法が用いられることも多い．

856　上顎臼歯部歯槽骨切り術　じょうがくきゅうしぶしそうこつきりじゅつ
posterior maxillary alveolar osteotomy

骨格性開咬や臼歯部鋏状咬合の症例に対して，上顎臼歯部を骨切りし歯列の幅径調整および三次元的な位置移動によって咬合関係の改善をはかる術式である．顎骨を大きく移動させて側貌の改善をする必要が少ない症例に適応される．本術式は骨切りの範囲が少ないために侵襲の程度は比較的軽く，骨切り部以外の咬合を変化させることなく臼歯部の位置を変化させることが可能である．

857　上顎結節形成術　じょうがくけっせつけいせいじゅつ
tuber plasty

上顎結節部の骨が翼状突起の高さにいたるほど高度に吸収して，平坦になると咀嚼時に義歯の安定が悪くなるために行われる顎堤形成術をさす．術式は，上顎結節と翼状突起の間を骨ノミで頭側方向に槌打して進め翼状突起を骨折させ，後上方へ押しやって上顎結節を形成する．上顎結節と翼状突起の間には創ができるが，二次的に治癒させる方法と創に遊離皮膚移植を行う方法とがある．

858　上顎後退症　じょうがくこうたいしょう
maxillary retrusion
〔同義語〕小顎症，小上顎症，上顎劣成長

上顎骨の劣成長で中顔面が後退した状態をさす．Crouzon症候群やApert症候群などの遺伝的な要因，クレチン病などの内分泌障害，口蓋裂術後の瘢痕による発育抑制のために生じる．上顎骨は小さく歯の叢生があり反対咬合を呈する．前歯部は反対咬合や切端咬合を示すことが多い．治療は，Le Fort I 型骨切り術による上顎の前方移動術または上顎骨骨延長術が行われる．鼻部や眼窩におよぶ顔面劣成長の症例では，Le Fort II 型またはLe Fort III 型の骨切り術による前方移動が適応となる．

859　上顎骨拡大全摘出術　じょうがくこつかくだいぜんてきしゅつじゅつ
extended maxillectomy
→ 拡大上顎全摘出

860 上顎骨下方移動術　じょうがくこつかほういどうじゅつ
maxillary downgraft

梨状口の高さでLe Fort I型骨切り術を行い，上顎歯列を含む骨片を下方に移動させ，生じた骨間隙に腸骨片を移植して，上顎骨を下方に移動させる術式である．上顎骨の成長が不十分で上顎（中顔面）の高径が下顎面に比べて短い場合に，微笑時に上顎前歯がまったくみえない場合に行われる．下顎骨切り術を併用する．William Bell は，vertical inferior displacement of the maxilla と称している．

861 上顎骨骨髄炎　じょうがくこつこつずいえん
maxillary osteomyelitis

上顎骨の骨髄を主体とする炎症のことである．上顎骨の海綿骨は，歯槽突起部，梨状口下部，上顎結節にあるが，骨髄が多くない．皮質骨が菲薄なこともあり，感染した場合，多くは骨膜炎や骨炎などの型をとり，下顎のように骨髄炎をきたすことは少ない．根尖性歯周炎などの歯性感染症がおもな原因であるが，ときに顔面皮膚感染症である癰（よう）やあるいは顔面外傷によるものもある．急性と慢性があり，急性は化膿性骨髄炎を呈することが多い．

862 上顎骨骨折　じょうがくこつこっせつ
fracture of maxilla

〔類義語〕中顔面骨折，顔面中央1/3骨折

交通外傷やスポーツ外傷で上顎骨に起こる骨折で，隣接する頬骨，鼻骨，涙骨，前頭骨，篩骨，口蓋骨，蝶形骨などの骨折をともなうことが多い．また，蝶形骨，側頭骨などの頭蓋骨骨折を合併することも多く，頭蓋内損傷についても配慮しなければならない．眼球・嗅神経系終末が損傷され，視力障害・嗅覚障害を起こすことも少なくない．Le Fort I型，Le Fort II型，Le Fort III型，縦骨折に分類される．Le Fort I型では，骨折線が梨状口下部から犬歯窩，上顎洞前壁を経て頬骨下縁に沿い後方に向い，翼口蓋窩から蝶形骨翼状突起下部に達する．Le Fort II型では，骨折線が鼻骨を横断し，上顎骨前頭突起を横切って涙骨から眼窩内に入り，眼窩底を走り，下眼窩裂から頬骨上顎縫合を通って，眼窩下孔，上顎骨外側壁から翼口蓋窩へと進み蝶形骨翼状突起中央にいたる．Le fort III では，骨折線が鼻骨を横断し，鼻骨前頭縫合，上顎前頭縫合を走り，眼窩内側を経て下眼窩裂，頬骨前頭縫合を通る．

863 上顎骨骨膜炎　じょうがくこつこつまくえん
maxillary periostitis

上顎骨の化膿性炎症で，根尖性歯周炎などが原因となる．皮質骨が菲薄なため，骨内の感染が容易に骨膜に達して生じる．さらに骨膜下膿瘍を形成することもある．急性では発熱や倦怠感などの全身所見や顔面皮膚・口腔内の腫脹などをきたす．急性炎症が慢性化することもある．

864 上顎骨上方移動術　じょうがくこつじょうほういどうじゅつ
maxillary impaction

上顎過高 maxillary excess などの顎変形症でのgummy face の改善や，開咬症での下顎の回転を期待して上顎骨を上方に移動する術式である．Le Fort I型骨切り術を行った場合には，梨状口部，頬骨下稜部，口蓋管部を慎重に削除し，移動量を計測しながら，上顎を上方に移動する．骨切り面で段差を生じるので，腸骨移植や下顎骨切り時の骨片を用いて段差を調節する必要がある．

865 上顎骨前方移動術　じょうがくこつぜんぽういどうじゅつ
maxillary advancement

通常，上顎の後退を改善するために上顎骨にLe Fort I型骨切りをして前方に5 mm 程度まで移動させて，望ましい咬合を得る術式のことをいう．上顎劣成長がセファロ分析で明らかに後方に位置しているときと，下顎の移動量が15〜20 mm となり，下顎単独では良好な咬合が得られないときに行われる．上顎では骨切り面で骨の接触面積が低下するので骨癒合を得る

ために間隙に骨片を移植して骨接合させることがある．この際，粘膜切開に配慮して前歯部の血流を維持することと確実な骨接合（プレート固定）することが重要である．また，前方移動で鼻翼が広がることがあるので調整を要する場合がある．

866 上顎縦骨折　じょうがくじゅうこっせつ
longitudinal maxillary fracture

口蓋骨正中付近に生じ，相当する口蓋粘膜に裂傷を認めるまれな骨折である．エックス線咬合法で口蓋骨が左右に分離して認められ，当該歯は完全脱臼していることが多い．通常，鼻腔粘膜は損傷を受けておらず，Le Fort I 型骨折などをともなうことも多い．上顎歯列が左右に拡大するため，口蓋床などを用いて正中線方向に整復した状態で固定する．

867 小顎症　しょうがくしょう
micrognathia
→ 下顎後退症

868 上顎水平骨折　じょうがくすいへいこっせつ
horizontal fracture of maxilla
→ 上顎骨骨折

869 上顎切除術　じょうがくせつじょじゅつ
resection of maxilla

おもに上顎癌に対して行われる手術であり，上顎部分切除術，上顎全摘出術および上顎拡大全摘出術に分けられる．このうち，上顎部分切除術は切除範囲に応じて medial maxillectomy, lateral rhinotomy および上顎亜全摘出術（眼窩下壁温存あるいは口蓋温存）に分けることができる．顔面の皮膚切開線も上顎切除範囲に応じて必要となり，星野皮切，Matis 皮切，Moure 皮切，Weber 皮切などがある．

870 上顎前歯部歯槽骨切り術　じょうがくぜんしぶしそうこつきりじゅつ
anterior maxillary alveolar osteotomy
〔同義語〕上顎前歯部部分骨切り術，上顎前方歯槽骨切り術

上顎前歯部に限局した歯列歯槽の位置異常があり，臼歯部には異常が認められない症例で，前歯部に行う骨切り術である．上顎前歯部の歯槽を骨切りして，矯正治療で目的の位置に歯の移動をはかりたいときに用いる．骨片が小さくなりがちなので血流に注意する．1 歯から数歯，さらには全歯列にわたる歯槽骨切りをすることもある．

871 上顎前歯部部分骨切り術　じょうがくぜんしぶぶぶんこつきりじゅつ
anterior maxillary osteotomy
→ 上顎前歯部歯槽骨切り術

872 上顎全摘出術　じょうがくぜんてきしゅつじゅつ
total maxillectomy

おもに上顎癌に対して行われる手術であり，上顎亜全摘出術や上顎全摘出術および拡大上顎全摘出術などに分けられる．顔面の皮膚切開線も上顎切除範囲に応じて用いられる．本術式は放射線療法，化学療法および上顎部分切除後の腫瘍残存例に適応されることが多い．切除後は，皮弁で再建されることもあるが，発語や咬合などを考慮すると，義顎での再建も選択される．3D モデルを用いて，術前から義顎を準備して切除時に再建する方法などが試みられている．

873 上顎前突症　じょうがくぜんとつしょう
prognathia, maxillary protrusion

上顎前歯が突出した状態をさす．側貌は凸型顔貌となる．上顎の突出だけでなく，下顎後退症もあり得るため，顔貌のみから判断することは避け，セファロなどで診断することが必要である．真性上顎前突症，大上顎症，上顎前歯が強く前突しているものがある．上顎骨体の後方移動は翼状突起の骨切りなども必要となり，数

mmの後方移動が可能とされる．

874 上顎前方牽引装置　　じょうがくぜんぽうけんいんそうち
maxillary protractive appliance

上顎骨劣成長の患者の治療で，口腔外から上顎骨を前方に牽引する装置．顔面に装着する前頭部とオトガイ部を固定源とした上顎骨前方牽引装置に，口腔内の上顎歯列弓に装着した歯の固定装置をゴムリングでつなぎ，ゴムの牽引力を利用して口腔外から上顎骨を前方に牽引する．

875 上顎洞炎　　じょうがくどうえん
maxillary sinusitis
〔類義語〕上顎洞蓄膿症

副鼻腔の一つである上顎洞の炎症．細菌，ウイルス，真菌などの感染が原因となる．また，上顎臼歯の病巣が上顎洞内に波及すると片側性の歯性上顎洞炎がみられる．頭痛，鼻閉，鼻汁の流出，頰部腫脹，上顎臼歯の鈍痛や違和感がみられる．治療は，鼻孔から穿刺し洞内の洗浄を行い，マクロライド系抗菌薬を投与する．歯性上顎洞炎では原因歯の抜歯窩から洞内を洗浄する．これらの処置で治癒しない場合には上顎洞根治術を行う．

876 上顎洞開洞術　　じょうがくどうかいどうじゅつ
marsupialization of maxillary sinus

上顎洞内に発生した腫瘍を診断するため，上顎洞の前壁を削除して上顎洞に到達する術式である．この孔を通じて上顎洞内病変の一部を摘出し，病理組織学的に診断を行う．また，上顎洞内への迷入異物の摘出時にも用いられる．

877 上顎洞癌　　じょうがくどうがん
carcinoma of maxillary sinus

上顎洞内に発生した癌で，洞外に進展したものも含む．初期には無症状だが上顎洞の骨が破壊されるにつれ鼻閉，悪臭をともなう鼻汁，鼻出血，複視や眼球突出，頰部の腫脹や知覚麻痺，上顎臼歯部の歯肉腫脹や歯痛が発現する．これらの症状が発現すると癌はT2以上の病期になっている．上顎洞癌は通常片側性に発現するので，上顎臼歯部で片側性に原因不明の疼痛が続く．治療は，放射線，手術，化学療法を組み合わせた三者併用療法が行われる．

878 上顎洞根治術　　じょうがくどうこんちじゅつ
radical operation of maxillary sinusitis
〔同義語〕上顎洞根本手術，上顎洞炎根治術

慢性上顎洞炎を治療するための手術法の一つである．上顎洞前壁の骨を削除して作成した孔を通じて炎症に罹患した上顎洞粘膜を一塊として摘出する．さらに上顎洞の鼻腔側の骨壁に上顎洞と鼻孔が交通する孔（対孔）を作成し，上顎洞内の滲出液の鼻孔への排出をはかる．なお，上顎洞鼻腔側の骨壁を穴状に削除し対孔を作成する方法をCaldwell-Luc法といい，上顎洞の鼻腔側の骨壁を広範囲に削除して上顎洞と鼻孔を交通させる方法をDenker法という．

879 上顎洞穿孔閉鎖術　　じょうがくどうせんこうへいさじゅつ
plastic closure of oroantral perforation

口腔から上顎洞に穿孔した穴を閉鎖する手術法である．上顎臼歯部の抜歯時に上顎洞に穿孔，あるいは歯性上顎洞炎の治療のために原因歯の抜歯窩から洞内洗浄を行った後の瘻孔を閉鎖する場合に用いる．術式は頰側歯肉粘膜の有茎弁（頰側歯肉骨膜弁）や，口蓋粘膜に作成した有茎弁（口蓋側粘膜骨膜弁）を用いて穿孔部を閉鎖する．

880 上顎洞蓄膿症　　じょうがくどうちくのうしょう
empyema of maxillary sinus
〔類義語〕上顎洞炎

上顎洞内に膿汁が貯留する病態である．急性・慢性の上顎洞炎にともない上顎洞粘膜や鼻粘膜が肥厚し，上顎洞と鼻孔の交通路である自然孔が閉鎖すると，上顎洞内に貯留した膿汁が鼻孔に排出されず，上顎洞内に貯留して上顎洞蓄膿症となる．原因と症状や治療法は上顎洞炎と同

じである．

881 上顎洞貯留嚢胞　じょうがくどうちょりゅうのうほう
retention cyst of maxillary sinus
➡ 上顎洞粘液嚢胞

882 上顎洞底挙上術　じょうがくどうていきょうじょうじゅつ
sinus lift, sinus floor elevation
上顎臼歯部の歯槽頂から上顎洞底までの骨高径が短い場合に，歯科インプラントを埋入するために行う洞底部の骨増量法である．上顎洞を開洞し，洞底部の骨面から洞粘膜を剥離挙上して，自家骨や人工骨を挿入して上顎洞底部の骨を増量し，十分な長さのインプラントの埋入を可能にする．

883 上顎洞内視鏡　じょうがくどうないしきょう
sinuscopy
上顎洞内の病変の観察および治療に用いるファイバースコープをいう．通常，鼻孔側より上顎洞側壁に小孔をあけ，この孔を通じて径の細い線状のファイバースコープを挿入し，さらにスコープの先端を洞内の各方向に屈曲させることにより洞内全体の病変の観察や生検，さらには病変部の摘出を行う．

884 上顎洞粘液嚢胞　じょうがくどうねんえきのうほう
mucocele of maxillary sinus
〔同義語〕上顎洞貯留嚢胞
上顎洞粘膜の粘液腺が分泌する粘液物質を内部に貯留した嚢胞で，帯黄色，透明な粘液性分泌物を含む．好発部位は洞底部の粘膜である．洞粘膜の粘液腺が排出する粘液の貯留とされるが，洞粘膜の炎症や外傷の関与も考えられている．小さい場合には無症状であるが，拡大して洞周囲の骨を圧迫吸収するようになると，眼痛，鼻閉，頬部の腫脹や鈍痛などが発現する．嚢胞が拡大して種々の症状が生じると，上顎洞根治術に準じた手術法により嚢胞を全摘出する．

885 上顎皮質骨切り術　じょうがくひしつこつきりじゅつ
maxillary corticotomy
〔類義語〕皮質骨切り術
通常の矯正治療では歯の移動が期待できないとき，上顎の皮質のみを切離し矯正用拡大装置を装着して，骨を移動する方法である．歯の血流を維持するために歯を含む歯槽骨を完全に分離することは避けることが多い．上顎歯列弓の側方および前方拡大を必要とする症例に有効である．通常の歯科矯正治療方法と比較して，大幅に治療期間を短縮することが可能である．

886 上顎部分切除術　じょうがくぶぶんせつじょじゅつ
partial maxillectomy
上顎に発現した腫瘍の治療のために上顎の一部を切除する方法．上顎歯肉や口蓋に生じた悪性腫瘍の治療に本法が用いられる．切除範囲は上顎骨歯槽突起，口蓋の一部であり，これら上顎の一部を腫瘍とともに摘出する．通常は口腔内から病変部の切除を行う．腫瘍が後方におよんでいる場合には，顔面の上唇正中部から鼻翼まで皮膚切開を加えることもある．

887 笑気吸入鎮静法　しょうききゅうにゅうちんせいほう
nitrous oxide and oxygen inhalation sedation
鎮静・鎮痛作用のある笑気を鼻孔から吸引させることにより恐怖心を取り除き，不安の少ない歯科治療を行うための方法である．通常，歯科治療時に笑気濃度30％，酸素濃度70％の低濃度の笑気を，患者の鼻孔から鼻マスクを通じて吸入させる．患者は傾眠状態になり，精神は鎮静され，歯科治療に対する不安が薄らぎ，笑気の鎮痛作用により比較的無痛的に歯科治療を受けることが可能となる．

888 上頸部郭清術　じょうけいぶかくせいじゅつ
upper neck dissection
➡ 肩甲舌骨筋上頸部郭清術

889 小口症　しょうこうしょう
microstomia

口裂が通常より小さい状態をさす．先天性に口唇の幅が狭い状態で生まれることもあるが，多くは口角部の癌の切除や，顔面の外傷による瘢痕治癒などにより後天的に口唇の幅が縮小するために生じる．口裂が小さいので開口障害による食物摂取困難や言語障害がみられる．治療は，口角部に皮膚弁を挿入する手術により口裂を拡大する．

890 症候性血小板減少性紫斑病　しょうこうせいけっしょうばんげんしょうせいしはんびょう
symptomatic thrombocytopenic purpura

〔類義語〕血栓性血小板減少性紫斑病
白血病や感染症や薬剤の副作用などが誘因となって血小板が減少し，皮膚・粘膜に紫斑が生じる疾患である．血管壁を補強する血小板が減少するため血管が脆弱となり，皮膚・粘膜の紫斑や，口腔，鼻腔，消化管などの粘膜から自然出血がみられる．血液 1 μL 中の血小板数が 5〜3 万で紫斑が，2 万以下で自然出血が発現する．

891 症候性三叉神経痛　しょうこうせいさんさしんけいつう
symptomatic trigeminal neuralgia

〔同義語〕仮性三叉神経痛，続発性三叉神経痛
齲歯，副鼻腔炎，悪性腫瘍，膿瘍，動脈瘤，埋伏歯などにより，三叉神経の支配領域に起こる発作性疼痛である．発作と発作の間にも弱い疼痛が存続し，無痛期がない．原疾患の同定，夜間・就寝中の疼痛発現やカルバマゼピンが奏効しないことが診断に重要な所見である．原疾患に対する治療で治癒する．

892 猩紅熱性口内炎　しょうこうねつせいこうないえん
scarlet stomatitis

A 群 β 溶血性連鎖球菌（とくに Streptococcus pyogenes）感染により皮膚に紅斑が発現する猩紅熱にともなう口内炎．舌が苺状に発赤，腫脹する苺状舌が特徴である．治療薬はペニシリン G が第一選択薬で，アミノベンジルペニシリン（ABPC）も有効である．

893 焼灼法　しょうしゃくほう
cauterization, cautery

永久止血法の一種である．結紮が困難な部位からの出血に対して出血部の組織を焼き，熱で凝固させることにより止血をはかる．通常，電気メスが用いられる．対象となる出血は軽度な静脈性の出血であり，動脈性の出血には効果が少ない．

894 小上顎症　しょうじょうがくしょう
maxillary micrognathia

→ 上顎後退症

895 上唇小帯異常　じょうしんしょうたいいじょう
abnormal frenulum of upper lip

〔類義語〕上唇小帯付着異常，上唇小帯肥大，上唇小帯過短症
上唇小帯の付着位置，形態，大きさの異常をさす．新生児では上唇小帯が発達していて，歯槽頂近くに幅広く付着している．成長につれて退縮して中切歯部唇側歯槽粘膜上部の正中に残る．退縮が不十分なときに太く短い小帯が形成される．その結果，上唇の運動障害，上唇中切歯の位置異常や萌出障害，構音障害，正中離開などを生じる．上顎前歯部の齲蝕や歯周病にも罹患しやすく，義歯の作成に困難をきたすこともある．

896 小舌症　しょうぜつしょう
microglossia

先天性あるいは炎症や病変切除後など後天性に舌が異常に小さいことをいう．一般には先天性のもので，舌前部が欠如して小さな舌となる．舌指形成不全症候群にみられ，嚥下障害，構音障害をきたす．

897 小線源治療　しょうせんげんちりょう
brachytherapy
→ 密封小線源治療

898 常染色体遺伝　じょうせんしょくたいいでん
autosomal inheritance
〔類義語〕常染色体優性遺伝，常染色体劣性遺伝

特定の形質が，常染色体上に遺伝子座をもつ優性あるいは劣性遺伝子により発現する遺伝様式をいう．常染色体優性遺伝では対立遺伝子の正常野生型遺伝子は劣性で，形質発現個体は異形接合体の場合が多い．両親の片方が常染色体優性遺伝病患者である場合，理論的には子どもの半数が罹患することになる．常染色体劣性遺伝では，対立遺伝子の正常野性型遺伝子が優性形質を発現し，劣性形質は個体が劣性遺伝子の同型接合体の場合のみに発現する．両親が常染色体劣性遺伝病の保因者である場合 1/4 の確率で子どもに劣性形質が発現する．

899 小帯切除術　しょうたいせつじょじゅつ
frenectomy
〔同義語〕小帯延長術，小帯形成術，小帯伸展術

上唇小帯，舌小帯，頰小帯などの異常に対して行う形成手術をいう．小帯の付着位置異常や形態の異常によって授乳，咀嚼，構音，歯の萌出の障害や歯列の不整が認められる場合や義歯の作成に困難をきたす場合などに行う．小帯の切除のみで対応ができない場合には，Z 形成術や V-Y 形成術などにより小帯を延長する．

900 消毒薬　しょうどくやく
disinfectant, antiseptic drug
〔同義語〕殺菌薬，防腐薬

病原微生物を減少させ，その生命力を破壊して感染が起こらないようにする薬品をいう．手指消毒，手術野の消毒，器具の消毒，その他多くの対象に用いられる．消毒に用いられる薬品の濃度を減少させて用いると微生物の発育を阻止（静菌作用）する防腐薬となる．消毒薬と防腐薬はしばしば同義語として用いられる．

901 小児薬用量　しょうにやくようりょう
pediatric posology, dose for children

小児に対して，成人の用量を基準にして体表面積，体重，年齢などから考案された換算式で決められる薬剤の投与量で，体重あたりで決めることも多い．いずれの方法で決めてもあくまでも目安であって，個々の症例について状態を観察しながら増減する必要がある．

902 上皮筋上皮癌　じょうひきんじょうひがん
epithelial-myoepithelial carcinoma

唾液腺由来の癌で，導管上皮と筋上皮性細胞からなるまれな癌腫で高齢者の耳下腺に好発する．一般に多結節性の増殖を示し，被膜を欠くことが多いが周囲との境界は明瞭で，予後は比較的良好である．以前は良性腫瘍に分類されていた．定型例では，立方形を呈する導管上皮様の内層細胞が管腔を囲み，外層部が円柱から卵円形の明細胞（筋上皮性）からなる二相性の腺管構造がみられるのが特徴的である．

903 上皮真珠　じょうひしんじゅ
epithelial pearl
〔同義語〕セルレス上皮真珠

新生児の顎堤にみられる大小の白く硬い球状の塊である．歯堤は歯胚を形成した後，退化するが，口腔上皮の近くに存在するものが上皮細胞巣として残存し真珠様の球状物，すなわち上皮真珠を形成する．通常は発育にともなって吸収され消失する．

904 上皮性異形成　じょうひせいいけいせい
epithelial dysplasia
〔同義語〕上皮異形成

良性と悪性の境界領域にある上皮でみられる上皮細胞の形，大きさあるいは上皮層の組織学的変化をさす．核／細胞比の増大，核クロマチンの増加，大型核小体などの細胞異型性，極性の

乱れ，基底層の過形成，異角化，細胞間結合の減弱，有糸分裂像の増加などがみられる．口腔白板症などの前癌病変で起こる組織学的な変化である．

905 上皮内癌　じょうひないがん
carcinoma in situ
〔同義語〕粘膜内癌，非浸潤癌

癌性の細胞変化が上皮内にとどまっており，基底膜を超えていない状態の癌をさす．これを前癌病変とするか早期の癌とするか見解は一致していないが，口腔粘膜では浸潤癌に移行しやすいといわれており，外科的処置が勧められる．脈管を介した転移はみられない．

906 静脈血栓塞栓症　じょうみゃくけっせんそくせんしょう
venous thromboembolism
→ 血栓性塞栓症

907 静脈石　じょうみゃくせき
phlebolith, vein stone
〔同義語〕静脈結石

静脈壁や血栓内の石灰化によって生じる静脈内の石灰化物である．海綿状血管腫の異常に拡張した内腔や静脈瘤の内部では血栓が形成されやすく，器質化したものが石灰化をすることがあり，これらの病変内に観察される．

908 静脈内鎮静法　じょうみゃくないちんせいほう
intravenous sedation
〔類義語〕精神鎮静法

精神安定剤，催眠薬，鎮痛薬などを単独あるいは併用して静脈内に投与し，適度の鎮静状態と疼痛閾値の上昇した状態を維持する方法である．患者の意識をなくすことなく，不安，緊張をやわらげて治療に協力させることができる．術中の記憶を減退させる健忘効果も期待できる．

909 静脈麻酔法　じょうみゃくますいほう
intravenous anesthesia
〔同義語〕静脈内麻酔法

静脈麻酔薬を静脈内に投与して全身麻酔を施行する方法．短時間の手術や検査，吸入麻酔の導入に用いられる．代表的な使用薬剤としてはバルビツレート，プロポフォールなどがある．鎮痛薬と神経遮断薬を組み合わせて行うニューロレプト麻酔（NLA）およびNLA変法も広義の静脈麻酔法である．

910 静脈瘤　じょうみゃくりゅう
varix, varicose vein
〔類義語〕静脈拡張症

静脈が限局性で囊状に拡大した状態をさす．限局性の静脈拡張，静脈圧上昇，静脈壁抵抗の減弱，ときには静脈硬化，静脈弁の障害などによって生じる．静脈瘤内にはしばしば血栓が形成され，静脈壁に炎症を伴い破綻し出血する．口腔領域ではまれである．

911 睫毛下皮膚切開　しょうもうかひふせっかい
subcilial incision

睫毛下方から眼窩底に到達するための皮膚切開．眼窩底骨折の観血的対処などに用いる．睫毛から約3ミリ下方で皮膚切開し，眼輪筋を筋線維間で鈍的に分け，眼窩隔膜に到達し，これに沿って下方へ進んで眼窩下縁で骨膜切開を加え，骨膜下に眼窩底へすすむ．その他の到達法に結膜と眼窩下縁部皮膚割線を経るものがあるが，前者では創痕は外観に触れないものの術後に睫毛が反転することがあり，後者は容易だが創痕が目立つこともある．

912 褥瘡　じょくそう
decubitus
〔同義語〕床ずれ

体重（加重）がかかることによる持続的圧迫で皮膚，皮下脂肪組織，筋肉への血流が途絶え，組織が壊死した状態をさす．発症には皮膚局所の状態とともに，圧迫や栄養状態が影響し，壊死の範囲（広さと深さ）は圧迫の強さ×持続

時間に比例する．予防には，体圧分散寝具や体位変換と，低アルブミン血症・貧血などの全身状態改善が重要である．仙骨部や腸骨部・大転子部，足関節部などが好発部位である．病態の評価として，褥瘡スケールの Braden Scale や，IAET（International Association for Enterostomal Therapy）褥瘡分類などが用いられる．

913 褥瘡ケア　じょくそうけあ
care for decubitus

褥瘡を発生させない予防と発生した創傷に対する援助行為をさす．体圧分散，スキンケア，栄養管理が主体である．体圧分散ではクッションの使用や定期的な体位変換により，また局所の清潔を保つとともに骨突出部へはドレッシング用フィルム材などが貼付される．栄養管理では高タンパク質の栄養製剤などが用いられる．

914 褥瘡性潰瘍　じょくそうせいかいよう
decubital ulcer

継続的な圧迫や摩擦により陥る組織の循環不全に起因する上皮欠損．義歯や齲歯の鋭縁で口腔粘膜に，長期臥床で仙骨部皮膚などに生じる．物理的因子の他に栄養状態や免疫力の低下，細菌・真菌感染，糞尿・汗による浸軟汚染などの因子が加わり増悪する．対処は原因除去である．

915 食道音声　しょくどうおんせい
esophageal speech

食道の上部を振動させて出す代替的な音声をいう．喉頭癌などの手術で声帯も含めて喉頭を失った人が使う無喉頭音声の一種である．発声の方法はまず空気を胃内に飲み込み，その空気を咽頭から口腔へ逆流させ，その際に食道起始部を振動させて音を出す．その他の無喉頭音声では笛や電気式バイブレータを使うが，本法は特別な器具が不要で音が自然に近い．しかし発声技術自体は困難で，それを習得するには訓練が必要である．

916 食道期　しょくどうき
esophageal stage

口腔期，咽頭期に続く嚥下の第3期をさす．摂食・嚥下ではこれらに先立って先行期，準備期があり，食道期は第5期とされる．この時期には食道壁に蠕動運動が誘発され，食道入口部から胃へ食塊が送り込まれる．輪状咽頭筋が収縮し，食塊が逆流しないように食道入口部が閉鎖される．咽頭期に挙上された舌骨と喉頭，下方に反転した喉頭蓋は安静時の状態に戻る．

917 植物アルカロイド　しょくぶつあるかろいど
plant alkaloid

植物由来の抽出物であり，窒素原子を含んで塩基性を示す有機化合物である．古くから医薬や農薬などとして用いられ，モルヒネ，アトロピン，エフェドリン，ベルベリンなどは代表的なものである．その他に抗腫瘍薬であるビンクリスチンやドセタキセルなどの微小管阻害剤，イリノテカンやエトポシドなどのトポイソメラーゼ阻害剤などが知られている．

918 除細動器　じょさいどうき
defibrillator

〔類義語〕自動体外式除細動器，AED

重症不整脈が原因で心停止に陥った心臓に電気を流すことで細動や頻拍をなくすための医療機器である．通電により心筋細胞をいったん脱分極させることで興奮伝導の異常を抑え，その後に正常化して再開することを期待し蘇生に導く．心房細動などの頻脈性不整脈には同期させる通電様式であるカルディオバージョンをする．単相性および二相性のものがあり，後者は除細動できる率が高く，必要エネルギーが少ない点で優れている．

919 所属リンパ節転移　しょぞくりんぱせつてんい
regional lymph node metastasis

原発病変の領域リンパ節に，病変から遊離したがん細胞がリンパ流で移動し定着することをさす．頭頸部腫瘍では頸部リンパ節が該当し，それにはオトガイ下リンパ節，顎下リンパ節，側頸リンパ節（浅頸リンパ節，深頸リンパ節），頸部正中リンパ節などがある．口腔癌ではまず

顎下リンパ節あるいは上内深頸リンパ節に転移し，次に転移は内頸静脈に沿ったリンパ節を経由して下流に進み静脈角に達することが多い．

920 ショック　しょっく
shock
〔類義語〕細菌性ショック，外傷性ショック，循環血液量減少性ショック，出血性ショック，神経原性ショック，心原性ショック

心臓血管床と循環血液量の不均衡によって生じた急性末梢循環不全をいう．組織への血流障害により低酸素状態が生じ，続いて細胞の代謝活性および臓器機能が低下する．臨床徴候は顔面蒼白，意識障害，脈の微弱化，発汗，乏尿などである．原因により，低容量・血液量減少性，心原性，細菌性・敗血症性，血管運動・閉塞性に分類される．循環血液量が20％程度減少するとショック症状が現れるとされ，ショックの程度は循環血液量によって決まる．しかし，出血総量は同じでも，出血速度が速いほどショックの程度は重篤となる．アナフィラキシーショックやエンドトキシンショックは細菌性・敗血症性の範疇に入る．

921 Schirmer 試験　しるまーしけん
Schirmer test

涙液の分泌量を測定する試験である．短冊状の小さな濾紙を眼角部眼瞼に挟み，5分後にその濾紙をはずして涙液でぬれた部分の長さを測定する．この値が5ミリ以下で眼乾燥症（ドライアイ）と判定される．厚生労働省のシェーグレン症候群診断基準の一つであり，本試験5ミリ以下/5分で，ローズベンガル試験スコア3以上あるいは蛍光色素試験陽性で陽性とされる．

922 唇顎口蓋裂　しんがくこうがいれつ
cleft of lip, alveolus and palate, cheilognathopalatoschisis
〔類義語〕口唇裂・口蓋裂

口唇裂・口蓋裂の一裂型で，一次口蓋（上唇，前方歯槽部，切歯管前方の硬口蓋）と二次口蓋（切歯管後方の硬口蓋および軟口蓋）に破裂があるものをさす．片側裂と両側裂，完全裂と不完全裂に分類される．口唇裂・口蓋裂は唇裂（顎裂を含む），唇顎口蓋裂，口蓋裂の3群に大別され，その発生頻度は唇顎口蓋裂がもっとも高い．また男性に多く，両側より片側裂でとくに左側が多い．

923 唇顎裂　しんがくれつ
cleft of lip and alveolus, cheilognathoschisis
〔類義語〕口唇裂・口蓋裂，唇顎口蓋裂，口蓋裂

口唇裂・口蓋裂の一裂型で，一次口蓋（上唇，前方歯槽部，切歯管前方の硬口蓋）に破裂があるものをさす．片側裂と両側裂，破裂が外鼻孔内までおよぶ完全裂と，外鼻孔に達しない不完全裂に分類される．不完全唇裂でも顎裂が存在することは多く，粘膜に断裂がなくても骨に断裂がみられることもある．両側より片側裂でとくに左側が多い．性差はないとされる．

924 心筋梗塞　しんきんこうそく
myocardial infarction

冠動脈の閉塞または狭窄によりその血流域の心筋が壊死に陥った状態をさす．遷延する特徴的な胸部不快感または狭心症状，ST上昇・異常Q波の出現といった心電図変化，心筋逸脱酵素の上昇といった所見により診断される．左上腕，肩，下顎，歯への放散痛が特徴的であるとされる．心筋梗塞による死亡の多くは発症後2時間以内に起こるため，すみやかな薬物あるいは機械的な再灌流療法が必要になる．

925 真菌症　しんきんしょう
fungus disease, mycosis
〔類義語〕カンジダ症，アスペルギルス症

真菌を原因菌とする感染症．感染部位により表在性と深在性（内臓）に分類される．口腔領域では表在性真菌症である口腔カンジダ症が代表的である．カンジダは口腔常在菌であり病原性はないが，加齢や全身疾患などによる免疫能の

低下や抗菌薬による菌交代現象などが誘因となって発症することが多い．治療にはこれらの原因に対処するとともに抗真菌薬が用いられる．

926 神経安定薬　しんけいあんていやく
antipsychotic drug, neuroleptic
→ 精神安定薬

927 神経移植　しんけいいしょく
nerve transplantation
末梢神経の欠損に対する自己の末梢神経の移植をさす．口腔顎顔面領域では顔面神経や下歯槽神経が対象になることが多く，供給部は橈骨神経や腓骨神経，大耳介神経などに求められる．大耳介神経は術野が共通すれば利点となる．残存した神経断端の中枢側と末梢側の間に移植する神経を位置させ，断面が適合するようにして両者の神経上膜あるいは神経周膜同士を，顕微鏡下などで縫合する．

928 神経原性ショック　しんけいげんせいしょっく
neurogenic shock
→ ショック

929 神経鞘腫　しんけいしょうしゅ
neurilemmoma, neurinoma, schwannoma
末梢神経のSchwann細胞に由来する良性腫瘍である．発生は30〜40歳代に多く，性差はない．口腔領域の好発部位は舌で約半数を占めるが，顎骨中心性もまれにある．一般的な臨床像は粘膜表面の限局性の膨隆で，無痛性，可動性であり，病変自体は類球形，ときに分葉状の弾性硬の境界明瞭な粘膜下腫瘤である．発育は緩慢で，病理学的に束状型（Antoni A型）と網状型（Antoni B型）がある．

930 神経線維腫　しんけいせんいしゅ
neurofibroma
Schwann細胞と神経鞘の結合組織細胞に由来する良性腫瘍である．単独あるいは多発性に発生するが，多発性のものは，神経線維腫症neurofibromatosisとよばれvon Recklinghausen病に相当するものである．病理組織学的には，神経鞘腫のような棚状あるいは観兵式様配列はなく，線維性被膜に被覆されたものはきわめて少ない．

931 神経捻除術　しんけいねんじょじゅつ
nerve avulsion
〔類義語〕外科的神経切除
疼痛を伝達する神経を切断，切除して神経伝達を遮断する手術で，疼痛発作の抑制を目的に行う．薬物療法やアルコールブロックよりも確実性の点で優れているが，疼痛の再発率は高い．

932 神経ブロック　しんけいぶろっく
nerve block
局所麻酔薬または神経破壊薬（アルコールなど）により，神経伝達を一時的，あるいは永久的に遮断することをいう．代表的なものに脳脊髄神経ブロックでは三叉神経節（半月神経節），交感神経ブロックでは星状神経節などがある．

933 神経吻合術　しんけいふんごうじゅつ
neuroanastomosis, nerve anastomosis
末梢神経損傷に対して，神経の機能回復をはかるために切断した神経と他の健常な神経を接合する手術をさす．

934 神経縫合術　しんけいほうごうじゅつ
nerve suture
神経が切断され分離した神経の機能回復をはかるために神経端を外科的に縫合することをさす．顕微鏡下に神経同士をできるだけ一致させて縫合する．神経上膜縫合 epineurial suture と神経束縫合 funicular suture とがある．

935 神経麻痺　しんけいまひ
neuroparalysis
中枢神経や末梢神経系の障害によって起こる感覚または運動麻痺をいう．

| 936 | 心原性ショック　しんげんせいしょっく
cardiogenic shock
→ ショック

| 937 | 人工関節　じんこうかんせつ
prosthesis, artificial joint
何らかの疾患により関節機能が高度に障害された場合，関節全体を人工材料で置換するが，その関節を人工関節という．

| 938 | 人工関節置換術　じんこうかんせつちかんじゅつ
artificial joint replacement, implant arthroplasty
疾患により機能が高度に障害された関節全体を人工材料で置換する手術をさす．金属，プラスチック，セラミックなどを使用したインプラントを用いて，股，膝，足，肩，肘，手，指，顎関節などに行われる．

| 939 | 人工呼吸　じんこうこきゅう
artificial respiration, artificial ventilation
〔同義語〕人工換気
十分な肺胞換気ができない，あるいは呼吸停止の患者に対し，人工的に肺胞内のガス交換，換気を行う操作である．人工呼吸器（レスピレーター）を用いた機械的陽圧換気や，救急蘇生で行う呼気吹き込み換気がある．

| 940 | 人工呼吸器　じんこうこきゅうき
ventilator, respirator
呼吸障害時，蘇生時，全身麻酔時に機械的に人工換気を行う装置である．気管内挿管によって気道内に陽圧でガスを送り込む陽圧式換気装置が一般的である．換気モードには間欠的陽圧換気（IPPV），持続的陽圧換気（CPPV），間欠的強制換気（IMV），呼吸同期性間欠的強制換気（SIMV），持続的気道陽圧法（CPAP），圧支持換気（PSV）などがある．人工呼吸から自発呼吸に切り替える離脱では，PSV，IMV などのモードがよく使用される．

| 941 | 進行性顔面半側萎縮症　しんこうせいがんめんはんそくいしゅくしょう
progressive facial hemiatrophy
〔同義語〕進行性顔面片側萎縮症
〔類義語〕Parry-Romberg 症候群，Romberg 症候群
顔面半側（三叉神経領域）の皮膚，皮下組織，筋肉，骨が進行性に萎縮を起こす疾患で，その原因は不明である．小児，若年者に好発．進行が止まった後，形成外科的修復をはかる．

| 942 | 人工唾液　じんこうだえき
artificial saliva
〔同義語〕代用唾液
〔類義語〕口腔粘膜保湿剤
唾液分泌の障害がある場合に口腔の乾燥を防ぐ目的で，無機電解質や物理的性状が唾液に近似するように配合された製剤である．口腔の保湿状態を保ち，唾液分泌量不足による咀嚼，嚥下や会話などの口腔機能障害を改善する．

| 943 | 心室細動　しんしつさいどう
ventricular fibrillation
〔同義語〕VF
心室筋が無秩序に興奮し，心室細動波を呈する重症の心室性不整脈．心電図ではP波，QRS波，T波は認められない．心室からの血液駆出が突如停止するため，ショック状態，意識喪失にいたるので，ただちに除細動が必要である

| 944 | 心室性期外収縮　しんしつせいきがいしゅうしゅく
premature ventricular contraction
〔同義語〕PVC，心室期外収縮，心室早期収縮
心室に起因する早期の異所性収縮．心電図上，QRS波形は幅広く，かつ R-R 間隔が短い．出現様式により，間入性（正常洞リズムの間に，期外収縮が余分に入り，洞リズムの間隔を乱さない）および代償性（期外収縮の次に生じる洞リズムが一拍欠失して，長い休止期をもつ）心室性期外収縮がある．一般的には歯科治療が禁忌になることは少ないが，一分間の出現回数が

多数の場合は治療を中断する．

945 心室中隔欠損症　しんしつちゅうかくっそんしょう
ventricular septum defect
〔同義語〕VSD

心室中隔が先天的に欠損するもので，先天性心奇形のうちもっとも発生頻度が高く，しばしば他の奇形を合併する．小さな欠損は自然閉鎖する場合がある．肺高血圧症をともなうと左室 - 右室短絡（シャント）が出現しチアノーゼが発生する．

946 心室頻拍　しんしつひんぱく
ventricular tachycardia
〔同義語〕VT

心室内からの刺激で，150〜200回/分の頻拍をきたす状態で，90％以上は重篤な病的心臓疾患により起こる．心悸亢進，胸痛，呼吸困難などの症状をともなう発作時に起こり，QRS幅が広いため有効な心収縮が得られず血圧低下により意識不明にいたることが多い．心室細動に移行することも多い．上室性頻拍よりはるかに重篤な状態で緊急治療を要し，除細動の適応である．

947 浸潤麻酔法　しんじゅんますいほう
infiltration anesthesia
〔同義語〕局所麻酔法

組織内に局所麻酔薬を注射し，知覚神経を麻痺させる方法である．歯科の臨床においてもっとも多く行われる麻酔法である．注射する部位により，粘膜下，傍骨膜，骨膜下，骨内，歯根膜内，歯髄腔内注射法などに分類される．

948 尋常性乾癬　じんじょうせいかんせん
psoriasis vulgaris

境界明瞭な紅斑に銀白色の厚い鱗屑が付着した皮疹である．組織学的には表皮の過増殖と炎症細胞浸潤を特徴とする．口腔粘膜に発生するか否かは議論があるが，まれに口腔粘膜にも生じるとされている．これらの病変はしばしば白板症，扁平苔癬，また地図舌状を呈し，組織学的にも鑑別は容易でない．

949 尋常性天疱瘡　じんじょうせいてんぽうそう
pemphigus vulgaris

皮膚および粘膜の表皮内に水疱形成をみるまれな自己免疫疾患である天疱瘡の一つである．天疱瘡には，①尋常性天疱瘡，②増殖性天疱瘡，③紅斑性天疱瘡，④落葉性天疱瘡の4型があるが，尋常性天疱瘡がもっとも多く口腔粘膜に病変が発生する．ニコルスキー現象（病巣周辺の健常とみられる皮膚や粘膜を指でこすると上皮が容易に剥離し，水疱が誘発される）がみられる．細胞間の接着因子であるデスモグレインに対する自己抗体が血清中に検出されることが多い．

950 尋常性疣贅　じんじょうせいゆうぜい
verruca vulgaris, common wart

一般に「いぼ」とよばれる病変である．手指，足底，膝，顔面などに好発する．皮膚の小さな傷から感染したヒト乳頭腫ウイルスが原因とされている．治療は，切除の他，液体窒素凍結療法（クライオサージェリー）や炭酸ガスレーザーによる蒸散などが選択されることが多い．ブレオマイシンの局注，5-FU 軟膏などの塗布や漢方薬（ヨクイニン）の内服なども行われる．

951 尋常性狼瘡　じんじょうせいろうそう
lupus vulgaris
〔同義語〕結核性狼瘡

皮膚結核の一つである．赤褐色調小丘疹が次第に融合・拡大し，辺縁部には赤黄褐色小結節が存在する．顔面・頸部・前腕に好発．肺などの結核病巣から，血行性・リンパ行性に皮膚に感染して発症するが，活動性結核病巣を有する患者は少ない．治療は，抗結核薬（イソニアジド，リファンピシン，エタンブトール）を用いる．一般に生命予後はよいが，醜形を残す．慢性に経過すると，潰瘍を形成し，有棘細胞癌の発生をみることもある．

952 真性三叉神経痛　しんせいさんさしんけいつう
true trigeminal neuralgia, idiopathic trigeminal neuralgia
→ 特発性三叉神経痛

953 心静止　しんせいし
asystole

心電図上，心臓の電気的活動がまったくみられない状態をいう．

954 新鮮骨折　しんせんこっせつ
fresh fracture

受傷後2週間以内の未治療の骨折をさす．顎顔面部の新鮮骨折では，顎顔面の腫脹，変形，疼痛，粘膜や皮膚の損傷，出血，咬合異常，歯列の偏位，顎運動障害，開閉口障害，咀嚼障害，構音障害，眼球運動障害，知覚異常などの症状を呈する．気道確保，循環維持，止血処置を優先し，その後すみやかに感染予防，観血的または非観血的整復・固定を行い，形態と機能の回復をはかる．

955 新鮮自家骨移植術　しんせんじかこついしょくじゅつ
fresh autologous bone graft, autogenous bone graft
→ 自家骨移植

956 新鮮凍結血漿　しんせんとうけつけっしょう
fresh frozen plasma
〔同義語〕FFP

ヒト血液より分離するか，または成分採血で得られた新鮮な血漿を各種凝固因子ができるだけ損なわれない状態で凍結したものをさす．採血から6時間以内に−20℃以下で凍結保存し，有効期間は1年である．血液凝固因子の補充を目的に，容器のまま融解し，ろ過装置を具備した輸血用器具を用いて静脈内に投与する．ショック，過敏症などの免疫学的副作用と，投与に際しては，ウイルス，細菌，原虫などの感染に注意しなければならない．

957 シンチグラフィ　しんちぐらふぃ
scintigraphy

人体にはほとんど無害の少量のラジオアイソトープおよび標識化合物を静脈内に注入し，組織に集積したときに放出するガンマ線の分布を映像化したものをさす．主として，がんの診断に利用されるが，ラジオアイソトープの時間的な変動，取り込まれ方などで血流や，臓器の機能を推測することもでき，心臓・唾液腺・甲状腺の機能検査にも利用される．骨髄炎などの炎症の診断にも使用される．

958 心停止　しんていし
cardiac arrest, asystole
〔同義語〕心拍停止

心臓が有効な循環を保てなくなっている状態のことで，脈の触知不能，血圧の測定不能により診断される．心停止をきたす不整脈は，心静止，無脈性電気活動，無脈性心室頻拍，心室細動などがあり，発症後数分で死にいたるため，心臓マッサージをはじめとする迅速な処置が必要である．無脈性心室頻拍と心室細動に対しては除細動のみが有効である．

959 心内膜炎　しんないまくえん
endocarditis

心内膜の炎症で，感染性と非感染性がある．感染性心内膜炎は，発熱，心雑音，点状出血，貧血，栓塞症状および弁の機能不全や閉塞，心筋膿瘍または真菌性動脈瘤を起こしたりする心内膜の疣贅によって特徴づけられる心内膜への微生物の感染である．非感染性心内膜炎は，外傷，局所乱流，循環血液中の免疫複合体，脈管炎および凝固能亢進状態にともなう無菌性の血小板やフィブリン血栓が心臓の弁および隣接する心内膜に形成されることである．

960 心肺蘇生法　しんぱいそせいほう
cardiopulmonary resuscitation
〔同義語〕CPR
〔類義語〕ACLS, BLS

心停止，呼吸停止が起こった際に，心拍出量と肺換気を回復する補助的方法で，人工呼吸と用

手的非開胸胸骨圧迫または開胸心マッサージを行う．特殊な器具や薬品を用いない一時救命処置（Basic Life Support；BLS）と，高度な蘇生処置，二次救命処置（Advanced Cardiac Life Support；ACLS）がある．心肺蘇生法（CPR）は，おもに気道確保（Airway），呼吸（Breathing），循環（Circulation），除細動（Defibrillation）からなる．

961 深部静脈血栓症　しんぶじょうみゃくけっせんしょう
deep vein thrombosis
〔同義語〕DVT

静脈血栓症の一つである．下肢の深部静脈に多く，解剖学的に左に多い．①下腿静脈に限局するもの，②大腿膝窩静脈から下腿静脈におよぶもの，③腸骨静脈から大腿膝窩静脈におよぶものに大別され，急性期と慢性期に分けられる．治療としては，急性期には下肢の挙上・安静を行う．外科的処置が必要なものもあるが，多くは内科的保存的療法として薬物療法（血栓溶解療法，抗血栓療法）が行われる．急性期，慢性期ともに弾性包帯やストッキングを装用させる．

962 心不全　しんふぜん
heart failure, cardiac failure
〔同義語〕心機能不全

心疾患が原因で心機能異常が起こり，心拍出量が低下し，組織の需要に見合うだけの血液の拍出ができない病的状態をさす．不整脈にもとづくもの（徐拍型，頻拍型），機械的障害にもとづくもの（心室圧負荷，心室容量負荷，心室充満障害），心筋障害にもとづくものなどがある．左心不全・右心不全，急性・慢性，低拍出性と高拍出性心不全などに分類される．NYHAの心機能分類により評価する．

963 心ペースメーカー　しんぺーすめーかー
cardiac pacemaker

心臓の洞結節の自動興奮性が悪くなったり，伝導路の障害で洞結節の興奮が心筋の各部へ伝わらないときに，人工的に電気的刺激を与えて，心臓の規則正しい動きを保つ方法．一時的と，恒久的とがあり，電極の位置，刺激方法，刺激感知方式，固定ルートなどがある．電気メスの使用などで調律異常をきたすことがあり，注意が必要である．

964 唇弁反転法　しんべんはんてんほう
labial rotation flap

外傷や口唇形成術後に上唇の欠損または瘢痕，拘縮，縮小をきたし，下唇とのバランスが失われた場合に，下唇中央部より皮膚筋肉粘膜弁を下唇動脈を温存したまま，上唇正中部に反転有茎移植する手術である．弁の形は，V字型，M字型，台形などがあり，下唇腫瘍の切除などで下唇に欠損がある場合は，逆に上唇から皮膚筋肉粘膜弁を有茎で反転させて移植することもある．皮膚筋肉粘膜弁が生着する1〜2週後に茎部を切り離すことが必要である．

965 心房細動　しんぼうさいどう
atrial fibrillation, auricular fibrillation
〔同義語〕AF

まったく不規則な心房調律であり，心房全体としてまとまった収縮を欠如した状態をいう．心電図では，P波の欠如，心房筋の無秩序な興奮によるf波の出現，不規則なR-R（絶対性不整脈）が認められる．発作性（一過性）と慢性持続性がある．心房細動を惹起する因子と，持続させる因子は別である．基礎疾患の治療，電気的除細動，薬物療法などが行われる．

966 心房性期外収縮　しんぼうせいきがいしゅうしゅく
premature atrial contraction
〔同義語〕PAC

洞心拍よりも早期に起こる心筋の異常興奮のことである．異所性中枢が心房にあるものが心房性で，房室接合部にあるものが房室接合部性（A-V junctional）である．両者の判別が容易でない場合には，心房性と房室接合部性を合わせて上室性（supraventricular）とよぶ．

967 心房中隔欠損症　しんぼうちゅうかくけっそんしょう
atrial septal defect
〔同義語〕ASD

左右の心房を隔てる心房中隔が，欠損している疾患である．原因は，先天性と後天性に分けられる．欠損孔を通じた左右心房間の短縮 shunt により，右房・右室への容積負荷をきたし，肺血流量の増大を招き肺動脈の拡大・肺うっ血などの血行動態異常をきたす．

968 蕁麻疹　じんましん
urticaria

皮膚に局所的に生じる一過性の炎症性浮腫（膨疹）で，食物または薬物，感染病巣，物理的因子（熱，寒冷，光，摩擦），精神的刺激などが誘因となる．Ⅰ型過敏反応，ヒスタミンの遊離が関与し，血管性浮腫（Quincke 浮腫）は皮下組織や粘膜下組織に生じる深在性蕁麻疹と考えられている．

969 心マッサージ　しんまっさーじ
cardiac massage, heart massage
〔同義語〕心臓マッサージ

心停止し蘇生術を行っている間，循環を確保するために行う心臓に対する律動的なマッサージで，開胸式と閉胸式がある．一般には胸骨圧迫による閉胸式（体外心マッサージ）が行われる．合併症として胸骨・肋骨骨折などがある．

970 心理テスト　しんりてすと
psychological test
〔同義語〕心理検査

精神機能を客観化して検査しようとするもの．個人の成熟度，知能，神経心理学的機能，技術，人格，個性，職業特性，能力などの測定用に考案された種々の検査をさす．目的で大別すると，発達検査，知能検査，人格検査，適正検査，作業検査などがある．

す

971 水腫　すいしゅ
edema
〔同義語〕浮腫

動脈側毛細血管からの体液の濾出と静脈側毛細血管の再吸収およびリンパ管からの排出の動的平衡が崩れることにより細胞間隙や体腔に余剰な体液が貯留した状態をさす．皮下組織に貯留したものを浮腫，体腔内に貯留したものを胸水，腹水などとよぶ．一般的に浮腫（むくみ）あるいは腹囲の増大などの身体所見を表すのに使われる．

972 垂直感染　すいちょくかんせん
vertical infection
〔類義語〕水平感染

病原体が親から直接その子孫に伝播される感染様式をいう．狭義には経胎盤感染などの出生以前の伝播をさすが，産道感染や母乳などによる分娩後短期間内の伝播を含む場合もある．B型肝炎ウイルスやヒト免疫不全ウイルス（HIV），風疹ウイルス，ヘルペスウイルス，梅毒トレポネーマなどが垂直感染を起こす．また，接触，飲食物，空気，などを介して個体から個体へと感染する水平感染を横への広がりとすると，縦の広がりと理解される．

973 水痘　すいとう
varicella, chickenpox
〔類義語〕水痘・帯状疱疹

ヘルペスウイルス科に属する水痘–帯状疱疹ウイルス（varicella-zoster virus；VZV）の初感染による伝染性疾患である．水痘はこのウイルス感染の急性侵襲期であり，帯状疱疹は無症状期における再活性化である．通常は軽度の全身症状から始まり，斑状疹，丘疹，小水疱および痂皮を特徴とする皮膚病変が躯幹を中心に群発して現れる．潜伏期間は約14～17日．飛沫感染，接触感染にて伝染する．

974 水平智歯　すいへいちし
horizontal wisdom tooth
萌出障害を生じた第三大臼歯で，水平に埋伏したもの．下顎に多く，歯冠周囲炎や清掃不良による隣接第二大臼歯の齲蝕，圧迫による転位や根の吸収などを生じる．下顎管との位置関係などの解剖学的要因に留意して抜歯が行われる．

975 水疱性口内炎　すいほうせいこうないえん
vesicular stomatitis
口腔粘膜に水疱が生じる口内炎の総称．ヘルペスウイルスなどのウイルス性疾患や天疱瘡などが原因で起こる．水疱は短時間で破れ，潰瘍，びらん，アフタ様を呈する．治療は，原疾患の治療と対症療法を行う．

976 水疱性類天疱瘡　すいほうせいるいてんぽうそう
bullous pemphigoid
自己免疫性皮膚疾患で，おもに体幹，四肢において浮腫状紅斑上に多数の大型緊満性水疱を形成する疾患．高齢者に多く慢性に経過する．口腔に症状が出現する場合もあり，水疱はやぶれてびらんや潰瘍となる．表皮の基底膜部に対する自己抗体が産生され，抗体が表皮基底膜のヘミデスモソームに局在し，棘融解をともなわない水疱が形成され，表皮と真皮の間で分離が生じ表皮全層の剥離を生じる．天疱瘡などとの鑑別が重要で，診断は生検，血清抗体価検査にてなされる．自己抗体は表皮基底膜部のヘミデスモゾーム構成タンパク質であるBP230およびBP180と反応する．

977 睡眠時無呼吸症候群　すいみんじむこきゅうしょうこうぐん
sleep apnea syndrome
睡眠時に無呼吸が繰り返され，睡眠の分断，深睡眠の減少により日中過度の眠気などをともなう病態をいい，閉塞性，中枢性，混合性に分類される．高血圧や心筋梗塞などの危険因子としても重要である．通常，夜間睡眠時パルスオキシメトリー，睡眠ポリグラフ検査，胸郭・腹部の換気運動，口腔・鼻腔の気流などや脳波，眼電図，筋電図を測定し，総合的に睡眠時の呼吸障害を評価する．

978 睡眠障害　すいみんしょうがい
sleep disorders
〔類義語〕不眠症
入眠，睡眠に何らかの異常のある状態の総称をいう．①不眠症，ナルコレプシー，睡眠時無呼吸症候群，睡眠相後退症候群などの睡眠自体が疾患である睡眠異常，②夜驚症，夜尿症，催眠麻痺，周期性四肢運動などの睡眠中に起こる異常行動や身体的症状である睡眠時随伴症，③精神疾患などにともなう不眠や過眠などの内科・精神科的睡眠障害に分類されている．

979 Skoog法　すくーぐほう
Skoog method
Skoogが考案した口唇裂・顎裂閉鎖手術法．口唇裂一次手術時にboneless bone graftingと称する破裂縁を茎とする骨膜弁を顎裂部に架橋する術式（骨膜有茎移植）を特徴とする．

980 Sturge-Weber症候群　すたーじ・うぇーばーしょうこうぐん
Sturge-Weber syndrome
片側性の三叉神経分布領域における先天性の血管腫，同側大脳半球上の脳軟膜血管種と隣接部の石灰化を主徴とする症候群である．顔面の単純性血管腫，反対側の麻痺，精神発達遅滞，緑内障などがみられる．散発性であり，遺伝形式は明らかでない．

981 Stevens-Johnson症候群　すてぃーぶんす・じょんそんしょうこうぐん
Stevens-Johnson syndrome
〔同義語〕重症型多形滲出性紅斑，SJS
多形滲出性紅斑の重症型で，高熱，関節痛などの全身症状や全身の皮膚および口腔，眼結膜などの粘膜に広範な水疱やびらんを生じ，致命的となることもある重篤な全身疾患．多くは薬剤が原因で発症する最重症型薬疹の一つと考えられるが，一部はウイルスや肺炎マイコプラズマ

感染にともなって発症する．

982　スパイログラム　すぱいろぐらむ
spirogram
〔類義語〕肺容量曲線

呼吸機能検査（スパイログラフィ）で計測される呼吸曲線をさす．経時的換気量を計測し，肺活量，％肺活量，最大呼出肺活量，1秒量，1秒率，％1秒率などを求め，拘束性ないし閉塞性などの呼吸機能障害を評価する．

983　スピーチエイド　すぴーちえいど
speech aid
〔類義語〕発音補助装置

鼻咽腔閉鎖不全に対してその機能を補助する装置で，維持部の床，鼻咽腔に位置して発音の補助の中心的役割となるバルブ，バルブと床を連結するワイヤーからなる．床部には歯との維持を求めてクラスプなどが付与されることもある．バルブの位置と大きさの調整が重要で，言語治療も併行する．

984　スプリント療法　すぷりんとりょうほう
splint therapy
〔類義語〕バイトプレート療法，咬合挙上床療法

顎関節症の治療法としてもっとも一般的なもので，歯列の一部あるいは全部を硬または軟プラスチックで覆って新たな咬合形態を与え，早期接触や咬頭干渉の排除，咀嚼筋などの緊張緩和，下顎頭位の変更などを行う治療法である．スタビライゼイション型，前方整位型，ピボット型，前歯部，ミニスプリントなどが症状に応じて使用される．睡眠時無呼吸症候群でも，下顎を前突させ上気道の開放をはかる目的でスプリント療法が行われている．

せ

985　性感染症　せいかんせんしょう
sexually transmitted disease
〔同義語〕性行為感染症，STD

性交あるいはこれに類似する行為により感染する感染症の総称である．梅毒，淋病，軟性下疳，性病性リンパ肉芽腫，鼠径部肉芽腫，非淋菌性尿道炎，陰部ヘルペス，尖圭コンジローマ，陰部伝染性軟属腫，疥癬，毛ジラミ症，肝炎，AIDS，伝染性単核症などがある．

986　生検　せいけん
biopsy
〔類義語〕生体採取材料検査，組織診

病巣から直接組織を採取して病理組織学的に診断することをいう．病巣すべてを切除する切除生検 excisional biopsy，一部をとる切開生検 incisional biopsy に分けられる．またブラシ状の器具や針を穿刺して行うブラシ生検 brush biopsy や針生検 needle biopsy もある．これらは目的に応じて使い分けられる．

987　正色素性正球性貧血　せいしきそせいせいきゅうせいひんけつ
normochromic normocytic anemia

平均赤血球ヘモグロビン濃度，平均赤血球ヘモグロビン量，平均赤血球容積が正常範囲内にある貧血．多くの疾患にみられ，溶血性貧血，腎不全や悪性腫瘍などにともなう続発性貧血，白血病や再生不良性貧血などに認められる．

988　静止性骨空洞　せいしせいこつくうどう
static bone cavity
〔類義語〕静止性骨嚢胞，特発性骨空洞（嚢胞），潜在性骨空洞（嚢胞）

下顎骨大臼歯部舌側の下顎管下方に存在する骨陥凹で，画像診断学的に類円形の嚢胞様に描出されるものをさす．内部には唾液腺，リンパ組織，脂肪などが存在する．治療は要さない．

989 星状神経節ブロック　せいじょうしんけいせつぶろっく
stellate ganglion block
〔同義語〕星状節ブロック，SGB

星状神経節を頸部前方から局所麻酔によりブロックすることをさす．頭部，顔面，頸部，上肢に分布する交感神経を遮断し，血流の改善がはかられる．適応症としては，非定型的顔面痛，顔面ヘルペス後神経痛，上肢の血行障害，顔面神経麻痺，レイノー病などがある．

990 精神安定薬　せいしんあんていやく
tranquilizer
〔同義語〕神経安定薬
〔類義語〕向精神薬，抗精神病薬，神経遮断薬，抗不安薬，睡眠導入薬

向精神薬の一種で，強力精神安定薬（メジャートランキライザー）や神経遮断薬である抗精神病薬と，緩和精神安定薬（マイナートランキライザー）である抗不安薬に分類される．前者ではフェノチアジン系，ブチロフェノン系，ベンザミド系薬が統合失調症，躁病などに，後者ではベンゾジアゼピン系，非ベンゾジアゼピン系薬が不安，緊張，抑うつなどに対して用いられる．

991 精神神経症　せいしんしんけいしょう
psychoneurosis

フロイト（Freud）が現実神経症に対比させて用いた神経症の概念である．純粋に精神的要因によって発症するもので，不安ヒステリー，転換ヒステリー，強迫神経症が含まれる．本症は抑圧された幼児期性欲にかかわる葛藤により生じると考えられる．

992 成人T細胞白血病　せいじんてぃーさいぼうはっけつびょう
adult T-cell leukemia
〔同義語〕ATL，T細胞白血病

human T-lymphotropic virus type I（HTLV-I）感染によるT細胞性の白血病で，一部は悪性リンパ腫様の病態を示す．白血病細胞は通常CD4陽性のTリンパ球の形質である．九州や四国西南，紀伊半島，北陸に多く，肝脾腫，リンパ節腫大，皮膚病変を示す．病勢にともない高カルシウム血症や日和見感染が高頻度に合併する．病型分類にしたがって治療が行われるが，予後は悪く急性型の平均生存期間は約10か月とされている．最近では適応例には造血幹細胞移植が試みられている．

993 声帯麻痺　せいたいまひ
vocal cord paralysis, vocal-fold paralysis
→ 反回神経麻痺

994 正中下唇裂　せいちゅうかしんれつ
median cleft of lower lip
→ 正中顔裂

995 正中顔裂　せいちゅうがんれつ
median facial cleft
〔類義語〕正中下唇裂，正中顔面裂

通常の口唇裂・口蓋裂以外の正中部顔面裂で発生頻度は少ない．正中上唇裂，正中下唇裂，正中下顎裂に分類されるが，これに正中鼻裂，両眼隔離を加えることもある．

996 正中口蓋嚢胞　せいちゅうこうがいのうほう
median palatal cyst
〔類義語〕正中上顎嚢胞

従来，胎生期の諸突起の上皮遺残に由来する嚢胞，いわゆる顔裂性嚢胞の一種で，口蓋正中部に発生する嚢胞とされていた．ただし1992年のWHO分類では顔裂性嚢胞の概念は否定され，鼻口蓋管嚢胞が後方へ増大したものと解釈されている．

997 正中上唇裂　せいちゅうじょうしんれつ
median cleft of upper lip

上唇正中の裂奇形で，真性上唇裂と仮性上唇裂に分けられる．真性上唇裂は胎芽期の後期に内側鼻突起と球状突起の正中部分の形成障害により生じる．上唇正中部の裂，鼻裂が合併し頭蓋

の隔離性 hypertelorism がみられる．仮性正中上唇裂は胎芽期の早期の顔面正中部と頭蓋の形成不全で，真性とは病態が異なる．鼻柱幅の狭小化あるいは人中，切歯骨，上唇小帯などの発育不全や欠損がみられる．顔面はやや陥凹し両眼は狭窄する．

998 正中埋伏過剰歯　せいちゅうまいふくかじょうし
impacted mesiodens

主として上顎中切歯間に埋伏する過剰歯をさす．形状は円錐状または矮小歯で，1 ないし 2 歯が逆生に埋伏し口蓋側に位置することが多い．正中離開の一因となる．

999 正中離開　せいちゅうりかい
median diastema, midline diastema

上顎中切歯間に間隙が拡大した状態をさす．上顎正中部の過剰歯，側切歯の欠損，乳歯の晩期残存，上唇小帯発育過剰，口腔習癖などが原因で起こる．上顎中切歯萌出時の間隙は正中離開に相当しない．

1000 正中菱形舌炎　せいちゅうりょうけいぜつえん
median rhomboid glossitis

舌背中央後方で舌分界溝前方に存在する乳頭が欠如した菱形あるいは楕円形の赤色斑のことをさす．隆起し分葉状，白板状のこともある．胎生期不対結節の残存によるとする説と萎縮性（紅斑性）カンジダ症関連疾患とする最近の説がある．処置の必要はないが，まれに癌化することもあるとされている．

1001 制吐薬　せいとやく
antiemetic, antiemetic drug
〔同義語〕鎮吐薬

悪心，嘔吐を抑制する薬物である．嘔吐中枢の直接刺激（毒物，病的産物，脳腫瘍）と反射的な興奮（三半規管障害，胃腸障害その他）などによる嘔吐を抑制する．末梢性に作用するものとして，局所麻酔薬や抗コリン薬があり，中枢性に作用するものとして，フェノチアジン類，抗ヒスタミン薬，5-HT$_3$ 受容体拮抗薬がある．末梢性かつ中枢性制吐薬として D$_2$ 受容体遮断薬がある．

1002 成分輸血　せいぶんゆけつ
blood component transfusion

採血した血液をいくつかの成分に分け，必要とされる成分のみを輸血する療法のことである．成分製剤は赤血球製剤，血小板製剤，血漿製剤，血漿分画製剤があり目的に応じて使用される．

1003 声門水腫　せいもんすいしゅ
glottis edema
〔類義語〕声門浮腫，喉頭痙攣

左右声帯により形成される声門に現れる浮腫性腫脹をいう．血管神経性，心・腎性疾患，中毒・ヨード剤の連続投与，外傷，急性炎症の他，原因不明の突発性水腫があり，歯科局所麻酔時にも発現するとされる．急性経過のため，切開による滲出液排除，アドレナリン局所注射やネブライザー吸入を行い気道確保が必要になる．

1004 声門破裂音　せいもんはれつおん
glottal stop, glottal plosive, glottal explosive
〔類義語〕声門閉鎖音

口蓋裂の鼻咽腔閉鎖機能不全にともなう代償性構音の一種で，口唇，歯茎，口蓋で構音されずに声門部で置換してつくられた音をさす．口腔内圧が形成されない状態で声門下圧を利用して破裂音を発しようとしたもので，不明瞭な咳払いのような音に聞こえる．無声破裂音 /k/ で生じやすいが，全子音がこれに置換している場合もある．言語治療の対象となる．

1005 セカンドオピニオン　せかんどおぴにおん
second opinion

患者が現在の診断・治療内容について主治医以外の他の医療機関の専門医師に意見を聞くことをさす．かつての，治療を医師にすべて任せる考え方から，医師から提供された情報にもとづいて患者自身が納得のいく治療法を選択するよ

うに変わっている．患者がセカンドオピニオンを希望する場合には，諸検査結果などの情報はすべて提供する必要がある．

1006 赤外線療法　せきがいせんりょうほう
infrared therapy

可視光線スペクトルの外側で，温度を上昇させる性質のある波長 760 nm から 1 mm の赤外線を利用する温熱療法である．装置と照射部位との距離は皮膚に快い温感を得る数十センチとし 20～30 分程度照射する．顔面の場合は眼を保護するためにゴーグルなどを用いる．慢性の顎関節疾患や各種神経疾患などに対し，鎮痛や消炎の効果がある．

1007 舌圧子　ぜつあっし
tongue depressor

舌を圧排して舌根・軟口蓋・咽頭部や下顎歯列の舌側面から舌下面の診査および術野の確保のために用いられる器具をいう．ステンレス製または木製で板状のものが基本型で，口腔内手術に際しては把持部と本体が L 字型になっている Fraenkel 型やその改良型が有用である．口蓋形成術に頻用される Dingman 型開口器に包含される舌圧子は，気管内チューブの固定や術野の確保に有用である．

1008 舌咽神経痛　ぜついんしんけいつう
glossopharyngeal nerve neuralgia
〔類義語〕三叉神経痛

耳，舌後方，扁桃窩，顎下部などの舌咽神経領域，迷走神経支配の領域に発生する一過性の激痛をさす．舌咽神経は第 IX 脳神経で知覚，味覚，運動を司る．延髄より起こり舌根，軟口蓋，咽頭，鼓室に分布しており，その分布部位が疼痛の中心となる．食事，会話，嚥下などが誘因となり，30～40 歳代のやや男性に多いとされる．三叉神経痛と類似するが，頻度はかなり低い．治療としては保存的にはカルバマゼピンの内服などが行われるが，神経ブロックや手術的に神経末端を切除も行われる．

1009 舌咽神経ブロック　ぜついんしんけいぶろっく
glossopharyngeal nerve block

舌咽神経痛に対して局所麻酔薬で麻酔する方法である．舌咽神経は迷走，副神経とともに延髄から頸静脈孔を出るので，同部でブロックする．頸部法では，乳様突起前縁・外耳孔直下より皮膚に直角に茎状突起に当たるまで針先を刺入，いったん少し引いた後，茎状突起前方に約 0.5 cm 刺入して吸引テストを行い，局所麻酔薬を注入する．本法は，神経付近の浸潤麻酔を目的としており，その効果は診断や予後判定にも用いられる．

1010 舌咽神経麻痺　ぜついんしんけいまひ
paralysis of glossopharyngeal nerve

脳底部の腫瘍，あるいは手術や外傷性の神経損傷，急性扁桃炎に合併する神経炎などによって生じる舌咽神経支配領域の麻痺である．臨床症状としては舌根部の知覚・味覚障害および口蓋弓後部の知覚麻痺を生じ，嚥下障害や咽頭反射の消失をみる．片側性では発生時に咽頭後壁が健側に牽引される．治療としては原因の除去や対症療法を試みられ難治性とされる．

1011 舌炎　ぜつえん
glossitis

舌に発症する炎症の総称である．化膿性炎はまれで舌外傷からの継発や口底炎の波及が多い．舌粘膜表面の炎症は種々の原因でみられる．そのうち，舌乳頭の萎縮による舌炎には鉄欠乏性貧血（Plummer-Vinson 症候群），悪性貧血（Möller-Hunter 舌炎），ビタミン B 欠乏や放射線照射によるものなどがある．

1012 石灰化上皮性歯原性腫瘍　せっかいかじょうひせいしげんせいしゅよう
calcifying epithelial odontogenic tumor
〔同義語〕Pindborg tumor，歯原性石灰化上皮腫

多角形細胞の胞巣とアミロイド物質の存在を特徴とする局所浸潤性の上皮性歯原性腫瘍である．Pindborg tumor とよばれていたものであ

る．臨床的には年代では20～60歳代にみられ，腫瘍は充実性，ほとんどが骨内型で下顎に多く発症する．組織学的には間質成分のなかに，上皮性細胞が島状，シート状に増殖．好塩基性，均一性のヒアリン（様）物質がときに石灰化して腫瘍胞巣内あるいは周囲に同心性に存在し，コンゴーレッド染色によりアミロイドと確認される．

1013 石灰化嚢胞性歯原性腫瘍 せっかいかのうほうせいしげんせいしゅよう
calcifying cystic odontogenic tumor
〔同義語〕石灰化歯原性嚢胞，Gorlin cyst

顎骨の嚢胞様病変組織中に 幻影細胞 ghost cell（淡い好酸性の大型細胞）とエナメル上皮腫様の上皮を特徴とする歯原性の良性嚢胞性腫瘍である．臨床的には上下顎の多くは骨内，まれに骨外にみられ，好発部位は切歯・犬歯領域である．年齢的には全年齢層にみられ，性差はない．病理学的に幻影細胞は石灰化することがあり，命名の根拠となっている．治療は，摘出手術を行うが，再発は骨内型にまれにみられる．

1014 切開排膿手術 せっかいはいのうしゅじゅつ
incision and drainage

化膿性炎症において，蜂巣炎を経て膿瘍形成期に至ったときに行う外科的消炎処置である．口腔内，顔面ならびに頸部皮膚から行うが，後者では局所麻酔後，皮膚割線に沿ってメスにて小切開を加え，止血鉗子で鈍的に開大・進入して膿瘍腔に至り，排膿させる．切開創にはゴムなどのドレーンを挿入して創の閉鎖を防ぐ．なお膿瘍腔が深部で，膿瘍形成が不確かな場合にはあらかじめ穿刺を行い，その存在を確認して切開を行う．

1015 舌下神経麻痺 ぜっかしんけいまひ
paralysis of hypoglossal nerve

舌筋を支配する純運動性の第XII脳神経の麻痺である．多くは起始核のある延髄下部における疾患の部分症状として現れる．片側性が多く，舌を前方に突出させると舌尖が麻痺側に偏位する．両側性の場合，咀嚼・嚥下・言語障害をきたし，流涎がみられる．延髄の病変は多くが腫瘍性であり，治療としては原疾患への対処が第一となる．

1016 舌下腺摘出 ぜっかせんてきしゅつ
extirpation of sublingual gland
〔類義語〕舌下腺腫瘍摘出

口底粘膜の直下で下顎骨内面と舌筋の間に位置する舌下腺を摘出することをさす．舌下腺は一体ではあるが，表層の小舌下腺，深部の大舌下腺に区分されている．通常，舌下腺原発の唾液腺腫瘍が適応となるが，これ以外には，舌下型がま腫で，第一の治療法である副腔形成術で再発を繰り返す場合に行うことがある．口腔内から舌神経や顎下腺管を損傷しないように摘出する．

1017 舌癌 ぜつがん
carcinoma of tongue, cancer of tongue

舌前方2/3の可動舌に発生する口腔癌で，口腔ではもっとも頻度が高い．後方の舌縁で多く，舌下面がこれにつぐ．組織学的にはその大半が扁平上皮癌である．大きさはUICC分類でT1～T4，肉眼的には表在型，外向型，内向型に分類される．根治が期待できる原発巣の治療は，密封小線源治療または外科手術や超選択的動注化学療法などであるが，所属リンパ節転移をきたす症例では，頸部郭清術があわせて行われる．

1018 赤血球指数 せっけっきゅうしすう
corpuscular indices, erythrocyte index

赤血球数，ヘモグロビン，ヘマトクリットの検査値を数式に応用したもので，平均赤血球容積（MCV）〔(ヘマトクリット／赤血球数)×10〕，平均赤血球血色素量（MCH）〔(ヘモグロビン／赤血球数)×10〕，平均赤血球血色素濃度（MCHC）〔(ヘモグロビン／ヘマトクリット)×100〕がある．貧血や多血症の疑いのあるときに，その大まかな分類や原因疾患の推測などを行う．

1019　赤血球増過症　　せっけっきゅうぞうかしょう
polycythemia
〔同義語〕赤血球増多症，多血症
→ 循環血液量増多症

1020　赤血球沈降速度　　せっけっきゅうちんこうそくど
erythrocyte sedimentation rate
〔類義語〕ESR，赤沈
赤血球が抗凝固剤存在下で自然凝集して沈降する速度のことをいう．3.2％クエン酸ナトリウムと静脈血を1：4で混合して沈降用ピペットに入れて垂直にたて，管上部に形成される血漿層の高さをmm/hで表記する．正常値は，1時間値：男性10 mm以下，女性15 mm以下．2時間値：男性25 mm以下，女性40 mm以下．赤血球沈降速度が亢進するのは，赤血球数が減少した状態や血漿成分増加している場合が考えられ，原疾患として，結核などの感染症，リウマチ・膠原病などの慢性炎症，貧血，白血病，悪性腫瘍，肝疾患などの存在が疑われる．一方，数値が低い場合には，循環血液量増多症（多血症）などが考えられる．

1021　舌骨喉頭挙上法　　ぜっこつこうとうきょじょうほう
hyolaryngeal elevation
腫瘍切除後の嚥下機能温存のために，舌骨および喉頭を縫合糸により下顎骨に固定源として牽引挙上する手術法をさす．嚥下運動は口腔相，咽頭相，食道相から構成されるが，咽頭相では食塊を咽頭から食道へ取り込む際に，舌骨喉頭挙上運動により舌骨・喉頭が前上方に引き上げられて喉頭蓋が閉鎖される．これにより生理的に食物の気管への誤嚥を防止する．この際にはたらくのが舌骨上筋群，舌骨下筋群および咽頭周囲筋群である．

1022　舌骨上筋切離術　　ぜっこつじょうきんせつりじゅつ
suprahyoid myotomy
開咬症や小下顎症などの顎変形症の外科的顎矯正治療の際に，口腔前庭（口内法）あるいはオトガイ下部（口外法）からオトガイ舌骨筋，顎二腹筋前腹，顎舌骨筋前方部の下顎骨付着部を切離する術式をさす．これにより，術後経過中に比較的高頻度でみられる下顎骨移動後の後戻りの防止をはかるものである．

1023　舌骨上頸部郭清術　　ぜっこつじょうけいぶかくせいじゅつ
suprahyoid neck dissection
〔同義語〕SHND
根本的頸部郭清術に対して，組織を保存する選択的（部分的）頸部郭清術である．舌骨または肩甲舌骨筋より高位に限定した頸部郭清術で，オトガイ下部，顎下三角，上内深頸部，高位の側頸三角を郭清する．通常，内頸静脈，副神経，胸鎖乳突筋は温存される．

1024　切歯管囊胞　　せっしかんのうほう
incisive canal cyst
→ 鼻口蓋管囊胞

1025　舌縮小術　　ぜつしゅくしょうじゅつ
reduction of tongue size, tongue reduction
巨舌症により開咬や摂食障害，発音障害をきたしている症例に対して，舌組織の減量による機能改善をはかる手術である．開咬症や下顎前突症などの顎変形症の原因と考えられる巨舌症においても外科的顎矯正手術にあわせて適応されることがある．術式は，舌尖を含む舌前方部をクサビ状に切除する方法，あるいは前方部と舌中央部を合併切除する方法などさまざまな方法が提唱されているが，前後径を縮小するか幅径を縮小するか，目的により選択される．

1026　舌小帯短縮症　　ぜつしょうたいたんしゅくしょう
ankyloglossia
〔同義語〕舌強直症，舌癒着症
舌が口底粘膜に癒合して舌運動障害を呈する疾患である．乳児期の症例の多くは，舌運動障害は軽度から中等度であり，5歳頃までに自然軽

快して発音形成に影響を及ぼさない．そのため手術の必要はないが，高度の癒着を呈する症例では，授乳障害を示すため小帯切離あるいは小帯形成術の適応となる．

1027 接触感染　せっしょくかんせん
contact infection
〔類義語〕接触伝染

病原性微生物との直接的接触，または手すりや聴診器など物体の表面を通じての間接的接触によって伝染する感染をいう．皮膚感染症である疥癬をはじめ，梅毒，HIVなど性感染症の多くのものが含まれる．医療現場ではMRSA，VREなどの薬剤耐性菌の主要な感染経路である．予防には，機器の消毒滅菌，床や物品など患者の周辺環境の清拭清掃，医療従事者の手洗い，手袋使用，ガウン装着などが必要とされる．

1028 摂食訓練　せっしょくくんれん
eating training

発達遅滞，顎切除および舌切除などの術後，脳血管疾患などの後遺症により摂食機能に障害がある患者に対して行う治療法である．医師または歯科医師の指示のもとに言語聴覚士または看護師などが行い，まず理学的な摂食・嚥下機能評価，ビデオ透視（Video-Fluoroscopy）嚥下検査を施行した後に，個々の患者の機能に適切な軟度，流動性の食事形態を選定し，体位，食器，食具を工夫して実際の摂食・嚥下運動訓練（自己摂食を介助，段階的機能向上）を行う．また摂食訓練には咀嚼嚥下機能を補佐するための歯科治療なども含まれる．

1029 摂食障害　せっしょくしょうがい
eating disorder

神経精神科的疾患で，若年女性に多くみられる拒食または過食状態のことで，神経性無食欲症，神経性大食症，特定不能の摂食障害に大別される．過食症では自己誘発性嘔吐や利尿剤，下剤などの乱用や，やけ食い飲み，噛み吐きなどの症型がある．原因の多くは，生活上のストレスやダイエットに起因する心理的問題が関与する．症状には，極端な体重変化，体重増加と肥満への強い恐怖とこだわり，女性の場合には月経停止などが特徴となる．治療法は，認知行動療法，家族療法，集団療法や薬物治療など神経精神科的専門治療が必要となる．

1030 接触性口唇炎　せっしょくせいこうしんえん
contact cheilitis
〔同義語〕アレルギー性接触性口唇炎

外界の物質による遅延型（IV型）アレルギー反応に起因する口唇炎で，感作された個体にのみ発症し，原因物質の濃度に依存しない．口唇炎のなかでも頻度が高い．原因物質には口紅，リップクリーム，乳液，クリームなどの化粧品，歯磨剤，石鹸，歯科用充填物，あるいはフルーツ，醤油などの食物がある．また舌尖による舐め回し習癖が原因となることもある．症状は上下唇の著しい腫脹，発赤，表面の乾燥，亀裂，口唇表皮の剥離，掻痒感，口唇周囲の皮膚乾燥，色素沈着などである．組織学的特徴は，表皮内へのリンパ球の浸潤と表皮細胞内外の浮腫である．治療は，原因物質の使用中断，ワセリンなどの保湿剤塗布により口唇の乾燥防止，高度の掻痒には抗ヒスタミン剤の内服，副腎皮質ホルモン含有軟膏の塗布を行う．

1031 舌神経麻痺　ぜつしんけいまひ
paralysis of lingual nerve

舌神経の損傷や圧迫により，舌の前方2/3の知覚異常（知覚脱失，知覚鈍麻，ピリピリ感）や味覚低下を自覚するものをいう．下顎神経は卵円孔下方で下歯槽神経と舌神経に分かれ，その末梢で舌神経は下顎智歯部の舌側粘膜下を走行する．舌咽頭部の炎症・腫瘍・外傷などの病変による舌神経の圧迫，抜歯や局所麻酔などによる神経損傷が原因となる．治療は，ビタミン製剤の投与が行われる．重篤な場合には，外科的に舌神経修復処置が行われることがある．

1032 舌切除　ぜつせつじょ
glossectomy

舌の腫瘍，とくに悪性腫瘍の際に病巣を含めて舌の一部または全部を切除することをいう．切

除範囲により，次のように分けられる．可動舌（有郭乳頭より前方部）の半側以内の部分的切除（舌部分切除術），舌可動部半側切除術，舌根部を含む舌半側切除（舌半側切除術），可動舌の半側を超える切除（舌可動部亜全切除術，舌可動部亜全摘出），舌根部を含み半側を超える切除（舌亜全切除術，舌亜全摘），可動舌の全切除（舌可動部全切除術，舌可動部全摘），舌根部を含む舌全切除（舌全切除術，舌全摘）．

1033 舌接触補助床　ぜつせっしょくほじょしょう
palatal augmentation prosthesis
〔同義語〕PAP

口腔・咽頭部の腫瘍の切除手術後などで，舌形態や機能低下にともなう発音や嚥下機能の改善をはかる治療装置である．舌接触補助床は，口蓋部が厚い口蓋床の一種であり，舌と口蓋の接触を補助して構音機能の回復，とくにタ行ダ行（歯茎閉鎖音）やカ行ガ行（軟口蓋閉鎖音）などの発音を容易にし，摂取した食物を口腔内で移動させやすくするはたらきをする．

1034 舌全摘出　ぜつぜんてきしゅつ
total glossectomy
〔同義語〕舌全切除

舌あるいは口底部の進展した悪性腫瘍に対して舌全体を切除することをいう．有郭乳頭より前方の舌可動部全摘出（可動舌の全切除），舌根部を含む舌全摘出（舌全切除）に分けられる．しばしば，口底部組織，顎下部，頸部リンパ節の郭清と同時に行われたり，下顎骨の合併切除なども行われる．嚥下，発音など機能あるいは形態の回復をはかる目的で，可及的に一次再建術（大胸筋皮弁などの有茎皮弁や腹直筋皮弁などの遊離皮弁）が行われる．

1035 切断神経腫　せつだんしんけいしゅ
amputation neuroma
〔同義語〕外傷性神経腫

神経が断裂あるいは切断されたときに断端に生じる神経腫である．切断神経の近位断端と遠位断端が大きく離れていたり，結合組織性の瘢痕がその間に生じると，再生過程が障害されて増殖したSchwann細胞および結合組織と神経線維の側芽から腫瘤を形成する．修復過程であり，真の腫瘍ではない．抜歯後に生ずるものが多く，骨折，骨切除あるいは義歯床などの慢性刺激でも生じることがあり，腫瘤の大きさは直径1cmくらいまでである．オトガイ孔部に多く発症する．神経腫の形成に参加した神経線維の側芽は刺激がないのに興奮（自発性興奮）し，慢性疼痛の原因となることがある．腫瘤の摘出術が行われるが，再発することが多い．

1036 舌痛症　ぜっつうしょう
glossodynia, glossalgia, painful tongue

舌の表面は外見上，異常が認められないが，やけどをしたようにヒリヒリして痛く，眠る前に著しくなる疾患をさす．舌の先端あるいは側縁がとくに痛むのが特徴である．40～50歳台の女性に多く，また味覚異常などを併発している場合がある．原因は不明で，歯や補綴装置，金属との接触に過剰に反応して発症することもある．発症様式から心理的要因も重要な因子と考えられている．がん恐怖症，うつ病，身体表現性障害などが背景にあることもある．除外診断としてビタミンB欠乏症，貧血，糖尿病，微量元素（鉄，亜鉛，銅など）の欠乏，感染症（カンジダ症など），高血圧，動脈硬化，薬剤の副作用，口腔乾燥症などがあげられる．

1037 Z形成術　ぜっとけいせいじゅつ
Z-plasty

Z字型の切開を加える局所皮弁で，一辺を共有する隣接した2個の二等辺三角形の皮弁をデザインし，それを互いに入れ換える手術法である．2個の三角皮弁のもつ角度が等しいものを等角Z形成術という．一対の三角弁を入れ替える単一Z形成術，四弁Z形成術，連続Z形成術などがある．その理論により，①皮膚の延長効果，②凹凸を作成する四面体効果，③瘢痕を目立たなくする直線分断および方向変換効果，④眉毛，瞼裂，口角，耳垂などの位置の変換効果をもつ．

1038 舌半側切除　ぜつはんそくせつじょ
hemiglossectomy

舌可動部あるいは舌根を含めた舌の半側を切除する手術のことをいう．舌可動部半側切除は腫瘍の浸潤が2cm以上あり，舌筋への浸潤がある場合に適応される．深部組織の切除を必要としないものでは一次縫縮が可能である．舌根を含めた舌半側切除は，癌の浸潤が固有舌筋にとどまらず口底，歯肉側へも浸潤している場合に適応される．この場合，舌，口底，歯肉の軟組織と下顎骨の再建，頸部郭清術が必要となる．

1039 舌弁　ぜつべん
tongue flap

舌組織による筋粘膜弁で，1909年にLexerが頬部の組織欠損に使用したのが始まりである．その後，鼻口腔瘻の閉鎖に使用されることが多くなり，現在でも口唇，口腔および中咽頭領域の比較的小さな再建や鼻口腔瘻閉鎖術に活用されている．口内有茎粘膜弁のため，切り離しまでの期間は摂食や発語に障害をともなう．

1040 舌扁桃　ぜつへんとう
lingual tonsil

舌根部にみられる乳頭状の隆起で，濾胞構造を有するリンパ組織である．口蓋扁桃，咽頭扁桃（アデノイド），咽頭側索，耳管扁桃とともにワルダイエル咽頭輪を形成する．表面は重層扁平上皮に覆われ，陰窩様の上皮陥凹が認められる．学童期に生理的肥大が最大となる他のワルダイエル咽頭輪リンパ組織と違って，思春期以降に最大になるとされる．

1041 舌裂　ぜつれつ
cleft tongue

主として舌尖部，舌縁部から舌体部にかけて種々の裂がみられることをいう．舌原基の癒合障害によって発生し，原基の癒合線に一致して現れる．外側舌隆起の癒合のみ障害されると舌前方が正中で二分され二裂舌となる．さらに無対舌結節までの障害で正中線上の披裂は舌背部で分岐しY字型となり三分される．障害は少ないが，必要に応じて形成手術を行う．

1042 セメント芽細胞腫　せめんとがさいぼうしゅ
cementoblastoma

〔同義語〕良性セメント芽細胞腫

真性セメント質腫ともよばれ，層状のセメント質を歯根の周囲に形成する比較的まれな良性歯原性腫瘍である．良性セメント芽細胞腫とよばれていたものである．主として若年者の下顎臼歯部に生じる．エックス線学的には周囲の骨質とは一層の透過層で境界され，かつ歯根と連続した類球状の不透過像を呈する．組織学的には歯根のセメント質と連続して封入細胞に乏しい梁状のセメント質様硬組織が密に形成され，多くの改造線も認められる．梁状の硬組織間には少量の線維性組織が介在するとともに，セメント芽細胞あるいはセメント細胞をみる部分もある．

1043 線維骨腫　せんいこつしゅ
fibro-osteoma

〔類義語〕セメント質骨形成線維腫
→ 骨形成線維腫

1044 線維腫　せんいしゅ
fibroma

線維組織の増殖からなる良性腫瘍で，真の腫瘍はきわめて少なく，慢性刺激に対する反応性の増殖組織であるものが多い．局所に加わる刺激，たとえば，その部位を故意に咬み続けるような癖や，繰り返し誤ってよく咬んでしまうこと，不適合な補綴装置や充填物，義歯による機械的な慢性刺激（義歯性線維腫という）などが誘因となる．頬や唇の内側粘膜，舌，歯肉，顎骨などあらゆる部位にできる．軽度の場合は原因を除去すれば消失することもあるが，通常は外科的に切除する．

1045 線維腫性エプーリス　せんいしゅせいえぷーりす
fibromatous epulis
→ エプーリス

1046 線維性エプーリス　せんいせいえぷーりす
fibrous epulis
➡ エプーリス

1047 線維性骨異形成症　せんいせいこついけいせいしょう
fibrous dysplasia

未熟な骨組織と線維性結合組織によって，正常な骨組織が置換される非腫瘍性の骨病変で，骨形成間葉組織の発育異常あるいは骨の成熟障害などが認められる．単骨性，多骨性，Albright症候群（皮膚の色素沈着，性的早熟をともなう）に合併したものの3型に分類されるが，顎骨に生じるものの多くは単骨性病変である．10歳代から発症し，顎骨の無痛性膨隆をきたし，エックス線的に境界不明瞭なすりガラス様陰影を呈する．血清アルカリホスファターゼ上昇をみることがある．組織学的には骨髄に相当する部分が増生した細胞成分に富む線維性組織により置換され，そのなかに種々の形状と大きさを呈する梁状の線維骨（ときに層板骨）の形成をみる．骨腫瘍との鑑別を要する．

1048 線維性組織球腫　せんいせいそしききゅうしゅ
fibrous histiocytoma
〔同義語〕悪性組織球腫

組織球と線維芽細胞様細胞との増殖からなる腫瘍で，悪性と良性に分類される．悪性は顎骨や歯肉など口腔に好発する．良性は口腔領域に生じることは非常にまれであるが，ときに下顎骨，歯肉，頬粘膜，口底部などに生じた報告がある．粘膜に発生するものはすべて単発性，無痛性，表面平滑で発育緩慢なのに対し，顎骨内のものはやや増大傾向が強いとされている．いずれの場合も切除が適応とされている．

1049 線維性ポリープ　せんいせいぽりーぷ
fibrous polyp
〔同義語〕線維性茸腫
〔類義語〕線維腫，義歯性線維腫

管腔臓器の外表面に生じ，茎をもって球状，楕円形，卵円形に線維芽細胞が反応性に増殖した隆起性病変をさす．真の腫瘍性増殖ではない．

1050 線維素溶解　せんいそようかい
fibrinolysis
〔同義語〕線溶

出血で血小板が凝集し血液凝固系の活性化で形成されたフィブリン網が，組織プラスミノゲンアクチベーター（t-PA）によってプラスミノゲンから変換されたプラスミンで分解される反応をさす．

1051 線維素溶解性紫斑病　せんいそようかいせいしはんびょう
fibrinolytic purpura
〔類義語〕一次線溶

線溶系が過剰に反応して出血症状をきたす病態で，漏出性出血や後出血を特徴とする．血管内凝固がないのに線溶が病的に亢進する．播種性血管内凝固に比べてまれである．出血は広範な皮下出血，粘膜出血を特徴とし，手術時は創からの止血困難な漏出性出血がみられる．

1052 線維肉腫　せんいにくしゅ
fibrosarcoma

線維芽細胞発生由来とする非上皮性の悪性腫瘍である．口腔領域では軟組織に生じる軟部線維肉腫，および骨内から生じる顎骨中心性線維肉腫と，骨膜から生じる周辺性線維肉腫がある．顎骨および骨膜に好発する．外科的治療が一般的である．成人に比較して，若年性は予後がよいとされている．

1053 前額皮弁　ぜんがくひべん
forehead flap
〔同義語〕前額有茎皮弁，額皮弁

前額から側頭にかけて作成する皮弁である．正中前額皮弁は，眉間部に茎をおき，滑車上動脈，眼窩上動脈の血行を受ける．側頭前額皮弁は主として浅側頭動脈を茎とし，全額皮弁，片側額皮弁などがある．おもに外鼻の欠損に用いられるが，頬部，口腔の再建にも有用である．

1054 腺癌　せんがん
adenocarcinoma

癌腫のうち，形態学的に腺の構造に配列した細胞からなる癌をいう．腺上皮，腺排泄管上皮から発生した腫瘍細胞は円柱状，立方状をなし管腔を形成する．発生部位は胃腸，乳腺，甲状腺などの腺臓器である．口腔領域では大唾液腺あるいは小唾液腺から生じる．腺癌の特殊型として，唾液腺では腺様嚢胞癌，粘表皮癌，腺房細胞癌，明細胞癌などがある．

1055 前癌状態　ぜんがんじょうたい
precancerous condition, precancerous state
〔類義語〕前癌病変

将来，同部に癌を生じるリスクが高い病変であり，粘膜下線維症，Plummer-Vinson 症候群，扁平苔癬，梅毒などが含まれる．

1056 前癌病変　ぜんがんびょうへん
precancerous lesion
〔類義語〕前癌状態

現時点では癌はみられないが，将来そこから癌が発生する可能性が高い病変をいう．白板症や紅板症があげられる．多段階発癌の概念に従うと，これらの病変では，すでに初期の遺伝子変化をきたしており，発癌の途中段階にある細胞が増殖していると考えられる．病理組織学的には種々の程度の上皮性異形成として観察される．

1057 全頸部郭清術　ぜんけいぶかくせいじゅつ
total neck dissection
→ 根治的頸部郭清術

1058 全血凝固時間　ぜんけつぎょうこじかん
whole blood coagulation time
〔同義語〕血液凝固時間

採血した静脈血が凝固して流動性を失うまでの時間をいい，内因系凝固異常のスクリーニング検査として用いられている．凝固用ガラス試験管2本を用いた Lee-White 法の正常値は 5〜12 分である．

1059 穿孔術　せんこうじゅつ
boring, drilling
〔同義語〕骨穿孔

激痛をともなう急性化膿性根尖性歯周炎の骨内期で，根管経由の排膿が確保できないとき，粘膜骨膜弁を剥離し根尖部の皮質骨を穿孔することによって排膿路を確保する術式をさす．薬物による消炎作用が奏功しない症例が適応となる．

1060 穿刺吸引細胞診　せんしきゅういんさいぼうしん
aspiration cytology, fine needle aspiration cytology
〔同義語〕穿刺細胞診，穿刺診，FNA

穿刺針を経皮的に病変内に刺入し，シリンジに陰圧をかけ吸引して採取した細胞の形態を光学顕微鏡で観察して診断することをいう．穿刺しうる臓器から新鮮な細胞採取ができるだけではなく，周囲の状態も含めて調べることができる．細い針を用いることで，操作時の腫瘍細胞散布の危険性も少ない．得られる細胞数がかぎられることから，確定診断が得られないことがある．超音波ガイド下で，標的となる病変から選択的に細胞を採取する方法もある．細胞診は，この穿刺吸引細胞診と剥離細胞診に大別される．

1061 穿刺術　せんしじゅつ
puncture, paracentesis
〔類義語〕試験穿刺

嚢胞性病変などで，内容の性状を知る目的で細い針を刺し内部の液を吸引することをさす．必要であれば，内容液に含まれる細胞の細胞診が行われる．

1062 穿刺診　せんししん
fine needle aspiration biopsy
→ 穿刺吸引細胞診

1063 腺腫　せんしゅ
adenoma

腺上皮由来の良性腫瘍で，多くは被膜を有し膨張性に緩慢に発育する．腫瘍細胞は腺腔を形成し，管状，腺房状，濾胞状などを呈して，母組織と似た分泌を営む．大唾液腺あるいは小唾液腺組織から生じ，多形腺腫などがある．

1064 腺腫様歯原性腫瘍　せんしゅようしげんせいしゅよう
adenomatoid odontogenic tumor
〔同義語〕腺様歯原性腫瘍

歯原性上皮性良性腫瘍の一つである．上下顎前歯部，とくに上顎に多く，犬歯を中心に小臼歯から前歯部に好発する．エックス線的には境界やや不明瞭な囊胞様透過像で，一部には小石灰化物を散在性に認める．埋伏歯を含む囊胞形成をみることが多い．組織学的には囊胞腔を囲むように腫瘍組織が存在する．内壁上皮は外エナメル上皮由来，円柱細胞は内エナメル上皮由来と考えられている．

1065 全身性アミロイド症　ぜんしんせいあみろいどしょう
generalized amyloidosis
→ アミロイドーシス

1066 全身性エリテマトーデス　ぜんしんせいえりてまとーです
systemic lupus erythematosus
〔同義語〕SLE，全身性紅斑性狼瘡
〔類義語〕エリテマトーデス，円板状エリテマトーデス

免疫複合体の組織沈着により起こる全身性炎症性病変を主徴とする自己免疫疾患で，顔面の両頬から鼻背部にかけての蝶形紅斑が特徴的である．20〜40歳代の女性に多い．紫外線の暴露，ストレス，感染症，寒冷刺激，妊娠，手術などを契機に発症することが多く，遺伝素因の関与も考えられている．以下の11項目中4項目を満たせば，診断される．①頬部紅斑，②ディスコイド疹，③光線過敏症，④口腔内潰瘍，⑤関節炎，⑥漿膜炎，⑦腎障害，⑧神経障害，⑨血液学的異常，⑩免疫学的異常，⑪抗核抗体陽性．治療には，副腎皮質ホルモンや免疫抑制剤が用いられる．

1067 全身性炎症反応症候群　ぜんしんせいえんしょうはんのうしょうこうぐん
systemic inflammatory response syndrome
〔同義語〕SIRS

多発外傷，重症感染症，大手術などの過大な侵襲によって全身性の炎症が惹起されている状態で，多臓器不全に移行することも多いとされる．以下の2項目以上を満たせば，診断される．①体温が36度未満か38度以上，②脈拍数が90回/分以上，③呼吸数が20回/分以上か$PaCO_2$が32 mmHg未満，④白血球数が12,000/μl以上か4,000/μl以下，または桿状核球が10％以上．

1068 全身性強皮症　ぜんしんせいきょうひしょう
systemic scleroderma
〔同義語〕全身性硬化症，強皮症

皮膚の硬化を主症状とし，全身の諸臓器，消化管，肺，心，腎臓などにも線維化を生じる自己免疫疾患である．冷たいものに触れると手指が蒼白から紫色になるレイノー症状で発症することが多いとされる．病因として，自己抗体産生，線維化，血管障害との関連が指摘されている．治療には，副腎皮質ホルモンなどが用いられる．

1069 全身麻酔薬　ぜんしんますいやく
general anesthetic

直接中枢系に可逆的に作用し，意識消失，無痛，筋弛緩などを得る薬剤で，外科手術や検査を遂行できるようにする薬剤である．吸入麻酔薬，静脈麻酔薬に大別されるが，両者を併用することも多い．吸入麻酔薬は常温で液体の揮発性麻酔薬を気化して吸入させるもので，亜酸化窒素（笑気）を併用する場合が多い．静脈内麻酔薬としては，バルビツール酸誘導体，解離性静脈内麻酔薬，麻薬性鎮痛薬，神経遮断薬などがある．

1070 腺性口唇炎　せんせいこうしんえん
cheilitis glandularis, glandular cheilitis
〔同義語〕膿瘍性腺性口唇炎

口唇腺の結節状増殖と拡大した開口部からの粘稠な唾液の排出を主症状とするまれな口唇の炎症である．下唇に多く発症し，大唇症をきたすこともある．Schuermann は病態により，①単純性腺性口唇炎，②表在性化膿性腺性口唇炎，③膿瘍性腺性口唇炎の 3 型に分類した．治療としては，化膿性炎症がある場合，抗菌薬が用いられる．症状が遷延化し，難治性の場合，病巣の外科的切除が行われる．

1071 腺性歯原性囊胞　せんせいしげんせいのうほう
glandular odontogenic cyst, sialo-odontogenic cyst
〔同義語〕唾液腺歯原性囊胞

囊胞壁内面を裏装する上皮の肥厚部で腺管様構造をとることを特徴とするまれな囊胞で，有歯部顎骨に生じる．顎骨に迷入した唾液腺の関与が考えられていたが，現在は歯原性上皮に由来する腺管構造とされている．

1072 全層植皮　ぜんそうしょくひ
full thickness skin graft

皮下脂肪組織を除いた表皮と真皮を含んだ皮膚の全層をメスやハサミで採取し，移植する方法である．採皮部は縫合を行う．全層植皮は，分層植皮に比べ感染に弱いものの，生着すると通常の皮膚の質感に近く，収縮も少ない長所がある．そのため美容的効果を期待する顔面の小範囲の欠損や自由性を期待する四肢関節部に適している．

1073 栓塞子　せんそくし
obturator
〔同義語〕栓子

上下顎骨などに生じた欠損部を閉鎖する目的で使用される補綴装置を栓塞子とよぶ．義歯に栓塞子をつけた義顎（義歯栓塞子），口腔と鼻腔との交通を遮断する口蓋栓塞子，軟口蓋欠損を補塡する咽頭栓塞子，口蓋裂に対する発音補助装置のスピーチエイドなどがある．顎骨囊胞性腫瘍においては，開窓療法後に栓塞子により開窓部が閉鎖しないように維持することで腫瘍の縮小，骨の再生をはかり，その後，縮小手術を行う場合がある．

1074 栓塞子型鼻咽腔補綴装置　せんそくしがたびいんくうほてつそうち
soft palate obturator
→ 口蓋栓塞子

1075 浅側頭動脈カニュレーション　せんそくとうどうみゃくかにゅーれーしょん
superficial temporal artery canulation

頭頸部癌に対して抗腫瘍薬の動脈内注入を行う場合に，外頸動脈の終枝の一つである浅側頭動脈から逆行性にカテーテルを挿入し，留置する手技をいう．近年，カテーテルの改良により癌に血液を供給している動脈への超選択的動注化学療法が可能となり，放射線療法を併用することで治療成績の向上がみられている．

1076 腺体内唾石　せんたいないだせき
calculus in salivary gland parenchyma, salivary gland calculus
→ 唾石症

1077 選択的頸部郭清術　せんたくてきけいぶかくせいじゅつ
elective neck dissection
〔同義語〕部分的頸部郭清術

癌の頸部リンパ節転移に対する根治的頸部郭清術で郭清される頸部リンパ節の領域 level I〜V のうち，一つ以上を保存するもので，通常，胸鎖乳突筋，副神経，内頸静脈は温存される．触知する転移リンパ節は認めないが，転移しやすい領域（転移があると判断）を選択して郭清する．

1078 先端巨大症　せんたんきょだいしょう
acromegaly
〔同義語〕末端肥大症，アクロメガリー

思春期を過ぎ，骨端軟骨線が閉鎖した後に成長

ホルモンが過剰に分泌されることにより手足の容積の増大，下顎前突を含む顔貌の変化，巨大舌などを生じる疾患である．大部分は下垂体腫瘍によって引き起こされる．下垂体腫瘍に対する治療を行い成長ホルモンが正常範囲内に低下したところで，下顎後退術，舌縮小術が行われる．

1079 先天異常　せんてんいじょう
birth defect, congenital anomaly, congenital abnormality

出生前の原因による形態異常と機能異常である．出生時に認める場合と生後しばらくして認められる場合がある．先天性にみられる形態異常は先天奇形とよばれる．発生要因としては，①単一遺伝子病，②染色体異常症，③多因子遺伝病（多くの遺伝子と環境の相互作用），④外因による先天異常（胎内感染，放射線被曝，薬剤，化学物質，母体の代謝異常など）があげられている．

1080 先天歯　せんてんし
congenital tooth, natal tooth
〔同義語〕先天性歯

出生時にすでに萌出している乳切歯または過剰歯を先天歯とよぶ．通常，乳歯の萌出は下顎乳中切歯から始まり，生後6か月から8か月でみられる．発生頻度は0.1％といわれている．先天歯により舌小帯部粘膜に潰瘍を形成したり，授乳時乳首を咬んで傷つける場合には，切縁の削合や抜歯が行われる．

1081 先天性エプーリス　せんてんせいえぷーりす
congenital epulis
〔類義語〕エプーリス

新生児の歯肉に先天性に発生した良性の限局性の小腫瘤で，きわめてまれな疾患である．上顎前歯部歯肉に好発し，茎部を有した類球形の腫瘤形態を呈する．小豆大から2cm程度のものまである．病理組織学的に多くは顆粒細胞腫と同様の組織像を示す．治療法としては，茎部を含めて切除を行うのが一般的である．再発の報告はない．

1082 先天性外胚葉形成不全　せんてんせいがいはいようけいせいふぜん
congenital ectodermal dysplasia
〔同義語〕先天性外胚葉異形成症
〔類義語〕外胚葉異形成症，無汗性外胚葉形成不全

毛髪，歯，爪，汗腺など外胚葉系の組織や器官に，何らかの形成異常が複合して発症する先天異常である．主な症状として，無歯症，毛髪および体毛の減毛症，汗腺や皮脂腺の欠如または形成不全，涙腺や唾液腺の分泌障害，虹彩の形成不全，爪の形成不全，萎縮性鼻炎，鞍状鼻，発音障害などがあるが，発汗の有無で無汗性と有汗性に大別される．前者は伴性劣性遺伝，後者は常染色体優性遺伝を示す．

1083 先天性下唇瘻　せんてんせいかしんろう
congenital fistula of lower lip

下唇の赤唇中央部で両側性または片側性にみられる先天性の瘻孔のことである．下唇の赤唇部正中線を挟んで対照性にみられることが多い．瘻孔は直径5mm前後の小円形で，深さは5～25mmである．口唇裂，口蓋裂に先天性下唇瘻を合併したものを下唇瘻・唇顎口蓋裂症候群（van der Woude症候群）という．審美的な面から治療が必要とされ，3～4歳以降に瘻管と下在腺組織の切除後，創の縫合閉鎖が行われる．

1084 先天性低フィブリノーゲン血症　せんてんせいていふぃぶりのーげんけっしょう
congenital hypofibrinogenemia

先天性に凝固第Ⅰ因子のフィブリノーゲンが低下する遺伝性疾患である．フィブリノーゲンはフィブリンの前駆体となるもので，通常，血漿フィブリノーゲン濃度は約200～400mg/dlである．血漿濃度低下の程度によって無症状のものから出血症状をきたす症例まであり，50mg/dl以下のときに出血が生じるとされる．出血時や外科的処置の際には，その濃度に応じ

た補充療法が行われる．

1085 先天性二重下顎頭　せんてんせいにじゅうがくとう
congenital bifid condyle
〔同義語〕先天性二裂下顎頭

下顎頭が奇形など先天的な原因により2つに分岐した形態を示すもので，その発生は比較的まれとされている．診断には，下顎頭を正面から投影する眼窩-下顎枝方向撮影法が有用とされる．エックス線学的形態については，下顎頭が完全に分岐したものから関節頭頂部に陥凹がみられるものまでさまざまである．一方，腫瘍や外傷などで後天的に生じたものは仮性二重下顎頭とよばれる．

1086 先天性梅毒　せんてんせいばいどく
congenital syphilis
〔同義語〕先天梅毒

梅毒病原体 Treponema pallidum の子宮内（胎内）感染で発症する梅毒である．胎生初期の感染では母体内で死亡し流産することが多い．乳児梅毒では頭蓋の奇形，口唇の放射線状瘢痕（Parrot溝），肘節腫大がみられる．先天性晩発性梅毒ではHutchinsonの歯，内耳神経障害，実質性角膜炎のHutchinson三徴の他，内臓のゴム腫，骨膜炎などの症状を示し，7歳頃から思春期ないしそれ以後に発症する．

1087 先天性表皮水疱症　せんてんせいひょうひすいほうしょう
epidermolysis bullosa hereditaria, hereditary bullous epidermolysis
〔同義語〕表皮水疱症，遺伝性表皮水疱症

表皮，真皮上層，粘膜に水疱やびらんを生じる遺伝性の疾患．単純型，接合部型，栄養障害型（優性および劣性）がある．日本での推定患者数は500〜640人で，男女比は1：1．劣性栄養障害型が34%，単純型が33%で多く占め，現段階での根治療法はない．常染色体性優性遺伝形式の単純型と栄養障害型は加齢とともに症状の軽減を示すが，常染色体劣性遺伝形成の栄養障害型と接合部型は難治ないし重症である．

1088 先天性風疹症候群　せんてんせいふうしんしょうこうぐん
congenital rubella syndrome
〔類義語〕風疹

妊娠初期に風疹ウイルスに罹患することで感染した出生児に現れる症候群である．3大徴候として先天性心疾患，難聴，白内障がある．その他に発育障害，聾，小頭症，知的障害，口唇裂および口蓋裂などの多岐にわたる先天異常を生じる．重症例は妊娠1〜2か月に感染したものが多く，5か月以降では異常は起こらない．胎児の感染は患児血や臍帯血中に含まれる風疹ウイルスに対するIgM抗体の検出によって確認する．

1089 潜伏感染　せんぷくかんせん
latent infection

体内にウイルス遺伝子が存在するが，感染性を示すウイルス粒子としては検出できない状態をさす．体内に潜んでいた病原体が宿主の免疫力が低下をきたしたときに活性化し発症する．代表的なウイルスとして，水痘・帯状疱疹ウイルスや単純ヘルペスウイルスでは，神経節に潜伏するとされている．

1090 線副子　せんふくし
wire splint, arch bar splint
〔同義語〕線副木

顎骨の単純骨折，歯槽突起骨折，歯の脱臼，下顎骨切断手術および下顎骨移植手術の際に行う顎骨固定用副子の一種で，単純金属線または有鉤金属線を歯列弓唇側に合わせて骨植堅固な歯に直接結紮するか，または帯環付き有鉤金属線をセメントで合着する．線副子用の主線として三内式，Erich式，Schuchardt式，Hammond式などがある．最近では接着性レジンの普及によりツイストワイヤーと接着性レジンを用いた固定方法も用いられている．

1091 腺扁平上皮癌　せんへんぺいじょうひがん
adenosqamous carcinoma

同一病巣内に腺癌と扁平上皮様細胞が混在してみられる腫瘍で，口腔では小唾液腺管の導管上皮や被覆粘膜上皮から発生するとされている．顎口腔領域での発生はまれで，胃，肺，子宮などに発生することが多い．組織学的には PAS 染色，ムチカルミン染色で陽性を示す粘液産生細胞が認められる．鑑別を要する疾患として，腺様扁平上皮癌や粘表皮癌などがあげられる．

1092 腺房細胞癌　せんぼうさいぼうがん
acinic cell carcinoma

漿液腺房細胞類似の細胞が増殖する唾液腺の悪性腫瘍である．頻度はまれで唾液腺腫瘍の約 1% で，80% 以上が耳下腺に発生する．30～40 歳代に好発し，性差はない．臨床的には緩慢な発育と無痛性腫瘤を示すことが多い．組織学的には腫瘍細胞の異型性や核分裂像は一般的に少なく，充実性，小囊胞性，乳頭状濾胞性の胞巣を形成する．予後は他の唾液腺悪性腫瘍と比較するとよいが不良のものもある．生存率は 5 年で 76～89% である．

1093 腺様囊胞癌　せんようのうほうがん
adenoid cystic carcinoma
〔同義語〕円柱腫

上皮細胞による篩状の胞巣形成を特徴とする唾液腺に最も多く発生する悪性腫瘍で，腺管構造や充実性の胞巣を形成する部分もみられる．多くは小唾液腺，とくに口蓋腺，口底，舌，大唾液腺では顎下腺に好発する．小唾液腺腫瘍のなかでは多形腺腫についで頻度の高いもので約 25% を占める．50 歳前後の女性に多い．発育の緩やかな腫瘤を生じ，自覚症状に乏しい．転移は血行性のものが多く，肺転移など遠隔転移が多く，扁平上皮癌に比べてリンパ節への転移は少ない．また，臨床経過の長いものが多いが，再発が多く予後はきわめて不良である．唾液腺の他に，涙腺，皮膚，鼻腔，食道，肺，乳腺，子宮頸部などからも発生する．

1094 腺様扁平上皮癌　せんようへんぺいじょうひがん
adenoid squamous cell carcinoma
〔類義語〕腺扁平上皮癌

扁平上皮癌胞巣の中央部で癌細胞が棘細胞融解により一層の腺管状配列を呈するものをさす．口唇部や舌，歯肉にも発生する．

1095 前腕皮弁　ぜんわんひべん
forearm flap

Yang らにより開発された皮弁で，橈骨動脈とその伴走静脈および橈側皮静脈を栄養血管とする前腕屈側の筋膜皮弁である．この皮弁で血管吻合する頸部の動脈としては上甲状腺動脈，舌動脈，顔面動脈を，静脈としては外頸静脈，顔面静脈，前頸静脈，舌下神経伴走静脈がある．本皮弁はしなやかなため，舌，口底，頰粘膜など口腔内の可動部の再建に適している．外側前腕皮神経を用いて知覚皮弁とすることも可能である．

そ

1096 躁うつ病　そううつびょう
manic depressive psychosis, manic depressive illness
〔同義語〕双極性障害

精神分裂病と並んで二大精神病として Kraepelin により概念規定された感情の障害で，躁状態と抑うつ状態というまったく反対の病像を呈する．DSM 第 4 版，ICD 第 10 回改訂では気分障害のなかの双極性障害とよばれるようになっている．躁状態と抑うつ状態を繰り返すが寛解期には人格的荒廃を残さないのが分裂病と異なる．通常，うつ病相のみが多く，つぎに躁うつ病相，躁のみは非常に少ない．出現頻度は人口の約 0.5% 程度で女性に多い．

1097 造影 MRI　ぞうえいえむあーるあい
contrast MRI

MRI において，T1 あるいは T2 緩和時間を短縮するはたらきをする造影剤を経静脈的に投与

して撮影する方法である．現在，MRI用造影剤で実用になっているのは，Gd^{3+}にDTPA（diethylenetriamine pentaacetic acid）をキレートし安定化させて毒性をなくしたガドリニウム化合物であるGd-DTPAのみである．主としてT1強調像においてT1を短縮させ，病変を強調できることが多い．

1098 造影検査　ぞうえいけんさ
contrast examination
〔類義語〕造影エックス線撮影法

造影剤を用いて行う画像検査の総称をいう．単純エックス線撮影法では唾液腺，血管，筋およびその他の皮下組織などの軟組織をエックス線像として観察するのは困難であるため，造影法が利用される．エックス線検査に用いられる造影剤には，ヨウ素やバリウムを主成分とする陽性造影剤や気体の陰性造影剤が用いられる．顎口腔領域では唾液腺造影法，顎関節腔造影法，上顎洞造影法，血管造影法，咽頭造影法，嚢胞造影法などが用いられる．

1099 造影CT　ぞうえいしーてぃー
contrast CT

エックス線吸収率の高いヨード造影剤を血管内に注射し，各臓器へのコントラストを人工的につけてCTを撮影する方法である．血管内に注射される造影剤の注入速度やヨードの濃度は検査の目的によって選択される．注入された造影剤は血流が豊富な組織では白く描出される．一般的に腫瘍では単純CTと比較して画像のコントラストが明瞭となる．特殊な造影CT撮影法として，ダイナミック造影CT，CT血管撮影，インターベンショナル・ラジオロジー（IVR）-CTがある．

1100 早期浸潤癌　そうきしんじゅんがん
early invasive cancer, early-stage invasive cancer
〔類義語〕早期癌

口腔領域では癌細胞が基底膜を破壊して上皮下に浸潤するが粘膜固有層に限局しており，筋や骨にまで浸潤がみられない癌のことである．一方，早期癌は，進行癌や末期癌に対応する用語で，深部への進展がない比較的小さな病変を形成し，通常転移をともなわないものである．治療を行うと永久治癒あるいは長期治癒が得られる．

1101 象牙質形成性幻影細胞腫　ぞうげしつけいせいせいげんえいさいぼうしゅ
dentinogenic ghost cell tumor
〔類義語〕石灰化歯原性嚢胞，石灰化嚢胞性歯原性腫瘍

エナメル上皮腫に類似する腫瘍胞巣を形成し，幻影細胞（ghost cell）と異型象牙質をともなうまれな良性歯原性腫瘍で，石灰化嚢胞性歯原性腫瘍（石灰化歯原性嚢胞）の充実型とされていたものである．顎骨中心性と辺縁性に分けられるが，前者が多い．上下顎差や性差はなく，徐々に顎骨の膨隆を生じる．局所浸潤性を示す．エックス線学的には境界は明瞭で，透過像と不透過像が混在している．治療として，健常組織を含めた切除が行われる．

1102 象牙質形成不全症　ぞうげしつけいせいふぜんしょう
dentinogenesis imperfecta
〔同義語〕遺伝性象牙質形成不全症

一次的に象牙質の形成障害をきたすまれな遺伝性疾患である．乳歯および永久歯ともに発症するが，乳歯に多くみられる．歯は半透明で灰青色から褐色を呈し，乳白色象牙質歯ともいわれる．歯冠はチューリップまたは鐘状で，歯根は短い．組織学的に象牙質は不規則な構造で，象牙細管は少なく，髄腔や根管がほとんど認められないことも多い．エナメル質の構造は正常であるが破折しやすく，その後，象牙質は急速に摩滅する．

1103 桑実状歯　そうじつじょうし
mulberry tooth, mulberry molar
〔同義語〕桑実状臼歯，Fournier歯

先天性梅毒にみられる歯の形成異常の一つである．おもに第一大臼歯および第二乳臼歯にみられ，咬頭の発育不全のため表面が顆粒状の凹凸

不整を示す．歯頸部の大きさはほぼ正常であるが，咬頭部が小さい．梅毒病変は胎生後期から生後1年までに発症するため，この時期に歯冠形成が始まる永久切歯（Hutchinson の歯）とともに異常が発現するとされている．

1104 双手診　そうしゅしん
bimanual palpation
〔同義語〕双合手診，双合診，双指診

両手を用いて行う触診法の一つで，両手のおもに示指や中指で病変を挟み，硬さ，波動の有無，健常組織との関係，形状，疼痛の有無などを診査する．片側の手指を体腔内に挿入し，他側の手指を対表面に当て，左右の手指の間に病変を挟んで触診する場合（垂直双手診）と，皮膚または粘膜面の同一面上に左右の手指を置いて行う場合（水平双手診）とがある．

1105 創傷治癒　そうしょうちゆ
wound healing

損傷を受けた組織が，炎症反応による毛細血管の透過性亢進，炎症性細胞浸潤，そして細胞増殖による組織修復という経過をとり治癒にいたることをいう．一次および二次治癒に分けられ，一次治癒は手術などによるもので瘢痕組織をほとんど残さずに治癒するもの，二次治癒は大きな組織の欠損や感染があり著明な瘢痕組織を形成して治癒するものである．創傷治癒を遅延させる要因として，異物や血腫の存在，血流障害，栄養や代謝障害などがあげられる．

1106 増殖性天疱瘡　ぞうしょくせいてんぽうそう
pemphigus vegetans
〔類義語〕尋常性天疱瘡

尋常性天疱瘡の亜型で，増殖性変化を特徴とする．尋常性天疱瘡と同様の水疱を生じる．通常粘膜病変が先行し，とくに口唇，頰粘膜，舌背，歯肉に好発する．粘膜上皮は白くふやけ，びらん面に乳頭状や疣状の増殖物が形成される．難治性の Neumann 型と比較的予後良好な Hallopeau 型がある．

1107 双生歯　そうせいし
geminated tooth
〔類義語〕癒着歯，融合歯

一つの歯胚が完全または不完全に分裂した形態異常歯で，2歯あるいは数歯が癒合したような状態で萌出する．見掛け上は癒合歯に似ている．下顎乳前歯に多く，治療の必要はとくにない．

1108 搔爬　そうは
curettage

壊死組織や不良肉芽組織などを，通常，先端がスプーン状の器具である鋭匙を用いて搔きとることをさす．産科では人工中絶を目的とする子宮内容の除去する場合に用いる．歯科では根尖病巣，抜歯窩の治癒不全時の不良肉芽，骨髄炎における腐骨や感染組織などの除去に適応される．

1109 相反性クリック　そうはんせいくりっく
reciprocal clicking
〔類義語〕クリック，単発性クリック，エミネンスクリック

開閉口時それぞれに生じる弾撥音のカクンという関節雑音のことである．関節円板が前方に転位すると，円板の後方肥厚部が下顎頭の前方に位置するようになる．このため下顎頭が前方滑走し，後方肥厚部の下を通り抜けるときに関節円板と下顎頭の間に強い摩擦が生じ，可聴性の振動音を生じるとされている．さらに閉口時にも下顎頭がこの関節円板下方の突出部を前方から後方に再びくぐり抜けるときに発生する．

1110 側頸囊胞　そくけいのうほう
lateral cervical cyst
〔同義語〕リンパ上皮性囊胞，鰓囊胞
→鰓囊胞

1111 即時型アレルギー　そくじがたあれるぎー
immediate type allergy
〔同義語〕I型アレルギー，アナフィラキシー

抗原刺激後，数十秒から数分で起こるアレルギー反応である．抗原感作によって産生されたIgEは，肥満細胞や好塩基球の細胞膜上のFcεRIに結合しており，再度暴露された抗原は細胞膜に結合しているIgEと反応して，これらの細胞からヒスタミンやロイコトリエンなどのケミカルメデイエーターを放出させ，血管透過性の亢進，平滑筋収縮，粘膜の分泌亢進が起こる．重篤な全身性アナフィラキシーでは，発疹，嘔吐，ふるえ，腹痛，呼吸困難などを生じ，死にいたることもある．

1112 即時再建法　　そくじさいけんほう
immediate reconstruction
〔類義語〕二次的再建法

外傷や手術などで傷害され失われた形態や機能を，同一手術時に再建することをいう．再建組織は軟組織と硬組織に大別され，再建材料には自家移植や他家移植，さらにコラーゲン，金属プレート，セラミックといった人工生体材料が用いられる．口腔領域の顎骨の切除を含む広範囲な腫瘍切除後の即時再建では，微小血管吻合を用いた各種筋皮弁と骨との複合移植が用いられるようになっている．

1113 塞栓術　　そくせんじゅつ
embolization

塞栓物質を用いて出血部位，血管腫や悪性腫瘍へ流入する動脈を選択的に閉塞し，止血や病変組織を壊死させる治療法である．経皮的に挿入したカテーテルを目標血管へ到達させ，塞栓物質（ゼラチン，スポンジなど）を注入して血流を遮断する．頭頸部領域では血管腫の治療に多用され，切除手術とも併用される．また，顔面多発骨折や口腔癌末期の止血法として有用とする報告もある．

1114 続発性血小板減少性紫斑病　　ぞくはつせいけっしょうばんげんしょうせいしはんびょう
secondary thrombocytopenic purpura
〔類義語〕特発性血小板減少性紫斑病

何らかの基礎疾患が原因で血小板減少を生じ，皮膚，歯肉，鼻粘膜，性器などに点状出血や斑状出血が発現する疾患である．血小板数が$3×10^4/\mu l$以下になると皮下および粘膜出血，血尿などを起こしやすくなり，$1×10^4/\mu l$以下では消化管や頭蓋内出血をみることがある．基礎疾患として，薬物中毒ないしアレルギー，白血病，再生不良性貧血，悪性リンパ腫，SLE，血栓性血小板減少性紫斑病などがある．

1115 続発性出血性素因　　ぞくはつせいしゅっけつせいそいん
secondary hemorrhagic diathesis
〔同義語〕後天性出血性素因，出血傾向

何らかの後天的な疾患によって出血を起こしやすい，あるいは止血しがたい状態をいう．関係する疾患には下記のようなものがある．血管異常：Schönlein-Henoch紫斑病，壊血病など．血小板異常：アスピリンなどの薬剤服用による機能異常，後天性血小板減少症など．血液凝固因子異常：肝硬変，DIC，ビタミンK欠乏症など．線溶亢進：悪性腫瘍，手術後など．

1116 側方向撮影法　　そくほうこうさつえいほう
lateral view

頭蓋，顎顔面の側方向のエックス線撮影法をいう．大別すると，対象物を上方から観察する側斜位経頭蓋撮影法，下方から観察する経咽頭撮影法およびほぼ同じ高さから観察する側方位撮影法がある．

1117 側方性歯周囊胞　　そくほうせいししゅうのうほう
lateral periodontal cyst
〔類義語〕根側性歯根囊胞

歯原性上皮の遺残に由来する発育性の囊胞で，生活歯の歯根側面や歯根間に発生する．炎症性刺激によって失活歯に発生する根側性歯根囊胞と区別される．下顎小臼歯部，上顎前歯部が好発部位で，幅広い年齢層でみられる．囊胞壁はやや薄い非角化重層扁平上皮あるいは立方上皮からなる．

1118 側方脱臼　そくほうだっきゅう
lateral luxation

下顎頭が関節可動域を超えて移動し，下顎窩から外方あるいは内方に逸脱し，関節の正常な相対関係を失い，自力で整復できなくなった状態（顎関節脱臼）をさす．

1119 側面断層撮影法　そくめんだんそうさつえいほう
lateral tomography

被写体内部のある特定の層（理論的には断面）のみを写し出すエックス線撮影法（断層撮影法）で，正面断層撮影法と側面断層撮影法がある．

1120 組織球症X　そしききゅうしょうえっくす
histiocytosis X

→ ヒスティオサイトーシス X，組織球増殖症 X

1121 組織硬化剤注入法　そしきこうかざいちゅうにゅうほう
sclerotherapy, injection therapy

→ 硬化療法

1122 組織再生誘導法　そしきさいせいゆうどうほう
guided tissue regeneration

〔同義語〕GTR，歯周組織再生誘導法

非吸収性膜または吸収性膜を用いて，上皮細胞の根尖方向への移動を阻止し，歯根膜組織由来の細胞を歯根面へ誘導することで，歯周組織の新付着を形成する手術法である．本術式により歯根膜由来細胞が歯根膜面へ誘導され，セメント質をともなう結合組織性付着が得られる．

1123 組織適合性抗原　そしきてきごうせいこうげん
histocompatibility antigen

〔同義語〕HLA抗原，移植抗原

移植の際の適合性を規定する抗原で，細胞膜上に表現されている．メジャー（主要）組織適合性抗原とマイナー適合性抗原がある．前者はT細胞に抗原ペプチドを提示するための膜性タンパク質で多型性に富み，ヒトではHLA抗原がこれに相当する．後者は，多くは免疫系とは無関係の分子であり，多型の程度も比較的低く，その多型を含むペプチドが主要組織適合抗原によりT細胞に提示された場合に拒絶反応を誘導する．移植では，主要組織適合性抗原をドナーとレシピエント間で一致させる．

1124 組織内照射　そしきないしょうしゃ
interstitial irradiation

〔類義語〕密封小線源治療

針状，ワイヤー状および粒状の密封小線源を直接患部に刺入あるいは埋入して，病巣のみに集中的に放射線照射をする方法をいう．不必要な部分への照射を避ける利点がある．線源を一定期間刺入し，除去する方法と，永久刺入する方法がある．小線源には ^{226}Ra，^{137}Cs，^{192}Ir，^{198}Au などが用いられる．

1125 組織内副子　そしきないふくし
bone plate, contact splint

〔同義語〕組織体内副子，骨折治療用内副子

顎骨骨折の際，骨折部位を手術的に明示し，骨片を整復後，組織内に埋入してネジとともに固定する板状の器具で，現在はチタン製および吸収（ポリ-L-乳酸）製のものが汎用されている．

1126 咀嚼機能　そしゃくきのう
masticatory function

食物を摂取した後，食塊を形成させ，嚥下するまでの口腔，咽頭中で行われる生理的機能をいう．咬み切る（咬断），咬み砕く（粉砕）および磨りつぶす（臼磨）の3つの運動機能により交代性にあるいは混合して，食塊を形成する．

1127 咀嚼機能評価　そしゃくきのうひょうか
evaluation of masticatory function

咀嚼機能を評価する方法で，直接的評価法と間接的評価法に大別される．前者には，①インタ

ビューやアンケートによる各食品の摂取難易度評価（山本らの総義歯の性能判定表や平井らの咀嚼スコア）の方法，②試料を咀嚼し，その粉砕粒子の分布状態を重量や表面積により測定し，咀嚼機能を評価する方法（Manlyらの篩分法）があり，後者には①咀嚼時の下顎運動により判定する方法，②咀嚼時の筋活動（筋電図）により判定する方法，③咬合接触状態により判定する方法，④咬合力により判定する方法がある．

1128 咀嚼筋障害　そしゃくきんしょうがい
masticatory muscle disorders

日本顎関節学会の顎関節症の症型分類における顎関節症Ⅰ型の同義語で，関節円板の位置異常がなく，エックス線的にも顎関節に骨変化がなく，主病変が咀嚼筋にある顎関節症をいう．

1129 咀嚼訓練　そしゃくくんれん
training of masticatory function

咀嚼障害を有する患者に行う訓練法で，食物を用いずに，障害された器官へ特異的にはたらきかける間接的訓練法と，食物を用いる直接的訓練法がある．前者では，下顎を上下，左右，前後方向に大きく動かし，それぞれを1秒間保持させることから開始し，徐々にスピードを上げ，繰り返すとともに，各種の訓練疑似食材（ガーゼ，舌圧子，スルメ，ガムなど）を段階的に噛ませる訓練を行う．後者では，口への取り込み障害も併発している場合が多いので，摂食障害専用食器（スプーン，コップ，バネ付き箸，皿など）を使用して介助しながら食物による訓練を行う．

1130 咀嚼障害　そしゃくしょうがい
masticatory disturbance, masticatory dysfunction

食物を摂取した後に，食物を咬断，粉砕，臼磨し，唾液と混和して食塊形成する動作の障害で，1984年の身体障害者福祉法の改正により，身体障害の一つとして認定された．

た

1131 Turner歯　たーなーし
Turner tooth

乳歯の根尖性歯周炎がその直下に位置する形成中の後継永久歯に影響を及ぼし，おもにエナメル質形成不全を起こしたものをさす．小臼歯や前歯部にみられることが多い．

1132 ターミナル・ケア　たーみなる・けあ
terminal care
〔同義語〕終末期医療

余命3～6か月と診断された患者，あるいは積極的治療の効果が期待できないと判断された患者とその家族に対して，症状の緩和と苦痛の除去を主体とし，QOLの向上をめざして行われる医療をいう．

1133 第一第二鰓弓症候群　だいいちだいにさいきゅうしょうこうぐん
first and second branchial arch syndrome

第一鰓弓，第二鰓弓からの分化発生の異常により生じる顔面の先天異常の総称である．小耳症や横顔面裂が認められるが，外耳，中耳，上顎，下顎，頰骨，側頭骨など顔面の広い範囲にも異常が認められる．

1134 体外式心マッサージ　たいがいしきしんまっさーじ
external cardiac massage（ECM）
〔同義語〕非開胸心マッサージ

心停止傷病者の救命緊急処置における手技の一つで人工呼吸と同時に行う．患者を硬い平らな面に水平に寝かせた後，患者の真上に位置し，肘を伸ばした状態にして，胸骨上（剣状突起より3～4 cm頭側）を下方の脊柱に向かって十分な力を加えて，成人では胸骨が4～5 cm沈むようにマッサージを行う．圧迫時間は解除時間と同じにし，解除の間も手は胸骨の上にのせたままにする．周期は100回／分のリズムで行う．30回に2回の割合で人工呼吸を行う．

1135 大球性貧血　だいきゅうせいひんけつ
macrocytic anemia

大球性正色素性貧血をさす．MCV＞101 μm³，MCHC 31～35％の貧血をいう．巨赤芽球性貧血が知られるが，肝障害や甲状腺機能低下，再生不良性貧血，アルコール中毒の際にもみられることがある．赤血球の体積が大きい貧血を意味する．

1136 大胸筋皮弁　だいきょうきんひべん
pectoral major musculo-cutaneous flap

頭頸部の再建の際に用いられる有茎弁の一つで，胸肩峰動脈の胸筋枝を栄養動脈とする axial pattern flap の筋皮弁である．PM-MC flap として知られる．Arian と Back によって考案された．

1137 第Ⅴ因子欠乏症　だいごいんしけつぼうしょう
V factor deficiency

〔同義語〕先天性第Ⅴ因子欠乏症，パラ血友病

凝固因子第Ⅴ因子（促進グロブリン，プロアクセレリン，不安定因子）が不足あるいは欠乏にもとづく常染色体劣性遺伝性の出血性疾患である．鼻出血，皮下出血，術後出血素因の一つで，出血性素因の血管要因，血小板要因，凝固線溶系要因のうち凝固線溶系の異常に分類される．

1138 対向二門照射　たいこうにもんしょうしゃ
parallel opposing portals

放射線治療の照射方法である．2つの照射門で180度対向した照射を行うので理論的には組織が均一ならば照射門に挟まれた部分に均一な照射を行うことができる．

1139 胎児型横紋筋肉腫　たいじがたおうもんきんにくしゅ
embryonal rhabdomyosarcoma

横紋筋肉腫は間葉系細胞由来の悪性腫瘍である．横紋筋肉腫のおもな組織型は胎児型と胞巣型で半数以上が胎児型である．胎児型は小児に特徴的にみられ，多くは10歳未満に発生する．頭頸部や躯幹に好発し，顔面では眼窩周辺に多い．

1140 代謝拮抗薬　たいしゃきっこうやく
antimetabolite

正常な基質に代わって酵素と強固に結合することにより生体反応を停止させる薬剤である．アミノ酸，ビタミン，糖類や補酵素などの重要な代謝物と構造が類似し，物質代謝を抑制したり，電子伝達系を阻害して高エネルギー中間体の生成を止める．抗腫瘍薬として用いられることが多く，核酸やタンパクの合成過程に作用する．抗腫瘍薬としては葉酸拮抗薬，ピリミジン代謝拮抗薬，プリン代謝拮抗薬，グルタミン酸拮抗薬などに分類される．

1141 第XI因子欠乏症　だいじゅういちいんしけつぼうしょう
XI factor deficiency

〔同義語〕PTA 欠乏症，先天性第XI因子欠乏症，血友病C

内因系凝固にはたらく接触因子の一つである，第XI因子の不足あるいは欠乏にもとづく常染色体性の出血性疾患である．出血症状は軽度である．術後の過剰あるいは遷延出血が多い．

1142 第X因子欠乏症　だいじゅういんしけつぼうしょう
X factor deficiency

〔類義語〕先天性第X因子欠乏症，Stuart-Prower 因子欠乏症

凝固因子第X因子（Stuart因子，Stuart-Prower因子）の不足あるいは欠乏にもとづく常染色体劣性遺伝性の出血性疾患である．

1143 帯状疱疹　たいじょうほうしん
herpes zoster

〔同義語〕帯状ヘルペス

水痘-帯状ヘルペスウイルス（varicella-zoster virus；VZV）による再発性病変で，知覚神経

の支配領域に神経痛様の疼痛をともない小水疱が群発する．顔面（三叉神経第1枝領域），肋間部に好発する．水痘・帯状疱疹ウイルスが水痘として初感染した後，脳脊髄神経根に潜伏し，再活性化したものである．

1144 耐性菌　　たいせいきん
resistant bacteria

抗菌薬の薬剤濃度が低濃度であっても，菌を死滅させたり，あるいは増殖を阻止し得るはずの感受性菌に対して，高濃度の抗菌薬を用いても増殖する菌を耐性菌という．元来，不感受性の場合を自然耐性といい，染色体遺伝子の突然変異や薬剤耐性Rプラスミドなどを獲得することによって得た耐性を獲得耐性という．

1145 体内ペースメーカー　　たいないぺーすめーかー
internal pacemaker

規則的に適切な速度で心拍を打つように助ける小型の電池式装置で体内に取りつけるものをさす．人工ペースメーカーや永久ペースメーカーともいう．バッテリーと情報コントロールを行うジェネレータ部と心臓に電気衝撃を送るリードの部分からなる．

1146 第Ⅶ因子欠乏症　　だいななにんしけつぼうしょう
Ⅶ factor deficiency

〔類義語〕先天性第Ⅶ因子欠乏症

出血性素因の一つで，外因系凝固因子第Ⅶ因子（プロコンベルチン，安定因子）が不足あるいは欠乏する．出血性素因の血管要因，血小板要因，凝固線溶系要因のうち凝固線溶系の異常に分類される．

1147 代用唾液　　だいようだえき
salivary substitute
　→ 人工唾液

1148 ダイランチン歯肉増殖症　　だいらんちんしにくぞうしょくしょう
Dilantin-induced gingival hyperplasia
〔類義語〕フェニトイン歯肉増殖症
　→ 歯肉増殖症

1149 大理石骨病　　だいりせきこつびょう
marble bone disease, osteopetrosis

全身性の骨硬化を示す遺伝性疾患で，破骨細胞の機能障害による骨吸収の阻害が原因とされている．骨折を起こしやすく，造血障害や脳神経症状などを示す．乳幼児に発生する早発型，青年期以降にみられる遅発型，中間型，尿細管アシドーシス合併型などに分類される．エックス線所見として，骨稜構造が消失し，大理石様の不透過像がみられる．顎骨では骨髄炎と骨折が問題となる．

1150 Down症候群　　だうんしょうこうぐん
Down syndrome
〔同義語〕21トリソミー症候群，21トリソミー

21番染色体の過剰によって起こる症候群で，きわめて特徴的な顔貌を呈する．低鼻，内眼角贅皮，眼裂斜上，精神発達遅滞，猿線，心奇形，口蓋裂など多くの先天異常を合併する．1,000人に1人の頻度で発生がみられる．

1151 唾液過少症　　だえきかしょうしょう
oligosialia, oligoptyalism

唾液の分泌が低下している状態であり，口腔乾燥症の原因の一つにあげられる．原因としては自己免疫疾患としてのシェーグレン症候群がよく知られるが，加齢，体液・電解質の異常，放射線被曝，薬剤の副作用，神経性因子など多くの要因が考えられる．

1152 唾液管炎　　だえきかんえん
sialodochitis
〔同義語〕唾液腺導管炎

唾液腺導管の炎症で，単純性唾液管炎と線維素性唾液管炎に分けられる．単純性唾液管炎は唾石，粘液栓子，異物，口腔からの逆行性感染が

原因となる．急性炎では，導管開口部および導管に沿った粘膜は発赤・腫脹し，自発痛と圧痛をともなう．また，導管開口部から排膿がみられる．線維素性唾液管炎は管内に線維素が充満するもので，おもに耳下腺に発生する．圧迫によって導管開口部から線維素塊が排出される．治療法は症状に応じて化学療法，消炎療法，原因となる異物の除去．

1153 唾液管拡張症　だえきかんかくちょうしょう
sialectasis, sialoangiectasis, ptyalectasis

〔同義語〕唾液腺導管拡張症，成人再発性耳下腺炎

〔類義語〕唾液管末端拡張症

成人の耳下腺導管が拡張をきたす疾患．唾石，粘液栓子，異物，先天異常などによる導管の閉塞性病変が原因となる．導管上皮が傷害され，主管および主管に近い分枝で拡張をきたす．症状として，反復性の耳下腺腫脹がみられる．唾液腺造影では導管の拡張部に一定間隔で狭窄をもつ紡錘状の造影像がみられ，腺体部で点状の陰影をみる．治療法は含嗽，導管洗浄，あるいは狭窄した導管開口部を移動する手術を行う．

1154 唾液管形成術　だえきかんけいせいじゅつ
sialodochoplasty

〔同義語〕唾液腺管形成術

断裂した唾液腺の導管を形態的または機能的に再建する手術．導管断裂部の末梢側と中枢側にポリエチレンチューブを通し，これを支持として管壁を端々吻合する方法と，中枢側断端を口腔粘膜に直接縫合し導管開口部を移動する方法がある．耳下腺管では，断裂が咬筋よりも後方にあるときは端々吻合が，咬筋よりも前方にあるとき，および顎下腺管では導管開口部の移設が適応となる．

1155 唾液管末端拡張症　だえきかんまったんかくちょうしょう
ectasia of end of salivary duct, terminal sialectasis

〔同義語〕小児再発性耳下腺炎

〔類義語〕唾液管拡張症

造影ならびに組織所見として導管末端ないし腺房部の拡張を認める疾患で，小児再発性耳下腺炎に相当するとされている．男児で多く，3～6歳にピークがある．片側性あるいは両側性に，疼痛，発熱，発赤をともなった耳下腺腫脹を繰り返す．化膿性耳下腺炎と異なり導管開口部からの排膿がない．唾液の分泌は低下する．診断には唾液腺造影ならびにエコーグラムが有用とされている．思春期までには治癒することが多い．

1156 唾液検査　だえきけんさ
saliva examination

唾液の分泌ならびに唾液成分を分析する検査をいう．口腔内環境，唾液腺疾患や全身疾患の指標に唾液を利用するもので，分泌量，緩衝能，齲蝕の活動性などを調べる．唾液採取は無刺激と有刺激条件下で行う．刺激にはガムの咀嚼やクエン酸による味覚刺激が用いられる．口腔内環境を評価する目的や分泌量の測定には全唾液採取法を用いるが，全身疾患や唾液腺疾患の検査目的には細菌や口腔内滲出液の影響を受けない個別の腺唾液採取法が望ましい．

1157 唾液腺炎　だえきせんえん
sialoadenitis

唾液腺腺体の炎症性疾患で，罹患する唾液腺によって耳下腺炎，顎下腺炎，舌下腺炎，小唾液腺炎に分類される．耳下腺と顎下腺に好発する．病因から，細菌性，ウイルス性，放射線性，閉塞性電解質性，慢性硬化性，自己免疫性に分けられる．急性炎は唾石，異物，唾液腺周囲の炎症などから二次的に波及する場合や，熱性伝染性疾患，大手術後などに続発することがある．慢性炎として，再発性耳下腺炎，慢性硬化性顎下腺炎などがある．

1158 唾液腺癌　だえきせんがん
carcinoma of salivary gland, salivary gland cancer

唾液腺を原発とする上皮性悪性腫瘍．発生部位によって大唾液腺癌と小唾液腺癌に分類される．大唾液腺である耳下腺，顎下腺，舌下腺のなかでは，耳下腺癌がもっとも多く，小唾液腺では口蓋腺癌がもっとも多い．組織学的には腺房細胞癌，粘表皮癌，腺様嚢胞癌，多型低悪性度腺癌，上皮筋上皮癌などがある．腺様嚢胞癌，粘表皮癌の発生頻度が高い．唾液腺癌は一般に放射線，化学療法には感受性が低いため，治療法は手術が主体となる．

1159 唾液腺管移動術　だえきせんかんいどうじゅつ
salivary duct reposition
〔同義語〕唾液管移動術
〔類義語〕唾液管形成術

耳下腺管，顎下腺管の開口部位を移設する術式．顎下腺管では，涙管ブジーを挿入してこれに沿った粘膜切開を加え，導管を露出する．これを切断して，断端を確認して，その内腔面から針を通して口底創縁に縫合固定する．耳下腺管の場合，開口部から涙管ブジーを挿入してその先端を指標として頬粘膜を切開し，粘膜下組織を剥離して導管を露出する．これを切断して，断端を頬粘膜の創縁に縫合固定する．

1160 唾液腺管形成術　だえきせんかんけいせいじゅつ
sialodochoplasty
→唾液管形成術

1161 唾液腺管閉塞　だえきせんかんへいそく
obstruction of salivary duct, sialostenosis
〔類義語〕唾液管狭窄

唾液腺の導管が障害をきたし，唾液分泌が妨げられた状態．唾石や粘液栓子による導管の狭窄，導管開口部の閉塞，腫瘍など外側からの圧迫などが原因となる．唾液腺の疼痛と腫脹がみられる．閉塞状態が持続すると唾液腺の慢性炎症や萎縮を生じる．顎下腺管で唾石を生じやすい理由として，導管が長くて幅広いため唾液が停滞しやすい，唾液がアルカリ性でカルシウム塩やリン酸塩濃度が高く粘性も高いことがあげられる．

1162 唾液腺混合腫瘍　だえきせんこんごうしゅよう
mixed tumor of salivary gland
〔同義語〕多形腺腫

上皮成分と間質組織成分が混在した多彩な像を呈する唾液腺腫瘍で，近年では多形腺腫という名称でよばれている．

1163 唾液腺歯原性嚢胞　だえきせんしげんせいのうほう
sialo-odontogenic cyst
〔同義語〕腺性歯原性嚢胞
〔類義語〕ぶどう状歯原性嚢胞，多房性嚢胞性病変

顎骨に発生するきわめてまれな嚢胞で，上皮層内において腺管状構造の形成を特徴とする．当初，顎骨に迷入した唾液腺に由来すると考えられていたことから，唾液腺歯原性嚢胞とよばれていたが，顎骨内の迷入唾液腺組織と連続した嚢胞の報告はないこと，また組織由来が化生歯原性上皮に求められることから本名称は削除するべきであるとされている．現在では腺性歯原性嚢胞という名称が使われている．

1164 唾液腺腫　だえきせんしゅ
salivary adenoma

唾液腺の腺上皮に由来する良性腫瘍である．大唾液腺とくに耳下腺に発生することが多いが，小唾液腺にも生じ，口蓋に好発する．第一版および第二版のWHO分類において，腺腫は上皮性腫瘍のうちの一つとしており，多形腺腫や腺リンパ腫などを包含している．一般に無痛性で緩慢な発育を示し，周囲との境界は明瞭で被膜を有することが多い．

1165 唾液腺腫瘍　　だえきせんしゅよう
salivary gland tumor

唾液腺腫瘍の大多数は上皮性腫瘍であり，非上皮性腫瘍はきわめてまれである．耳下腺にもっとも多く発生し全唾液腺腫瘍の約70%を占める．顎下腺腫瘍が約10%，小唾液腺腫瘍が約20%に発生し，舌下腺腫瘍はまれである．良性腫瘍では多形腺腫，Warthin腫瘍が多く，悪性腫瘍では粘表皮癌，腺房細胞癌，腺様嚢胞癌，腺癌が多い．

1166 唾液腺シンチグラフィ　　だえきせんしんちぐらふぃ
salivary gland scintigraphy

ラジオアイソトープにより唾液腺の機能的・形態的診断を行う検査法である．$^{99m}TcO_4^-$ が正常唾液腺の小葉内腺管部位に摂取され，唾液とともに分泌されることを利用して行う．正常唾液腺では $^{99m}TcO_4^-$ を静脈内注射後，唾液腺への集積が最高に達し，以後唾液排泄に従い唾液腺集積の減弱と口腔内集積の増強が観察される．異常唾液腺では $^{99m}TcO_4^-$ の集積減少や増強，実質欠損などが認められる．唾液腺炎，唾液腺腫瘍，口腔乾燥症などの診断に利用される．

1167 唾液腺造影法　　だえきせんぞうえいほう
sialography

耳下腺導管（Stenon管）もしくは顎下腺導管（Wharton管）開口部から造影剤を注入した後，エックス線撮影を行い，得られたエックス線像を観察する方法である．唾液腺疾患の診断におもに利用され，形態的変化や唾液分泌機能の診断にも利用できる．

1168 唾液腺貯留嚢胞　　だえきせんちょりゅうのうほう
retention cyst of salivary gland
〔同義語〕唾液腺停滞嚢胞

外傷あるいは炎症による導管ないし腺房の損傷によって周囲組織中に唾液が溢出し，この溢出した唾液を囲んで肉芽組織が増殖し，これが線維化して嚢胞壁を形成したものである．粘膜下の小唾液腺に生じることが多く，とくに下唇粘膜に好発する他，舌下面，口底，頬粘膜にも発生する．舌下腺または顎下腺導管に由来し口底に生じた大きな嚢胞はとくにガマ腫とよばれている．

1169 唾液腺摘出術　　だえきせんてきしゅつじゅつ
sialoadenectomy

耳下腺，顎下腺，舌下腺などの唾液腺を摘出することである．顎下腺腫瘍や舌下腺腫瘍では唾液腺を腫瘍病変とともに摘出する．腫瘍が耳下腺浅葉に位置する場合には，浅葉を含めて腫瘍病変を摘出する（耳下腺浅葉切除）．不可逆性炎症をともなう唾石症に対する顎下腺摘出，再発を繰り返すガマ腫の治療に対して舌下腺摘出が行われることがある．耳下腺摘出術は耳前部から顎下部にいたる切開，顎下腺摘出術は顎下部の切開，舌下腺摘出術は口腔内の切開が行われる．

1170 唾液腺導管癌　　だえきせんどうかんがん
salivary duct carcinoma
〔同義語〕低悪性度篩状嚢胞腺癌
〔類義語〕嚢胞腺癌

浸潤性乳管癌と組織像が似ている悪性度のきわめて高い腺癌である．まれに低悪性度型の存在も報告されており，2005年のWHOの分類では低悪性度篩状嚢胞腺癌とよび，嚢胞腺癌の特殊型として分類されている．また多形腺腫由来癌の癌腫成分として発生することもある．多くは耳下腺に発生するが，顎下腺，舌下腺や小唾液腺にも発生する．早期より高率にリンパ節，遠隔転移がみられ唾液腺悪性腫瘍のなかでも著しく予後不良である．

1171 唾液腺導管嚢胞　　だえきせんどうかんのうほう
salivary duct cyst

排泄導管の拡張により大唾液腺にまれに生じる上皮性嚢胞をいう．外傷，腫瘍，唾石による排泄導管の閉塞が原因となるが，発育異常として

生じた発育性嚢胞を含む可能性も指摘されている．腔内に粘液貯留がないこと，耳下腺におもに発生し粘液停滞嚢胞よりも大きくなることから粘液停滞嚢胞とは区別されている．嚢胞壁は厚い線維性結合組織からなり，単層あるいは二層性の立方，円柱あるいは扁平上皮からなる裏装上皮を認める．

1172 唾液腺肥大　　だえきせんひだい
hypertrophy of salivary gland

唾液腺，とくに耳下腺実質細胞が非炎症性で慢性，再発性，無痛性の腫脹をきたす状態をさす．しばしば両側性に出現する．まれに耳下腺，顎下腺の先天性肥大がみられることがある．また，口唇腺の過剰発育により二重口唇や大唇症を呈することもある．後天的要因としてはタンパク質やビタミンA・B欠乏，慢性アルコール中毒，ホルモン障害などがあげられる．

1173 唾液腺無形成　　だえきせんむけいせい
aplasia of salivary gland

〔類義語〕無唾液腺症

きわめてまれにみられる大唾液腺の先天的欠如，あるいは形成不全をさす．口腔乾燥が著しい．薬剤性やシェーグレン症候群あるいは放射線治療に起因する口腔乾燥ではないことを確認したのち，CTやMRIで欠損を確認することにより，はじめて診断される．画像所見では唾液腺の欠損が認められ，脂肪や線維組織に置換されている．下顎顔面異骨症の患者に唾液腺無形成がしばしばみられる．

1174 唾液分泌亢進　　だえきぶんぴつこうしん
hyperptyalism, hypersalivation, ptyalism, ptyalorrhea, sialism, hypersialosis

〔類義語〕流涎症，唾液分泌過多症

唾液分泌量が過剰な状態で，流涎を症状とする．口角炎を生じ口周囲の皮膚に湿疹をつくりやすい．慢性消化器疾患，妊娠，薬物中毒など全身的原因と口腔炎症および機械的刺激，疼痛などの局所的原因がある．鼻疾患，嚥下運動障害など口腔内の唾液処理機能が十分でない場合を仮性流涎症とよぶ．

1175 唾液分泌低下　　だえきぶんぴつていか
hyposalivation, sialaporia, hypoptyalism

〔類義語〕唾液分泌不全，唾液分泌減退

唾液分泌量が正常時よりも明らかに減少する状態で，口腔乾燥をきたす．口腔・咽頭の乾燥感，味覚障害，口臭，口腔粘膜萎縮，多発性齲蝕などの症状がみられる．原因が唾液腺自体にある腺因性とそれ以外にある腺外性に分けられる．腺因性の場合，老人性萎縮，慢性唾液腺炎，シェーグレン症候群などによる変性，放射線性萎縮などがある．腺外性では，唾液分泌神経障害，精神的興奮，薬剤性，脱水，糖尿病，尿崩症などに起因する．

1176 唾液分泌不全　　だえきぶんぴつふぜん
hypoptyalism

→唾液分泌低下

1177 唾液瘻　　だえきろう
salivary fistula, sialosyrinx

唾液が正常な導管開口部以外の場所から流出する状態をいう．瘻孔の所在によって皮膚にある外唾液瘻と口腔にある内唾液瘻とに分けられる．先天性，外傷，化膿性炎症，腫瘍などにより唾液腺あるいは排泄管が損傷され生じる．内唾液瘻は放置しても障害はないが，外唾液瘻はその部の皮膚が湿潤し，湿疹・びらんなどを起こしやすくなる．陳旧性の唾液瘻は瘻管を周囲から剥離し移設して口腔に開口させる．

1178 他家骨移植　　たかこついしょく
heterogenous bone transplantation

〔類義語〕同種骨移植，異種骨移植

宿主以外のものから骨を移植する方法をいう．同種骨移植，異種骨移植がある．新鮮骨は抗原性が高いため移植組織による拒絶反応が強く，一般には保存骨が利用される．これらの保存骨は抗原性をなくすために凍結乾燥処理や各種の化学薬品処理によって抗原物質の除去がはかられている．

1179 多形滲出性紅斑　たけいしんしゅつせいこうはん
erythema exudativum multiforme, erythema multiforme

浮腫性紅斑で辺縁は堤防状に隆起し，遠心性に拡大するとともに中央はやや陥凹，暗赤色を呈し虹彩状を示す皮疹を形成し，皮疹が次々と新生するため多形性を示すものをさす．手背，足背，肘，膝などが好発部位である．青壮年で多い．原因はさまざまであるが，薬剤と感染症がある．原因が不明のものもある．口唇，口腔粘膜，口周囲に血疱，びらんとして生じることがある．

1180 多形腺腫　たけいせんしゅ
pleomorphic adenoma
〔同義語〕多形性腺腫，混合腫瘍，唾液腺混合腫瘍

上皮性細胞，粘液腫様組織ならびに軟骨腫様組織が混在する腫瘍で，唾液腺腫瘍のなかでもっとも頻度の高いものである．大唾液腺では耳下腺で，小唾液腺では口蓋腺で好発する．無痛性で緩慢に増大する．硬度は弾性硬から弾性軟までさまざまであり，表面は平滑または分葉状で不規則な類円形である．処置は被膜を残すことなく全摘出であるが，再発傾向が高いため周囲健康組織を含めた切除が望ましい．悪性化することもある．

1181 多形腺腫由来癌　たけいせんしゅゆらいがん
carcinoma ex pleomorphic adenoma
〔同義語〕多形腺腫内癌

広義の唾液腺悪性混合腫瘍（多形腺腫由来癌，転移性多形腺腫および癌肉腫が含まれる）の一つで，既存の多形腺腫内に発生した癌腫と定義されている．顎下腺に好発し，発生頻度は多形腺腫の数％といわれている．経過の長い多形腺腫が急激に増大したり，表面に潰瘍形成がみられるときは，本腫瘍が悪性変化したことが疑われる．処置は腺組織を含めた外科的切除である．

1182 多型低悪性度腺癌　たけいていあくせいどせんがん
polymorphous low-grade adenocarcinoma

小唾液腺に発生し，配列パターンの多様性と構成細胞の均一性によって特徴づけられる低悪性の腺癌である．本邦では比較的まれな腫瘍で，女性に好発する．約60％は口蓋に発生し，無痛性で比較的緩除に増殖し，比較的長い経過をとる．多くの症例で神経周囲への浸潤がみられる．頸部リンパ節への転移は比較的少なく，遠隔転移はきわめてまれである．処置は外科的切除が適応であり，予後は良好である．

1183 多血小板血漿　たけっしょうばんけっしょう
platelet rich plasma
〔同義語〕PRP

血小板を高濃度に濃縮した血漿のことである．血小板のα顆粒には創傷治癒や組織再生に効果的な因子が多く含まれている．健康な成人の血小板は$1 mm^3$中に12〜38万個であるが多血小板血漿ではその3.5〜4.5倍の血小板が含まれている．歯科領域ではインプラント治療に際しての骨移植や歯周組織再生療法に応用されている．

1184 打診　だしん
percussion

身体のある部分を叩いて，それにより生じる音や反応により内部の状態を判定する診断の補助手段である．歯科領域では歯に対する叩打による疼痛の有無を知る打診法が多用される．打診は一方向からだけではなく異なった方向からも行う．健全歯では疼痛はなく，明瞭で澄んだ音がする．患歯では病態によって，違和感から激しい疼痛を訴えるものまでさまざまである．診断に際しては患歯の隣接歯や反対側の打診も行い参考とする．

1185 唾石　だせき
salivary stone, sialolith

大唾液腺ならびに小唾液腺の腺体内ならびに導

管内（排泄管）に形成される結石のことである．大唾液腺では顎下腺に好発する．小唾液腺にはまれである．唾石のおもな成分はリン酸カルシウム，炭酸カルシウム，有機質などである．尿路結石と異なり比較的主成分は一定している．表面性状および硬度はさまざまである．部位により導管内，移行部，腺体内唾石に分けられる．

1186 唾石症　だせきしょう
ptyalolithiasis, sialolithiasis

〔類義語〕腺体内唾石，導管内唾石

自然排出されず腺体内または導管移行部にとどまった唾石が大きくなり，唾液の流出障害や炎症を誘発し，腺の腫脹や唾疝痛が発現する疾患である．腺の腫脹や唾疝痛は食後30分前後で寛解するのが特徴である．すべての唾液腺にみられるが，顎下腺に発症することが多く，感染が合併すると口底部腫脹，舌下小丘からの排膿がみられる．診断は触診（双手診）による硬固物（唾石）の確認，唾液腺造影などのエックス線検査により行う．まれに無症状に経過するものがある．唾石が腺体内に形成され，顎下腺の炎症を繰り返す場合には腺体とともに摘出されることが多い．

1187 唾石摘出術　だせきてきしゅつじゅつ
salivarylithotomy, ptyalolithotomy

唾液腺あるいは導管内の唾石を摘出する術式のことをさす．一般的には導管内の唾石は口腔内から摘出する．移行部唾石では可能であれば口腔内から摘出するが，口腔外から腺体とともに摘出が必要な場合もある．顎下腺体内唾石は口腔外より全身麻酔下で唾液腺体とともに唾石を摘出する．また，反復して唾石が形成されたり，唾液腺炎を繰り返したり，唾液腺自体が，機能低下している場合にも顎下腺体の摘出が必要となる．

1188 脱臼整復固定術　だっきゅうせいふくこていじゅつ
reduction and fixation

脱臼は関節を構成する関節端が，正常な解剖学的位置関係から持続的に逸脱した状態である．

脱臼整復固定術とは，この状態から正常な解剖学的位置関係に復し，安定した整復位が得られた後に再発を防ぎ，安静のために運動制限を行うことである．顎関節脱臼では非観血的整復法と観血的整復法があり，多くの症例で非観血的整復法すなわちヒポクラテス法およびボルヘルス法が用いられる．

1189 多発性癌　たはつせいがん
multiple carcinoma

同一臓器内に同じ組織型の癌が多発するものをさす．口腔多発性癌の発生頻度は種々の報告があるが10％前後とされている．口腔多発癌の定義は病理組織学的におのおのが扁平上皮癌であること，発生部位のICD-10の部位コードが異なること，同名部位では反対側に認めること，一次癌に手術が行われている場合は，20mm以上離れた部位に発生していることなどの条件があげられている．

1190 多発性骨髄腫　たはつせいこつずいしゅ
multiple myeloma

〔類義語〕ミエローム，形質細胞腫，骨髄腫瘍

形質細胞が腫瘍性増殖を示す悪性腫瘍で，多発性に発症し骨をおかす．形質細胞腫ともよばれ，特有の免疫グロブリンを産生する．口腔領域の好発部位は下顎臼歯部より後方の下顎骨である．有痛性の骨膨瘤として初発することが多い．進行すると病的骨折や潰瘍形成がみられる．頭蓋骨では多発性円形骨吸収像すなわち打ち抜き像 panched-out appearance がみられるのが特徴的である．多発性のものはきわめて難治性である．

1191 多発性骨折　たはつせいこっせつ
multiple fracture

〔類義語〕多線骨折

単発骨折に相対する骨折で，2本以上の骨折線が認められるものをさす．粉砕骨折も含まれ，顔面多発骨折のように数種類の骨におよぶものもある．比較的重傷例が多く，頭部，顔面外傷

では頭蓋内損傷をともなうこともあり，さらに全身状態に影響をおよぼす損傷が存在することもある．

1192 Darier 病　　だりえーびょう
Darier disease
〔同義語〕毛包性角化症
粟粒大の暗褐色の角化性丘疹を主症状とするまれな疾患で，常染色体優性遺伝を示し，家族内発生が多い．通常，思春期前後に発症する．初期は粟粒大小結節が散在性に発生し，ついで密生癒合して，褐色の粗造な疣状で痂皮性局面を形成する．ときに水疱形成もみられる．顔面，頸部，胸管部，乳房下部，陰股部，鼠径部に対側性に生じる．夏季に増悪し冬季に軽快する傾向がある．一般に慢性経過をとり自然治癒はないが，生命にかかわる予後は良好である．

1193 単形腺腫　　たんけいせんしゅ
monomorphic adenoma
〔同義語〕単形性腺腫
囊胞状の腺腔構造を呈する上皮組織とリンパ性組織からなる唾液腺の上皮性腫瘍である．上皮性成分と間葉系成分からなる（混合）腫瘍である多形腺腫に対比させた名称である．耳下腺に多く，顎下腺および小唾液腺には少ない．また，比較的高齢者に多く，男性にみられることが多い．無痛性の境界明瞭な腫瘤として比較的緩慢に増大する．硬度は比較的硬く，弾力性である．処置は再発の可能性があるため，健康部も含めた切除が望ましい．

1194 炭酸水素ナトリウム　　たんさんすいそなとりうむ
sodium hydrogencarbonate
〔同義語〕重炭酸ナトリウム，重曹，NaHCO₃
白色の結晶で無臭，水溶性で pH は 7.9〜8.4 である．上部消化管疾患に対する制酸，尿酸排泄促進と痛風作用の防止，インスリンショックの緩和，代謝性アシドーシスの補正などに用いられる．

1195 単純骨折　　たんじゅんこっせつ
simple fracture
〔同義語〕非開放骨折
外力により骨の構造上の連続が断たれた状態で，骨折部を被覆する軟組織（皮膚，粘膜）に損傷がなく，外界との交通が認められない骨折である．すなわち被覆する軟組織が損傷し外界との交通がある複雑骨折に対応する用語である．臨床症状は出血などの軟組織損傷を認めず，疼痛，あるいは変形など骨折に特徴的なものにかぎられる．処置は非観血的処置（保存的療法）が適応となる症例が多い．

1196 単純歯牙結紮法　　たんじゅんしがけっさつほう
simple ligature of the teeth
➡ 歯牙結紮法

1197 単純性顎関節炎　　たんじゅんせいがくかんせつえん
simple arthritis of TMJ
過度の開口や長時間咀嚼あるいは外傷などにより顎関節構成組織が損傷を受け，関節内に炎症が引き起こされた状態である．多くの場合，開口時，咬みしめ時，咀嚼時に顎関節の痛みとして自覚される．画像診断上はとくに異常所見は現れない．数日で自然消退することが多いが，消退しない場合は，スプリント療法や鎮痛薬の投与が行われる．

1198 単純性血管腫　　たんじゅんせいけっかんしゅ
simple hemangioma
〔同義語〕毛細血管腫
皮膚面と同じ面かあるいはわずかに隆起し，境界明瞭な毛細血管の増殖と拡張による赤色斑をいう．出生時より存在し，体の成長とともに増大する．自然消退はない．組織学的に内皮細胞の増殖は認めない．本症は Sturge-Weber 症候群などの一症状となる．治療は，切除と植皮，レーザー照射などが行われる．

1199 単純性骨嚢胞　たんじゅんせいこつのうほう
simple bone cyst

〔同義語〕外傷性骨嚢胞，出血性骨嚢胞
骨内の嚢胞様エックス線透過性病変としてみられるが，骨に生じた空洞で嚢胞壁はなく，骨内に少量の血液や組織液が入っているものである．上腕骨や大腿骨に好発し，顎骨では主として下顎前歯部，骨体部，下顎角部にみられる．10歳代に多く，一般に自覚症状はない．外傷との関連も考えられているが，成因は不明である．治療は，摘出あるいは掻爬が行われ，予後は良好で再発は少ない．

1200 単純性紫斑病　たんじゅんせいしはんびょう
purpura simplex

20歳代の女性の四肢とくに下肢の表面に好発する点状の出血斑である．合併症はなく，春・秋に多く発症する．過労や生理時に悪化しやすい．血管の脆弱性が関係するものと考えられる．毛細血管抵抗試験は陽性を示すが，他の出血性素因の検査は正常である．

1201 単純ヘルペスウイルス　たんじゅんへるぺすういるす
herpes simplex virus

〔同義語〕HSV
〔類義語〕ヘルペス性歯肉口内炎，口唇ヘルペス

ヘルペスウイルス科のDNAウイルスで，1型（HSV-1）と2型（HSV-2）がある．口腔感染症のほとんどは1型である．2型は性器ヘルペスを中心とする下半身の病変を生じる．口腔のHSV-1感染では，初感染時にヘルペス性歯肉口内炎を再発時に口唇ヘルペスを発症する．

1202 単純縫合　たんじゅんほうごう
simple suture

〔同義語〕結節縫合

創縁の両側に糸をかけて糸が創縁と交差する基本的な縫合法．皮膚の創縁と糸を交差させないマットレス縫合とは，創縁と糸の交差の有無により区別される．

1203 断層撮影　だんそうさつえい
tomography

被写体のうち，フィルムと平行な特定の断面のみを画像化する方法．単純エックス線に比べて像は不鮮明で，比較的大きな骨変化でないと観察が困難な場合が多い．最近ではCTやMRIなどの新しい画像診断法の発達により，その適応はかぎられている．

1204 断続縫合　だんぞくほうごう
interrupted suture

〔同義語〕結節縫合

1針ずつ縫って結節をつくる基本的な縫合法．もっとも頻用され，創縁の相対する部位に糸を通して結紮する方法である．創縁の接着が正確で補正が容易．必要に応じて部分抜糸が可能であり，また一部の縫合糸が緩んでも，他の縫合糸でカバーされる利点がある．

ち

1205 チアノーゼ　ちあのーぜ
cyanosis

酸素欠乏で皮膚や粘膜が暗紫色になった状態．還元ヘモグロビンが5g/dl以上になると現れる．したがって，貧血が高度でヘモグロビンの全量が少ない場合はチアノーゼが現れにくい．反対に多血症や血液濃縮があると現れやすい．また，局所的な循環障害でも限局したチアノーゼが現れる．

1206 Ziehl-Neelsen染色　ちーる・にーるせんせんしょく
Ziehl-Neelsen staining

病変組織中の結核菌，らい菌，非定型抗酸菌などの同定に繁用される染色．抗酸菌は菌体に多量のろうや脂質を含有するために染色されにくく，逆に，いったん染色されると酸やアルコールで脱色されにくい．抗酸菌は赤紫色に，他種の細菌や細胞成分などは青色に染色される．

1207 Cheyne-Stokes 呼吸　ちぇーん・すとーくすこきゅう
Cheyne-Stokes breathing, Cheyne-Stokes respiration
〔同義語〕交代性無呼吸

重症の心疾患，腎疾患，脳疾患や薬物中毒などの場合にみられる異常呼吸型をいう．呼吸期と無呼吸期が周期的に交互に繰り返される．原因は呼吸中枢の機能低下で，肺への空気供給が減少し，血中酸素の欠乏と炭酸ガス過剰が起こる．それにより呼吸中枢が刺激されて過呼吸が起こり，酸素過剰と炭酸ガス欠乏により無呼吸となる．

1208 遅延型過敏症　ちえんがたかびんしょう
delayed-type hypersensitivity
〔同義語〕DTH，遅延型アレルギー

免疫個体が抗原に暴露されて即時型よりもずっと遅い24～48時間をピークとして発赤，硬結，腫脹がみられる過敏症反応で，化粧品，薬剤，植物などによる接触性皮膚炎があげられる．結核の免疫診断に用いるツベルクリン反応がその典型で，組織学的にはリンパ球，マクロファージなど単核球の浸潤を特徴とする．

1209 チオ硫酸ナトリウム　ちおりゅうさんなとりうむ
sodium thiosulfate

水溶液は中性または弱アルカリ性無機性解毒薬で，シアン化水素中毒の解毒薬として用いられている．抗腫瘍薬であるシスプラチン（CDDP）を動注する際の中和剤として多用される．生体内でSH基を遊離し，これが毒物に対する解毒作用を担う．解毒力は弱いが大量を注射，内服してもほとんど無毒で副作用のない点が優れている．

1210 知覚麻痺　ちかくまひ
sensory paralysis

多くは神経線維の損傷によって起こる感覚の異常で，知覚脱失・知覚鈍麻・異感覚・錯感覚・違和感に分類される．客観的評価が困難で，治療法も薬物療法や神経節ブロックなどさまざまな方法が報告されている．近年は，下顎大臼歯の抜歯，下顎孔伝達麻酔，インプラントの埋入，根管充填剤の迷入などによる術後知覚麻痺に関する医事紛争が増加傾向にある．

1211 智歯周囲炎　ちししゅういえん
pericoronitis of wisdom tooth

炎症の中心が智歯周囲の歯周組織に限局した炎症で急性と慢性に区別される．20歳前後，とくに下顎智歯の萌出期にみられる．智歯は位置異常歯となりやすく，この智歯と智歯を覆う粘膜との間の歯肉嚢が細菌増殖の場となり，感染を起こしやすくなる．局所の清掃と消毒を行い，急性炎症時を避けて抜歯を行うことが多い．

1212 智歯難生　ちしなんせい
difficult dentition of third molar

智歯の萌出障害のこと．人類の進化とともに咀嚼習慣などから顎骨の退化を生じ，最後に萌出する智歯の萌出部位が不足する．そのため智歯は正常に萌出せず，近遠心あるいは頬舌的に傾斜したり，水平埋伏あるいは逆生埋伏などになる．またその多くは完全埋伏または不完全埋伏の状態を呈することが多い．

1213 地図状舌　ちずじょうぜつ
geographic tongue
〔同義語〕移動性舌炎

舌背部に，日によって病変の位置，形態が変わる地図状の斑紋を生じる疾患．円形ないし半円形，帯黄色，境界明瞭な斑紋が数個発生，やがて剥離して赤色斑（糸状乳頭の消失）となり，拡大，融合し白苔に取り囲まれて地図状を呈する．月経との関連が指摘される他，幼児にも比較的多くみられる．自覚症状に乏しいことが多く，含嗽剤や軟膏の処方程度で経過観察することが多い．

1214 中咽頭癌　ちゅういんとうがん
mesopharyngeal carcinoma, cancer of mesopharynx

中咽頭に生じた癌のことで，上方は硬口蓋と軟

口蓋との移行部，下方は喉頭蓋谷底部，前方は舌後方1/3の部位，口蓋扁桃を含む範囲に生じる．病理組織学的にはほとんどが扁平上皮癌である．男性に多く，発生の誘因は飲酒・喫煙などの化学的な慢性刺激と考えられている．主体となる治療法は放射線治療と手術で，補助的に化学療法が併用される．

1215 中顔面骨折　ちゅうがんめんこっせつ
middle face fracture, mid-third facial fracture

〔同義語〕顔面中央1/3骨折

上顎骨，鼻骨，頬骨により構成される中顔面の骨折のことで，骨が薄く脆弱であるため，外力の方向によって決まる骨片の転位を生じる．さらに骨縫合で接する前頭骨，側頭骨などの頭蓋骨骨折を合併することが多く，頭蓋内損傷についても配慮する必要がある．顔面の腫脹や変形，咬合異常，複視，流涙，鼻出血などを生じ，機能障害，外観の異常，知覚異常などをともなうものが手術適応となる．初期対応時は気道管理にも注意する．

1216 中心静脈栄養　ちゅうしんじょうみゃくえいよう
intravenous hyperalimentation, central venous nutrition

〔同義語〕IVH，完全静脈栄養

経口摂取が困難あるいは不十分な患者に対して，生命維持に必要な糖質，アミノ酸，脂肪，ビタミンおよび微量元素を含んだ栄養液を内頸静脈，鎖骨下静脈，大腿静脈などから中心静脈内に直接投与する方法．消化管障害がない場合には，本法よりも合併症が少なく，栄養学的にも生理的な経腸栄養（経口摂取ならびに経管栄養を含む）が推奨される．

1217 中心性巨細胞肉芽腫　ちゅうしんせいきょさいぼうにくげしゅ
central giant cell granuloma

〔類義語〕中心性巨細胞病変

顎骨内に発生し多核巨細胞を有する肉芽を形成する予後良好な非腫瘍性病変で，巨細胞腫とは異なり巨細胞の数や細胞異型が少ない．病因としては，①外傷などによる骨髄内出血に対する修復，②歯原性間葉細胞からの発生，③内皮細胞の機能不全，④ホルモン異常による骨髄内出血，などが考えられている．比較的若年者に好発し，無痛性骨膨隆を呈することが多い．エックス線的には単房性または多房性透過像を示す．治療は，外科的摘出が一般的である．

1218 中心性血管腫　ちゅうしんせいけっかんしゅ
central hemangioma

骨内に生じる血管腫で，骨髄から発生するものと，骨膜から発生して骨内部へ進行するものがある．軟組織に生じる血管腫に比べ頻度が低く，脊椎と頭蓋骨（とくに前頭骨）にみられるが，顎骨での発生はまれである．上顎より下顎に多く，若年者，女性の頻度が高い．悪性化はほとんどみられない．組織硬化剤の注入や放射線療法が選択されることもあるが，もっとも確実なのは顎切除術と骨移植による再建術である．

1219 中心性骨腫　ちゅうしんせいこつしゅ
central osteoma

〔類義語〕内骨症

成熟した骨質の増殖からなる病変で，骨の内部に生じたもの．真の腫瘍と考えられるものはまれであり，反応性の骨増殖（内骨症 enostosis），硬化性骨炎，線維性（骨）異形成症ないし骨形成（化骨性）線維腫の骨化の著しいものであることが多い．組織学的には，一般に成熟した層板骨質が形成されることが多く，セメント質の腫瘍状病変との鑑別診断が困難な場合もある．何らかの障害があれば外科的切除を行うが，一般に予後は良好である．

1220 中心性線維腫　ちゅうしんせいせんいしゅ
central fibroma

歯を形成する組織のうち，中胚葉性要素である歯乳頭，歯嚢あるいは歯根膜を発生母地とし，硬組織形成能を有さない線維腫で，顎骨内に生じたもの．なお発生起源が同じでも顎骨周辺に

生じる場合があり，これを周辺性線維腫 peripheral fibroma という．非化骨性線維腫 non-ossifying fibroma などとの鑑別のために病理組織検査が必要である．外科的切除を行うが，再発はまれで予後は良好である．

1221 中枢性顔面神経麻痺　ちゅうすうせいがんめんしんけいまひ
central facial paralysis

脳血管障害（脳出血・脳梗塞）や脳腫瘍などが原因で，大脳皮質から顔面神経核を支配する上位運動ニューロンの障害によって生じる顔面神経支配領域の運動麻痺をさす．MRIなどで原病変が認められることが多い．麻痺の発現様式は障害された神経と反対側の下顔面筋の運動麻痺をみるが，前額筋は両側の顔面神経の支配を受けているため運動麻痺は起こらず，前額部のしわの形成は可能である．

1222 中毒性表皮壊死症　ちゅうどくせいひょうひえししょう
toxic epidermal necrolysis
〔同義語〕TEN，ライエル症候群，ライエル症候群型薬疹

広範囲の紅斑と全身の10％を超える重傷熱傷様の水疱，表皮剥離・びらんなどの著明な表皮の壊死性障害を認める疾患で，高熱（38℃以上）と粘膜疹をともなって急激に発症する．その大部分は薬剤性と考えられている．組織学的には表皮の融解壊死 necrolysis を特徴とする．Lyellが最初に報告したものである．

1223 超音波検査　ちょうおんぱけんさ
ultrasonography, ultrasonic echography
〔同義語〕超音波診断法

生体に超音波（1～1.5MHz）を入射し，各組織内や組織の境界からの反響（エコー）を検出・画像化して，生体内の構造や形態の異常を診断する方法．非侵襲的で繰り返し検査が可能であるが，技術の差が診断に影響しやすいという欠点がある．口腔外科領域では，軟組織の腫瘍や囊胞の診断に用いられ，最近ではカラードップラーとの併用で，癌転移リンパ節の診断に用いられる．

1224 蝶形紅斑　ちょうけいこうはん
butterfly patch
〔同義語〕butterfly eruption, butterfly rash

全身性エリテマトーデスでみられる特徴的な皮膚症状で，両側頰部に左右対称に蝶が羽を広げ鼻の部分で細く帯状に連なる形の鱗屑性紅斑性皮疹である．日光への暴露で増悪する．皮膚生検では真皮表皮結合部に IgG の沈着が認められる．

1225 腸骨移植　ちょうこついしょく
iliac bone graft

硬組織欠損に対する腸骨を用いた再建術の一つで，遊離骨移植と血管柄つき骨移植がある．採取には腸骨稜を保存する方法と腸骨稜を含める方法がある．遊離骨移植の特徴としては，他と比較して大きな骨片の採取が可能なこと，骨髄が豊富で移植後の骨癒合が良好であること，下顎の形態形成に適していること，採取後の機能障害・形態の変形が少ないことなどがあげられる．血管柄つき移植の場合，浅腸骨回旋動静脈と深腸骨回旋動静脈を血管柄とする方法がある．腸骨の海綿骨細片を用いる移植もある．

1226 直達骨折　ちょくたつこっせつ
direct fracture

外力の作用した部位に生じた骨折で，直接外力を受けやすい部位で，構造上脆弱となる要因のある部位に好発する．下顎骨では，下顎角部の埋伏智歯，犬歯の長大な歯根，オトガイ孔などが下顎骨の強度を弱めるため，直達骨折の好発部位となっている．それ以外に外力を受けることの多いオトガイ正中部にもしばしば認められる．間接的な外力によるものとしては，介達骨折がある．

1227 チンキャップ　ちんきゃっぷ
chin cap
〔同義語〕オトガイ帽

オトガイ部の形態に合わせたキャップと抵抗源となる頭部のヘッドキャップとの間をゴムで連結し、下顎全体を挙上して固定する顎外固定装置である。キャップは金属製（既製）あるいはレジン製（自製）で、キャップ牽引力は300〜400g程度に調整して開口を制限する。単独での固定力は弱い。バートン包帯と同様に、顎骨骨折の他、習慣性顎関節脱臼における再脱臼予防の目的でも使用される。

1228 陳旧性骨折　ちんきゅうせいこっせつ
prolonged fracture, old fracture

骨折後、日数（2〜3週間以上）が経過し、変形癒合、仮骨形成など治癒経過が異常な骨折のことである。正常な骨性癒合が障害された偽関節や骨炎などの治癒遷延例は、原因の除去、局所搔爬で対応し、適切に整復・固定をはかる。変形癒合例は外科的矯正治療、骨離断術など、観血的な治療が必要となる。

1229 陳旧性脱臼　ちんきゅうせいだっきゅう
prolonged dislocation

脱臼後放置され、日数（3〜4週間）が経過して関節部に二次的な器質的変化を生じて徒手整復が困難となった状態をさす。顎関節脱臼においては前方脱臼が大部分を占める。無歯顎、多数歯欠損症例などで、脱臼症状が著明でない場合、全身状態の不良（意識障害など）、精神障害、他に優先すべき治療がある場合では、処置が遅れ、陳旧性となることがある。徒手整復の困難なものは観血的整復後、開口制限し安静をはかる。

1230 鎮痙薬　ちんけいやく
antispasmodic, antispasmodic agent, spasmolytic

内臓平滑筋あるいは諸組織の収縮・緊張を抑制し、種々の痙攣による疼痛などを除く薬物をいう。種々の痙攣とは、大脳皮質性痙攣（てんかん）、錐体外路性痙攣（振戦麻痺）、脊髄性痙攣（痙攣麻痺）、末梢神経麻痺などの体神経性痙攣、（横紋筋痙攣）、植物神経性痙攣（平滑筋痙攣）などである。

1231 鎮吐薬　ちんとやく
antiemetic
→ 制吐薬

つ

1232 痛点　つうてん
pain spot

皮膚感覚（痛覚、温覚、冷覚、圧覚）のうち、痛みを感じる感覚点 sensory spot であり、先のとがった剛毛で皮膚を刺激すれば容易に探すことができる。ヒトの手背では1 mm^2 に1，3個ぐらい散在している。

1233 痛風性顎関節炎　つうふうせいがくかんせつえん
gouty temporomandibular arthritis

高尿酸血症を基盤とし、顎関節包や関節腔、関節円板内に尿酸結晶が析出するまれな顎関節炎である。エックス線所見では石灰化像を認めないが、関節液には尿酸ナトリウム結晶が観察される。

1234 ツベルクリン反応　つべるくりんはんのう
tuberculin reaction
〔類義語〕クオンティフェロン TB-2G (Quantiferon TB-2G)

結核菌の感染を受け、結核菌の抗原により免疫が成立しているヒトに、人為的に皮内に結核菌の抗原であるPPD（菌体タンパク）を投与し惹起される反応により結核の既往や不顕性感染の有無の検査する方法。48時間をピークとする発赤・硬結を主徴とする遅延型アレルギー反応を判定する。最近では、ツベルクリン反応に代わる診断法として、クオンティフェロンTB-2Gが開発されている。

1235 蔓状血管腫　つるじょうけっかんしゅ
racemose hemangioma

動脈と静脈が蔓状に入り混じった腫瘤で，先天的な動静脈瘻をともない，振戦やコマ音が聴取される場合もある．組織学的には筋層の発達した壁を有する動脈および拡張した静脈からなる．MullikenとGlowackiの分類では，high-flow vascular lesionに分類されarterio-venous malformationに相当する．

て

1236 手足口病　てあしくちびょう
hand, foot and mouth disease

手のひら，足の裏および口腔内に水疱性の発疹ができるウイルス性疾患．原因は，おもに腸管ウイルスであるコクサッキーA群16とその変異型およびエンテロウイルス71の感染であり，まれにコクサッキーA群5，7，8，10，コクサッキーB群2と3，エコーウイルスが原因となる．好発年齢は1～5歳で，成人にも感染する．潜伏期は3～4日，全経過は1週間程度である．

1237 T1強調像　てぃーわんきょうちょうぞう
T1 weighted image
〔同義語〕T1WI

磁気共鳴画像（MRI）の画像条件の一つで，T2緩和時間の影響をなるべく削減してT1緩和時間を強調するようにTRとTEを短くした画像である．画像上では，脂肪が白くなり水が黒くなる．組織パラメーターと撮像パラメーターがMRIのコントラストを決める因子であり，これらの条件を変えることによって異なった画像を得ることができる．

1238 T2強調像　てぃーつーきょうちょうぞう
T2 weighted image
〔同義語〕T2WI

磁気共鳴画像（MRI）の画像条件の一つで，T1緩和時間の影響をなるべく削減してT2緩和時間を強調するようにTRとTEを長くした画像である．画像上では，水が白くなり筋肉が黒くなる．組織パラメーターと撮像パラメーターがMRIのコントラストを決める因子であり，これらの条件を変えることによって異なった画像を得ることができる．

1239 TNM分類　てぃーえぬえむぶんるい
TNM classification

腫瘍の病期分類の一つで，原発腫瘍の大きさと進展度を表す（T），所属リンパ節への転移の状況を表す（N），遠隔転移の有無を表す（M）を組み合わせて病期を表現する．国際対がん連合（UICC）によって定められた分類システムである．

1240 TMJスケール　てぃーえむじぇいすけーる
TMJ scale

LundeenとLevittが1986年に考案したtemporomandibular joint disorderの患者を評価する際に患者の行動学的ならびに心理社会学的評価項目を含めた心理テストのことである．治療の前後にその変化を採点・評価すると有効である．

1241 T細胞リンパ腫　てぃーさいぼうりんぱしゅ
T cell lymphoma

悪性リンパ腫として分類されるホジキンリンパ腫と非ホジキンリンパ腫のうち，免疫学的特性からT細胞リンパ球由来の非ホジキンリンパ腫のことをさす．残りはB細胞リンパ腫に区別される．約11種類ほどの異なったT細胞リンパ腫が存在する．

1242 挺子　ていし
elevator

歯あるいは歯冠が崩壊した歯根の抜去に用いる抜歯の器具で，先端（嘴部）を歯根膜腔に挿入し，左右に少しずつ回転しながら押し進める操作を繰り返してテコ作用と楔作用を発生させ，

歯周靱帯の鈍的断裂と歯根膜腔の機械的拡大によって歯根を歯槽から脱臼させる．

1243 低色素性小球性貧血　ていしきそいしょうきゅうせいひんけつ
hypochromic microcytic anemia, hypochromatic microcytic anemia
〔類義語〕低色素性貧血

ヘモグロビン合成障害に起因する貧血であり，MCVおよびMCHCがともに減少しMCVが80fl以下，MCHC30%以下を呈する．ほとんどが鉄欠乏性貧血であり，血清フェリチンが低値であれば鉄欠乏性貧血と診断される．

1244 挺出　ていしゅつ
extrusion, elongation

歯が歯槽骨から出てくる現象をさす．対合歯が抜けて，長期間にわたり対合歯がない場合に挺出する．対照となる用語として，圧下が用いられる．

1245 Dingman法　でぃんぐまんほう
Dingman method
→下顎骨体部骨切り術

1246 摘出術　てきしゅつじゅつ
extirpation, enucleation

良性腫瘍や囊胞あるいは臓器などを周囲の正常組織から鈍的操作で分離して（剝離），完全に取り除く手術のことである．

1247 テタニー性攣縮　てたにーせいれんしゅく
tetanic contraction

おもに低カルシウム血症により神経や筋肉の興奮性が増大するために惹起される病態で，手首，足首の著明な屈曲，筋振戦，痙攣や喘鳴の症状を示す．血液がアルカローシスに傾いたときに同様の現象が起こることがある．上皮小体機能低下症，甲状腺・上皮小体手術後，新生児テタニー，過換気症候群などでみられることが多い．

1248 鉄欠乏性貧血　てつけつぼうせいひんけつ
iron deficiency anemia

突発性または慢性の失血あるいは鉄分の摂取量の不足が原因で，ヘモグロビン合成が障害されて生じる貧血．原発性貧血のなかではもっとも頻度が高い．舌乳頭の萎縮による舌炎や平滑舌が認められ，口腔以外では，匙状爪（スプーン爪）が特徴的である．また，低色素性貧血，舌炎，嚥下困難をともなうと，Plummer–Vinson症候群といわれる．

1249 Tennison法　てにそんほう
Tennison method

口唇裂に対する口唇形成術で，口唇下方部に三角弁を挿入する三角弁法である．基準点を正確にとり，計測による皮膚切開が可能で，口唇の外反を表現しやすい．組織切除は少なく，患側口唇の短縮もない．しかし，患側赤唇が厚くなりやすく，大きな三角弁が入るため人中が消失することや，術後キューピッド弓が下垂する傾向がある．

1250 デブリードマン　でぶりーどまん
debridement
〔同義語〕壊死組織除去術，病巣清掃

メスや鋏などを用いて，固着した汚染組織，壊死組織を除去することをいう．外科的創面切除，創傷切除法，挫滅組織除去などともいわれる．出血をみない部は早晩壊死に陥る可能性があるため切除する．創内に埋没して隠れた細菌叢の除去を目的として行われる．

1251 デルマトーム　でるまとーむ
dermatome
〔同義語〕皮膚分節，採皮刀

脊髄後角の脊髄分節による皮膚痛覚，温覚，圧覚，触覚の支配神経領域を示したもの．体前面と体背面とでは高さが異なる．脊椎麻酔，硬膜外麻酔，神経ブロックなどの効果判定に用いられる．あるいは，分層植皮片を採取するための器具をさす．フリーハンド，ドラム型デルマトーム，電動型あるいは気道型のデルマトーム，シ

ルバーナイフがある．

1252 転移性（悪性）エナメル上皮腫　てんいせい（あくせい）えなめるじょうひしゅ
metastasizing (malignant) ameloblastoma
〔同義語〕悪性エナメル上皮腫

歯原性腫瘍のなかで数少ない悪性腫瘍の一つで，その臨床像および組織像はエナメル上皮腫と同様であるが，なかに悪性の組織像がみられ，臨床経過で転移をきたす点が異なる．発生頻度は歯原性腫瘍として頻度の高いエナメル上皮腫の約1％以下と低いが，予後は不良である．

1253 転移性癌　てんいせいがん
metastatic carcinoma

原発部位から遠く隔たった身体他部位への転移した癌をいう．口腔癌のうち，転移性癌の占める割合は1〜2％程度で，原発臓器としては肺がもっとも多く，ついで胃，肝臓，腎臓，子宮である．口腔への転移部位は，顎骨，歯肉に多く，病理組織型では，約80％が癌腫である．

1254 Denker法　でんかーほう
Denker method

上顎部分切除法で，顔面に傷をつけず，口蓋も保存されるため，副鼻腔に限局している病変に対しては適した方法である．固有鼻腔側壁および病変を含んだ洞内組織を全部摘出し，篩骨洞をも開放する．

1255 てんかん　てんかん
epilepsy

大脳神経細胞の過剰な異常発射による発作（てんかん発作）の反復を主症状とする慢性の脳疾患からなる症候群である．成因別に，真性てんかんと症候性てんかんに大別される．前者は脳に器質的障害はなく，てんかんを生じやすい気質のために起こるものである．後者は脳の器質的障害を原因とし，脳炎の後遺症あるいは重い頭部外傷のあとなどに発症する．発作は両者に差はなく，大発作，小発作，失立発作，精神運動発作，自律神経発作などがある．てんかん患者ではフェニトインを常用しているものでは，副作用として歯肉増殖症を起こす場合がある．

1256 電撃痛　でんげきつう
shooting pain

突然電撃に打たれたような，突き刺すような強い痛みのことであり，数秒から数分続く．

1257 伝染性単核症　でんせんせいたんかくしょう
infectious mononucleosis
〔同義語〕伝染性単核球症

EBウイルス（Epstein-Barr virus）の初感染で，発熱，リンパ節腫大，咽頭炎，脾腫を主徴とし，末梢血に異型リンパ球が出現する急性ウイルス性感染症である．小児の場合は母親から，思春期以降はkissing diseaseとして相手の異性から感染することが多い．はじめは風疹様の半米粒大の鮮紅色斑が多数播種状に生じ，数日で癒合する．ヒツジ赤血球を凝集させる抗体である異好抗体がみられるPaul-Bunnell test（ポールバンネル試験）が陽性となる．

1258 伝達麻酔法　でんたつますいほう
conduction anesthesia

主要な神経幹の周囲または神経節に局所麻酔薬を注射し，その支配領域を麻痺させる方法である．伝達麻酔法の適応は，手術範囲が広く，長時間を要する症例，形成手術などで浸潤麻酔による手術部位の変形を避けたい症例，局所に炎症があり浸潤麻酔ができず，また浸潤麻酔が奏効しにくい症例などに用いられる．

1259 天疱瘡　てんぽうそう
pemphigus

上皮内に水疱または裂隙を生じる水疱症で，皮膚や口腔粘膜の他には免疫異常のみられない臓器特異性のある自己免疫疾患とされている．尋常性天疱瘡と落葉状天疱瘡の2型に大別され，前者の亜型として増殖性天疱瘡，後者の亜型として紅斑性天疱瘡がある．口腔粘膜では尋常性天疱瘡がもっとも多い．頬粘膜，軟口蓋に好発

し，病巣部周囲の粘膜も擦過すると，容易に上皮剥離が生じる Nikolsky 現象が特徴的である．上皮細胞間に IgG（ときに IgA, IgM），C3 が沈着し，患者血清中に天疱瘡抗体として抗表皮細胞間物質であるデスモグレイン 1，デスモグレイン 3 に対する自己抗体（抗デスモグレイン抗体）によって起こる自己免疫疾患と考えられている．難治性で通常副腎皮質ホルモンの大量投与を必要とする．治療抵抗性のものでは，免疫抑制剤や血漿交換を行う．

と

1260 頭蓋顔面異骨症 とうがいがんめんいこつしょう
craniofacial dysostosis
→ Crouzon 症候群

1261 頭蓋底骨折 とうがいていこっせつ
cranial base fracture, skull base fracture
頭蓋底を構成する骨に生じる骨折で，好発部位は篩骨板，トルコ鞍周囲，錐体，錐体・後頭骨移行部である．眼瞼出血によるブラックアイ，鼻出血，血性中耳，耳出血，乳様突起部を中心とする出血斑（Battle 徴候），髄液漏，頭蓋内気腫，脳神経障害などを特徴的症状とする．

1262 導管内唾石 どうかんないだせき
duct calculus
〔同義語〕管内唾石
唾液排泄管内で脱落上皮や異物が核となって石灰化沈着が起こり，結石となったものである．発生頻度は，顎下腺導管内のものがもっとも多い．米粒大から大豆大のものが多く，一定の大きさ以上に達すると，食物摂取時に症状が強く現れる．この腫脹を唾腫，疼痛を唾疝痛という．

1263 導管乳頭腫 どうかんにゅうとうしゅ
ductal papilloma
唾液腺導管部で限局性に特徴的な乳頭状発育を示す非常にまれな良性腫瘍である．内反性導管乳頭腫，導管内乳頭腫，乳頭状唾液腺腺腫の 3 つの腫瘍型に分類される．いずれもほぼ小唾液腺に限って発生するが，導管内乳頭腫では大唾液腺例もある．発症年齢は 55 歳前後が多い．導管内乳頭腫ではその悪性型が報告されている．

1264 頭頸部癌 とうけいぶがん
carcinoma of head and neck region
顔面頭蓋から頸部にかけての部位に発生する上皮性悪性腫瘍の総称．ただし，眼窩腫瘍と皮膚癌は除く．頭頸部癌の大多数は扁平上皮癌で，腺癌，腺扁平上皮癌，未分化癌などがある．頭頸部腫瘍には，上皮性腫瘍以外に，悪性黒色腫，歯原性腫瘍，悪性リンパ腫，肉腫などが含まれる．病期分類に用いられる指標の一つに，TNM 分類（T：原発腫瘍，N：所属リンパ節転移，M：遠隔転移）がある．

1265 凍結乾燥同種骨移植 とうけつかんそうどうしゅこついしょく
freeze-drying allogenic bone graft
→ 同種骨移植

1266 凍結外科 とうけつげか
cryosurgery
〔同義語〕凍結手術，凍結療法
腫瘍および前癌病変などに対し，液体窒素，アルゴンガスなどで得られる凍結温度を利用して破壊する局所外科療法である．冷凍プローブなどを病変部に接触させ，急速な凍結温度による細胞内液の氷結，緩徐な温度低下による細胞外液の氷結による細胞の浸透圧性の脱水と細胞結合の破壊，血栓形成などで組織を破壊する．本治療法には，低温による麻酔効果，低侵襲である利点と凍結領域の制御が困難という欠点がある．

1267 同種移植 どうしゅいしょく
homologous transplantation, allograft, homograft
〔類義語〕同種移植片

同一種間で行う細胞，組織，臓器の移植をいう．移植片の種類により，血球，骨髄細胞などの細胞移植，角膜，皮膚，骨などの組織移植，心臓，腎臓，肝臓，膵臓などの臓器移植などがある．主要組織適合遺伝子複合体MHC（ヒトではHLA）の違いによって拒絶反応や移植片対宿主病などが生じる．

1268 同種骨移植　どうしゅこついしょく
homologous bone graft, allogeneic bone graft
〔類義語〕凍結乾燥同種骨移植
同一動物種間による骨移植をいう．ヒトにおいては患者以外のヒトから骨を移植する方法．一般的には，保存骨（最近では骨銀行として同種保存骨の使用が普及している）が利用され，これらは移植抗原性をなくすための処理保存法の違いにより冷凍骨，凍結乾燥骨，脱灰骨があり，臨床応用されている．凍結乾燥処理により，osteoinduction（骨誘導能）および osteoconduction（骨新生の場を提供する能力）を温存させたまま移植抗原性を低下させ，移植床より新生骨が進入し置換するための支持的な役割が主である．

1269 動静脈性血管腫　どうじょうみゃくせいけっかんしゅ
arteriovenous hemangioma
〔類義語〕動静脈血管奇形，動脈性蔓状血管腫，末端性動静脈性血管腫
動静脈シャントを特徴とする非腫瘍性の血管病変である．深在性と表在性の2亜型がある．表在性のものは顔面皮膚や口腔内に好発し，通常1cm程度の赤紫色あるいは皮膚色を呈する無症状の孤立性丘疹としてみられる．中年に好発し性差はみられない．組織学的にはサイズの異なる静脈や動脈に類似した多数の血管の存在が特徴的である．動静脈シャントが確認できる例は少ない．良性病変であるが自然消退はみられず，切除が行われる．

1270 動静脈短絡　どうじょうみゃくたんらく
arteriovenous shunt
〔類義語〕動静脈吻合，動静脈瘻，動静脈シャント
動脈と静脈が毛細血管を介さずに直接吻合しているところ．一時的に多くの血液を必要とする消化管粘膜や体温調節にかかわる皮膚には自律神経により制御されている動静脈シャントが存在し，その壁が収縮することにより末梢の血流調節を行っている．動静脈血管奇形には調節機能のない動静脈シャントが存在し，盗血現象により末梢は虚血状態となる．動脈は拡張し拍動を触れ，静脈も血流や血圧の増大により拡張や蛇行を生じる．

1271 動静脈瘤　どうじょうみゃくりゅう
arteriovenous aneurysm
先天的なものもあるが，一般的には後天的に生じた動静脈瘻の結果として形成される瘤で，病態によりいくつかに分類される．静脈圧の上昇による下肢の浮腫，潮紅などの静脈不全の徴候と瘻部の雑音，皮膚温の上昇や肢の肥大延長などがみられる．また，心臓に負担がかかるため心肥大や心不全を生じることがある．外傷性の場合自然閉鎖がみられることがあるが，一般には外科的切除と血行再建が行われる．

1272 洞性不整脈　どうせいふせいみゃく
sinus arrhythmia
〔同義語〕呼吸性不整脈
洞結節のペースメーカーにもとづく規則的な心拍数が，吸気時に増加し呼気時に減少して周期的に速くなったり遅くなったりする不整脈のことである．呼吸性不整脈ともよばれる．副交感神経活動が亢進している若年者で認めやすく，加齢とともにその程度は減弱する．通常，PR間隔とQRS波は正常であり，心拍数は60〜100/min，調律は不整，P波とQRS波は1：1，治療は不要である．

1273 疼痛　とうつう
pain

実質的あるいは可能性のある組織損傷に関連した不快な感覚や情動体験をさす．4～6週間以内持続する急性疼痛と4～6週間以上持続する慢性疼痛に分類される．急性疼痛は，さらに体性痛，内臓痛，関連痛に分類される．疼痛の診断は，LQQTSFAといわれる方法論を用いる．(L：位置，Q：性質，Q：強度，T：時間，S：状況，F：増悪因子，A：随伴症状)

1274 洞内異物摘出術　どうないいぶつてきしゅつじゅつ
removal of foreign body from maxillary sinus
〔同義語〕上顎洞内異物摘出術，上顎洞内迷入異物摘出術

上顎洞内に迷入した異物を除去することで,歯,歯科インプラント，ガッタパーチャポイント，印象材などの医原性異物が大部分を占める．その他，ガラス片や弾丸片，アスペルギルス症による感染結石などの報告がある．放置すると副鼻腔炎を発症するおそれがある．摘出は細管にて吸引する場合もあるが，通常は犬歯窩から洞を開窓して明視下に行われることが多い．

1275 洞内迷入歯　どうないめいにゅうし
erratically migrated tooth into maxillary sinus
〔同義語〕上顎洞迷入歯，洞内迷入異物

上顎洞底に近接するおもに上顎臼歯部の抜歯の際に，多くは抜歯操作の誤りにより上顎洞内に落ち込んだ歯（または一部の歯根）をいう．この場合，上顎洞内への穿孔も同時に起こる．

1276 導入化学療法　どうにゅうかがくりょうほう
induction chemotherapy, neo-adjuvant chemotherapy
〔同義語〕術前化学療法，照射前化学療法，新補助的化学療法

手術前または放射線治療前に行う化学療法をいう．おもな目的は，がんを縮小させることによって病期を下げ（ダウンステージング），手術を可能にしたり，手術や放射線治療をより効果的にしたり，微小転移巣を早期に治療するなどがある．

1277 糖尿病　とうにょうびょう
diabetes mellitus
〔同義語〕DM

インスリンの相対的あるいは絶対的欠乏により生じる慢性代謝性疾患をいう．膵ランゲルハンス島の破壊・消失によりインスリン産生が著しく低下して発症する1型とインスリンの分泌低下・抵抗性をきたす遺伝子因子に過食，肥満，ストレス，運動不足などが加わって発症する2型に分けられる．重篤な場合は慢性の高血糖症，尿糖，電解質異常，ケトアシドーシス，昏睡などが生じる．血管合併症として末梢神経障害，網膜症，腎障害，心筋梗塞などがある．

1278 糖尿病性アシドーシス　とうにょうびょうせいあしどーしす
diabetic acidosis
〔同義語〕糖尿病性ケトアシドーシス
〔類義語〕代謝性アシドーシス

糖尿病患者において血糖値が著しく高くなり，脂質代謝異常のため，脂質分解産物であるケトン体などの有機酸が血中に増加して，血液が酸性優位になった状態をいう．多尿，口渇，多飲，食欲不振，嘔吐，腹痛などの症状から始まり，進行すると高度の脱水，意識障害をきたす．ケトン体が多量に遊離されて高度のアシドーシスをきたすため，呼気のアセトン臭，尿ケトン体陽性，呼吸性代償としてのクスマウル大呼吸などを認める．

1279 糖尿病性昏睡　とうにょうびょうせいこんすい
diabetic coma
〔同義語〕高血糖高浸透圧性昏睡

糖尿病患者で高血糖，高浸透圧によって生じる意識障害をいい，ケトアシドーシス性昏睡と高浸透圧性非ケトン性糖尿病昏睡がある．前者はインスリンの絶対的欠乏にインスリン拮抗ホル

モン上昇が加わって高血糖とケトン体の蓄積が生じ，これにより細胞内脱水とアシドーシスが本態となり，意識障害をきたす．後者はインスリンの相対的欠乏とインスリン拮抗ホルモンの作用亢進による高血糖，高浸透圧，脱水を特徴とし，中枢神経の細胞内脱水により意識障害や痙攣をきたす．

1280 頭部エックス線規格撮影法 とうぶえっくすせんきかくさつえいほう
cephalography, cephalometric radiography
〔同義語〕セファロ（グラム）

一定の規格のもとに撮影する顎顔面頭蓋のエックス線撮影法をいう．一定の規格を得るために，①耳桿（イヤーロッド）を外耳孔に挿入して頭部を固定し，②側面位ではエックス線の照射軸をイヤーロッドの軸と一致させ，③被写体と管球の焦点との距離（150 cm）と被写体とフィルム間の距離（15 cm）を一定とする．撮影された写真上にいくつかの計測点を設定し，それぞれの距離や角度を測定することを目的とする．矯正歯科の診断をはじめ，顎顔面頭蓋の形態異常および経時的変化の把握，軟組織を含む顔面の成長発育の研究，矯正治療の評価などに広く用いられている．

1281 頭部エックス線単純撮影 とうぶえっくすせんたんじゅんさつえい
plain radiography of head
〔同義語〕頭部エックス線撮影

頭部，顎顔面領域のエックス線撮影法で，口外法ともよばれる．矢状方向，側方方向，軸方向は，基本的な撮影方向である．Waters 法は，上顎洞（副鼻腔）を中心とした撮影法で，顎関節にはパルマ法，シュラー法，グラントランティング法がある．

1282 頭部損傷 とうぶそんしょう
head injury

頭部に機械的外力が加わり，組織の正常な連絡が断たれて生じた病理学的変化をさす．頭部損傷は，①頭皮下出血，挫・裂創，②頭蓋骨骨折，③硬膜外血腫と硬膜下血腫，④外傷性クモ膜下出血，⑤脳実質損傷（脳挫傷・創と脳実質内出血）に分類される．⑤では脳腫脹，脳ヘルニアなどの二次変化も出現する．救急処置では脳機能の評価が重要で，意識状態，頭蓋内圧亢進症状，鼻漏，耳漏の有無，バイタルサイン，顔色，記憶，四肢の運動能力などが診査される．なお，損傷には外傷のみならず，物理的，化学的，生物学的原因により生じるものもある．

1283 動脈血酸素分圧 どうみゃくけつさんそぶんあつ
partial pressure of oxygen in arterial blood
〔同義語〕PaO_2

動脈血ガス測定で得られる動脈血中の酸素分圧のことをいい，PaO_2 と表記する．正常値は 80〜95 mmHg 程度である．低値は呼吸不全を示し，60 mmHg 以下になると酸素吸入が検討され，下限は 40 mmHg くらいである．一方，動脈血酸素飽和度 SaO_2 は正常値 95〜98％であり，パルスオキシメーターで動脈血に光を当てて連続的に測定し SpO_2 とも表記し，PaO_2 とは異なる．身体の酸素不足をハイポキシアといい PaO_2 で 60 mmHg 以下，SaO_2 で 90％以下程度であり，低酸素の下限は PaO_2 で 40 mmHg，SaO_2 で 70％くらいである．血液の酸素不足をハイポキセミアとよびチアノーゼが発現する．

1284 動脈血炭酸ガス分圧 どうみゃくけつたんさんがすぶんあつ
partial pressure of carbon dioxide in arterial blood
〔同義語〕$PaCO_2$

動脈血ガス測定で得られる動脈血中の炭酸ガス分圧のことをいい，$PaCO_2$ と表記する．正常値は 35〜45 mmHg である．毎分換気量・CO_2 産生量・肺でのガス交換能に依存して変動し，高二酸化炭素血症 hypercapnia では，呼吸困難・発汗・意識障害・血圧上昇・昏睡・皮膚の紅潮などの症状が現れ，代償的に呼吸促進が生じ，pH を保つために HCO_3^- が蓄積し呼

吸性アシドーシスとなる．一方，低二酸化炭素血症 hypocapnia は，低体温による代謝抑制，過換気症候群などに起因し，呼吸性アルカローシスとなり，脳血流量が減少しめまいを起こす．

1285 動脈性出血　どうみゃくせいしゅっけつ
arterial bleeding
〔同義語〕動脈出血

動脈の破綻による出血であり，拍動性で鮮紅色を呈し，大血管では瞬間的に多量の血液を失って，失血死のおそれがある．直接圧迫法，間接圧迫法，高位保持，止血帯法などの応急手当を必要とする．成人の全血液量は，体重の約 1/13 で，男性 80cc/kg，女性 70cc/kg と推定され，出血量が循環血液量の 20% が急速に失われると出血性ショックとなり 30% で生命の危機に瀕するといわれている．

1286 動脈性塞栓症　どうみゃくせいそくせんしょう
arterial embolism
〔同義語〕動脈塞栓症

脈管（血管またはリンパ管）内で発生した，あるいは外部から脈管内に流入した種々の塞栓子 embolus によって動脈の内腔が閉塞され循環障害をきたした状態をいう．

1287 動脈内注入療法　どうみゃくないちゅうにゅうりょうほう
intra-arterial infusion therapy
〔類義語〕動脈内持続注入用埋入型カテーテル設置

悪性腫瘍に対する抗腫瘍薬の投与法の一つで，抗腫瘍薬の副作用を軽減し，かつ高い効果を得ることを目的として，腫瘍の栄養動脈に高濃度の抗腫瘍剤を投与する方法である．血管造影を利用して，カテーテルを誘導する．IVR (interventional radiology) が進歩し，セルジンガー (Seldinger) 法を用いて経大腿動脈・経左鎖骨下動脈・経左腋窩動脈・経左上腕動脈に行う超選択的動脈内注入療法も幅広く行われるようになった．頭頸部では浅側頭動脈にシースカテーテルを留置し，そこにマイクロカテーテルを挿入して目的の血管に達する方法もある．血管造影時に薬剤投与を同時に行う one shot 動注療法や，リザーバーを皮下に埋め込む経皮的カテーテル留置（持続）動注療法などがある．

1288 トキソプラズマ症　ときそぷらずましょう
toxoplasmosis

単細胞の寄生虫であるトキソプラズマ原虫 (*Toxoplasma gondii*) による感染症である．加熱不十分な羊・豚・鹿などの肉や，ネコの糞便に由来する経口感染が主で，まれに臓器移植や輸血によって感染する．感染者の 2 割程度で発症し，リンパ節の腫脹・発熱・筋肉痛・疲労感が続き，単球が増加して伝染性単核症と似た徴候を示し 1 か月程度で回復する．幼児や臓器移植・エイズ患者などでは重篤な日和見感染症となり，脳炎，脈絡網膜炎，肝炎，肺炎，心筋炎などを起こす．妊婦からの経胎盤感染で胎児が流産，死産，先天性トキソプラズマ症になることがある．

1289 特異性炎　とくいせいえん
specific inflammation

特定の病原微生物の感染によって，特異な結節状の肉芽組織を形成する疾患の総称である．放線菌症，結核，梅毒，ハンセン病，野兎病，ブルセラ症，腸チフス，種々の真菌症を含み，サルコイドーシスのように原因微生物が不明であるものも含める．組織学的には，類上皮細胞が 1 mm 径前後に集合増殖し，活性化マクロファージやリンパ球，また一部に好酸球，形質細胞などで囲繞された結節性肉芽病変である．

1290 特発性血小板減少性紫斑病　とくはつせいけっしょうばんげんしょうせいしはんびょう
idiopathic thrombocytopenic purpura
〔同義語〕ITP，自己免疫性血小板減少性紫斑病，ウェルホフ病

膠原病，薬物，再生不良性貧血などの明らかな基礎疾患がなく後天的に血小板減少をきたす疾

患をいい，皮膚・粘膜の出血，紫斑，さらに鼻出血，消化管出血，血尿，脳出血，性器出血などが出現する．抗血小板抗体，免疫複合体の出現が病因として重要視されている．急性型（6か月以内に治癒）と慢性型（6か月以上，遷延化する）があり，急性型は10歳以下の小児に多く，先行したウイルス感染（風疹，麻疹など）が関係する．慢性型は20～40歳代の成人女性に多い．血小板数 3000/μl 以下では頭蓋内出血の危険があるため早急に免疫グロブリン大量投与，血小板輸血，ステロイドパルス療法などを行い，ピロリ菌陽性なら除菌療法を試みる．無効時は，摘脾，デキサメサゾン大量療法，ダナゾールなどを試みる．

1291 特発性三叉神経痛　とくはつせいさんさしんけいつう
idiopathic trigeminal neuralgia
〔同義語〕真性三叉神経痛

三叉神経支配領域の電撃様疼痛を主訴とする疾患で，口腔，鼻腔など頭蓋外に原因がある症候性三叉神経痛に対して，これらの原因を特定できないものをさす．画像診断が発達した現在では，頭蓋内で三叉神経の血管や腫瘍による圧迫・刺激を認めることが多い．三叉神経の分布領域，走向路に沿って，突発的発作性の電撃様疼痛が生じる．口唇，鼻翼，側頭部などの特定部位に加わる機械的刺激が引き金となり，激痛が生じる（Patrickの発痛帯）．通例は片側性にみられ，また罹患神経が骨孔より出る部位を圧迫すると疼痛を訴えるValleixの圧痛点がある．カルバマゼピン（テグレトール）内服が有効の場合，本疾患であることが多く，治療的鑑別診断に用いられる．上小脳動脈などの血管の圧迫により症状が出る場合，減荷手術が行われる．放射線治療としてγナイフも使用される．なお，国際頭痛学会より診断基準が公表されている．

1292 特発性舌咽神経痛　とくはつせいぜついんしんけいつう
idiopathic glossopharyngeal neuralgia
〔類義語〕舌咽神経痛

間欠的に繰り返す数秒から数分間の電撃様疼痛発作が，片側の咽頭，扁桃，舌後方から耳（鼓膜）に放散されるまれな疾患である．咀嚼，嚥下，咳嗽，くしゃみ，あくびなどの特定の動作で発作が誘発され，とくに嚥下時に発現することが特徴で，食事ができず，夜間睡眠時にも発作が起こる．40歳以上の男性に多い．発作性神経痛の10%は脳腫瘍・多発性硬化症などの中枢性病変に起因するものであり，症候性神経痛とよばれる．なお，国際頭痛学会より診断基準が公表されている．

1293 床ずれ　とこずれ
decubitus
→ 褥瘡

1294 徒手整復　としゅせいふく
manipulative reduction
〔類義語〕マニピュレーション

脱臼した骨や骨折して転位した骨を，機械などを使わずに手でもとの位置に戻す治療をさす．脱臼歯を歯槽のもとの位置へ戻す場合，顎関節の関節円板転位や顎関節脱臼の際に施行される．

1295 ドパミン　どぱみん
dopamine
〔同義語〕ドーパミン

快感を増幅する中枢神経系に存在し，アドレナリン，ノルアドレナリンの前駆体にあたる神経伝達物質である．運動調節，ホルモン調節，快の感情，意欲，学習などにかかわる．セロトニン，ノルアドレナリン，アドレナリン，ヒスタミン，ドパミンを総称してモノアミン神経伝達物質とよび，ノルアドレナリン，アドレナリンとともにカテコール基をもつため，カテコールアミンともよばれる．パーキンソン病では黒質線条体のドパミン神経が減少し筋固縮，振戦，無動などの運動症状が起こるとされる．また，統合失調症の陽性症状は基底核や中脳辺縁系ニューロンのドパミン過剰によって生じるという仮説がある．

1296 塗抹鏡検　とまつきょうけん
smear test

微生物検査手法の一つで，検体をスライドグラス上に塗抹，固定し，細菌染色を施した標本を光学顕微鏡下に観察して，感染症の原因微生物を推定する検査である．培養検査と異なり，検体提出からその日のうちに依頼者に報告でき，簡便性と迅速性に優れているが，反面，臨床検査技師の知識と熟練を要し，菌数が少ない場合や難染性の細菌は検出できないなどの欠点も有する．細菌染色にはおもにグラム染色が用いられている．

1297 ドライソケット　どらいそけっと
dry socket

抜歯窩に血餅がなく歯槽骨が露出して，治癒不全を起こして疼痛をともなう状態である．過剰な含嗽や傷を触ることにより，血餅の脱落や血餅形成不全から起こるとされている．また，感染による炎症で血餅が溶解することもある．

1298 Treacher-Collins 症候群　とりちゃー・こりんずしょうこうぐん
Treacher-Collins syndrome

〔同義語〕下顎顔面異骨症

両側性頬骨の欠損，眼裂外側の下方偏位，下眼瞼外側のまつげ欠損，下顎の形成不全による特異的顔貌を示す常染色体優性遺伝性疾患で，口蓋裂を認めることもある．小顎症による舌根沈下で気道閉塞や，睡眠時無呼吸症候群の症状がみられることもある．

1299 ドレープ　どれーぷ
drape

手術用覆い布である．厚地の生地や織物のものもあるが，術野皮膚面に皮膚低刺激性粘着剤で貼りつける滅菌済柔軟性ウレタンフィルムなどが工夫されており，撥水処理が施してある．

1300 ドレーン　どれーん
drain

手術や創傷部にたまったリンパ液や血液など体液の持続的排出に用いる管をいう．口腔内で用いるペンローズドレーン（penrose drain）は，脱落を防止するために周辺組織と縫合して固定する．ガーゼやラバーダムなどが代用されることもある．排液が出なくなれば抜去する．

1301 トレポネーマ・パリダム　とれぽねーま・ぱりだむ
Treponema pallidum

〔同義語〕梅毒トレポネーマ，スピロヘータ・パリダ

スピロヘータ目のトレポネーマ属に属するらせん状を呈する嫌気性のグラム陰性細菌で，梅毒の病原体である．感染のほとんどは，性交などの直接接触で生じ，輸血などを介する感染はきわめてまれである．妊婦の胎盤を介して，胎児が感染し先天梅毒となることがある．ペニシリン系，マクロライド系抗菌薬に感受性を示す．

1302 Trendelenburg 体位　とれんでれんぶるぐたいい
Trendelenburg's position

〔同義語〕骨盤高位，ショック体位

頭部低位および腰部高位の仰臥位のことで，骨盤高位ともいう．本来は産科領域の用語で，分娩中に臍帯下垂が発見された際に，臍帯脱出を防ぐ目的で，妊婦にとらせる体位のことである．本体位により静脈還流が増加し血圧が上昇するとの考えから，ショック時の体位として推奨されていた時期もあるが，心拍出量が必ずしも増加せず，脳浮腫の助長や，横隔膜挙上により呼吸機能が低下する可能性も指摘されている．

1303 トローチ剤　とろーちざい
troches

〔同義語〕口内錠

医薬品を一定の形状（円盤状，菱形など）にしたもので，口内で徐々に溶解または崩壊させて，口腔または咽頭などに局所適用する製剤をいう．咽頭や口腔の痛み・腫れなどの症状緩和や，口腔内の消毒，口臭の除去効果があるものがある．口内で溶かすことで効能を示すため，かみ砕いたり，飲み込むと効果が薄れることがある．

1304 トロッカー　とろっかー
trocar

〔同義語〕トロカール，套管針

套管針ともよばれ，金属あるいはプラスチック製の外筒と，そのなかを通す鋭い先端のスタイレットあるいは針（内筒）からなる体腔や管腔臓器を穿刺するための器具をいう．体腔に挿入した後，外筒はそのままにし，内筒のみを除去し外筒を介して，カテーテルや内視鏡を挿入したり，体腔内の液体などを抜き取る目的に使用される．

1305 トロンビン時間　とろんびんじかん
thrombin time

クエン酸加血漿にトロンビンを加えた後，フィブリン塊が形成されるまでの時間をいい，血液凝固第 I 因子であるフィブリノゲンの量や機能検定のために測定される．フィブリノゲンの量が低下した無フィブリノゲン血症，フィブリノゲンの機能異常がみられるフィブリノゲン異常血症やヘパリン投与を受けている患者では，トロンビン時間の延長がみられる．

1306 トロンボテスト　とろんぼてすと
thrombotest

〔同義語〕トロンボ試験

肝臓で産生されるビタミン K 依存性血液凝固因子の II，VII，X 因子の検査法をいい，抗凝固療法のモニタリングやビタミン K 欠乏症の診断に用いられる．正常値は成人で 70〜130％で，新生児・小児期は低値である．肝疾患，ビタミン K 欠乏症，低プロトロンビン血症，第 VII・X 因子欠乏症，クマリン系およびインダンジオン系の抗凝固薬投与時に低値を示す．妊娠中は亢進し，妊娠末期には 200％近い値を示すことがある．

1307 トロンボプラスチン生成試験　とろんぼぷらすちんせいせいしけん
thromboplastin generation test

〔同義語〕TGT

血液中のトロンボプラスチン生成能を調べる内因系凝固因子のスクリーニング検査をいう．被験者および健常対象者のバリウム吸着血漿，血清，血小板浮遊液と Ca^{2+} を混合し，37℃で保温し内因性トロンボプラスチンを生成させ，経時的に取り出したこの反応液に，正常血清と Ca^{2+} を加え凝固時間を測定する．健常人血漿と血清の組み合わせでは，トロンボプラスチン生成は 4〜6 分で最高となり，このときの凝固時間は約 10 秒となる．内因系凝固因子の異常で時間が延長する．

な

1308 内因系凝固因子　ないいんけいぎょうこいんし
intrinsic coagulation factor

血液中の成分のみが関与して作動する血液凝固因子をいう．すなわち血液が異物と接触することでXII，XI 因子を介して IX 因子が活性化される血液凝固（内因系凝固）経路に関与する血液凝固因子のことで，XII，XI，IX，VIII因子，Ca^{2+} がある．内因系凝固因子に対するスクリーニング検査として，活性化部分トロンボプラスチン時間（APTT）が行われる．

1309 内因子欠乏　ないいんしけつぼう
deficiency of intrinsic factor

胃壁細胞によって分泌される分子量約 50,000 のムコ多糖である内因子（IF）の欠乏症のことをいい，悪性貧血や胃切除後の患者でみられる．ビタミン B_{12} は，内因子と結合し，回腸終末部粘膜の IF 受容体と結合し体内に吸収されるが，内因子欠乏によりビタミン B_{12} 吸収不良が生じ，大球性高色素性貧血（悪性貧血），舌乳頭の萎縮，食欲不振，便秘や下痢の消化器症状，四肢末端のしびれや知覚異常などの神経症状がみられる．

1310 内骨症　ないこつしょう
enostosis

〔類義語〕中心性骨腫

発育異常あるいは反応性に骨髄腔に生じた骨の過剰形成をいい，緻密な層板骨からなる．無症

状であるためエックス線撮影によって，比較的境界明瞭なエックス線不透過像として偶然に発見されることが多い．類似した疾患として，中心性骨腫があるが，これは骨芽細胞の増殖による良性の骨病変で過誤腫と考えられている．

1311 内視鏡下副鼻腔手術　ないしきょうかふくびくうしゅじゅつ
endoscopic sinus surgery
〔同義語〕ESS，内視鏡下鼻内副鼻腔手術

鼻腔内に挿入した硬性内視鏡下で，慢性副鼻腔炎に対して施行される手術のことをいい，マイクロデブリッダー(シェーバーメス)などを用いて，中鼻道経由で，各副鼻腔を開放し，通気と排泄の改善をはかる．従来の開放根治術は大きく骨削除し，可及的に病的組織を除去するのに対し，本手術は副鼻腔の形態と機能を可及的に温存しつつ，各副鼻腔からの自律的な換気・排液機能を回復させることで洞粘膜の正常化をはかる保存的手術法である．

1312 内視鏡検査　ないしきょうけんさ
endoscopy

体腔の開口部あるいは体表面に加えられた切開部から内視鏡を挿入し，体腔内を観察し，場合によっては組織採取や細胞採取を行う検査法のことである．内視鏡は，硬性のものと軟性のものとに大別される．使用される部位や用途によって胃内視鏡，十二指腸内視鏡，気管支鏡，腹腔鏡や胸腔鏡，関節鏡など，さまざまな内視鏡がある．

1313 内歯瘻　ないしろう
internal dental fistula

歯性の化膿性炎症により形成された膿瘍からの膿の排出路である瘻孔が，口腔内に形成されたものをさす．瘻孔が顔面皮膚に形成されたものは外歯瘻という．

1314 内毒素ショック　ないどくそしょっく
endotoxin shock
〔同義語〕エンドトキシンショック
〔類義語〕敗血症

大腸菌，バクテロイデスや緑膿菌などのグラム陰性菌の細胞壁を構成するリポ多糖類である内毒素によって惹起されるショックのことである．菌の死滅や破壊にともない体内に侵入し，単球・マクロファージが活性化され，TNF-α，IL-1 などのサイトカインの他，プロスタグランジンなどの炎症性メディエータが産生され，これらの相互作用で血管内皮障害や血管透過性亢進，好中球や凝固系の活性化が生じショックが起こる．

1315 軟口蓋癌　なんこうがいがん
carcinoma of soft palate

軟口蓋に生じる上皮性悪性腫瘍をいい，扁平上皮癌が 90% 以上で，まれであるが小唾液腺由来の悪性唾液腺腫瘍(腺様嚢胞癌，粘表皮癌など)が生じる．

1316 軟口蓋挙上装置　なんこうがいきょじょうそうち
palatal lift prosthesis
〔同義語〕PLP

軟口蓋が比較的長く豊かで，咽頭後壁との距離があまり大きくないが，軟口蓋の挙上不全による鼻咽腔閉鎖不全がある患者(軟口蓋麻痺，口蓋裂術後や粘膜下口蓋裂など)に対して適応される装置である．硬口蓋を覆う床と軟口蓋を後上方に挙上するための挙上子からなり，軟口蓋を挙上して鼻咽腔閉鎖を補助するとともに，軟口蓋の筋肉の賦活作用によって鼻咽腔閉鎖機能の改善をもたらす効果がある．

1317 軟口蓋栓塞子　なんこうがいせんそくし
soft palate obturator
〔同義語〕SPO
➡ 口蓋栓塞子

1318 軟口蓋麻痺　なんこうがいまひ
soft palate palsy
〔同義語〕口蓋麻痺

迷走神経や咽頭神経叢の障害による軟口蓋の挙

上不全のことで，先天性のものや，脳血管障害，運動ニューロン疾患や仮性球麻痺などが原因のものがある．片側性の場合は，無症状であることが多いが，両側性の場合，開鼻声などの構音障害がみられる．治療としては，原因の除去，ビタミンB_{12}投与や軟口蓋のアイスマッサージが行われ，構音障害がある場合には軟口蓋挙上装置（PLP）の使用や咽頭弁移植術が施行されることがある．

1319 軟口蓋裂　なんこうがいれつ
cleft of soft palate
軟口蓋に破裂が限局している不完全口蓋裂の一型である．1歳～1歳半の時期に軟口蓋部の筋肉の走行を改善するために，破裂を閉鎖する口蓋形成術が施行される．

1320 軟骨移植　なんこついしょく
cartilage graft
耳介や肋骨などから軟骨を採取し，他部位に移植することをいう．口唇口蓋裂患者の外鼻二次修正術の一つとして耳介軟骨移植術がある．

1321 軟骨腫　なんこつしゅ
chondroma
成熟した軟骨組織の増殖よりなる良性腫瘍である．骨内部に生じる内軟骨腫と骨膜から生じる外軟骨腫がある．下顎骨関節突起部に無痛性で限局性の膨隆として好発する．組織学的に良性であっても悪性の所見を呈することもあり，軟骨肉腫との鑑別が困難な場合が多い．

1322 軟骨肉腫　なんこつにくしゅ
chondrosarcoma
軟骨を形成する悪性腫瘍であり，骨の内部から発生する中心性軟骨肉腫と骨の表面から発生する周辺性軟骨肉腫，また軟骨腫など良性腫瘍から生じる続発性軟骨肉腫がある．顎骨に生じるのはまれであるが，上顎では前歯部歯槽部に，下顎では下顎角部，正中縫合部および顎関節部に発生することがある．臨床所見は，比較的緩徐に増大する腫瘤形成と疼痛を示し，エックス線写真では内部に細かい石灰化像を認める．治療は，外科的療法であるが予後は不良である．

1323 難抜歯　なんばっし
complicated exodontia
歯の形態（歯根の肥大や離開），植立状態（埋伏や骨性癒着）や顎骨の硬化や脆弱が原因で，骨削除，歯冠分割，歯根分割などの手法を併用をする抜歯のことをいう．

1324 軟部好酸球肉芽腫　なんぶこうさんきゅうにくげしゅ
eosinophilic granuloma of soft part
〔同義語〕木村病

好酸球浸潤をともなう網内系細胞の増殖を特徴として軟組織に生じる良性腫瘍である．若年者の男性に多いのが特徴である．頭頸部領域の発生率が高く，耳下腺やその周囲に発生することが多い．通常，孤立性の皮膚のしこりが徐々に増大してくる．Ⅰ型アレルギー関与が強く示唆されており，血液中の好酸球の増多をともなうこともある．治療法として，放射線療法，外科的切除が有効である，全身性のものに対してはおもにステロイド療法が行われる．

に

1325 肉芽腫性口唇炎　にくげしゅせいこうしんえん
cheilitis granulomatosa
〔類義語〕Melkersson–Rosenthal症候群

口唇にび漫性の腫脹をともなう肉芽腫を形成して肥厚がみられる疾患をいい，原因不明である．無痛性で腫脹は軟らかく，圧迫による退色はない．下唇に好発し，若年者に多くみられるが性差はない．浮腫性腫脹が突発的に起こり，数日間での消退を繰り返したり，持続する場合もある．病理組織像は，粘膜の固有層から筋層にかけてみられる類上皮細胞性肉芽腫が特徴的である．治療法として，口腔内に存在する慢性炎症巣の除去や副腎皮質ステロイドによる薬物療法が有効とされる．

1326 ニコチン性口内炎　にこちんせいこうないえん
nicotine stomatitis

〔同義語〕ニコチン性白色角化症

喫煙によるニコチンが原因で生じる口腔粘膜の角化性病変をいう．おもに口蓋にみられ，初期は口蓋腺開口部の周囲に赤い丘疹様の円形病変が多数出現し，進行するにつれて数が増加し，灰白色になり肥厚化し，硬口蓋の全域におよぶことがある．病理組織学的には，粘膜上皮の角化亢進や増殖性肥厚を示す．治療法として，原因となるニコチン刺激の除去，病変粘膜の外科的切除があげられる．

1327 Nikolsky 現象　にこるすきーげんしょう
Nikolsky phenomenon

〔類義語〕Nikolsky 徴候

一見正常な皮膚または粘膜を摩擦すると表皮が剥離する現象をいう．天疱瘡の際にみられ，臨床診断上の重要な指標となる．その他，Lyell型薬疹，中毒性表皮壊死症（TEN），ブドウ球菌性熱傷様皮膚症候群（SSSS），先天性表皮水疱症などでも生じる．

1328 二次移植　にじいしょく
second graft

〔類義語〕二次移植片，二次的骨移植

外傷や切除手術などにより生じた組織欠損に対して，まず初回手術では閉創のみを行い，その後，時期を異にして二期的に移植術を行うことをいう．

1329 二次口蓋　にじこうがい
secondary palate

一次口蓋，切歯孔の後方で左右の口蓋突起が癒合して形成される口蓋部分をいう．胎生7〜8週目に舌の外側に垂直方向にあった左右の口蓋突起が水平位に変換し，内側に向かい，舌の正中部で鼻中隔と癒合を開始する．左右の口蓋突起の癒合は前方から後方に向かい，胎生11〜12週目に口蓋形成が完了する．口蓋突起の癒合が阻害されることにより口蓋裂が生じる．

1330 二次修正手術　にじしゅうせいしゅじゅつ
replastic operation

唇顎口蓋裂の初回手術が行われた後，成長にともなって口唇や鼻に瘢痕や変形が生じた場合に，それらを改善する目的で行う手術をいう．就学前に二次的な口唇修正術や鼻修正術が行われることが多い．

1331 二次性ショック　にじせいしょっく
secondary shock

循環血液量の減少に起因するショックのことをいい，血液原性ショックがこれに属する．出血，火傷，感染，脱水などによる血液，体液の喪失により，交感神経の緊張，頻脈，血圧の低下，末梢血管の収縮などの状態を呈する．適切な処置を施さないと不可逆性の重篤なショックに陥る．

1332 二次治癒　にじちゆ
healing by second intention, secondary healing of wound

〔同義語〕二期治癒，二次創傷治癒

創縁や創腔の組織欠損，壊死組織や異物の介在，細菌感染などが原因で，多量の肉芽組織が形成され上皮創の緊密な閉鎖が不完全なために瘢痕形成をともなって治癒することをさす．

1333 21トリソミー　にじゅういちとりそみー
trisomy 21

→ ダウン症

1334 二重オトガイ　にじゅうおとがい
double chin

〔類義語〕重複オトガイ

炎症，囊胞病変，肥満などの原因によって，オトガイ部皮下に腫脹を生じオトガイが二重になっている状態をいう．

1335 二重下顎頭　にじゅうかがくとう
bifid condyle

先天異常や外傷などの原因によって，関節突起

が二股になり下顎頭が2つある状態をいう．

1336　二重唇　　にじゅうしん
double lip

口唇奇形の一つで，先天的に赤唇と粘膜との境界縁部に水平に横走するヒダができ，口唇粘膜が重複し口唇が二重になっている状態をいう．機能障害は少ないが，審美障害があり，治療として形成手術が行われる．

1337　二重舌　　にじゅうぜつ
double tongue

口底や舌下面の腫脹，腫瘍の増大によって，舌が後上方へ挙上されて，あたかも舌が二重にみえる状態をいう．原因としては，歯性感染に起因する腫脹や口底に生じたガマ腫（ラヌーラ），類皮（類表皮）嚢胞，甲状舌管嚢胞，唾液腺に由来する良性，悪性腫瘍などがある．

1338　二重盲検法　　にじゅうもうけんほう
double blind method
〔同義語〕二重盲検試験
〔類義語〕盲検法

医薬品や治療法などの効果を心理的影響を排除して，客観的に評価する検定法である．被験者および試験者の心理的効果（プラセボ効果）を回避するために，コントローラーとよばれる公平な第三者がプロトコール（治療計画および臨床評価基準）を作成する．通常の盲検法では被験者に真薬か偽薬かを知らせずに投与するが，二重盲検法ではさらに試験者の挙動による影響も排除するために，試験者にも薬の真偽を知らせずに行う．

1339　二段階口蓋形成法　　にだんかいこうがいけいせいほう
two-stage palatoplasty
〔同義語〕二段階口蓋形成術，二期的口蓋裂手術

軟口蓋と硬口蓋の閉鎖を2回に分けて行う口蓋形成法である．軟口蓋の閉鎖は発音機能を考慮してできるだけ早期（口唇裂手術時〜2歳）に粘膜弁法で行い，硬口蓋の閉鎖は手術侵襲による上顎骨の成長抑制を軽減するために5〜13歳に粘膜骨膜弁法で行う．本法は言語，顎発育ともに比較的良好な成績が得られるが，手術が2回必要となる短所もある．軟口蓋閉鎖後の残遺披裂が大きい場合には，口蓋床を使用する．

1340　二点識別検査　　にてんしきべつけんさ
two-point discrimination test
〔類義語〕二点識別閾，二点識別感覚

体表や口腔粘膜における2点間の識別可能な距離を求める検査法である．皮膚および粘膜が2mm程度沈む圧力でノギスやキャリパスを測定部位に当て，徐々にその幅を狭め2点の識別ができなくなった距離を測定する．受容器の分布密度に関係して，身体部位による差が著明で，もっとも鋭敏なのが舌尖，ついで赤唇，指尖が鋭いといわれている．二点識別感覚の異常は，大脳皮質病変あるいは受容器から大脳皮質にいたる感覚経路に障害があることを示す．

1341　ニフェジピン歯肉増殖症　　にふぇじぴんしにくぞうしょくしょう
nifedipine-induced gingival hyperplasia
〔類義語〕線維性歯肉増殖症，薬物性歯肉増殖症，フェニトイン歯肉増殖症

ニフェジピンを長期間服用することで生じる歯肉の線維性増殖である．ニフェジピンは虚血性心疾患や高血圧症の治療に用いられるカルシウム拮抗薬である．発現機序は十分解明されていないが，服用者の20〜40％に発症する．好発部位は歯間乳頭部．可能なら本剤の投与を中止する．局所的にはブラッシング指導および歯石除去を行い，プラークコントロールを徹底する．重度の場合は，歯肉切除を行う．

1342　ニューキノロン薬　　にゅーきのろんやく
new quinolones
〔同義語〕ニューキノロン系抗菌薬，ニューキノロン剤

キノロンカルボン酸の6位にフッ素，7位にピ

ペラジニル基が導入された抗菌薬である．これらの導入により，組織移行性の改善，抗菌スペクトルの拡大，抗菌力の増強がみられる．緑膿菌を含むグラム陰性桿菌とグラム陽性球菌の他に嫌気性菌，マイコプラズマなどにも強い抗菌力を示す．副作用として消化器症状，過敏症状，中枢神経症状などがある．相互作用として一部の酸性非ステロイド性抗炎症薬との併用で痙攣を起こすことがあり，注意が喚起されている．

1343 乳頭腫　にゅうとうしゅ
papilloma

皮膚や粘膜などの被覆上皮が乳頭状または樹枝状に隆起して発育した良性の腫瘍である．口腔領域では舌，口蓋，歯肉，口唇などに多く発生する．その多くは慢性刺激による反応性増殖物で真の腫瘍は少ないとされるが，近年ではその発症にヒトパピローマウイルスHPV（6型と11型）の関与が示唆されている．治療としては，外科的切除が第一選択で予後は良好であるが，扁平上皮癌との鑑別が重要である．長期経過後に悪性化したとの報告がある．

1344 乳頭腫症　にゅうとうしゅしょう
papillomatosis

〔同義語〕乳頭状過形成

口腔では，乳頭状を呈する反応性増殖物が口腔粘膜に広範に多発性に生じたものをいう．不適合義歯や口腔清掃状態の不良などによる慢性刺激で生じることが多く，高齢者の硬口蓋や口唇粘膜に好発する．限局性の不規則乳頭状結節としてみられる場合と，疣状突起物が広範にび漫性にみられる場合がある．治療としては，刺激となる原因の除去あるいは外科的切除を行うが，悪性化する場合があり注意を要する．

1345 乳頭状過形成　にゅうとうじょうかけいせい
papillary hyperplasia

→乳頭腫症

1346 乳頭状嚢胞腺癌　にゅうとうじょうのうほうせんがん
papillary cystadenocarcinoma

→嚢胞腺癌

1347 二裂舌　にれつぜつ
bifid tongue

〔類義語〕分裂舌，三裂舌，分葉舌

舌の前方部に披裂が生じた先天異常である．披裂が舌体部の原基の癒合線に一致して現れる場合を分裂舌といい，二裂舌は舌の発生段階で両側の外側舌隆起の癒合不全が生じ，舌前方が正中線で二分された状態をいう．舌原基の癒合障害が外側舌隆起だけでなく無対舌結節にまでおよぶと，舌前方の正中線の披裂は舌背部で分岐してY字型の披裂が生じ，これを三裂舌とよぶ．これらは非常にまれな奇形で，下唇や下顎の正中裂と併発することが多い．

ぬ

1348 Noonan症候群　ぬーなんしょうこうぐん
Noonan syndrome

〔同義語〕男性ターナー症候群

〔類義語〕ターナー症候群

ターナー症候群に類似した症候を呈し，先天性心奇形を特徴とする症候群である．散発例が多いが，常染色体優性遺伝を示す家系もある．頻度は，1,000～10,000人に1人．顔貌異常（眼瞼下垂，眼間開離，内眼角贅皮，小顎症），耳介低位，翼状頸，低身長，外反肘，心疾患（肺動脈狭窄，肥大型心筋症）などを主症候とするが，表現型はさまざまである．停留睾丸，精神発達遅滞，血液凝固因子の低下や血小板異常などもみられる．原因遺伝子は12q24.1のPTPN11と考えられる．

ね

1349　ネオアジュバント化学療法　ねおあじゅばんとかがくりょうほう
neoadjuvant chemotherapy
→ 術前化学療法

1350　ネコひっかき病　ねこひっかきびょう
cat scratch disease
おもにネコを介して感染する人獣共通感染症である．ネコを自然病原巣とするグラム陰性桿菌 Bartonella henselae が主要な病原体であり，ネコやイヌによる掻傷や咬傷の3〜5日後に受傷部に一致して丘疹，膿疱，水疱や潰瘍あるいは結節性紅斑様皮疹が生じる．これらの初期症状から1〜2週間後に鼠径部や腋窩，頸部などの所属リンパ節に有痛性の腫脹が現れる．通常，治療をしなくても2〜4か月以内に治癒する．発熱，関節痛，筋肉痛や全身倦怠感をともなうことがある．

1351　ネジ止め固定　ねじどめこてい
screwed pin fixation
〔同義語〕スクリュー固定，スクリュー止め
骨折や顎矯正手術における骨の内固定法の一つで，ネジ（スクリュー）を用いて骨接合を行う．下顎骨の斜骨折や関節突起部骨折の固定に有効とされる．おもにチタン製やポリ乳酸製のスクリューが使用される．また，インプラント支持による上部構造の固定法をさすこともある．咬合面側からインプラントの長軸方向にスクリューで固定するオクルーザルスクリューと上部構造に対して側方（おもに舌側）から固定するラテラルスクリューがある．

1352　ネフローゼ症候群　ねふろーぜしょうこうぐん
nephrotic syndrome
腎糸球体の透過性亢進によって血中タンパク質の尿中への漏出（高度タンパク尿）と低タンパク血症，低アルブミン血症を主因として，その結果生じる高脂血症や浮腫を特徴とする疾患群の総称である．原因は不明の場合もあるが，糸球体腎炎，糖尿病性糸球体硬化症，全身性エリテマトーデス，アミロイドーシス，腎静脈血栓や種々の薬物に対する過敏症などがある．治療は，副腎皮質ホルモン，免疫抑制薬などによる薬物療法や塩分・水分制限などの食事療法を行う．

1353　粘液腫　ねんえきしゅ
myxoma
〔同義語〕中心性粘液腫，歯原性粘液腫，粘液線維腫
間葉組織由来の粘液腫様細胞の増殖からなる良性腫瘍である．顎骨中心性のものは歯原性由来と考えられている．下顎臼歯部に好発し女性に比較的多い．発育は緩慢で無痛性骨膨隆を示す．エックス線所見では多房性エックス線透過像を示し，内部に既存の骨梁の残存による樹枝状エックス線不透過像を示す．組織学的には濃縮した核と繊細な線維を有する紡錘状の腫瘍細胞が粘液様基質に疎に存在する．被膜がなく周囲骨梁に侵入しているので外科的切除が必要である．

1354　粘液線維腫　ねんえきせんいしゅ
myxofibroma
〔同義語〕中心性粘液線維腫，歯原性粘液線維腫，粘液腫
間葉組織由来の良性腫瘍で，粘液腫では膠原線維が少ないが，粘液様基質内に膠原線維形成がみられることがあり，膠原線維の量が比較的多いものを粘液線維腫という．線維腫組織の粘液様変性によって生じたものであることから粘液腫と同じものと考えられている．

1355　粘液腺癌　ねんえきせんがん
mucinous adenocarcinoma
豊富な粘液性基質内に癌細胞が胞巣状あるいは房状になって浮遊するように増殖するまれな悪性上皮性唾液腺腫瘍で，粘液性基質が腫瘍の多くを占めている．50歳以上の男性の口蓋腺や舌下腺に好発する．緩徐に発育し，組織学的には

細い線維性間質で区画化された粘液の貯留腔内に淡い細胞質を有する腫瘍細胞の小集塊が増殖する．治療は，外科的切除が行われる．

1356 粘液貯留嚢胞　　ねんえきちょりゅうのうほう
mucous retention cyst
→ 粘液嚢胞

1357 粘液肉腫　　ねんえきにくしゅ
myxosarcoma
未分化間葉系細胞と類似した粘液腫様細胞の悪性化したものである．粘液肉腫の発生はまれであり，心臓での報告が比較的多い．左心房に好発し粘液肉腫と粘液腫との鑑別はきわめて困難とされている．発現頻度は粘液腫の約0.8％とされる．顎骨発生の報告はほとんどなく，粘液様変性をともなう肉腫との鑑別が重要なことからもその詳細は不明である．

1358 粘液嚢胞　　ねんえきのうほう
mucocele, mucous cyst
大小唾液腺の流出障害により，唾液が組織内に貯留し起こる嚢胞である．導管あるいは排泄管の閉鎖や狭窄によって生じる嚢胞壁が上皮で覆われた粘液貯留（停滞）嚢胞と，肉芽組織あるいは線維性組織で覆われ嚢胞上皮の欠落した粘液溢出嚢胞に分類される．溢出型が多い．小唾液腺に発生するものは粘液瘤といわれ口腔軟組織ではもっとも頻度が高い．下唇，舌下部に好発し若年者に多い．透明感のある青紫色の半球状膨隆として認められる．前舌腺から発生する嚢胞はBlandin-Nuhn嚢胞，舌下腺に関連して口底に発生する貯留嚢胞はガマ腫とよばれる．治療は，小唾液腺を含めて外科的切除する．歯の慢性外傷刺激が原因と考えられている．

1359 捻髪音　　ねんぱつおん
crepitation
〔類義語〕顎関節雑音，軋轢音，クレピタス，クレピテーション
毛髪を指頭で挟んだときに生じる摩擦音をいう．一般に骨折断端の骨のすれる場合や顎関節症において関節面の粗造化によって滑走時に起こる〔がさがさ〕〔ざらざら〕という顎関節雑音など，固い組織の粗造面の摩擦音を表現する際に用いられる．皮下気腫を手指で圧迫した際に気泡から生じる音や胸部聴診でのラ音の一種として用いられることもある．

1360 粘表皮癌　　ねんひょうひがん
mucoepidermoid carcinoma
粘液産生細胞，類表皮（扁平上皮）細胞および両者の中間細胞よりなる導管上皮由来の悪性上皮性唾液腺腫瘍である．約半数は耳下腺にみられ，小唾液腺では口蓋，頰粘膜部の小唾液腺に好発する．まれに顎骨中心性にも生じる．各年齢層に分布し女性に多い．発育は緩慢であるが，腺腔や嚢胞形成が目立つ高分化型と中間細胞と類表皮細胞が優位な高悪性型に分類される．治療は，外科的治療が行われるが，放射線と化学療法の感受性は低い．

1361 粘膜移植　　ねんまくいしょく
mucousal grafting
粘膜の欠損部に他の部位の粘膜を移植して修復する方法である．皮膚移植と比べ粘膜の性状を維持できる利点があり，また大きさには制限があるが採取創が目立たない．移植方法としては，有茎移植法と遊離移植法があり，前者には頰側粘膜骨膜弁や口蓋弁，舌弁などがあり，後者では口腔前庭拡張術などの際の比較的小さな粘膜組織欠損部に対して口蓋粘膜の部分層弁が用いられることが多い．

1362 粘膜下口蓋裂　　ねんまくかこうがいれつ
submucous cleft palate
口蓋裂のうち軟口蓋破裂がないようにみえるが，粘膜下で軟口蓋を横切る筋層が断裂した状態をいう．機能的に鼻咽腔閉鎖不全を呈することが多い．軟口蓋は全般に薄く，軟口蓋正中部の透明帯，硬口蓋後縁のV字型骨欠損，口蓋垂裂を示す．口蓋帆挙筋と他の口蓋筋が正中線上で結合せず，硬口蓋後端に停止し，筋の偏位がみられる．治療法は，口蓋形成術，咽頭弁形

成術などの外科的治療と，発音補正装置を用いた言語治療が行われる．

1363 粘膜下線維症　ねんまくかせんいしょう
submucous fibrosis
〔類義語〕前癌状態

アジア各地にひろがる噛みタバコ（ビンロウジュの果実，タバコ，ライムペーストをビーテルという葉で包んだもの）の習慣をもつ民族の口腔粘膜，とくに頬粘膜にみられる疾患で口腔前癌状態とされる．粘膜は硬く白色を呈し，灼熱感，開口障害から食事摂取困難となる．長時間の噛みタバコによる口腔粘膜への刺激により粘膜炎が起こり，肉芽反応が反復されることによって上皮下組織の線維化と粘膜上皮の萎縮，角化が起こる．

1364 粘膜下膿瘍　ねんまくかのうよう
submucosal abscess
〔同義語〕歯槽膿瘍
〔類義語〕骨膜下膿瘍

歯性化膿性炎が粘膜下に波及し，同部に膿瘍を形成したもの．一般的には，根尖膿瘍を形成し，さらに炎症が歯槽骨を穿孔して，骨膜下膿瘍を形成する．続いて骨膜を破って粘膜下に炎症が波及し粘膜下に膿瘍を形成する．原因歯相当部の粘膜の発赤と腫脹を認め，膿瘍による波動を触知する．治療法は，切開排膿処置と抗菌薬の投与を行い，消炎した時点で抜歯など原因歯の治療を行う．

1365 粘膜骨膜弁　ねんまくこつまくべん
mucoperiosteal flap
〔類義語〕全層歯肉弁

顎骨組織を覆う付着歯肉ならびに遊離歯肉を，骨膜を含んだ全層を剥離することで形成される弁をいう．歯肉剥離掻爬術，埋伏歯の抜歯，歯根端切除，囊胞摘出など顎骨に発生する病巣を除去する際に，この粘膜骨膜弁が作成される．また有茎性全層歯肉弁として粘膜欠損部の移植にも用いられる．

1366 粘膜剥離子　ねんまくはくりし
mucosal elevator

粘膜組織や軟組織病変を周囲の組織から剥離するための手術器具で，囊胞摘出や上顎洞粘膜の剥離などにも用いられる．柔らかい軟組織を傷つけず剥離ができるように，先端部は扁平で丸みを帯びた鈍な形状になっている．

1367 粘膜・皮膚・眼症候群　ねんまく・ひふ・がんしょうこうぐん
mucocutaneous ocular syndrome
〔同義語〕皮膚粘膜眼症候群，滲出性紅斑症候群，Stevens-Johnson症候群

全身倦怠感，頭重感，関節痛などの前駆症状を呈し，高熱をともなって皮膚，口腔，外陰部の粘膜，眼に炎症を起こす症候性疾患．皮膚には多形滲出性紅斑，眼には結膜炎，角膜炎，口腔粘膜では水疱・潰瘍をともなう多彩な滲出性紅斑を主とする口内炎，外陰部ではびらんを示す．多くは薬剤によるが，ウイルス，細菌感染など多原因性である．原因除去と副腎皮質ホルモン剤の全身投与，抗菌薬ならびに全身的栄養補給，口腔内清掃が必要である．

1368 粘膜弁法　ねんまくべんほう
mucosal flap closure

粘膜の欠損部を，骨膜を含まない有茎粘膜弁を用いて移植し修復する方法である．口蓋裂において裂壁幅が大きい場合に硬口蓋部の骨膜を口蓋の骨に残したまま粘膜弁のみを挙上し，これと連動した軟口蓋の粘膜口蓋弁と鼻粘膜においても粘膜弁を作製し，後方移動のうえ閉鎖させる場合（口蓋粘膜弁法）や病巣切除によって生じた粘膜欠損に対して切除断端の粘膜下組織を剥離し，粘膜縫合により閉鎖する場合に用いられる．

1369 粘膜縫合　ねんまくほうごう
mucosal suture

粘膜断端同士を縫合することをいう．粘膜は皮膚と異なり組織が薄く脆弱なために通常は丸針を使用する場合が多い．

の

1370　Neumann-Peter 切開　のいまん・ぴーたーせっかい
Neumann-Peter incision

歯頸部切開とその両端から歯肉頰移行部に向かう垂直な縦切開からなる切開法である．両端の垂直縦切開の起始は，歯間乳頭部は不潔域であり歯頸部中央では術後の瘢痕が目立ちやすいため歯間乳頭部と頰側歯頸部中央とのほぼ中間とする．囊胞摘出術などに用いられ，とくに広い術野や大きな歯肉弁が必要な症例，病巣が歯頸部付近にまでおよぶ症例に用いられる．しかし歯頸部を剥離するので術後に歯肉の退縮をきたし歯頸部が露出する欠点がある．

1371　脳挫傷　のうざしょう
cerebral contusion

脳外傷によって起こる脳実質組織の破壊（挫滅，壊死）の臨床診断名である．脳内出血を併発することが多い．症状は脳の出血や脳浮腫による頭痛，嘔吐，意識障害．また片麻痺，感覚障害，言語障害，痙攣発作などが出現することもある．予後は，たとえ治癒した場合も半身麻痺・失語・視力障害など後遺症の残ることが多い．まれに死亡することもある．外力と対側の脳に生じることもまれでない．

1372　脳震盪　のうしんとう
cerebral concussion

大脳皮質の一過性の機能障害とされるもので，脳への非穿通性外傷によって脳実質には器質的障害はないが，受傷時の記憶喪失，あるいは受傷後6時間以内に回復する意識消失のあるものをさす．健忘（受傷前後のことを思い出せない）や頭痛，嘔吐，めまい，四肢脱力などの神経症状がみられる．剪断力による衝撃により神経軸索が伸展されたりねじれたりして，一過性に伝達不能となると考えられている．器質的障害を認めないためCTやMRIでは異常所見はみられない．

1373　脳損傷　のうそんしょう
brain injury, cerebral injury

外力が直接的，間接的に脳実質を損傷する病態で，脳損傷の発生メカニズムと臨床病理的観点から，局所性脳損傷とび漫性脳損傷とに分けられる．局所性脳損傷は，病理学的差異による分類で損傷が限局しており脳挫傷や各種頭蓋内血腫が含まれる．一方，び漫性脳損傷は，脳機能障害の程度（神経学的重症度）と持続時間にもとづく分類で脳震盪や昏睡状態をともなう種々の程度の損傷が含まれる．また開放性脳損傷と閉鎖性脳損傷に分けることもある．

1374　脳貧血　のうひんけつ
cerebral anemia

一過性の脳循環血液量の低下による脳機能障害で，顔面蒼白，めまい，冷汗，四肢のしびれ，意識消失さらに失神にいたる病態をさす．しかし現在では，脳貧血という語は医学領域でほとんど用いられていない．歯科治療時に起こるもっとも頻度の高い偶発症で，とくに局所麻酔薬の注射時の疼痛や歯科治療に対する不安や恐怖，緊張など精神的ストレスによる迷走神経反射がトリガーとなり，末梢血管抵抗が急激に低下して生じる現象．徐脈，低血圧が特徴である．

1375　囊胞　のうほう
cyst

組織のなかにあって内部に液体や半流動体を入れ，上皮によって裏装された単房性または多房性の袋あるいは閉じた腔をさす．大部分は組織の中心部に迷入した上皮細胞から発生する．口腔領域には各種の囊胞性疾患があるが，顎骨内囊胞と軟組織内囊胞に分類され，さらに顎骨内囊胞は歯原性囊胞と非歯原性囊胞に分類される．骨内部に囊胞が発生することは他部位ではまれである．

1376　膿疱　のうほう
pustule

皮膚原発疹の一つである．表皮内，あるいは表皮直下に白血球が貯留した限局性の扁平または半球状隆起で，白色，黄白色を呈する．おもな

原因は細菌，真菌感染であるが，膿疱内に菌が証明されない場合を無菌性膿疱という．最初から白血球が組織内に集まってできるものを一次性膿疱といい掌蹠膿疱症などである．水疱内に白血球が遊走してきたものを二次性膿疱といい膿痂疹などである．皮下に白血球が貯留したときは膿瘍という．

1377 囊胞開窓術　のうほうかいそうじゅつ
marsupialization of cyst

囊胞壁の一部を切除し開口部をつくり外部と交通させて囊胞内圧を減じ，囊胞腔を縮小して治癒に導く方法である．囊胞壁の上皮が口腔粘膜上皮化生することを期待する．囊胞摘出術に比べ外科的侵襲が少なく，囊胞に近接する臓器・組織の損傷を防ぐことができるが，摘出術に比べ治癒期間が長く，開窓部への食片嵌入などによる感染や患者の不快感などが欠点である．

1378 囊胞性リンパ管腫　のうほうせいりんぱかんしゅ
cystic lymphangioma, lymphangioma cysticum
〔同義語〕cystic hygroma

リンパ管腫の一つで，リンパ腔が囊胞状に拡大した良性の過誤腫である．リンパ管の先天的形成異常として頸部に多発する．口腔内では頰粘膜，舌などに好発し，生下時から乳幼児期に発症する．腫瘤は軟性の波動が触れ内容液は漿液性で境界は不明瞭である．表在性では小水疱をともなった小顆粒状の隆起を示す．拡大すると呼吸困難をきたす．障害のある場合は外科的切除が必要であり，OK-432による薬剤注入法も有効である．

1379 囊胞腺癌　のうほうせんがん
cystadenocarcinoma
〔類義語〕乳頭状囊胞腺癌

囊胞形成を特徴とする癌腫で，唾液腺，卵巣，膵臓などに発生する．粘液性囊胞腺癌と漿液性囊胞腺癌に分けられる．

1380 囊胞腺腫　のうほうせんしゅ
cystadenoma

囊胞形成が増殖の主体をなすまれな良性腫瘍で，多囊胞性の境界明瞭な腫瘍である．囊胞腔内への上皮の乳頭状増殖の著明なものは乳頭状囊胞腺腫という．弾力性のある比較的軟らかい腫瘤を形成する．唾液腺では小唾液腺に多いとされる．組織学的には唾液腺上皮が種々の形の広い管腔を囲んで増殖し，囊胞を形成する．上皮は一層あるいは多列で，内層は円柱状ないし立方形である．本腫瘍の発育は一般に緩慢であるが，局所破壊性に増殖し再発しやすい．

1381 囊胞摘出術　のうほうてきしゅつじゅつ
enucleation of cyst

囊胞壁を周囲組織から剝離し囊胞を完全に除去する方法をいう．摘出後一次閉鎖か開放創にする．一次閉鎖は，囊胞内の歯を萌出させる場合以外ほとんどの囊胞に適応がある．治癒期間が短く術後管理が容易で顎骨の変形をきたさず，後の補綴処置に有利である．大きな囊胞の場合には，死腔が大きくなり感染の危険性がある．開放創は角化囊胞性歯原性腫瘍やエナメル上皮腫のような再発傾向のある大きな囊胞に適応されるが，治癒期間が長く患者の不快感も強い．

1382 膿瘍　のうよう
abscess

化膿性の炎症巣が組織内や臓器に限局しているもので，その中心部から組織の融解を起こし，好中球を主体とした化膿性滲出物（膿）が生じて蓄積し腔を形成した状態をいう．その周囲には時間の経過とともに肉芽組織が形成され，さらに線維化して膿瘍膜がつくられる．この膿瘍膜や周囲組織には多数の好中球が浸潤している．膿瘍が治癒するためには，外部への排膿または完全な内容物の分解と吸収が必要である．

は

1383 Burkitt リンパ腫　　ばーきっとりんぱしゅ
Burkitt lymphoma
悪性リンパ腫の一種でB細胞に由来する高悪性型の非ホジキンリンパ腫である．B細胞に由来する中型円形腫瘍細胞のび漫性増殖がみられ，その間にマクロファージが散在して starry sky 像を呈す．アフリカで男児に多発し，おもに顎骨腫瘤として初発（アフリカ型）する．これはEBウイルス感染との関連性が強い．わが国でみられる非アフリカ型は小児リンパ腫の40〜50％，成人リンパ腫の1〜2％を占め，性差はなく，腹部腫瘤として発症することが多い．

1384 肺気腫　　はいきしゅ
pulmonary emphysema
肺胞壁の拡張や破壊が起こり終末気管末梢から末梢の含気区域が異常に拡大した状態．原因は，加齢，喫煙や大気汚染物質の吸入，気管支炎による気道閉塞さらには遺伝的要素もある．労作時の呼吸困難，閉塞性換気障害によるチアノーゼや太鼓ばち指などの症状を呈する．検査では1秒率・1秒量の低下や残気率の上昇，ビール樽状胸郭が特徴的である．

1385 肺機能検査　　はいきのうけんさ
pulmonary function test
〔類義語〕呼吸機能検査
肺機能である換気機能とガス交換機能を評価する生理的機能検査である．基本検査は換気機能障害の有無と程度を判別するスパイロメトリー（％肺活量，1秒率など），フローボリューム曲線と，ガス交換障害の有無と程度を示す動脈血ガス分析である．本検査は，疾病の病態把握，診断，治療法の選択，経過観察，手術適応の決定などに有用である．目的に応じて必要な精密検査を行う．

1386 敗血症　　はいけつしょう
sepsis, septicemia
体内の感染病巣から細菌などの微生物あるいはその代謝産物が血液中に流入することにより引き起こされる重篤な全身症状を呈する臨床症候群で，感染症に起因する全身性炎症反応性症候群（systemic inflammatory response syndrome；SIRS）と定義される．血液中から菌が検出される必要はない．また，一次的に菌が血中に侵入した菌血症とも区別される．症状は悪寒戦慄をともなう急激な高熱，頻脈，血圧低下，意識障害などである．

1387 敗血症性ショック　　はいけつしょうせいしょっく
septic shock
〔同義語〕感染性ショック
細菌や真菌，ウイルスによる重症感染によって引き起こされる．適切な輸液療法にもかかわらず血圧低下が持続し，敗血症に合併して感染と全身性炎症反応症候群が重なりさらにショックに陥った状態である．内毒素，外毒素，サイトカイン，その他のメディエーターの作用により血管拡張，血管透過性亢進，微小血栓形成，心機能障害を起こすためDIC，多臓器不全，成人呼吸促迫症候群などの合併症を併発し予後不良である．

1388 visor 骨切り術　　ばいざーこつきりじゅつ
visor osteotomy
萎縮した下顎無歯顎において歯槽堤高径を高める絶対的顎堤形成術の一つで，下顎骨体を唇舌的，垂直方向に分割し，舌側の顎骨を挙上して歯槽骨の高径を増す．下顎両側大臼歯相当部間の歯肉頬・唇移行部に添って骨膜に達する切開を行い，歯槽頂を超え舌側歯肉口底移行部に達する粘膜骨膜弁を形成する．ついで，両側顎舌骨筋付着部前方端間の下顎歯槽頂に沿った顎骨下縁に達する骨切りを行い，唇舌側に分割する．舌側骨片を分割面に沿って上方にずらして固定し，縫合閉鎖する．

1389 肺水腫　はいすいしゅ
pulmonary edema
〔類義語〕肺浮腫

肺血管外に血液成分が異常に漏出して肺の間質から肺胞内にまで貯留した状態をさす．肺静脈圧の亢進と血管透過性亢進により生じる．原因として，血管内圧の上昇を引き起こすうっ血性心不全がもっとも多く，他に低アルブミン血症を引き起こす肝疾患，ネフローゼ症候群，タンパク漏出症，さらに有毒ガスの吸入がある．きわめて強い呼吸困難のため起座呼吸となり，症状として顔面苦悶状で，呼吸は浅く，頻脈，血圧上昇，ときにチアノーゼを認め血性泡沫痰を喀出する．

1390 肺塞栓症　はいそくせんしょう
pulmonary embolism
→ 肺動脈塞栓症

1391 バイタルサイン　ばいたるさいん
vital signs
〔同義語〕生命徴候，バイタル

患者の身体状態を客観的な数値で表したもので，一般的には①呼吸，②脈拍，③血圧，④体温の4つをさす．これらに加え，意識状態や尿量もバイタルサインに含める場合がある．バイタルサインは数値データのみならず，①呼吸ではリズム，深さ，喘鳴の有無，②脈拍では緊張，リズム，③血圧では左右の腕での差など，総合して患者の一般状態を判断する．なお，これ以外にも睡眠状態，食欲のよしあしなどを観察することが必要である．

1392 肺動脈塞栓症　はいどうみゃくそくせんしょう
pulmonary embolism
〔同義語〕肺塞栓症

静脈血栓やまれに空気，脂肪，腫瘍細胞が肺動脈に流入し，肺動脈が閉塞したもので，原因は下肢の深部静脈血栓症による場合が多い．症状は，塞栓部位と血流の遮断の範囲によって異なり，まったく無症状のものから，肺動脈主幹の閉塞による突然死まで多様である．中等度の塞栓の場合には，呼吸困難，胸痛，チアノーゼ，血痰などがみられる．血栓は血流が停滞したときに起こりやすく，長期臥床や手術時に筋肉のポンプ作用が低下したり，停止したときに生じる．肺塞栓症は骨折や帝王切開などの術後に起こりやすい．

1393 梅毒　ばいどく
lues, syphilis
〔類義語〕口腔梅毒，梅毒性潰瘍，梅毒性ゴム腫

Treponema pallidum による感染症で，性行為による感染がもっとも多いが，口腔が感染門戸となった場合には口唇，舌，などに病変が現れる．第1期：感染し3週間の潜伏の後，菌の侵入局所に初期結節を生じる．口腔では暗赤色の硬い結節状となりやがて硬性下疳を呈する．第2期：感染3か月後より皮膚ではばら疹，丘疹，膿疱などを呈する．口腔では紅斑とともに乳白斑ができ，びらんや潰瘍となる．第3期：感染3年頃より口腔では口蓋，舌背などにゴムに似た硬さの結節様病変が現れ，やがて組織破壊を生じる．第4期：脊髄癆や脳梅毒を生じる．胎児性の先天性梅毒では，鞍鼻，口周囲の亀裂瘢痕（Parrot溝），臼歯の桑実状歯，ハッチンソン歯などが特徴的である．

1394 梅毒性潰瘍　ばいどくせいかいよう
syphilitic ulcer, syphilelcosis
→ 梅毒

1395 梅毒性ゴム腫　ばいどくせいごむしゅ
syphilitic gumma
→ 梅毒

1396 排膿　はいのう
drainage
〔同義語〕ドレナージ

化膿性炎症が限局化して膿瘍が形成されたときや，び漫性に疎性結合組織に波及した場合に，膿瘍に切開を加えて膿汁を排泄すること．切開排膿後はドレーンを留置し，切開創の閉鎖を防

止する．膿瘍形成が十分でない場合は，ドレーンを挿入し，切開創の閉鎖を防ぎ，持続的な排膿を促す．

1397 歯ぎしり　　はぎしり
bruxism
〔同義語〕ブラキシズム

咀嚼筋群が異常に緊張して下顎が非機能的に動き，上下の歯を無意識にこすり合わせたり，くいしばったり，連続的に歯をカチカチ咬み合わせる異常顎運動をいう．歯の咬耗や破折，修復物の破損，咬合性外傷，顎関節症，軟組織の圧痕などの諸症状から診断される．歯ぎしりは，上下の歯の接触の仕方により clenching 型，grinding 型，tapping 型に分けられる．原因として咬合に起因するもの，中枢性のもの，心因性のもの，それらの混合性のものに分類される．

1398 白色水腫　　はくしょくすいしゅ
leukoedema
〔同義語〕白色浮腫，白板性浮腫

通常両側の頬粘膜にみられ表面が白から灰色で膜状を呈する病変で，白い線状がみられたり，しわがみられたりすることもある．原因は不明であるが，メラニン色素沈着の程度，口腔清掃状態の不良，喫煙と関連があるといわれている．有色人種に多くみられ，加齢にともない発生頻度が高くなる．通常は無症状で放置してよい．病理組織学的には上皮の肥厚，錯角化症，有棘細胞層の水腫性変化，幅広い上皮突起を認める．

1399 拍動痛　　はくどうつう
throbbing pain, pulsating pain
〔同義語〕拍動性疼痛

脈拍と一致した律動的疼痛で，ズキンズキンと脈打つような痛みの状態をいう．

1400 白板症　　はくばんしょう
leukoplakia
〔類義語〕口腔白板症，紅板症，白板性浮腫

口腔，外陰，子宮頸部，腟，膀胱，上気道の粘膜に発生する白色病変で，擦過によって除去できない板状あるいは斑状の形態を呈し，臨床的・病理学的に他の疾患として特徴づけられない白色の病変（WHO 2005 年）と定義される．代表的な前癌病変で，その癌化率は 5〜15% とされる．とくに，舌縁，舌下面，口底に好発する．

1401 剝離性口唇炎　　はくりせいこうしんえん
exfoliative cheilitis, cheilitis exfoliativa
〔同義語〕落屑性口唇炎

口唇粘膜上皮が異常に剝離し，びらん，痂皮の形成を主徴とする原因不明の慢性炎症性疾患である．鱗屑，痂皮を剝離すると易出血性の浅いびらんを生じる．思春期前後に好発し女性に多い．ストレスや口唇への刺激（無意識に口唇を舐めたり，歯や義歯が患部を刺激）が症状を悪化させるといわれている．上下唇いずれにも発現するが下唇に多い．

1402 剝離性歯肉炎　　はくりせいしにくえん
desquamative gingivitis

唇側歯肉の乳頭とそれに近接する歯肉の上皮が剝離，脱落し，易出血性で鮮紅色のびらん面が露出する歯肉の炎症である．灼熱感，接触痛が強く，歯ブラシの使用ができないため口腔内は不潔となり摂食困難となる．難治性で繰り返し発症することが多い．女性に多く，局所的な歯垢，歯石も症状の修飾に関係している．本疾患は類天疱瘡，天疱瘡，扁平苔癬，多形滲出性紅斑などの疾患が呈する症状の総称と考えられている．

1403 剝離剪刀　　はくりせんとう
preparation scissors

組織を鈍的に剝がしていく剝離を主目的とした剪刀のことである．剪刀は組織を切る（切離する）他に，先端部分の丸みを帯びた形状を活かして鈍的に組織を剝がす（剝離する）ことにも有用で，筋膜や靱帯など硬い組織にはメイヨーやクーパーといった刃が比較的厚いものが使用される．血管や粘膜組織などの繊細な軟部組織には，両刃で刃が薄く，先端部分が細くなって

いるメッツェンバームが多用される．

1404 Paget 骨病　ぱじぇっとこつびょう
Paget disease of bone
〔同義語〕変形性骨炎，骨 Paget 病

反覆する骨吸収とそれにともなう骨修復過程により組織学的にモザイク構造を示し，骨の肥厚や変形をきたす原因不明の慢性骨疾患である．骨皮質は正常の緻密骨の状態を失い，海綿骨様となり病的骨折を起こすこともある．骨盤，椎体，大腿骨，頭蓋骨，胸骨が好発部位で，1 個または多数の骨を侵す．顎骨が侵された場合には，その部の歯にセメント質増殖症を認める．わが国ではきわめてまれで，40 歳以後の白人男性に好発する．エックス線所見は骨吸収による透過像と反応性の骨形成による硬化像が混在する．まれに悪性化して骨肉腫になる．

1405 播種性血管内凝固症候群　はしゅせいけっかんないぎょうこしょうこうぐん
disseminated intravascular coagulation syndrome
〔同義語〕DIC，消費性凝固障害

微小血管内に血栓が多発し，それにともなう線溶亢進と凝固障害により出血傾向を呈する病態をさす．悪性腫瘍および白血病などの造血器悪性腫瘍，敗血症，広範な組織破壊をともなう病変などに発症する．出血症状は大半にみられ，紫斑，出血斑，消化管出血，血尿，発熱，乏尿，呼吸障害，ショックなどがある．診断は基礎疾患の存在，血中 FDP，D-ダイマー，血小板減少が重要である．

1406 破傷風　はしょうふう
tetanus

土壌中に棲息する *Clostridium tetani*（嫌気性のグラム陽性桿菌）が産生する外毒素（tetanospasmin）による全身性の骨格筋の硬直，痙攣発作をきたす重篤な中毒性疾患である．細菌の侵入門戸は刺創，挫創，裂創，擦過傷が多いが，原因の外傷の同定率は 7～40% である．通常第 I 期（潜伏期）は 7～21 日で第 II 期の突然の開口障害で発症する．やがて痙笑，嚥下障害，後弓反射などが現れ，さらに全身性強直性痙攣発作をきたす．重症化すると全身性強直性痙攣発作で死亡する．

1407 Basedow 病　ばせどうびょう
Basedow disease
〔同義語〕グレブス病

甲状腺に対する自己抗体が，甲状腺に刺激作用を及ぼし甲状腺ホルモンの分泌過剰をきたして惹起される病態をさす．中年女性に多く，甲状腺肥大，眼球突出，頻脈，発汗，体重減少などを認める．口腔症状では乳歯の早期脱落や永久歯の早期萌出をみる．治療は，抗甲状腺剤の投与（メルカゾール，プロパジール）あるいは放射性ヨードの投与，手術などがある．

1408 バゾプレッシン　ばぞぷれっしん
vasopressin

脳下垂体後葉で産生され，血漿浸透圧や非浸透圧刺激に反応して血中へ分泌され，腎集合尿細管で水の再吸収促進作用を示す抗利尿ホルモン（ADH）のことである．血漿浸透圧が上昇すると浸透圧受容器（第 3 脳室）が感知してバゾプレッシン（VP）の放出を促進する．また循環血液量・血圧の低下時，圧受容器（頸動脈洞，左房）を介して VP の分泌が増加する．VP の分泌障害により尿崩症が起こる．分泌亢進により低 Na 血症をきたし，抗利尿ホルモン不適合分泌症候群（SIADH）が起こる．

1409 発音障害　はつおんしょうがい
speech disorder

構音器官（口唇，下顎，舌，口蓋）の器質性・形態障害性にともなう構音障害をさす．口唇裂，咬合異常，歯列不正，歯の欠損，舌や口蓋切除後の欠損状態などがこれにあたる．口蓋裂にともなう発音障害は基本的には器質性であるが，習慣的に誤った構音の癖を習得したことで生じる機能性構音障害の性格も兼ねる．

1410 発汗減少性外胚葉異形成症　はっかんげんしょうせいがいはいよういけいせいしょう
hypohidrotic ectodermal dysplasia
〔類義語〕先天性外胚葉形成不全

毛髪，歯，汗腺などの外胚葉由来の組織形成不全を呈する疾患で，Ｘ連鎖性劣性遺伝の形式をとるものが多い．汗腺の低形成のため発汗が減少し高温環境下で発熱する．毛髪は貧毛，眉毛，陰毛を欠く．無歯症がときどきみられる．しかし，多くの場合犬歯は存在し，円錐状歯冠を呈する形成異常がみられる．顔貌は老人様で，前額の突出，下眼瞼に色素沈着をともなうしわがみられる．

1411 白血球減少症　はっけっきゅうげんしょうしょう
leukopenia

末梢血中の白血球数が減少したもので，3,000/μL以下をいう．おもな原因は骨髄での産生低下，破壊の亢進，あるいは脾臓への貯留である．好中球減少（1,500/μL以下）は血液疾患（再生不良性貧血，急性白血病など），膠原病，脾腫，ウイルス感染症，薬剤起因性無顆粒球症などで認められる．リンパ球減少（1,500/μL以下）はウイルス疾患，膠原病，薬剤（免疫抑制剤，副腎皮質ステロイドなど）の長期服用，ホジキンリンパ腫，AIDSで認められる．

1412 白血球増加症　はっけっきゅうぞうかしょう
leukocytosis, hyperleukocytosis
〔類義語〕白血球増多症

末梢血中の白血球数が正常の範囲を明らかに超えて増加した状態で，10,000/μL以上をいう．好中球増加症は感染症，炎症性疾患，悪性腫瘍，真性多血症，慢性骨髄性白血病，血管炎，急性出血，溶血，薬剤（副腎皮質ステロイド，G-CSFなど）で認められる．好酸球増加（500/μL以上）は寄生虫疾患，アレルギー疾患，皮膚疾患，ホジキンリンパ腫，好酸球性白血病などで，リンパ球増加（3,000/μL以上）は伝染性単核球症，高度のものは急性，慢性リンパ性白血病などで起こる．

1413 白血病　はっけつびょう
leukemia

未分化な造血幹細胞中の１個が腫瘍化し，白血病性幹細胞となり，分裂増殖を繰り返し，白血病細胞の集団（クローン）を拡大させる造血細胞の腫瘍性疾患である．白血病クローンは骨髄においては正常造血幹細胞による造血を抑制し，末梢血にも出現して臓器に浸潤する．急性白血病においては，正常機能を有する赤血球，顆粒球，血小板の絶対的欠乏（骨髄不全）を生じ，出血，感染症などによって患者を死に至らしめる．白血病細胞の発生母地から骨髄性とリンパ性に大別され，それぞれ，急性と慢性に分けられる．

1414 白血病裂孔　はっけつびょうれっこう
leukemic hiatus

急性白血病では，病的な芽球型の幼若白血球と少数の成熟細胞に二群化され，その中間型が抜けていることからこの現象を白血病裂孔という．慢性ではこの白血病裂孔が認められず，逆に幼若な細胞から成熟した細胞まで各段階ごとに成熟した細胞が認められる．白血球増加をきたす類白血病反応との鑑別診断上重要な所見である．

1415 Passavant隆起　ぱっさばんとりゅうき
Passavant ridge

鼻咽腔閉鎖不全症患者の発声・嚥下時に咽頭後壁で，環椎前結節の高さ付近で観察される水平に突出する索状隆起をいう．この隆起は上咽頭収縮筋および口蓋咽頭筋の輪状部などの収縮により形成される．健常人にはなく，口蓋裂患者でみられ鼻咽腔閉鎖運動を補う代償性運動と考えられている．

1416 抜歯　ばっし
odontectomy, tooth extraction, exodontia

歯槽から歯を脱臼させて摘出する手術をいう．

1417 抜歯窩　ばっしか
socket, tooth extraction socket
〔類義語〕抜歯創

抜歯によって生じた歯肉および歯槽骨の開放性欠損創をさす．通常，開放創にされるので創治癒は2期癒合の経過をとる．抜歯窩は血餅による充満，線維素苔による被覆，肉芽組織の増生，線維組織による器質化，化骨形成，辺縁からの上皮の再生の過程をへて，さらにその後6〜12か月かけて骨改造がなされ，成熟した骨組織に置換され治癒する．

1418 抜歯窩再搔爬手術　ばっしかさいそうはしゅじゅつ
recurettage of socket

抜歯窩治癒不全に対して鋭匙などを用いて抜歯窩の表層を除去し，新鮮な骨面を露出させて，新たに血餅・肉芽形成をはかる外科処置をいう．

1419 抜歯鉗子　ばっしかんし
dental extracting forceps

抜歯時，歯冠ないし歯根露出部を把持し，歯を抜去するための手術器具である．鉗子は歯頸部の形態に適合する嘴部，関節部，把柄からなる．永久歯用と乳歯用があり，上顎（一直線状，銃槍状），下顎用（屈嘴状）に分けられ，それぞれに前歯，小臼歯，大臼歯，残根，智歯用がある．上顎大臼歯鉗子は左右側の区別がある．

1420 抜歯後菌血症　ばっしごきんけつしょう
postextraction bacteremia
〔類義語〕菌血症

菌が血流中に侵入した状態をいう．局所感染巣や外傷，手術創が口腔領域にある場合を歯性菌血症とよぶ．抜歯後に高頻度に起こる．分離される菌は口腔レンサ球菌が最多である．通常は一過性で全身症状はほとんどない．しかし，心臓弁膜症，先天性心疾患，心臓手術後などのリスクがあると歯性菌血症から感染性心内膜炎を発症する頻度が高い．重篤な全身症状をともなう菌血症が敗血症（全身性炎症反応症候群：SIRS）である．

1421 抜歯後出血　ばっしごしゅっけつ
postextraction bleeding

抜歯後，圧迫しても止血しないか，いったん止血しても再度出血するものをさす．局所的な原因として抜歯創縁や抜歯窩内の炎症性肉芽組織の残存，小血管の損傷などがある．全身的な原因としては，抗血小板薬や抗凝固薬の服用，凝固系の異常，血小板減少症や白血病などの血液疾患などである．

1422 パッチテスト　ぱっちてすと
patch test
〔同義語〕貼付試験

接触皮膚炎の抗原を検索するために被検材料を皮膚に貼り，遅延型反応をみる検査である．被検材料を基剤に混じ，小片にのばしたものを通常背部皮膚に貼布し，24〜48時間後に除去して20分後に判定する．除去した部位に潮紅，小水疱（まれにびらん）などを認めたとき，陽性と判定する．ある物質について希釈系列をつくり，濃度に関係なく陽性の場合を，アレルギー性と判定する．

1423 Hutchinsonの三徴候　はっちんそんのさんちょうこう
Hutchinson triad, Hutchinson's triad

晩発性先天性梅毒患者に発現する3徴候で，7〜8歳から青春期に発現する実質性角膜炎（盲目），内耳性難聴（聾，第8脳神経障害），Hutchinson歯（上顎中切歯の形態異常）をさす．Hutchinson（1857年）により報告された．上顎中切歯はビール樽状またはねじまわし状を呈し，上顎側切歯，下顎切歯，犬歯にもみられ，さらに第一大臼歯は桑実状や蕾状を呈する．

1424 発話明瞭度検査　はつわめいりょうどけんさ
speech intelligibility test
〔同義語〕会話明瞭度検査
〔類義語〕発語明瞭度検査

発話の総合的能力を判断するため，問診と情報

収集も兼ねて被験者にいろいろ問いかけ，自由な発話を促す（自由発話法）．発話がどの程度明瞭であるか主観的に判定し，5段階にランクづけする検査法である．明瞭度1度は明瞭でよくわかる．2度はときどきわからない言葉がある．3度は聞き手が話の内容を知っていればわかる．4度はときどき，わかる言葉がある．5度はまったくわからない．

1425 波動　はどう
fluctuation, fluctuant
触診時，限局性腫脹の内部に液体が貯留することを感じる触感のことをさす．左右の示指頭の尖端を腫脹部の上に軽くおき，一方の指尖で直角に圧迫すると，他方の指尖に内側からもちあげられる圧を感じたときに波動ありという．一方向のみでなく，これと直角の方向でも検査し，すべての方向に波動が証明されたとき，波動陽性（真性波動）とする．炎症性腫脹部に真性波動を認めたときには膿の貯留を考える．脂肪腫などでも認められるが仮性波動である．

1426 Patau 症候群　ぱとーしょうこうぐん
Patau syndrome
〔同義語〕ペイトー症候群，プット症候群，13番トリソミー症候群

13番目染色体のトリソミーをいう．多発性奇形や高度の精神障害を呈する重度の先天性障害．口唇口蓋裂，無眼球，小眼球，多指症などの多くの奇形を有しており，生後1年以内に約90％が死亡する．

1427 Patrick 発痛帯　ぱとりっくはっつうたい
Patrick trigger areas
特発性三叉神経痛患者が無痛状態であるとき，口唇，口角，鼻翼などのある特定の部位に接触刺激，冷気などが加えられると疼痛発作が誘発される部位のことで，トリガーゾーンともよぶ．この部位は三叉神経痛の診断上非常に重要である．

1428 パノラマエックス線撮影法　ぱのらまえっくすせんさつえいほう
panoramic radiography
全顎像を1枚のフィルムに撮影する手法で，総覧エックス線撮影法ともいう．以前は撮影方式によって体腔管（口腔内線源）方式と断層（回転）方式に大別されたが，今日では，エックス線源とフィルムを相対的に回転させることによって撮影する断層方式をさしている．

1429 Papillon-Lefèvre症候群　ぱぴよん・るふぇーぶるしょうこうぐん
Papillon-Lefèvre syndrome
手掌，足蹠の異常角化，乳歯列および永久歯列の高度な歯周疾患を主候とする常染色体劣性遺伝による疾患である．全顎にわたって高度の辺縁性歯肉炎と歯槽骨の水平的吸収を認める．臨床症状は歯肉の発赤，腫脹，膿瘍を認め，歯の動揺をきたすことが多い．また，免疫能が低下していることがあり感染症に罹患しやすい．

1430 バラ疹　ばらしん
roseola, rose spot
小さな紅色斑がおもに体幹部に生じた状態で，バラ色を呈することから薔薇疹ともいわれる．梅毒第二期，小児の突発性発疹，腸チフスなどに併発することがある．梅毒性バラ疹は第二期の初期に体幹，顔面に現れ約1か月等で消失する．また，小児突発性発疹は生後1歳未満の小児に多くみられ，発熱後の解熱とともに全身に発疹が現れることが多い．

1431 針刺し事故　はりさしじこ
needle stick injury
感染源患者の血液などが付着した鋭利な医療器具（注射針，メスなど）により，医療従事者の皮膚が損傷され，その傷が皮下に到達した医療事故のことをいう．受傷部位からの明らかな出血が認められるものをいい，単に血液の接触や出血が認められない程度の場合は針刺し事故として扱わない．針刺し事故発生時にはまず受傷部位を，流水で十分に洗う．その後は患者の血液検査を早急に行い，結果に応じた迅速な対応

が必要とされる．

1432 針生検　　はりせいけん
needle biopsy, fine needle aspiration
〔同義語〕針生検法，FNA

深部組織の病変に対して，組織学的診断を得るために針を用いて組織を採取し検査する方法，あるいは細胞診を行うために組織を吸引採取する方法をいう．前者は臓器や組織にシルバーマン穿刺針やトルー・カット生検針のような太い穿刺針を刺し，陰圧をかけずに組織を採取する．エコーやCTガイド下にて行うことが多い．後者は通常の注射針を用いて，陰圧をかけて組織を吸引採取し細胞診に供する方法（穿刺吸引細胞診）である．頭頸部領域では，唾液腺や頸部などの腫瘍性疾患の診断に用いられる．針生検は短時間で検査が終了できる利点があるが，採取できる組織量が少ないため確定診断に至らない可能性もある．また，腫瘍細胞の播種といった問題点も報告されている．

1433 パルスオキシメーター　　ぱるすおきしめーたー
pulse oximeter

無侵襲に脈拍数と経皮的動脈血酸素飽和度（SpO_2）を測定する医療器具である．麻酔管理や手術中などでのモニタリングや携帯型のパルスオキシメーターを使用して，在宅酸素療法の管理に使用されている．原理としては，2つの異なる波長光（660 nm，940 nm）を当てて，吸収の差から酸化ヘモグロビンの割合を測定する．

1434 Partsch I 法　　ぱるちぇいっぽう
Partsch I method

顎骨嚢胞の手術法で，手術創を閉鎖せずに開放創とする方法である．Partsch I 法は嚢胞壁を摘出して開放創とする方法（packed open 法）と嚢胞壁を保存して開放創とする方法（開窓法）の2種類に分類される．比較的嚢胞腔容積の大きな症例において選択される．いずれも閉創するPartcsh II 法に比べ，再発が少ないことが特徴である．

1435 Partsch II 法　　ぱるちぇにほう
Partsch II method

顎骨嚢胞の手術法であり，嚢胞壁を摘出するとともに手術創を閉鎖縫合する方法である．閉鎖創にするために，開創するPartsch I 法と比べて創治癒は早いが，感染，再発の可能性がある．比較的嚢胞腔の小さな症例に選択される．

1436 Valleix 圧痛点　　ばれーあっつうてん
Valleix pain point

神経痛がある場合に，神経枝が骨孔より出る部位の皮膚や，体表近くを走行している神経の直上を圧迫することで圧痛を感じる部位のことで，フランスの内科医Valleixによって報告された．神経痛の診断に利用され，特発性三叉神経痛では眼窩上孔，眼窩下孔，オトガイ孔（Valleixの3圧痛点）を刺激することで，どの神経枝に異常があるか調べることができる．

1437 破裂音　　はれつおん
plosive

構音様式による子音の一つで，発話時に声道内のいずれかを閉鎖し，次に瞬間的にこの閉鎖を開放して発生させる特徴的な子音である．鼻腔と口腔の双方の通気を同時に完全閉鎖するように，喉頭部または声門を閉鎖するか，あるいは口蓋帆を上げて鼻腔内を通る声道を閉鎖したうえで，口腔内の上下の調音器官を密着させて口腔内の声道も閉鎖し，肺から閉鎖位置までの気圧を高め発せられる．

1438 反回神経麻痺　　はんかいしんけいまひ
recurrent nerve paralysis
〔同義語〕声帯麻痺

内喉頭筋を支配する反回神経の損傷により起こる声帯運動障害をいう．反回神経は，迷走神経の分枝で，声帯の内転外転運動を司る神経である．走行は一度鎖骨下まで下降しふたたび上行するという長い経路をとるため，さまざまな疾患の影響や手術などの合併症により麻痺することが多い．喉頭疾患中の10数％を占め，原因はウイルスによる突発性の例が多く，ついで悪性腫瘍の浸潤，手術による損傷があげられる．

症状として，嗄声や誤嚥，呼吸困難などがある．治療法は，片側性麻痺では声帯注入術，両側麻痺では声門拡大術が行われる．

1439　バンコマイシン　　ばんこまいしん
　　　　vancomycin
　　　〔同義語〕塩酸バンコマイシン

グリコペプチド系抗菌薬で，細菌の細胞壁合成酵素を阻害することでおもにグラム陽性菌に抗菌作用を示す．とくにメチシリン耐性黄色ブドウ球菌（MRSA）に有効である．また，骨髄移植時の消化管内殺菌や偽膜性大腸炎にも有効である．副作用に腎毒性があるため，腎機能の低下した患者に使用する場合は注意が必要である．バンコマイシン耐性ブドウ球菌（VRSA）も報告されている．

1440　瘢痕性拘縮形成手術　　はんこんせいこうしゅくけいせいしゅじゅつ
　　　　plasty of scar contracture, plasty of cicatricial contracture

組織に欠損が生じた場合に，肉芽組織が形成され最終的に緻密な膠原線維や結合組織に置換され瘢痕が形成される．その瘢痕により引き起こされる変形や皮膚の緊張増加状態（瘢痕性拘縮）を外科的に修正する術式をさす．Z形成術，ティッシュエキスパンダーや植皮術などの瘢痕性拘縮形成手術が用いられる．

1441　瘢痕性類天疱瘡　　はんこんせいるいてんぽうそう
　　　　cicatricial pemphigoid

おもに口腔などの粘膜に水疱形成やびらん，潰瘍形成を起こす良性粘膜類天疱瘡が再発を繰り返し瘢痕・萎縮性となったものをさす．口腔粘膜の他に結膜や外陰部，肛門，鼻，咽頭，喉頭などにも生じ女性に多いとされる．原因は不明で，自己免疫疾患と考えられている．組織学的に上皮と結合組織の境界に小水疱，裂隙形成を認め上皮層が水疱により挙上される．棘融解は認められない．治療法として，副腎皮質ホルモンの投与を行う．

1442　板状硬結　　ばんじょうこうけつ
　　　　board-like induration

顎放線菌症の特徴的症状の一つで，側頭部，頰部，顎下部や頸部の軟組織に認められる平板状の低い隆起をともなう炎症性硬結をさす．多発性膿瘍が形成されると板状硬結部に波動や肉芽組織形成，自潰瘻孔，瘢痕形成が認められる．

1443　斑状歯　　はんじょうし
　　　　mottled tooth, mottled enamel
　　　〔同義語〕フッ素歯症

歯の形成期，まれに歯の石灰化期間中に過剰量のフッ化物を継続的に摂取することにより主としてエナメル質に生じる歯の形成障害である．エナメル質の表面に白濁した不透明な斑点，シマ状模様，あるいは実質欠損などとして現れる．本邦で齲蝕予防として用いられているフッ化物は局所応用であり，適正な使用で斑状歯が現れることはない．現在のわが国の水道法では水質基準でのフッ素濃度は0.8ppm以下と定められ，審美上問題となる斑状歯の発現はきわめてまれである．

1444　斑状出血　　はんじょうしゅっけつ
　　　　ecchymosis

皮下出血の大きさにより斑状出血と点状出血に区別され，斑状出血は直径1cm以上の出血のことをさす．点状出血は3mm以下のものである．斑状出血は機械的ストレスや圧迫，吸引などにより惹起され比較的下肢に多いが，上肢や体幹など露出している部分や，衣服により圧迫される部分にも発生する．

1445　伴性優性遺伝　　ばんせいゆうせいいでん
　　　　sex-linked dominant inheritance

ある特定の疾患を決定する遺伝子が性染色体のX染色体上に存在し，異常遺伝子が一つでもあれば発症する遺伝形式をいう．女性では2つあるX染色体上の遺伝子に片方あるいは両方に異常があれば発症し，男性ではX染色体が1本しかないため，遺伝子一つの異常で発症する．伴性優性遺伝疾患はごくまれで，エナメル

質形成不全症などがある．

1446 伴性劣性遺伝　ばんせいれっせいいでん
sex-linked recessive inheritance

ある特定の疾患を決定する遺伝子が性染色体のX染色体上に存在し，片方が正常遺伝子であれば発症しない遺伝形式をいう．女性では2つあるX染色体上の遺伝子両方に異常がなければ発症しないのに対し，男性ではX染色体が1本しかないため，遺伝子一つの異常で発症する．このため，男女の患者数に大きな差がある．赤緑色盲（色弱），血友病AおよびBなどがこれにあたる．

1447 ハンセン病　はんせんびょう
Hansen disease, loprosy
〔同義語〕癩病

抗酸菌の一種である癩菌（*Mycobacterium leprae*）によって起こる慢性感染症である．乳幼児期に飛沫感染し，潜伏期は数年から十数年におよぶが発症は少ない．末梢神経・皮膚が侵され，病状が進むと身体に変形が生じることもある．皮疹は多彩で特異疹はない．末梢神経は肥厚し，知覚障害，運動障害，自律神経障害が出現する．顔面神経麻痺による兎眼，三叉神経麻痺による角膜の知覚障害が原因で失明にいたることもある．

1448 Hunter舌炎　はんたーぜつえん
Hunter glossitis

ビタミンB_{12}欠乏による悪性貧血で現れる舌病変で，糸状乳頭の萎縮による舌表面の平坦化，発赤，灼熱感，潰瘍形成などがみられる．鉄欠乏性貧血にともなう舌の症状と同じである．診断は，血液検査により大球性貧血に分類される巨赤芽球性貧血と臨床症状から確定できる．治療は，ビタミンB_{12}の投与が有効とされている．

1449 Hand-Schüller-Christian病　はんど・しゅらー・くりすちゃんびょう
Hand-Schüller-Christian disease

Hand, Schüller, Christianらによって記載されたもので，組織球症Xのうち細網内皮系の異常によって肉芽腫を形成するまれな慢性全身疾患である．骨病変が特徴的で，とくに頭蓋骨を多発性に侵しパンチアウト様のエックス線透過像がみられる．また，上下顎にわたる高度の歯槽骨吸収，歯の弛緩・動揺，口腔内出血などを起こす．骨病変の他，眼窩壁の肉芽腫増殖による眼球突出や，下垂体の圧迫による尿崩症をともなうものが典型的である．最近では，抗原提示細胞の反応性増殖であるランゲルハンス細胞組織球症と総称される．

1450 晩発障害　ばんぱつしょうがい
late injury

放射線被曝の急性障害から回復した後，あるいは比較的低線量の1回または分割，遷延照射を受けた後，長期間の潜伏期を経て出現する身体的障害の総称である．身体的障害としては被曝部組織の線維化と二次的血行障害や，白内障や肺線維症などがあげられる．白内障は確定的影響に，白血病や悪性腫瘍などは確率的影響に分類される．

1451 パンピングマニピュレーション法　ぱんぴんぐまにぴゅれーしょんほう
pumping manipulation technique

顎関節の上関節腔を穿刺し生理食塩水や1％リドカインなどを注入し，吸引するパンピング操作で関節腔を拡張させ，引き続きマニピュレーション法により下顎頭を前下方へ，前歯部を上方へ誘導して関節頭と関節円板の位置関係を整位することをさす．顎関節症の症型分類のうちⅢ型（関節円板障害）での，クローズドロックの解除，疼痛の軽減，開口制限の解除に有効とされている．

1452 反復性脱臼　はんぷくせいだっきゅう
recurrent dislocation
→習慣性顎関節脱臼

ひ

1453 B型肝炎　びーがたかんえん
hepatitis B
〔同義語〕HB

B型肝炎ウイルス（Hepatitis B virus；HBV）の感染によるウイルス性肝炎である．以前は血液を介した感染が大半を占め，社会問題となった．近年の先進国では感染対策が確立し医原性の感染は少ないとされている．一方，医療現場での針刺し事故や，覚醒剤使用時の注射器の使い回しなどによる感染が問題化している．最近では高HBIG（高力価HBs抗原ヒト免疫グロブリン），HBワクチンといった感染対策の進歩によって感染の減少がみられる．感染すると発症率が高い．

1454 B細胞性悪性リンパ腫　びーさいぼうせいあくせいりんぱしゅ
B cell lymphoma
〔同義語〕B細胞リンパ腫，非ホジキンリンパ腫B細胞型

B細胞としての形質（免疫グロブリン，CD19, CD20, CD22, CD79aなどが陽性）をもつ非ホジキンリンパ腫の総称である．一次濾胞ないしマントル層，胚中心（濾胞中心）および濾胞外細胞（免疫芽球，形質細胞）から発生することが多く，濾胞中心細胞由来のものがもっとも多いとされている．濾胞性リンパ腫，マントル細胞リンパ腫，辺縁帯リンパ腫，バーキットリンパ腫があげられる．わが国では非ホジキンリンパ腫の70％を占めるとされている．

1455 BCG　びーしーじー
Bacille de Calmette et Guérin
〔同義語〕BCGワクチン

ウシ型結核菌（*Mycobacterium bovis*）を長期間培養してえられたBCG（仏語；*Bacille de Calmette et Guérin*の略）を結核に対するワクチンとしたもので，通常BCGワクチンをさす．BCGはヒトに対する病原性が消失している一方，抗原性は保持されているので生菌を人為的にヒトに接種しても結核を発症することなく，免疫を獲得させることができる．小児の結核予防には効果的であるが，成人に対する効果はさまざまな報告があり，BCGワクチンの接種は国によりばらつきがある．わが国では2005年の法改正により生後6か月未満で，ツベルクリン反応検査なしに1回だけの接種を行っている．

1456 鼻咽腔エアウェイ　びいんくうえあうぇい
nasopharyngeal airway

舌根沈下による上気道閉塞に対して気道確保のための気道補助道具で，口から挿入する口咽頭エアウェイと鼻から挿入する鼻咽腔エアウェイがある．鼻咽腔エアウェイは口咽頭エアウェイと異なり覚醒患者や半覚醒患者（咳反射や咽頭反射のある患者）に使用できる．鼻咽腔エアウェイは柔らかいゴムまたはプラスチック製のカフなしチューブで，鼻孔から喉頭蓋（気管の入口のふた）手前まで挿入することによって空気の通路となる．

1457 鼻咽腔閉鎖不全　びいんくうへいさふぜん
velopharyngeal incompetence
〔同義語〕鼻咽腔閉鎖機能不全

発語や嚥下時に行われる鼻咽腔（前方を軟口蓋，後方を咽頭後壁，側方を咽頭側壁で囲まれている空間）の閉鎖が，障害された状態をさす．球麻痺による軟口蓋の運動障害，口蓋裂患児の手術前後，口腔内手術による組織欠損などでみられる．

1458 Pierre Robin症候群　ぴえーるろばんしょうこうぐん
Pierre Robin syndrome
〔同義語〕Robin症候群，Robinシークエンス

先天性小顎症，口蓋裂，舌根沈下を3主徴とする頻度の高い症候群である．常染色体劣性遺伝形式をとる．他に，強度の近視，先天性緑内障などの眼障害をともなうことがある．気管内

挿管困難を招く障害として知られている．

1459 鼻音　びおん
nasal sound

子音の一種で，口からの通気を完全に閉鎖し，もっぱら鼻の通気のみを開放してだす音をさす．ただし，口と鼻の両方の通気を同時に可能にする音（鼻音化した口腔音：母音も子音もある）は除く．本来鼻音性のない語音が鼻腔共鳴を使って生成される鼻にかかった現象は鼻音化とよばれ，口蓋帆の挙上による鼻咽腔閉鎖が不十分なときに聴取される．

1460 非開胸心マッサージ　ひかいきょうしんまっさーじ
closed chest cardiac massage

→ 体外心マッサージ

〔同義語〕CCM

1461 非開放性骨折　ひかいほうせいこっせつ
closed fracture

〔同義語〕単純骨折，閉鎖骨折

骨折部と外界との交通の有無による骨折分類において，骨折部が皮膚・粘膜の創傷部を介して外界と交通していない骨折をいう．これに対し，骨折部が外界と交通している骨折を開放性骨折あるいは複雑骨折という．

1462 皮下気腫　ひかきしゅ
subcutaneous emphysema

皮下の疎性結合組織内に多量の気体が貯留した状態で，顔面や頸部の腫脹と疼痛を示し，触診にて特有の握雪感，捻髪音を認める．発生要因としては，エアーシリンジやエアータービンなどによる空気の圧入，過酸化水素水と次亜塩酸ナトリウムによる反応性気体の発生，ガス壊疽菌群の感染などがあげられる．通常，経過観察のみで改善するが，縦隔内に空気が侵入した縦隔気腫や心膜気腫では，呼吸困難，血圧低下などの症状が発現するため，すみやかな空気ドレナージなどの対応が必要となる．

1463 皮下出血　ひかしゅっけつ
subcutaneous bleeding

鈍的な外力，手術や局所麻酔の注射針により皮下組織の毛細血管や静脈が損傷し，血液が組織間隙から皮下組織に及んだ状態をさす．皮下出血は程度により，①点状出血，②斑状出血，③皮下溢血，④皮下血腫に分類される．出血部の色は，暗赤紫色から暗青色を呈し，漸次褐色，黄色に変化して，退色し，消失する．

1464 皮下膿瘍　ひかのうよう
subcutaneous abscess

皮下に生じたあるいは周囲組織から波及した化膿性炎症により，皮下の疎性結合組織内に膿を満たした空洞を形成した状態をさす．周囲には壊死していない好中球，組織球の浸潤層を有する．

1465 非観血的整復法　ひかんけつてきせいふくほう
closed reduction

皮膚や粘膜に切開を加えずに行う骨折の整復法をいう．種類としては，徒手などにより一期的に整復する方法と，持続的な牽引や加圧などによって徐々に整復する方法とがある．顎骨骨折の場合，骨折線が単純で，整復後に顎間固定などの非観血的方法による固定が可能な症例が対象となる．切開による瘢痕をつくらず，手技も容易であるが，整復が不十分であったり，治療期間が長くなるといった欠点がある．

1466 非観血的モニタリング　ひかんけつてきもにたりんぐ
noninvasive monitoring

〔類義語〕非観血的監視

皮膚の外より非侵襲的に呼吸器系，循環器系，神経系などの病態を示すパラメーターの変化を把握すること，もしくはそれに用いる医療機器をさす．酸化ヘモグロビンと還元ヘモグロビンでは赤色光と赤外光の吸収度に差があることを利用して動脈血酸素飽和度（SpO_2）を測定するパルスオキシメーター，非観血的血圧計，呼吸心拍モニター，経皮的終末呼気炭素ガス分圧

(PETCO$_2$) モニターなどがある．

1467 鼻腔カニューレ　　びくうかにゅーれ
nasal cannula

鼻孔プロングという2つの短い管を両側の鼻腔に挿入して酸素を投与する酸素吸入装置の一種をさす．吸入気酸素濃度は24～36％程度で，酸素流量を1L/分増加させるごとに4％ずつ上昇する．操作が簡単で，装着時の不快感も少ないが，吸入気酸素濃度を一定に保つのが困難．酸素流量が6L/分以上となると鼻腔粘膜の乾燥などが生じることより，通常1～6L/分の低流量で用いる．

1468 鼻口蓋管囊胞　　びこうがいかんのうほう
nasopalatine duct cyst

〔同義語〕切歯管囊胞，口蓋乳頭囊胞

両上顎突起と球状突起の癒合部で胎生期に存在した鼻口蓋管の残遺上皮から発生した囊胞で，骨内のものを切歯管囊胞，骨外の口腔粘膜下のものを口蓋乳頭囊胞とよぶ．鼻口蓋管は消失し切歯管として残る．切歯管囊胞は口蓋正中前方部の無痛性腫脹として発現し大きさ1cm程度のものが多い．エックス線所見で円形，類円形，ハート型透過像として認められる特徴がある．組織学的に囊胞上皮は，重層扁平上皮，多列線毛円柱上皮などで，移行上皮がみられることもある．

1469 鼻骨骨折　　びこつこっせつ
fracture of nasal bone

鼻骨の連続性が断たれた状態であるが，実際には上顎骨前頭突起，鼻中隔，鼻軟骨などの骨折を合併することが多い．鼻出血や疼痛に加え，側方からの外力では対側に転位して斜鼻を，正面からの外力では陥凹し鞍鼻を呈する．受傷直後で，腫脹が生じる前であれば整復は容易で，整復後にギブス装具で固定する．受傷後長時間を経過した場合は腫脹のため整復が困難となり，陳旧性のものでは観血的整復が必要となることもある．

1470 鼻歯槽囊胞　　びしそうのうほう
nasoalveolar cyst

〔同義語〕鼻唇囊胞，Klestadt囊胞，鼻前庭囊胞

鼻翼部と口唇粘膜との間の歯槽部の軟組織に生じる囊胞．成因としては，鼻涙管原基由来説や胎生器官残存説などが考えられている．臨床症状としては，鼻翼基部から口唇上部にかけての腫脹，鼻唇溝の消失などがあげられ，鼻腔底が隆起することもある．病理組織学的には，多列円柱上皮，立方上皮，重層扁平上皮などで裏装されている．

1471 皮質海綿骨移植　　ひしつかいめんこついしょく
corticocancellous bone transplantation

骨採取部位より皮質骨と海綿骨を一塊として採取し，移植する骨移植法である．移植部の支持性に優れる皮質骨と骨新生が良好な海綿骨の両者を用いることにより支持性および骨新生能ともに優れた方法であるが，複雑な形態をした移植床への適合が困難である．口腔内ではオトガイ部や下顎枝前縁部などから，口腔外では腸骨稜や脛骨などから採取することが多い．

1472 皮質骨骨切り術　　ひしつこつこつきりじゅつ
corticotomy, cortical osteotomy

〔類義語〕皮質骨切除術
→ 上顎皮質骨切り術

1473 皮質除去術　　ひしつじょきょじゅつ
decortication

骨髄炎に対する外科的処置の一つで，炎症を生じている海綿骨の減圧ならびに血流の増大を期待して病巣部の皮質骨のみを切除する手術である．骨皮質を露出させ，骨ノミやドリルを用いて窓枠を外すように皮質骨を一片として削除する．腐骨や不良肉芽組織が認められる場合にはそれらの搔爬をあわせて行ったり，抗菌薬の局所持続灌流療法とあわせて行う場合も多い．

1474 微小血管吻合術　びしょうけっかんふんごうじゅつ
microvascular anastomosis
〔同義語〕微小血管外科

手術用顕微鏡やルーペによる拡大視野の下で特殊な手術器具を用いて直径1～2 mm前後の細い血管を吻合する手技である．吻合様式としては，血管の断端同士を吻合する端端吻合法と中枢側の血管（太い血管）側孔に末梢側の血管（細い血管）を枝のように吻合する端側吻合法があり，吻合する血管径や部位，血行再建術式により選択される．遊離組織移植，切断組織の再接着，脳血管障害の治療においては不可欠の手技である．

1475 ヒスティオサイトーシスX　ひすてぃおさいとーしすえっくす
histiocytosis X
〔類義語〕Hand-Schüller-Christian病，Letterer-Siwe病，Langerhans細胞組織球症，組織球腫症

種々の臓器における組織球異常増多と肉芽腫形成を組織学的特徴とする疾患を総括する名称である．1953年にLichtensteinによって提唱された．好酸球肉芽腫症，頭蓋骨欠損，眼球突出，尿崩症を主徴とし，Langerhans細胞の非腫瘍性増殖を特徴とするHand-Schüller-Christian病，乳幼児にみられLangerhans細胞の腫瘍性増殖を特徴とするLetterer-Siwe病が含まれる．

1476 非ステロイド性抗炎症薬　ひすてろいどせいこうえんしょうやく
non-steroidal anti-inflammatory drugs
〔同義語〕非ステロイド性消炎薬，非ステロイド性消炎剤，NSAID

化学構造上ステロイド骨格をもたない抗炎症薬の総称で，化学構造から酸性と塩基性に分けられる．酸性のものは解熱，鎮痛，抗炎症作用を有し，そのおもな作用機序は炎症の主たるメディエーターの一つであるプロスタグランジンの生合成の抑制で，この抑制作用はアラキドン酸からプロスタグランジンを産生する酵素であるシクロオキシゲナーゼの抑制による．塩基性のものは抗炎症作用が弱く，おもに鎮痛効果を期待して用いる．

1477 ビスフォスフォネート　びすふぉすふぉねーと
bisphosphonate
〔類義語〕BP製剤，ビスフォスフォネート関連骨壊死，BRONJ

ピロリン酸の基本骨格であるP-O-Pの酸素原子を炭素原子に置換したP-C-P骨格をもつ化合物の総称である．骨に選択的に集積し，破骨細胞に特異的に取り込まれ，メバロン酸経路を阻害することにより破骨細胞のアポトーシスを誘導し，骨吸収を抑制する．骨粗鬆症，高カルシウム血症，癌の骨転移などに用いられるが，近年，本剤の投与を受けている患者における顎骨壊死，骨髄炎の報告が増加している．

1478 ビタミンA欠乏症　びたみんえーけつぼうしょう
vitamin A deficiency

ビタミンAの摂取不足による原発性と，代謝，吸収，貯蔵あるいは輸送障害による続発性のものに分けられる．代表的疾患は夜盲症であるが，暗順応障害，眼球乾燥症，角膜軟化症といった眼症状のみならず，肺，消化管および尿路上皮，さらには皮膚の毛包周囲に角化が生じる．口腔領域においては，口腔粘膜の光沢の消失，角化が認められ，成長期に欠乏すると骨と歯の形成障害を生じる．

1479 ビタミンK欠乏症　びたみんけーけつぼうしょう
vitamin K deficiency

脂溶性ビタミンKの欠乏によって起こる病態で，肝で行われているプロトロンビンと第Ⅶ，Ⅸ，Ⅹ凝固因子の生成が障害されるため出血傾向となる．原因は，ビタミンK摂取量不足，吸収の低下などである．症状は，歯肉出血，口腔粘膜の点状出血と紫斑などがみられる．治療にはビタミンKを1日5～25 mg経口投与または筋注する．

1480 ビタミン欠乏症　びたみんけつぼうしょう
ariboflavinosis, avitaminosis, vitamin deficiency

ビタミンは水溶性（B群，C）と脂溶性（A，D，E，K）があり，代謝および生理機能に対して触媒的に作用し，生体の発育，成長，健康の維持に不可欠な有機化合物である．人工栄養や長期の抗菌薬投与，高度の消化吸収障害などによってビタミン欠乏症が起こる．

1481 ビタミンC欠乏症　びたみんしーけつぼうしょう
vitamin C deficiency

〔同義語〕アスコルビン酸欠乏症，壊血病

ビタミンCの欠乏の結果，コラーゲン形成が障害され，出血傾向を呈する．皮下出血の他，全身倦怠，脱力，食欲不振などがみられる．口腔内症状として，歯肉の発赤・腫脹，出血がみられる．人工栄養乳児の場合は，Möller-Barlow病とよばれる．治療は，ビタミンCを50〜2000 mg/日投与する．

1482 ビタミンD欠乏症　びたみんでぃーけつぼうしょう
vitamin D deficiency

皮膚でのビタミンD合成障害，および食事からの摂取不足・吸収障害が原因となって，不機嫌，発汗，腹部膨満，肝脾腫などの非特異的な症状，低Ca血症によるテタニーなどの症状，およびくる病・骨軟化症発症による骨格変形が出現する病態をさす．最近では，極小未熟児を母乳で育てた場合や胃・小腸切除後および胆汁うっ滞や肝機能の重度障害時に起こる．腸管でのCa, P吸収障害による血中濃度の低下にもとづき，症状が発現する．口腔内症状として，顎骨発育不全，エナメル質形成不全，歯の萌出遅延，形態や位置異常が出現する．

1483 ビタミンB欠乏症　びたみんびーけつぼうしょう
vitamin B deficiency

ビタミンBは単一の化合物でなくさまざまなものの複合体であり，その欠乏による病態の総称をさす．B_1欠乏症：代表例は末梢神経障害による脚気で，中枢神経が侵されるとWernicke-Korsakoff症候群をきたす．B_2欠乏症：口角びらん，舌乳頭の萎縮・発赤をきたす．B_6欠乏症：皮膚・粘膜症状と神経症状が主体．脂漏性皮膚炎，舌炎，口角びらん，末梢性神経障害などがみられる．B_{12}欠乏症：吸収不良がおもな原因で生じ，悪性貧血をきたす．舌乳頭の萎縮・発赤（Möller-Hunter舌炎），口角びらんを生じる．

1484 ヒダントイン歯肉増殖症　ひだんといんしにくぞうしょくしょう
diphenylhydantoin-induced gingival enlargement

てんかんの治療薬であるヒダントイン（ダイランチン）による薬物性歯肉増殖症である．線維性結合組織および上皮の角化亢進をともなう広範囲な歯肉増殖であり，前歯部に発症することが多い．歯間乳頭部の肥大として現れ，次第に増殖して半球状となる．歯冠が埋もれてしまうこともあるが，骨の吸収はない．服用者の約半数にみられるといわれている．治療としては，可能であれば薬剤の変更をする．局所に対しては，プラークの除去，ブラッシングなどの口腔清掃，歯肉切除術などが適宜行われる．

1485 非定型顔面痛　ひていけいがんめんつう
atypical facial pain

口腔顔面領域の痛みで除外診断を行って該当する疾患がない場合につけられる疾患名である．持続性の灼熱感・深部痛で発作性・電撃性の痛みではない．長時間の痛みではあるが強くはなく，日常生活を妨げない程度である．若年から中年者で女性に多い傾向がある．臨床心理検査ではしばしば心気傾向，ヒステリー傾向，抑うつ傾向がみられる．治療は，星状神経節ブロッ

ク療法や薬物療法がある．非ステロイド性消炎鎮痛薬は無効な場合が多く，抑うつ状態の改善，下降性抑制系の賦活による鎮痛効果を期待する．

1486 ヒトT細胞白血病ウィルス　ひとてぃーさいぼうはっけつびょううぃるす
human T-cell leukemia virus
〔同義語〕HTLV
〔類義語〕ヒトTリンパ球向性ウイルス，成人T細胞白血病

レトロウイルスの一種で，HTLV-1とHTLV-2が存在する．HTLV-1は成人T細胞白血病（ATL）の原因ウイルスで，本邦では西日本，とくに九州，沖縄に非常に多いという特徴がある．重要な感染経路として，母乳中の感染リンパ球を介する垂直感染があげられている．HTLV-1感染後のATL発症までの期間は20年以上，発症の確立は1000人に1人以下とされている．

1487 ヒト免疫不全ウイルス　ひとめんえきふぜんういるす
human immunodeficiency virus
〔同義語〕HIV
〔類義語〕後天性免疫不全症候群，AIDS

レトロウイルス科のレンチウイルス属に属し，後天性免疫不全症候群（AIDS）の原因となるRNA型ウイルスである．1型は全世界に拡散しており，2型は西アフリカに限局している．HIV感染後症状がないまま経過し，無症候性キャリアとなる．約7年以上の潜伏期間を経て体内の免疫力が低下すると発熱や疲れといったAIDS関連症候群を引き起こす．さらに経過すると免疫機能が崩壊し，日和見感染症（口腔カンジダ症，帯状疱疹，単純疱疹），唾液腺の増大，口腔乾燥症，毛状白板症，帯状歯肉紅斑，壊死性潰瘍性歯肉炎，悪性腫瘍（カポジ肉腫），HIV脳症，体重減少などが現れる．

1488 ヒドロキシアパタイト　ひどろきしあぱたいと
hydroxyapatite

組成は$Ca_{10}(PO_4)_6(OH)_2$で，水に不溶性の結晶である．骨の無機質の主成分である．また，生体内で骨組織と結合する生体親和性のある生体材料として使用される．その性状により緻密体と多孔体がある．多孔体は内部が緻密ではなく，多数の気孔を有している．気孔の全体に占める割合が気孔率であるが，気孔率を下げると緻密体に近くなり，構造的支持力は増加するが表面積が減少するため，骨形成の場としては不利になる．インプラントのコーティング素材や人工骨として用いられる．

1489 皮膚移植　ひふいしょく
skin graft
〔同義語〕植皮術，皮膚移植術

皮膚の欠損した部位に他の部から採取した皮膚片を移動し，欠損部を被覆する方法である．血行が完全に遮断された植皮片を採皮部から移植床へ移す方法を遊離植皮とよび，植皮片の厚さにより分類される．①薄い分層植皮：生着率は非常によいがかなり瘢痕収縮する，②中間分層植皮：真皮の約1/2の厚さで皮膚付属器は含まれない，生着は良好である，③厚い分層植皮：採皮部は一次的治癒を示さず，強い瘢痕収縮を残す．移植床の血行と植皮の十分な固定が必要である，④全層植皮：皮膚の全層から採取し，皮膚付属器を含む．移植床の血行と植皮の固定を必要とする．生着率はやや劣る．

1490 Hippocrates法　ひぽくらてすほう
Hippocratic method

顎関節前方脱臼の整復法の一つである．患者を椅子にかけさせて術者が患者の前方に立つ．両手拇指を下顎臼歯部におき，他の4指で下顎骨体部下縁を保持する．拇指で下顎臼歯部を押し下げて下顎頭を下げると同時に，他の4指でオトガイを持ち上げてオトガイが上方に回転するような力を加え，かつ下顎を後方へ押しつけて下顎頭を関節窩内に復位させる．

1491 非ホジキンリンパ腫　ひほじきんりんぱしゅ
non-Hodgkin lymphoma

ホジキン病以外の悪性リンパ腫の総称であり，腫瘍細胞の由来によってBリンパ腫，Tリンパ腫，NKリンパ腫などに分けられる．わが国では悪性リンパ腫の90％を占める．頭頸部では頸部リンパ節に初発するものが多く，片側または両側性に腫大し，進行するとやや硬い境界不明瞭な腫瘤塊を形成する．多くは無痛性である．リンパ節以外ではワルダイエル輪が多い．口腔では口蓋，頬，歯肉に多く，腫脹や腫瘤として認められ，潰瘍をともなうことも多い．発育は急速で，早期にリンパ節および他臓器に進展する．治療は，化学療法が主体となる．

1492 飛沫感染　ひまつかんせん
droplet infection

直径5μm以上の飛沫粒子により感染を起こすもので，咳やくしゃみ，会話，気管吸引など，約1mの距離内で濃厚に感染を受ける可能性があるとされている．この感染を起こす微生物は，インフルエンザ菌，髄膜炎菌，ジフテリア菌，百日咳菌，ペスト菌，溶連菌，マイコプラズマ，インフルエンザウイルス，風疹ウイルスなどがあげられる．歯科治療時，エアタービン，スプレーの使用時には顔に血液，唾液の混在した飛沫粒子を浴びることが多く，確実なバキューム操作を行うこと，ゴーグル，マスク，フェイスシールドを着用し，帽子，マスクおよびガウンなどはディスポーザルのものを使用することを検討する．

1493 び漫性硬化性骨髄炎　びまんせいこうかせいこつずいえん
diffuse sclerosing osteomyelitis

〔同義語〕慢性び慢性硬化性骨髄炎

慢性化膿性骨髄炎と区別される下顎骨の慢性硬化性骨髄炎のうち，慢性巣状硬化性骨髄炎よりも広範囲におよぶものをさす．疼痛に種々の程度の腫脹や開口障害などをともなう．一般の骨髄炎と比較して非常に難治性である．エックス線像は下顎骨にび慢性に広がる骨硬化像を示す．保存的治療としては，病変の初期には抗菌薬の長期投与が有効であるが，慢性化した場合には抗菌薬の投与は効果がないことも示唆されている．外科的治療法としては，抜歯術，掻爬術，皮質骨除去術，下顎骨区域切除術などがある．他に高圧酸素療法などが行われる．

1494 標準予防策　ひょうじゅんよぼうさく
standard precautions

感染症の有無にかかわらずすべての患者に適用する疾患非特異的な感染予防策で，患者の血液，体液（唾液，胸水，腹水，心嚢液，脳脊髄液などすべての体液），分泌物（汗は除く），排泄物，あるいは傷のある皮膚や，粘膜を感染の可能性のある物質とみなす．患者と医療従事者双方における病院感染の危険性を減少させる予防策である．素手で触れることなくグローブを使用し，グローブをとったあとは必ず手洗いを励行する．飛散が考えられるときは，ガウン，ゴーグルなどを使用する．

1495 病巣感染　びょうそうかんせん
focal infection
→ 歯性病巣感染

1496 病的骨折　びょうてきこっせつ
pathological fracture

骨の脆弱化を引き起こす疾患を背景として，しばしば微少な外力によって起こる骨折をいう．顎骨嚢胞，顎骨骨髄炎，腫瘍，代謝性骨疾患（骨粗鬆症を含む），骨系統疾患，栄養障害，神経性疾患などが原因となる．症状は通常の骨折と同様であるが，治療は，通常の骨折と比較して困難なことが多い．とくに注意を要するのは原発性・転移性を問わず骨腫瘍によるもので，腫瘍の存在は骨折を起こしてから発見されることが多く，治療に難渋することが多い

1497 表面麻酔法　ひょうめんますいほう
surface anesthesia, topical anesthesia

粘膜の表面に麻酔薬を作用させ，粘膜表面と浅い深さの粘膜下組織を麻酔する方法である．使用薬剤にはリドカイン，アミノ安息香酸エチル，

テトラカイン，ジブカインなどがある．薬剤は，液状，ペースト，スプレー，ゼリーになっているので，これを目的とする局所に適用する．適用後，効果の発現に約3分間ほどかかる．持続時間は短い．

1498 病理組織検査　びょうりそしきけんさ
histopathological examination
〔同義語〕病理学的検査

生検または手術，剖検で取り出された組織片を顕微鏡にて観察し，その病変の状態を病理学的に診断する検査である．この検査で組織の良悪，組織型，特殊な疾患の有無，炎症の原因などを検索し，治療方針決定のために重要な情報を得ることができる．

1499 日和見感染　ひよりみかんせん
opportunistic infection

宿主の感染防御能の低下により，通常の状態では無害な真菌や弱毒菌，ウイルス，原虫などが原因となって発症する感染をさす．要因としては，全身的基礎疾患（悪性腫瘍，AIDS，膠原病など），薬剤使用（免疫抑制剤，ステロイドなど），局所的障害（広範な火傷，大手術など），年齢，カテーテルの長期使用などがある．免疫力が低下し，易感染性になった人を易感染宿主という．

1500 びらん（糜爛）　びらん
erosion

上皮層内，場合により上皮下乳頭層程度まで，あるいは上皮下層の結合組織の局所的な浅い組織の欠損をさす．潰瘍よりも軽度の被覆上皮欠損と定義される．粘膜ではその頻度が高く，口腔粘膜では，扁平苔癬，天疱瘡，粘膜類天疱瘡，熱傷，口腔カンジダ症などで認められる．潰瘍とはことなり上皮組織の再生により瘢痕を残すことなく治癒する．

1501 貧血　ひんけつ
anemia

血液中のヘモグロビン濃度あるいは赤血球数が正常値以下に減少している状態．貧血はその原因により，鉄欠乏性貧血，再生不良性貧血，悪性貧血，溶血性貧血などの種類がある．また赤血球の容積やヘモグロビン濃度などによっても大赤血球性貧血，正赤血球性貧血，小赤血球性貧血と分類される．赤血球は細胞に酸素を運ぶ機能があり，貧血になると体内の細胞が低酸素状態になり特有の症状が現れる．一般的には，立ちくらみやめまいなどであるが重症の場合，呼吸困難，失神などを起こす．

1502 ピン固定　ぴんこてい
pin fixation
➡ 鋼線固定

1503 頻脈　ひんみゃく
tachycardia

心拍数が増加した状態．成人安静時の心拍数は50〜70回/分であるが，100回/分以上のものを頻脈という．何らかの要因で交感神経が優位になると心拍数は増加する．発熱時に脈拍数は増加し，1℃上昇ごとに8〜10回/分多くなる．その他，貧血，心不全，出血，甲状腺機能亢進症，心筋炎などでもみられる．

ふ

1504 Furlow法　ふぁーろーほう
Furlow method
〔同義語〕double opposing Z-plasty

口蓋裂の手術法である．軟口蓋の口腔側と鼻腔側に互いに相対するZ形成を用いて軟口蓋を延長するとともに，披裂を挟んで一側は口腔側に，他側は鼻腔側の粘膜弁に口蓋帆挙筋を付着させ，それらを重ね合わせて筋肉輪を形成することを特徴とする．

1505 Fallot四徴候　ふぁろーしちょうこう
Fallot tetralogy
〔同義語〕Fallot四徴症，Fallot四徴

右心室肥大，心室中隔欠損，大動脈騎乗，肺動脈狭窄（漏斗部狭窄）の4つを合併している心奇形である．全身に送られる動脈血に血中二

酸化炭素濃度の高い静脈血が増加する（うっ血）ため，チアノーゼを起こす．その他，太鼓ばち指，息切れなどの症状を呈し，しばしば無酸素発作を起こす．

1506　Fanconi 貧血　　ふぁんこにひんけつ
　　　　Fanconi anemia
再生不良性貧血の一種で，先天性の骨髄形成不全症．先天性再生不良性貧血に四肢の奇形・皮膚の色素沈着をともなったものである．遺伝形式は常染色体劣性遺伝で，汎血球減少の他，骨格や腎臓の先天性奇形を特徴とする．悪性腫瘍との合併が多く，染色体に脆弱性があるため，とくに白血病化の危険が高い．通常10歳までに発症し，骨格の奇形やとくに第1指の欠損や低形成が多くみられる．

1507　V字型下顎骨体骨切り術　　ぶいじがたかがくこつたいこつきりじゅつ
　　　　V-shaped body osteotomy of mandible
前歯部開咬症をともなった下顎前突症に対する骨切り術の一種である．下顎骨体部をV字型に骨切りを行い，骨片を除去，近遠心的に短縮させることで目的とする位置に移動させる．V字型に骨切りを行うことから，下顎前歯部の舌側傾斜移動も可能である．

1508　フィブリノーゲン欠乏症　　ふぃぶりのーげんけつぼうしょう
　　　　dysfibrinogenemia
〔同義語〕フィブリノーゲン異常症
フィブリノーゲン分子がアミノ酸の配列異常をきたしている分子病である．常染色体性優性遺伝である．症状は軽く，出血傾向はみられないか，あっても軽度である．多くはトロンビン時間が延長し，レプチラーゼ時間が延長する．凝固学的方法では異常値を示すが，免疫学的に抗原量を測定してフィブリノーゲン量を表すと正常値を示すことが多いので両者を用いて測定し，異常症であることが発見されることが多い．

1509　風疹　　ふうしん
　　　　rubella
〔類義語〕先天性風疹症候群
風疹ウイルスによる発疹性の急性伝染病で，発疹，リンパ節腫脹，発熱を3主徴とする．発疹はバラ紅色の斑丘疹でかゆみをともなう．3日前後で消退するので三日はしかの病名がある．経気道の飛沫感染で，終生免疫を獲得する．不顕性感染は20〜40％で，冬，春の伝染病で，3〜10年の間隔で流行が発生する．出生児にみられる先天性風疹症候群は妊娠初期の風疹ウイルス感染による．

1510　Fordyce 斑　　ふぉーだいすはん
　　　　Fordyce spot
〔同義語〕Fordyce 顆粒
頬粘膜臼歯部・頬縫線上や口唇皮膚移行部にみられる境界明瞭な黄色・顆粒状の斑である．異所性皮脂腺であり，病的な意義はなく治療の必要はない．

1511　von Willebrand 病　　ふぉんうぃるぶらんどびょう
　　　　von Willebrand disease
von Willebrand 因子の量的または質的異常をきたす常染色体性の先天性出血性疾患である．出血症状（鼻出血，歯肉出血，消化管出血）を認める．血友病Aと異なり，粘膜と皮膚の出血傾向が主体である．粘着障害（血小板粘着能低下，リストセチン凝集低下）と，Ⅷ因子安定化障害による内因系異常（APTT 延長）をきたす．

1512　von Langenbeck 法　　ふぉんらんげんべっくほう
　　　　von Langenbeck method
口蓋裂の手術法の一つで，古典的なものである．側方減張切開を行い鼻咽腔を閉鎖する方法で，歯槽堤に沿って犬歯部より翼突鉤の付近まで骨膜にいたる切開を入れ，硬口蓋の粘膜骨膜を剥離して裂隙部と交通させて両茎弁とし，正中に縫合する．

1513 von Recklinghausen 病　　ふぉんれっくりんぐはうぜんびょう
von Recklinghausen disease

皮膚のカフェオレ様色素斑，多発性の神経線維腫症とこれに随伴した二次的神経症状を主とした疾患で，常染色体優性遺伝形式をとる．皮膚の多発性色素斑は小児期までに出現し，直径は10 mm 前後である．皮下，口腔粘膜に結合組織由来の線維腫や，神経鞘由来の神経線維腫が多発する．口腔領域では，腫瘍増大にともない顎骨の変形，巨大舌などを呈することがある．

1514 不規則抗体検査　　ふきそくこうたいけんさ
irregular antibody test

ヒト血清中に存在する規則抗体である抗 A 抗体，抗 B 抗体以外の赤血球抗原に対する抗体を検出する検査である．輸血や妊娠などの免疫刺激で産生されるおもな不規則抗体は Rh 系の抗 E や抗 Lews があり，日本人の E 抗原検出率は 50％で輸血感作の頻度は高く，輸血適合検査のなかで本抗体の存在は重要である．カラム凝集法（クームス法・酵素法）を用いて行う．目的は，ABO 血液型・Rh 型血液型に合致しない赤血球抗体の検出である．

1515 吹き抜け骨折　　ふきぬけこっせつ
blow-out fracture
〔類義語〕眼窩底ふきぬけ骨折，blow-out 骨折

眼窩前方より眼球に外力が加わることにより生じる骨折である．眼窩は奥が狭くなった円錐形となっているため，前方から眼球に外力が加わると脆弱な眼窩底が破裂し骨折をきたす．眼窩内容の上顎洞内の逸脱をともなうこともある．眼球の陥凹，複視，眼球運動障害を主症状としてあげられ，眼瞼の皮下出血，眼球結膜，眼瞼結膜の内出血などもみられる．観血的整復には眼窩底再建術が必要な場合がある．

1516 副腔形成術　　ふくくうけいせいじゅつ
marsupialization
〔同義語〕開窓術，Partsch I 法

顎嚢胞の場合に用いられる手術方法の一つであり，嚢胞壁を部分的に除去することによりおもに口腔内へ開放し，内圧を解除することにより周囲の骨の増殖を促し，内腔の縮小をはかる方法である．この手術は，角化嚢胞性歯原性腫瘍や一部のエナメル上皮腫などの嚢胞状の歯原性腫瘍に対しても行われ，さらに軟組織の嚢胞であるガマ腫に対しても行われている．

1517 副交感神経遮断薬　　ふくこうかんしんけいしゃだんやく
parasympatholytic drug, parasympathetic blocking drug
〔同義語〕副交感神経抑制薬
〔類義語〕抗ムスカリン薬

広義にはコリン効果神経の作用を遮断あるいは抑制する薬物をいうが，狭義には自律神経節，骨格筋や副腎髄質に作用する薬物は除き，節後線維の効果器官におけるアセチルコリンの作用を遮断あるいは抑制する薬剤をいう．

1518 副甲状腺機能亢進症　　ふくこうじょうせんきのうこうしんしょう
hyperparathyroidism
〔同義語〕上皮小体機能亢進症

副甲状腺ホルモンの分泌が亢進して，その機能が異常に増強された状態をいう．副甲状腺自体が腺腫，癌，過形成，肥大などの変化をきたして原発性に生じたものを原発性副甲状腺機能亢進症，腎不全や妊娠などの原因により続発性に生じたものを続発性副甲状腺機能亢進症という．症状としては，腎に関しては尿路結石と多飲多尿，骨に関しては汎発性嚢腫性線維性骨炎，萎縮，病的骨折，その他には消化器潰瘍，膵炎を生じることが知られている．

1519 副甲状腺機能低下症　　ふくこうじょうせんきのうていかしょう
hypoparathyroidism, parathyroid insufficiency
〔同義語〕上皮小体機能低下症

副甲状腺ホルモンの分泌が低下，あるいは作用不全によって低カルシウム高リン血症を呈する

状態をいう．副甲状腺の摘出や損傷により生じる術後性副甲状腺機能低下症と原因が不明である特発性副甲状腺機能低下症に分けられる．症状としては，テタニーが両側上肢にみられ，典型的には助産婦手位をとる．しびれ感が強く，情緒不安定，てんかん様痙攣，痙攣性便秘，狭心症様症状などもみられる．口腔外科領域では，エックス線検査で歯槽硬線の硬化がみられ，特発性では歯の発育異常がみられる．

1520　複合組織移植　ふくごうそしきいしょく
combined tissue transplantation
〔同義語〕複合移植

2つ以上の組織を組合わせて，一塊として移植することをさす．移植は，遊離移植，有茎移植，微小血管吻合による遊離移植に大別できる．遊離移植の場合は皮膚，粘膜，あるいは骨などの単独の組織の移植にかぎられるが，茎の部分で血行を保持した有茎移植と微小血管吻合による遊離移植の場合には，筋皮弁，骨皮弁，筋骨弁，あるいは筋骨皮弁を挙上して移植するために複数の組織を同時に移植することができる．

1521　複雑骨折　ふくざつこっせつ
complicated fracture
〔同義語〕開放性骨折

骨折部付近の皮膚および粘膜で創傷により骨折部が外界と交通，ときに骨が露出しているような骨折をいう．開放性骨折ともいう．

1522　副子固定　ふくしこてい
splinting
〔類義語〕副木

安静をはかるための器具である副子を用いて行う固定をさす．口腔外科領域では，歯を固定源とする副子固定が多用され，種類としては鋼線による歯牙結紮，線副子や床副子を用いた固定などがある．また，固定源を口腔外に求める顎外固定法もある．顎骨骨折の際には，副子固定により歯と顎骨の固定が得られるだけでなく，上下顎の副子を結紮して顎間固定を施すことにより正確な咬合関係の回復と安定した骨片固定が得られる．

1523　副腎皮質機能不全　ふくじんひしつきのうふぜん
hypoadrenocorticism, adrenal cortical insufficiency
〔類義語〕Addison病

副腎皮質のステロイド分泌機能が低下した状態をいう．慢性型は副腎皮質に障害がある原発性慢性副腎皮質不全（Addison病）と下垂体機能低下による二次性副腎皮質不全あるいは下垂体性副腎皮質不全とに分けられる．疲労，肉体的および精神的無気力症，体重減少などの全身症状に始まり，皮膚のメラニン色素沈着を生じ，その後に歯肉，頰粘膜，舌の辺縁などの口腔粘膜にも淡褐色から黒色，点状ないしは斑状のメラニン色素沈着が生じるのが特徴である．急性型は副腎クリーゼともよばれ，潜在性の副腎不全に手術などのストレスや感染などが加わった場合に，副腎皮質ホルモンが不足してショックに陥る．

1524　副腎皮質ホルモン　ふくじんひしつほるもん
adrenocortical hormone, adrenal cortical hormone, corticoid
〔同義語〕副腎皮質ステロイド

副腎皮質ホルモンは生命維持に必須のホルモンであり，生理学的作用から糖質ホルモン（グルココルチコイド），電解質ホルモン（ミネラルコルチコイド），副腎性性腺ホルモン（アンドロゲン）の3種類に分類される．糖質ホルモンは，肝グリコーゲン蓄積作用，血糖維持作用，少量ではタンパク同化，大量ではタンパク異化により糖新生に向けるといった作用があり，生命維持にもっとも重要である．電解質ホルモンは，糸球体における水分ろ過の促進，抗利尿ホルモンの拮抗作用を有し，水・電解質代謝における有効循環量保持に必須である．また，大量ではリンパ球と好酸球の減少，多核白血球と赤血球の増加，抗体産生の抑制，抗炎症作用，線維芽細胞の増殖抑制，骨からのカルシウム吸収による骨粗鬆症などを生じる．副腎性性腺ホル

モンとしては男性ホルモンがおもなものである．

1525 副鼻腔炎　　ふくびくうえん
sinusitis, empyema
〔同義語〕蓄膿症
〔類義語〕上顎洞炎

鼻腔とつながって周囲の骨内に発達した空気を含む副鼻腔である，上顎洞，前頭洞，篩骨洞，蝶形骨洞内に生じた炎症をさす．急性の場合には感冒，外傷，歯性感染症などにより，慢性の場合にはアレルギー性疾患などにより生じることが多い．とくに，根尖性歯周炎や歯周病などの歯性感染症の波及，根管治療時のリーマーなどによる穿孔や根管貼薬剤・根管充填剤の圧入，抜歯時の上顎洞への穿孔や歯の迷入などにより上顎洞炎が生じた場合には，歯性上顎洞炎という．歯性上顎洞炎は片側性に生じることが多い．

1526 腐骨除去術　　ふこつじょきょじゅつ
sequestrectomy
〔同義語〕腐骨摘出術

骨髄炎などによって生じた壊死骨が周囲の健全な骨から分離された腐骨を除去することをいう．腐骨が分離されるのはほとんどが慢性骨髄炎の状態であり，腐骨があれば瘻孔や膿瘍を形成して治癒が遷延している場合が多いために，腐骨が分離されれば積極的に除去する必要がある．

1527 ブジー　　ぶじー
bougie
〔同義語〕消息子，プローブ
〔類義語〕金属ゾンデ

比較的狭い体管腔に挿入する細い弾力性または可塑性のある棒あるいは管のことで，異物の探知，狭窄の拡張，薬物の塗布などの目的で用いられる．口腔外科領域では顎下腺管や耳下腺管内に挿入するものとして用いられている．

1528 不正咬合　　ふせいこうごう
malocclusion
〔同義語〕咬合異常

顎，顔面，歯が何らかの原因で形態，機能に異常をきたし，その結果として正常な咬合を営み得ない状態の総称である．歯の位置異常（転位，捻転，傾斜，高位，低位，移転，逆生，正中離開，叢生など），歯列弓の形の異常（狭窄，V型，鞍状，非対称など），上下歯列弓の対向関係の異常（下顎前突，上顎前突，開咬，過蓋咬合，後退咬合，偏位など）のすべてを含む．

1529 不全骨折　　ふぜんこっせつ
incomplete fracture
〔同義語〕不完全骨折
〔類義語〕若木骨折

骨が外力により連続性を断たれた状態を骨折といい，骨の連続性が一部で保たれている場合には不全骨折という．若年者の下顎骨で多い若木骨折はこれに含まれる．

1530 プッシュバック法　　ぷっしゅばっくほう
push back method
〔同義語〕口蓋粘膜骨膜弁後方移動術

口蓋裂に対して行われる代表的な形成手術である．口蓋骨膜弁と鼻腔側粘膜を後方に移動し，鼻咽腔を狭小化するとともに軟口蓋筋の異常走行を改善し，鼻咽腔閉鎖および構音機能を獲得させようとするものである．本法は機能的には良好な成績が得られるが，硬口蓋の剥離の範囲ならびに術後の露出の範囲が大きいために上顎の発育抑制が問題となる．

1531 不定愁訴　　ふていしゅうそ
unidentified complaint

器質的異常あるいは変化をほとんどともなわず，症状の訴えが一定しないものをいう．とくに，解剖学的にも神経学的にも説明がつかない，慢性的で，非定型的な疼痛である場合が多い．

1532 不適合輸血　ふてきごうゆけつ
incompatible blood transfusion

患者の血液と適合していない血液を輸血することをいう．赤血球輸血の場合には，ABO血液型とRh血液型を適合させるのが原則である．赤血球にはその他にも血液型があり，それらを無視して輸血を行っても，臨床上はほとんど問題にならない．しかし，頻回に輸血を繰り返した場合には問題になることがある．また，血小板についても固有の抗原があり，抗血小板抗体を生ずることがある．

1533 部分層弁　ぶぶんそうべん
partial thickness flap, split-thickness flap
〔同義語〕粘膜弁

上皮と結合組織の一部からなり，骨膜を骨面に残して形成した歯肉弁をいう．骨膜を含む組織に確実に縫合できるため，歯肉弁を正確に移動し位置づけられ，また，骨膜-結合組織床によって薄い辺縁骨が保護されるという利点がある．とくに根尖側や側方への移動によって付着歯肉の幅を増大させたい場合には利用価値が高いといえる．ただ，外科的テクニックが多少難しいことと，骨欠損部の処置ができないという欠点がある．

1534 部分的頸部郭清術　ぶぶんてきけいぶかくせいじゅつ
partial neck dissection
→ 選択的頸部郭清術

1535 部分トロンボプラスチン時間　ぶぶんとろんぼぷらすちんじかん
partial thromboplastin time
〔類義語〕PTT，活性化トロンボプラスチン時間

被検血漿にカルシウムイオンとリン脂質を加えてフィブリンが析出するまでの時間を測定する血液凝固検査の一つであり，内因系凝固活性を総合的に検査できる．第Ⅷ，Ⅸ因子に対して鋭敏であり，血友病のスクリーニングテストとして開発され，よく用いられてきた．この方法は接触因子の活性化が不十分で精度が悪いことから，PTT検査試薬にセライト，カオリンおよびエラジン酸などを添加し，接触因子を十分活性化させて，測定する活性化トロンボプラスチン時間が開発されている．正常値は25～38秒．

1536 部分無歯症　ぶぶんむししょう
partial anodontia, hypodontia, oligodontia

歯がまったく発生しない無歯症anodontiaに対し，部分無歯症は部分的に歯が生じない疾患である．無歯症はまれであるが，部分無歯症はよくある発育異常の一つであり，人口の20～23％に第三大臼歯の欠損がみられ，3.5～8.0％にそれ以外の歯の欠損がみられる．第三大臼歯についで第二小臼歯や側切歯の欠損が多い．病因については環境因子と遺伝的要因（常染色体優性遺伝）が知られている．また，外胚葉性異形成をともなう症候群にしばしば部分無歯症がみられる．

1537 浮遊歯　ふゆうし
floating tooth

浮遊歯は癌の急速な浸潤によって歯槽骨の吸収が著しく起こり，歯の周囲の腫瘍増殖により歯が浮いたような状態になることである．

1538 Fürbringer法　ふゅるぶりーんがーほう
Fürbringer method

術者の手指消毒法の基本とされた方法で，滅菌ブラシによる機械的洗浄と化学的消毒を併用する．手順として，①爪を短く切って爪あかを除去し，ヤスリで爪先を円滑にする，②滅菌温水でブラシと石けんを用いて手指の尖端から前腕，肘関節上部まで15分間摩擦，洗浄する．③滅菌水で石けんを完全に洗い流し，滅菌ガーゼで水分を拭き取る，④70％エチルアルコールを浸したガーゼで3分間摩擦，清拭する，⑤0.1％昇汞（塩化第二水銀）水中でブラシを用いて3分間摩擦，洗浄する．

1539 Frey症候群　ふらいしょうこうぐん
Frey syndrome
〔同義語〕味覚性多汗症，耳介側頭神経症候群

耳下腺手術後などに皮膚の血管運動や汗の分泌を促進する耳介側頭神経と唾液分泌を促進する顔面神経との吻合枝（分泌神経）が再生し，耳前部皮膚に迷入するため，味覚刺激により耳前部に発赤，熱感，発汗が生じる症候群である．手術や外傷の後，1〜3か月で発症することが多く，術後数か月から数年間持続する．治療は，耳介側頭神経切断術やグリコピロレート（副交感神経遮断薬）の局所塗布がある．

1540 プライマリーケア　ぷらいまりーけあ
primary care

患者が最初に利用する医療で，疾病の初期治療をいう．これは身近な地域の医師との信頼関係により，適切な診断処置および以後の療養方法の指導がなされるべきとする考え方にもとづく．米国医学会では「患者の抱える問題の大部分に責任をもって対処できる幅広い臨床能力を有する医師によって提供されるヘルスケアサービスである．そのヘルスケアサービスは，受診がしやすくて総合的かつ継続的であり，また，家族および地域を視野に入れたものでなければならない」と定義している．

1541 プラセボ効果　ぷらせぼこうか
placebo effect
〔同義語〕偽薬効果

偽薬を処方しても，薬だと信じ込むことによって何らかの改善がみられることをいう．この改善は自覚症状にとどまらず，客観的にも評価できるという．とくに痛みや下痢，不眠などの症状に対しては，偽薬にもかなりの効果があるといわれている．一方で，偽薬に一定の効果があるかどうかについては，疑問視する意見も常にある．

1542 フラビーガム　ふらびーがむ
flabby gum
〔同義語〕コンニャク状顎堤

局所的に持続的な強い刺激を受けて歯槽骨の吸収が大きくなり，結合組織が慢性炎症性に増殖した骨の裏うちのない被圧縮性の大きな顎堤をさす．原因として，不適切な義歯の長期使用や慢性的な機械的刺激，下顎前歯による上顎義歯の突き上げなどが考えられる．好発部位としては上顎前歯相当部や下顎歯槽堤があげられる．

1543 Blandin-Nuhn囊胞　ぶらんでぃんぬーんのうほう
Blandin-Nuhn cyst

舌下面に存在するBlandin-Nuhn腺（小唾液腺）に生じる貯留囊胞である．舌尖部下面に片側性で無痛性，半球状，弾性軟で，なかに唾液を貯留した独特の膨隆を呈する自覚症状に乏しい病変である．小唾液腺導管の閉塞あるいは損傷による唾液の流出障害に起因する．組織学的には囊胞壁の上皮が欠落していることが多く，壁は肉芽組織または線維性結合組織からなり，囊胞に連なってあるいは周囲に原因となる小唾液腺が存在する．

1544 不良肉芽　ふりょうにくげ
infected granulation tissue

感染などで線維芽細胞の増殖が不十分で線維化傾向に乏しく，毛細血管，滲出液，炎症性細胞に富み，水腫性で出血しやすい肉芽のことである．創傷の治癒過程で不良肉芽組織が形成されると，治癒が遅延する．この肉芽組織を搔爬，除去し，新鮮な創面を形成し，治癒を促進させる必要がある．

1545 フルオロウラシル　ふるおろうらしる
fluorouracil

フッ化ピリミジン系の代謝拮抗剤の抗悪性腫瘍薬（抗腫瘍薬）で，ウラシルの5位水素がフッ素に置き換わった構造をもつ．頭頸部癌をはじめとする消化器癌，乳癌，子宮癌，卵巣癌に有効で，注射薬，経口薬，坐薬がある．頭頸部癌では放射線や他の抗悪性腫瘍薬との併用で用いられることが多い．副作用としては骨髄機能抑制（白血球減少），消化器症状（下痢，口内炎），脱毛などがある．

1546 プルスルー手術　ぷるするーしゅじゅつ
pull-through operation

舌癌や口底癌を切除する際，原発巣の切除組織を下顎骨内側から顎下部へ引き出し（pull-through），原発巣と頸部リンパ節郭清組織を一塊として切除する方法である．口内法による切除との相違は原発巣から頸部リンパ節転移巣の間に非切除領域が生じるか否かであり，この間に存在するリンパ管の癌細胞の塞栓や舌リンパ節の郭清に有用である．舌根や口底深部に浸潤する症例にはよい適応となるが，T1，earlyT2症例に対する本術式の適応には意見が分かれている．

1547 ブローイング検査　ぶろーいんぐけんさ
blowing test

口蓋裂児の鼻咽腔閉鎖機能の評価を行う検査法の一つ．巻き笛，ラッパなどを強く吹くことができるか否かを評価するハードブローイングhard blowing 検査と，水を入れたコップにストローを差し，弱く長く吹くblowing 時の評価を行うソフトブローイングsoft blowing 検査がある．呼気鼻漏出の程度は鼻息鏡にて確認ができる．また，鼻孔閉鎖時と鼻孔開放時のブローイング持続時間の比（blowing ratio：鼻孔開放時/鼻孔閉鎖時）で評価する．

1548 Plaut-Vincent angina　ぷろーわんさんあんぎーな
→ Vincent アンギーナ

1549 プロカイン　ぷろかいん
procaine

〔同義語〕塩酸プロカイン

エステル型の局所麻酔薬の一つで，日本薬局方には塩酸プロカインとして収載されている劇薬指定医薬品である．作用機序は神経の電位依存型Naイオンチャネル阻害による．コカインに比べ粘膜からの吸収が弱く，表面麻酔には不適当であり，浸潤麻酔，脊髄麻酔に用いられる．血中のエステラーゼで容易に加水分解されやすく，血管拡張作用を有するため歯科領域ではエピネフリンなどの血管収縮剤を併用し，持続性をもたせることが多い．

1550 プロトロンビン時間　ぷろとろんびんじかん
prothrombin time

外因系および内外因子共通系の凝固異常を判定するスクリーニング検査．血漿に組織トロンボプラスチンとCaイオンを加えると，その凝固時間は第VII（外因系），X・V・II（共通系）因子に依存するため，これらの因子の欠乏や異常で凝固時間が延長する．また，凝固因子を産生している肝臓の疾患で肝機能が著しく低下した場合やワルファリン投与・ビタミンK欠乏の場合にプロトロンビン時間が延長する．正常値10〜15秒．

1551 分割照射法　ぶんかつしょうしゃほう
fractionated irradiation

放射線治療で治療効果を得るために必要な総線量を分割して照射することをさす．照射効果は，1回線量，分割回数，合計線量，照射期間，照射間隔，照射体積などの線量分割因子に依存するため，それぞれの目的，部位，組織型などによって適切な線量分割法が行われる．通常，1日1回1.8〜2Gy，週5日照射の単純分割照射法が標準的に用いられているが，近年，1日2回以上照射を行う多分割照射法が注目されている．多分割照射は通常分割に比べて急性期の有害事象の増加が問題となり，今後その軽減対策が課題である．

1552 分割抜歯　ぶんかつばっし
hemisection

〔同義語〕ヘミセクション
〔類義語〕トライセクション

下顎大臼歯の近遠心のどちらかの歯根を歯冠とともに分割し抜去する抜歯法．残った歯根は支台歯あるいは鉤歯として義歯の作成に用いられる．適応としては近遠心根のどちらかに保存不可能な根尖病巣がある場合，根管内で除去不可能な器具（リーマーなど）の破折，根管壁の穿

孔，根分岐部病変の存在，どちらかの根の歯槽骨吸収の著明なものなどがある．上顎大臼歯は3根あるため，上顎大臼歯の分割抜去はトライセクションとよばれる．

1553 粉砕骨折　ふんさいこっせつ
comminuted fracture, demolished fracture

一つの骨に複数の骨折線，骨片が存在し，骨が多数の骨片に粉砕されている状態．直接的な激しい外力が骨に作用した場合に生じる．顎顔面骨では，交通事故による激突，転落による顔面強打や銃創の場合に多くみられ，上顎骨や頬骨に生じやすい．粉砕された小骨片への血液供給が阻害されると腐骨になり治癒が遅れる．

1554 分層植皮　ぶんそうしょくひ
split skin graft

〔同義語〕分層皮弁術

皮膚移植のうちで，表皮と真皮の一部だけを含んだ薄い皮膚を移植することをさす．皮膚や粘膜上皮が欠損している部分に他部位の皮膚を移植するが，採取する皮膚の厚さにより，分層植皮と表皮と真皮を含んだ厚い全層植皮とに分類される．分層植皮は大きな皮膚を採取でき，生着は比較的良好であるが，生着後の縮みが大きく質感の点でも全層植皮に劣ることがある．採皮器（デルマトーム）で皮膚をスライスして採取する．

へ

1555 平滑筋腫　へいかつきんしゅ
leiomyoma

組織学的に平滑筋組織の増殖からなる非上皮性良性腫瘍で，子宮や消化管に好発する．口腔領域での発生はまれであるが，血管壁の平滑筋に由来が考えられ，舌や口蓋，口底，歯肉，口唇に発生する．症状は正常粘膜に覆われた境界明瞭な広基性，無痛性，弾性硬の腫瘤で増殖は緩徐で線維腫に類似する．外科的に摘出され，予後は良好である．

1556 平滑筋肉腫　へいかつきんにくしゅ
leiomyosarcoma

平滑筋由来の悪性腫瘍で，高齢者の子宮，胃，腸，後腹膜に好発し，頭頸部領域ではきわめてまれである．無痛性の硬い腫瘤を形成し，ときに疼痛をともない，二次的に潰瘍を形成する．治療は，外科的切除が主体となるが，早期の再発やリンパ節転移，肝臓や肺に遠隔転移をきたしやすく，予後は不良である．

1557 平滑舌　へいかつぜつ
bald tongue, glazed tongue

舌の乳頭が萎縮して，舌背の表面全体が平滑になって赤くなる状態（赤い平らな舌）をさす．舌全体がひりひりし，刺激物を食べると舌にしみて痛む．原因としては，鉄欠乏性貧血，ビタミンB_{12}や葉酸の欠乏による巨赤芽球性貧血（Hunter舌炎），シェーグレン症候群など唾液の分泌減少による口腔乾燥症（ドライマウス）などの疾患の一症状として現れる．

1558 平均赤血球ヘモグロビン濃度　へいきんせっけっきゅうへもぐろびんのうど
mean corpuscular hemoglobin concentration

〔同義語〕MCHC

貧血の種類を分類するための赤血球恒数の一つで，赤血球一定容積中に含まれているヘモグロビンの量を濃度比で表したものである．計算方法はヘモグロビン濃度（Hb）÷ヘマトクリット値（Ht）×100で，正常値は32～36％．この値が正常値であれば正色素性貧血，低い場合は低色素性，高い場合は高色素性貧血となる．

1559 平均赤血球容積　へいきんせっけっきゅうようせき
mean corpuscular volume

〔同義語〕MCV

貧血の種類を分類するため赤血球恒数とよばれる値の一つで，赤血球1個あたりの平均容積を絶対値で表したものである．赤血球の大きさを意味する．計算方法はHt÷RBC（百万の単位）

×10で，正常値は80〜100．この値が正常値であれば正球性貧血，値が低ければ小球性貧血（鉄欠乏性貧血），高ければ大球性貧血（巨赤芽球性貧血）が疑われる．

1560 閉口障害　へいこうしょうがい
disturbance of mouth closing, difficulty in closing mouth

顎運動障害により完全な閉口，咬合ができない状態．原因としては顎関節脱臼や外傷（顎骨，頬骨骨折），顎関節部の腫瘍など機械的なものがほとんどである．もっとも頻度の高いのが顎関節の前方脱臼であり，下顎頭が前方に転位し，下顎が前方に突出した long face 様の顔貌となる．閉口不能とともに流涎，咀嚼・嚥下障害を生じる．機能的な閉口障害として仮性球麻痺による咀嚼筋の痙性麻痺として構音，嚥下障害とともに閉口障害を生じることがある．

1561 ペインクリニック　ぺいんくりにっく
pain clinic
〔同義語〕疼痛外来

疼痛や神経麻痺の診断治療を行うクリニックで，神経ブロックを主体とした治療，薬物療法，理学療法などが行われる．口腔顎顔面領域では三叉神経痛，舌咽神経痛，非定型顔面痛，舌痛症，癌性疼痛の他，顔面神経麻痺や三叉神経麻痺，手術にともなう各種の神経症状も対象となる．神経ブロックは三叉神経が中心となるが，星状神経節（交感神経節）ブロックが顔面頸部の血流を促進し，痛みの悪循環を断ち切り患部の自然治癒力を増強する目的で頻回に行われる．

1562 ペースメーカー　ぺーすめーかー
pacemaker

心臓の収縮と拡張のリズムを発生させる洞房結節のことである．これは，上大静脈と右心耳の間にある．また，何らかの原因で発電や伝導中継の異常が生じると不整脈の発生や徐脈，房室ブロックをきたすため，その治療に用いられるのが人工ペースメーカーである．皮下に装着されるのが植え込み式ペースメーカーである．最近では，脈拍が少なくなったときにだけ刺激するデマンド型が主流となり，正常人にきわめて近い方式の生理的ペーシングや，運動時に脈拍が増えるレートレスポンス（心拍応答型）といった機能をもつペースメーカーが普及している．

1563 β-TCP　べーたてぃーしーぴー
β-tricalcium phosphate
➡ リン酸三カルシウム

1564 βラクタム系薬剤　べーたらくたむけいやくざい
β-lactam compound

化学構造中にβラクタム環を有する抗菌薬の総称．βラクタム環が抗菌活性を示し，細菌の細胞壁にあるペプチドグリカンの合成抑制をもたらす．ペニシリン系抗菌薬，セフェム系抗菌薬（セファロスポリン類，セファマイシン類）やオキサセフェム系抗菌薬が含まれる．

1565 Behçet病　べーちぇっとびょう
Behçet disease
〔同義語〕Behçet症候群

眼症状（網膜ぶどう膜炎，前房蓄膿性虹彩炎），口腔粘膜の再発性アフタ，皮膚の結節性紅斑および外陰部潰瘍を四主症状とする原因不明の全身性炎症性疾患である．厚生労働省の特定疾患に指定されている．その他，関節，消化器や血管などに副症状が現れることがある．四症状がすべて出現したものが完全型であるが，実際は不完全型が多い．男性では失明率が高い．治療には副腎皮質ホルモンや免疫抑制薬が用いられる．

1566 Heerfordt症候群　へーるふぉるとしょうこうぐん
Heerfordt syndrome
〔同義語〕ブドウ膜耳下腺炎，ブドウ膜耳下腺熱

眼症状（ブドウ膜炎），耳下腺腫脹，顔面神経麻痺，発熱を主症状とする症候群で，その本態は肉芽腫性の結節が耳下腺に発生したサルコイ

ドーシスとされる．片側性と両側性がある．ブドウ膜炎が耳下腺腫脹に先行することが多い．肺結節，皮膚の結節性紅斑，骨病変がみられることもある．唾液分泌が低下して口腔乾燥症を起こす．組織学的には類上皮細胞性の肉芽腫が認められる．治療には副腎皮質ホルモンが投与される．

1567 Beckwith-Wiedemann症候群　べっくうぃず・うぃーでまんしょうこうぐん
Beckwith-Wiedemann syndrome
〔同義語〕EMG (exomphalos 臍帯脱出，macroglossia 巨舌，gigantism 巨体) 症候群

臍帯ヘルニア，巨舌，巨体を3主徴とする症候群である．常染色体優性遺伝で発症する．インスリンおよびインスリン様成長因子2の過剰分泌が発症に関与していると考えられている．

1568 PET　ぺっと
positron emission tomography
➡ 陽電子放出型CT

1569 Bednarアフタ　べどなーあふた
Bednar aphtha
〔同義語〕翼状潰瘍

乳幼児に多く，授乳時に哺乳ビンの硬い乳首などによる機械的刺激を原因とする潰瘍または外傷性変化で，軟口蓋近くの硬口蓋粘膜に中央縫線を中心に左右対称に生じる．表面は灰白色の偽膜に覆われ，周囲が発赤している．左右の潰瘍が連なって蝶翼状になることがある．

1570 ペニシリンアレルギー　ぺにしりんあれるぎー
penicillin allergy
〔類義語〕ペニシリンショック

抗菌薬のペニシリンを抗原として生じる過剰な免疫反応（過敏反応）である．薬疹としての皮疹や蕁麻疹からもっとも重篤なアナフィラキシーショック（I型アレルギー）までさまざまな症状がある．ペニシリンだけでなく同じβラクタム系薬であるセフェム系抗菌薬などと交差反応を示すことがあり，ペニシリンアレルギーの既往患者にβラクタム系薬の使用は禁忌である．

1571 ヘミセクション　へみせくしょん
hemisection
➡ 分割抜歯

1572 Perko法　ぺるこほう
Perko method

Perkoが1979年に提唱した口蓋裂の手術方法．上顎の劣成長を招く硬口蓋への手術侵襲を軽減するために，口蓋粘膜弁を用いるのが特徴で，初回手術では硬口蓋の骨膜上で粘膜弁を挙上し，軟口蓋部の鼻腔側粘膜にZ形成術を施して，軟口蓋部を後方へ移動すると同時に左右の粘膜弁を縫合し軟口蓋を閉鎖する．硬口蓋の閉鎖は5〜8歳まで遅らせる2段階法である．

1573 ヘルパンギーナ　へるぱんぎーな
herpangina
〔同義語〕ヘルパンギナ

エンテロウイルス属のウイルス（エンテロウイルス，コクサッキーウイルス）感染によって軟口蓋や口峡部に小水疱や小潰瘍が多発するウイルス性疾患である．小水疱はすぐに自壊して発赤をともなう小潰瘍となる．2〜4日の潜伏期の後，発熱や嚥下痛，咽頭痛とともに発症する．夏期に乳幼児に好発する．まれに年長児や成人にもみられる．食事摂取が困難となる．1週間で自然治癒する．コクサッキーウイルスA群が主要な原因ウイルスである．

1574 ヘルペス性歯肉口内炎　へるぺすせいしにくこうないえん
herpetic gingivostomatitis
〔同義語〕疱疹性歯肉口内炎

単純疱疹ウイルス1型（HSV-1）の初感染によって口腔粘膜が発赤し小水疱が多発して，破れ小潰瘍を形成するウイルス感染症である．多くは6歳以下の小児に好発する．前駆症状と

して，発熱，倦怠感などの風邪症状が1週間程度続く．接触痛が強く摂食困難となる．HSV-1の再発（回帰感染）の際は口唇ヘルペス（口唇疱疹）として発症する．初感染が不顕性感染であることも多い．治療では，できるだけ早期から抗ヘルペスウイルス薬であるアシクロビルを投与する．

1575 Bell麻痺　べるまひ
Bell palsy
〔同義語〕ベル麻痺，末梢性顔面神経麻痺

片側性に顔面表情筋の麻痺を主徴とし，前額のしわの消失，閉眼不能，鼻唇溝消失，口笛不能などがみられる原因不明（特発性）の末梢性顔面神経麻痺のことである．さらに患側の味覚低下，涙腺分泌異常，唾液分泌異常，聴覚過敏をともなうことがある．病因には顔面神経管内の神経栄養血管の障害による血液循環障害説と単純ヘルペス，水痘-帯状疱疹などのウイルス感染説とがある．ステロイドの短期大量投与が有効とされる．90%以上の高い治癒率が得られている．

1576 辺縁性歯周炎　へんえんせいししゅうえん
marginal periodontitis
〔同義語〕辺縁性歯周組織炎，歯槽膿漏

歯肉や歯根膜，歯槽骨などの歯周組織の炎症性疾患である．歯肉の発赤腫脹から始まり，歯周ポケットの形成（歯根膜腔の拡大），歯槽骨の吸収などの炎症性破壊がみられ，進行すると歯の動揺をきたす．歯垢（プラーク）や歯石の沈着が悪化要因である．

1577 変形性顎関節症　へんけいせいがくかんせつしょう
arthrosis of TMJ, osteoarthritis of TMJ
〔同義語〕変形性顎関節炎，顎関節の骨関節症

原因不明で，下顎頭の変形と関節機能障害をきたす慢性関節疾患である．病態は，関節軟骨の退行性変化であり，軟骨の萎縮・消失とともに骨軟骨の反応性増生も認められる．炎症症状がなく慢性に進行し，開閉口時の疼痛，関節雑音（クレピタス）や開口障害をきたすことがある．エックス線写真で，下顎頭に，びらん，扁平化，囊胞形成，陥凹および骨棘形成などの変化を認める．非復位性の関節円板転位や円板穿孔，断裂がみられることもある．

1578 変形性骨関節炎　へんけいせいこつかんせつえん
osteoarthritis, degenerative joint disease
〔同義語〕変形性関節症，骨関節症

関節に慢性の退行性変化と増殖性変化が生じ，関節の形態が変化する疾患である．老化にともなう一次性のものと，外傷や代謝異常など明らかな原因を有する二次性のものとがある．症状として，関節のこわばり，関節可動域制限，運動痛，関節の腫脹，軋轢音などをともなうことがある．関節軟骨の摩耗消失による骨露出，骨棘の形成，滑膜の増生，遊離体の出現などがみられる．

1579 Bence-Jonesタンパク　べんす・じょーんずたんぱく
Bence-Jones protein

Bence Jonesによって多発性骨髄腫の患者尿から発見された尿中タンパク質で，形質細胞によって単クローン性に合成されたものが，分子量が小さいため腎糸球体からろ過されて尿中に出現したものである．免疫グロブリン分子のサブユニットであるL鎖のみからなり，κ型かλ型のいずれかで，おもに二量体として存在する．正常者にはほとんど存在しない．多発性骨髄腫，マクログロブリン血症，アミロイドーシス，悪性リンパ腫などで検出される．

1580 片側性口唇裂　へんそくせいこうしんれつ
unilateral cleft lip
〔同義語〕一側性口唇裂，片側性唇裂，片側性兎唇

顔面領域に発生する先天異常の一つで，上口唇

の左右どちらかに披裂が生じたもの．披裂が赤唇から外鼻孔に達している完全口唇裂と外鼻孔に達していない不完全口唇裂とがある．胎生期に上顎突起と内側鼻突起との癒合する部分に不全が生じ，口唇だけでなく顎裂（歯槽突起裂）をともなうこともある．発生頻度は500〜600人出産に1人で，左側に多い．

1581 ベンチレーター　　べんちれーたー
ventilator
➡ 人工呼吸器

1582 扁桃炎　　へんとうえん
tonsillitis
〔同義語〕口蓋扁桃炎
口蓋扁桃の急性ならびに慢性の炎症をさす．急性扁桃炎は，おもに溶血性連鎖球菌（溶連菌）感染による．急性炎症を繰り返すものを習慣性または反復性扁桃炎という．咽頭痛，嚥下痛にしばしば発熱をともなう．溶連菌感染によって，腎炎や心臓弁膜症の原因になるリウマチ熱を引き起こすことがある．扁桃炎が原因で，扁桃から離れたところに病変を引き起こす病巣感染として掌蹠膿疱症がよく知られている．口蓋扁桃摘出術の適応になることもある．

1583 扁桃周囲膿瘍　　へんとうしゅういのうよう
peritonsillar abscess, quinsy
〔同義語〕扁桃膿瘍
扁桃周囲炎から膿瘍を形成した炎症の状態をさす．上下顎の急性（化膿性）智歯周囲炎，智歯抜歯後感染，下顎孔部への伝達麻酔の際の感染などから進展する．高度の開口障害をともない，口峡咽頭部に片側性の強度の自発痛と嚥下痛・嚥下障害，さらに発語障害が出現する．口蓋扁桃の前方部すなわち翼突下顎ヒダ部，口蓋舌弓，軟口蓋部に強度の腫脹が生じ，口峡部が狭くなり，表面が黄色味を帯びて膿瘍化する．抗菌薬，消炎鎮痛薬投与しながら切開による排膿を行う．

1584 扁平コンジローム　　へんぺいこんじろーむ
condyloma lata
〔類義語〕梅毒
第2期梅毒（感染後3か月から3年まで）でみられる梅毒疹である．外陰部や肛門付近のように，皮膚や粘膜が向き合っている場所に疣状あるいは扁平隆起性で表面顆粒状の腫瘤を形成し，潰瘍化や悪臭を認めることがある．

1585 扁平上皮癌　　へんぺいじょうひがん
squamous cell carcinoma
重層扁平上皮に類似した組織像を呈する癌腫で，顎口腔領域ではもっとも多い癌である．その発生部位は，皮膚，口腔，喉頭，食道の他，肺，子宮頸部などにもみられる．口腔粘膜に対しては慢性機械的刺激が誘因となっていると考えられている．比較的境界不明瞭な腫瘤．周囲に硬結をともなう潰瘍．硬さは硬靭．初期は無痛．進行すると食物の刺激痛や接触痛，運動痛（舌，口底）が生じる．また，浸潤の他，リンパ節転移，遠隔転移がある．

1586 扁平上皮性歯原性腫瘍　　へんぺいじょうひせいしげんせいしゅよう
squamous odontogenic tumor
〔同義語〕歯原性扁平上皮腫
扁平上皮よりなる，まれな局所浸潤性良性の歯原性腫瘍で，2005年のWHO分類で歯原性扁平上皮腫から改名されたものである．扁平上皮からなる島状の腫瘍胞巣と密な線維性間質からなり，上皮はエナメル上皮腫のように円柱状を呈することはない．好発年齢は20歳代である．エックス線像としては，歯槽骨内に単房性から多房性の骨透過像がみられる．再発はほとんどない．エナメル上皮腫や扁平上皮癌との病理学的な鑑別診断が必要である．

1587 扁平苔癬　　へんぺいたいせん
lichen planus, lichen ruber planus
〔同義語〕扁平紅色苔癬，口腔扁平苔癬
角化異常をともなう皮膚疾患で，境界明瞭な淡紅から紫紅色の表面に光沢を有する扁平隆起性

の紅斑または丘疹である．全身の皮膚のどこにもできるが，手背，足関節周囲，体幹部，外陰部，口腔粘膜に好発する．口腔粘膜にのみ出現する場合，細い白色の線条病変で，これに発赤，びらんが加わることが多い．

ほ

1588 Peutz-Jeghers症候群　ぽいつ・じぇがーすしょうこうぐん
Peutz-Jeghers syndrome

口腔粘膜ならびに口唇，手掌，足蹠の皮膚における点状色素斑と消化管の母斑性ポリープを主徴とする常染色体優性遺伝性疾患である．口腔粘膜では口唇，頬粘膜に多く，ときに歯肉，口蓋，舌にみられる．点状色素斑は平坦な長径1～5 mmの大きさの円形または楕円形で，比較的境界明瞭な黒色または暗褐色を呈する．左右対称的にみられる．消化管癌や皮膚癌の合併をみることが少なくない．

1589 蜂窩織炎　ほうかしきえん
phlegmon, cellulitis
〔同義語〕蜂巣炎
〔類義語〕口底蜂窩織炎

化膿性炎症が疎性結合組織にび漫性，進行性に広がったものをさす．膿が限局する膿瘍と区別される．口腔外科領域として口底蜂窩織炎（重症化したものがルードウィッヒアンギーナ），頬部蜂窩織炎，眼窩蜂窩織炎，頸部蜂窩織炎などが重要である．全身的には高度の発熱，倦怠感，食欲不振などが，また局所的には境界不明瞭な発赤，圧痛，熱感などが認められる．治療は，安静と栄養補給，抗菌薬，抗炎症鎮痛薬の投与が行われる．経過中に膿瘍形成を認める場合には切開，ドレナージを行う．

1590 縫合針　ほうごうしん
suture needle, surgical needle

縫合に用いる針のことである．彎曲針（彎針）と直針があり，彎曲針は円の一部を切り取った円弧状で，彎曲度により強彎曲針，弱彎曲針に分けられる．縫合時は軟組織に垂直に刺入し，円を想定して手首をひねって回転させて針を進める．針の大小に加え，針先の断面の形状で，三角形の角針（皮膚）と円形の丸針（粘膜，皮下，筋肉など）に分けられる．針根は，弾機穴（バネ穴）と単なる穴のものがある．糸付き針（縫合針＜低侵害針＞付き糸ともいう）もある．材料は，オーステナイト系ステンレスである．

1591 縫合法　ほうごうほう
suturing, suture

切断あるいは離断した組織を縫い合わせる方法をさす．基本的なものとして結節縫合と連続縫合がある．特殊なものとして巾着縫合がある．結び目として，男結びは第一結節と第二結節が平行となる結び方で，通常この結び方を用いる．外科結びは第一結節をつくるときに二回交叉させる方法で，縫合操作中に第一結節がゆるみにくいという利点がある．三重結びは通常の男結びに加え，結節のゆるみを防ぐ．結び方には両手結びと器械結びがある．

1592 放散痛　ほうさんつう
radiating pain

疼痛の原因となる病巣と離れた部位に感じる痛みである関連痛が，その原因部位から関連部位に広がることをさす．たとえば外耳道は三叉神経第三枝が支配しているが，これは舌，口底，歯などにも分布している．この分布している口腔部分が痛むとき，あたかも耳が痛くなるように感じることがある．痛み刺激が伝わるとき，中枢に近いやや太めのところが刺激され，本来の病気を起こしている場所ではなく，隣り合って分枝した神経の支配する場所に痛みを感じるためである．

1593 放射線感受性　ほうしゃせんかんじゅせい
radiosensitivity

生体が放射線に暴露されたときの影響の受けやすさのことで，個体に関しても，組織や細胞に関しても用いる．遺伝的背景，照射時の環境，放射線の線質，線量率，細胞周期などにより放

射線感受性は左右される．人体で高い感受性を示すのは，骨髄，リンパ節，脾臓，胃，腸，生殖腺および皮膚などである．

1594 放射線性口内炎　ほうしゃせんせいこうないえん
radiation stomatitis, radiostomatitis

放射線に起因する口腔粘膜（口唇，舌，口底，頬口蓋粘膜および歯肉）の炎症性疾患である．正常組織の反応として照射中に起こる急性反応で，おもに粘膜・上皮細胞の障害であり多くは一過性である．発赤，浮腫，びらん，白苔付着などの所見の他，味覚障害もありうる．口腔領域悪性腫瘍に対する放射線治療に際して，早期に発生する放射線障害ないしは副作用が本症である．

1595 放射線性骨壊死　ほうしゃせんせいこつえし
radio-osteonecrosis, osteoradionecrosis, radiation necrosis of bone

放射線被曝にともなって発生する骨の晩発障害の一つで，骨壊死に至ったものをいう．口腔領域悪性腫瘍の放射線治療にともなって発生することがある．総線量60Gy以上で起こることがあり，時期では照射後半年から1年たってから発症することが多い．多くは感染を合併し，あるいはその結果の病態でもあり，骨炎，骨髄炎を併存する．

1596 放射線性骨髄炎　ほうしゃせんせいこつずいえん
radiation osteomyelitis, radio-osteomyelitis

放射線被曝にともなって発生する骨の晩発障害の一つで，骨髄炎としての臨床症状が強いものをさす．放射線骨壊死と併存するものとしないものがある．

1597 放射線障害　ほうしゃせんしょうがい
radiation hazard, radiation injury, radiological hazard

生体が放射線に被曝することにより発生する身体的障害の総称である．放射線は，その電離・励起能力によって生体細胞内のDNAを損傷させる．軽度のDNA損傷は修復されるが，修復が不可能である場合にはDNAが損傷したまま分裂するか，もしくは細胞死を起こす．これらの影響が蓄積・拡大して身体機能を低下させるようになる．また，多量の放射線に被曝し，特定の器官において多数の細胞が死滅する場合がある．

1598 放射線治療　ほうしゃせんちりょう
radiation therapy, radiotherapy
〔同義語〕放射線療法

放射線の医療利用法であり，おもに固形腫瘍を対象として放射線の電離作用でこれを制御する治療法である．約9割は医療用直線加速器が用いられている．通常，腫瘍のある部分のみをねらって適用されるが，領域リンパ節近傍を含めることもある．外科手術と異なり臓器温存（形態や機能）し生活の低下を防ぐ面からも有用で，根治治療をめざす第一選択とされうる．一方で，放射線障害をきたすこともある．

1599 放射線被曝　ほうしゃせんひばく
radiation exposure

生体が自然放射線や人工放射線に曝されることをさす．人工被曝は，病院などで行われるエックス線検査や放射線治療および放射性医薬品，また原子力を扱う施設から放出される放射線などによる．普通の生活者にとって医療被曝が重要である．たとえばCT検査1回で6.9，胃のエックス線検査で0.6～2.7ミリシーベルトの被曝があるので，先進国では医療検査での被曝が進んでいるおそれがある．

1600 放射線滅菌法　ほうしゃせんめっきんほう
sterilization by radiation
〔類義語〕ガンマ線滅菌法

放射線照射で微生物を殺滅する方法．医薬品の滅菌に用いられているのは，電離放射線のガンマ線と電子線である．酸化エチレンガス滅菌での発がん性ガス残留がなく，処理能力も大きく

透過性が強い．処理コストもほぼ同程度である．

1601 萌出遅延　ほうしゅつちえん
delayed eruption
何らかの原因で歯の萌出が正常より遅れることをさし，萌出時期や萌出方向の異常としてみられる．通常は発育不全における1歯また多数歯にわたる低位歯列（含癒着歯），埋伏歯，位置異常の臨床状態をとる．歯の萌出遅延への処置は咬合誘導において歯列を乱す異常の治療法として重要である．とくに混合歯列期萌出異常は早期に処置し，交換歯列において咬合誘導などの処置が必要となってくる．

1602 萌出囊胞　ほうしゅつのうほう
eruption cyst
〔同義語〕萌出性囊胞

萌出中の乳歯または永久歯の歯冠を覆う形で歯槽粘膜部に生じる囊胞．含歯性囊胞の一種で，男児より女児に多く，上顎より下顎に多い．ときに両側性に生じる．限局性，波動性の腫瘤で，光線に透明性で無痛性の囊胞であるが，二次的感染により疼痛をともなうこともある．含歯性囊胞と同様の組織像を示し，囊胞が粘膜表面に近いために炎症性変化をともなうことが多い．囊胞壁は通常重層扁平上皮である．通常，開窓により歯が萌出し，囊胞は消失する．

1603 紡錘細胞癌　ぼうすいさいぼうがん
spindle cell carcinoma
〔同義語〕紡錘形細胞癌

腫瘍の大部分が紡錘形細胞の増殖からなる癌腫で，腫瘍実質と間質が判然としておらず，あたかも肉腫を思わせる像を呈するまれな型の腫瘍である．扁平上皮癌の一型と考えられている．ポリープ状または広い基底をもった腫瘍で，口唇，舌，歯肉および口底に発現する．ほとんど男性にみられ，老人に多い．通常，経過は速く，しばしば潰瘍化がみられる．

1604 放線菌症　ほうせんきんしょう
actinomycosis, actinomycete
actinomyces 感染に起因し膿瘍形成，線維化，瘻孔形成を特徴とする慢性の炎症性病変である．*Actinomyces israelii* がもっとも一般的な起炎菌である．発症部位は50％以上が頭頸部領域で，その大半は，耳下腺咬筋部から顎下部にわたる軟組織である．慢性化膿性炎，強い線維化，板状硬結，多発性瘻孔形成と排膿，広範な壊死巣などがおもな臨床症状である．膿汁中に黄色い菌塊の混在をみることがある．治療は，ペニシリンの長期大量投与を行う．

1605 Bowen病　ぼーえんびょう
Bowen disease, Bowen's disease
皮膚または粘膜における有棘細胞類似の細胞からなる表皮内癌（上皮内癌）のことである．おもに皮膚に起こるが，まれに外陰部粘膜，口腔粘膜に単発性に発症する．多発性Bowen病は砒素中毒患者にみられる．口腔粘膜において，臨床的および組織学的にBowen病と光線角化症は類似している．内臓悪性腫瘍の合併率が高いのでBowen病と診断されれば，内臓悪性腫瘍の検査も同時に行う必要がある．治療は，切除を行う．

1606 Borchers法　ぼーちゃーずほう
Borchers method
顎関節脱臼に対する徒手整復法の一つ．患者の後ろに位置し，頭を術者の腹部で固定した後，術者の親指を患者の下顎両側第一大臼歯に，他の4指を下顎下縁に当て，親指で下顎を下方に押し下げる．そして，下顎頭が関節結節を超えるようにして後上方の下顎窩へ戻す．

1607 ホジキン病　ほじきんびょう
Hodgkin disease
〔同義語〕ホジキンリンパ腫

悪性リンパ腫の一つで，おもにリンパ節や骨髄をおかす．単球，多核巨細胞の出現が特徴で，通常単核のものをホジキン細胞，多核のものをリード-ステルンベルク細胞とよぶ．2001年のWHO分類では，結節性リンパ球優勢ホジキンリンパ腫と古典型ホジキンリンパ腫に大別し，後者をさらに，結節硬化型ホジキンリンパ腫，リンパ球優勢古典型ホジキンリンパ腫，リ

ンパ球減少型ホジキンリンパ腫に分けている．わが国には比較的少なく，男性にやや多い．表在性リンパ節腫大，体重減少や発熱がおもな症状で日和見感染を生じる．病期は Ann Arbor の分類が用いられ，治療は，その Stage によって，放射線治療，化学療法が行われる．

1608 補助化学療法　ほじょかがくりょうほう
adjuvant chemotherapy

〔同義語〕アジュバント化学療法，術後化学療法

〔類義語〕術前化学療法，ネオアジュバント化学療法

がん治療において，外科手術などにより病巣の切除後に，潜在あるいは顕在する残存腫瘍に対して一定期間行われる化学療法である．この療法を行うことによって再発のリスクを減少させるねらいがある．また，体の他の臓器に転移した癌細胞を殺す目的で使用されることもある．手術の前に化学療法を行うものは，術前補助化学療法といわれる．

1609 保存血　ほぞんけつ
stored blood, preserved blood, whole human blood

採血後 3 日以内の新鮮血に対して，それ以降で 21 日までのものをさしていた．現在は抗凝固剤 CPD 液（citrate-phosphate-dextrose）を用いて採血した有効期間 21 日間のものをヒト全血液としている．採血後は 4℃で貯蔵し，21 日の間に使用しなければならない．21 日経過しても，赤血球のおよそ 70％は残るが，白血球は 12〜14 日後に 2,000〜3,000/mm^3 に減少し，食菌作用も低下してしまう．また，血液凝固因子も採血後急速に減少する．

1610 補体結合反応　ほたいけつごうはんのう
complement fixation reaction

〔同義語〕CF

抗体を定量する試験に用いられる反応で，抗原抗体複合体に補体が結合する原理をもとにする．一定量の補体存在下に抗原と希釈した抗体を反応させると，抗原抗体複合体に補体が結合して補体が消費される．残った補体量をヒツジ赤血球・抗ヒツジ赤血球抗体・補体結合体の形成による溶血反応で測定する．抗体が存在すると補体が消費され，溶血反応が抑制される．段階希釈した被検血清の溶血抑制倍率を抗体価とする．感染の急性期にはペア血清で抗体価の上昇が検出しやすく，対象となるウイルスが多種におよぶためスクリーニングに用いられるが，特異度と感度は低い．

1611 帆立貝状陰影　ほたてがいじょういんえい
scalloped shadow

エックス線像にみられる病巣の辺縁の状態を描写する用語で，比較的境界明瞭な連続する弧線状の辺縁を示し，硬化像をともなうこともある．典型的な例としては，単純性骨嚢胞にみられる歯根間あるいは槽間中隔に陥入する辺縁の状態をいい，また多房性のエナメル上皮腫や歯原性角化嚢胞などでは発育の過程における小嚢胞の融合により弧線状の辺縁を形成する．

1612 発疹　ほっしん
rash, eruption

〔同義語〕皮疹

皮膚や粘膜に現れる色や形の病的変化．麻疹（はしか）・風疹（ふうしん）・水痘（すいとう）などでみられる．皮膚に生じたものを皮疹，粘膜に生じたものは皮疹に対して粘膜疹と称することがある．皮疹には原発疹と，原発疹が変形して生じた続発疹があり，また病変を構成する単位となる個々の皮疹を個疹という．まず個疹の性状（大きさ，形，隆起の仕方，色，表面の状態）を観察した後，皮疹の発生部位，数，配列，自覚症状などが診断の重要な助けとなる．

1613 Hotz 床　ほっしょう
Hotz plate

歯科矯正医 Hotz が考案したプラスチック製のプレート（人工口蓋床）で，口蓋の裂隙部を閉鎖し暫間的な人工口蓋をなすもので，哺乳障害

の改善と顎誘導を期待するものである．唇顎口蓋裂患者に対する治療の第一歩として，生後なるべく早期より装着することが望ましいと考えられている．

1614 哺乳障害　ほにゅうしょうがい
disturbance of sucking
〔同義語〕哺乳困難

新生児，乳児側あるいは母親側の原因で哺乳が困難な状態をさす．新生児，乳児側の原因として，①未熟児，脳障害児にみられる哺乳力微弱や哺乳怠惰，②哺乳嫌忌，③口唇裂・口蓋裂など口腔の奇形による吸啜障害，④口内炎・鵞口瘡などの口腔内疾患，⑤鼻閉，などがある．母親側の原因として①乳頭異常（陥没乳頭，乳頭炎など），②母乳不足，などがある．

1615 母斑　ぼはん
nevus, birth mark
〔同義語〕あざ

遺伝的または胎生的要因により生じる，皮膚およびその付属器の先天的な形成異常であり，皮膚の色ないし形の異常として限局性にあらわれる病変である．多くは生下時から存在し，ときに遅れて後天的に発生する．色素性母斑，血管性母斑，脂腺母斑，表皮母斑などがある．

1616 ポリープ　ぽりーぷ
polyp
〔類義語〕有茎性ポリープ

皮膚，鼻粘膜，口腔粘膜，胃や大腸などの消化管，子宮頸部，内膜などに発生する，茸状の細くくびれた茎をもつ上皮に覆われた隆起性病変をいう．炎症にともなう反応性変化，過形成変化，腺腫，癌腫，肉腫それぞれの場合がある．

1617 ポリ乳酸　ぽりにゅうさん
polylactic acid

ポリ乳酸は植物起源の素材から合成されるバイオプラスチックの一つであり，加水分解によって最終的に水と二酸化炭素にまで分解される．乳酸がエステル結合によって重合し，長くつながった高分子で，吸収性の特徴を生かして縫合糸や骨接合用スクリュー，プレートとして医用材料に用いられるようになっている．

1618 Horner 症候群　ほるねるしょうこうぐん
Horner syndrome

患側の縮瞳，眼瞼下垂，顔面の発汗低下，紅潮を主徴とする眼部交感神経障害による症候群で，先天性あるいは後天性に発症する．その他の症状として，眼裂の狭小化，結膜充血，患側体幹の発汗の低下や無汗症があり，先天性のものでは，虹彩色素異常，皮膚温上昇（患側顔面の紅潮，熱感），暗所での瞳孔散大の遅れなどがみられる．後天性の原因疾患としては，脊椎や頸部の腫瘍，脊髄空洞症，胸腔，頸部の手術，外傷などがある．

1619 本態性高血圧　ほんたいせいこうけつあつ
essential hypertension
〔同義語〕原発性（一次性）高血圧

原因不明の高血圧で，高血圧患者の90％を占める．遺伝的要因と環境要因が複雑に影響しあって発症する．血圧調節に関与するのは，中枢神経系（脳），交感神経，心臓，腎臓，副腎，血管壁などが重要である．環境因子としては，食塩，肥満，運動不足，ストレス，多量飲酒などが関与している．原因遺伝子は同定されていない．遺伝素因として血圧調節系の異常があり，それに環境因子が加わって高血圧が発症すると考えられる．

ま

1620 Marcus-Gunn 症候群　まーかす・がんしょうこうぐん
Marcus-Gunn syndrome
〔同義語〕Marcus-Gunn 現象，頤瞬現象

先天性眼瞼下垂と下顎運動にともなう眼瞼の共同運動がみられる先天性下顎眼瞼連合運動現象である．通常は片側性，散発性であるが，両側

性，家族性にみられる場合もある．先天性の三叉神経-動眼神経間の共同運動のため，口を大きく開けたり，左右に動かすとまぶたが開く．乳児期の授乳中に気づかれることが多い．

1621 Marshall-Stickler 症候群　まーしゃる・すてぃっくらーしょうこうぐん
Marshall-Stickler syndrome

難聴，近視，白内障，顔面中央部の低形成を主症状とする常染色体性優性遺伝による外胚葉性形成不全の一型である．頭部・顔面に特徴があり，頭蓋骨肥厚，前頭洞欠損，脳髄膜の石灰化，顔面中央部の低形成，鞍鼻，眼球突出，眼間離開，ときに高口蓋または口蓋裂，小下顎症 Robin sequence を合併し，精神発達遅滞をともなうことがある．Stickler 症候群では頬骨部が低形成であり，低身長とならないことで別の疾患という考えもある．

1622 マイクロサージェリー　まいくろさーじぇりー
microsurgery
〔同義語〕顕微鏡手術，顕微外科

手術用顕微鏡やルーペなどを用いて拡大視野下に行う手術をいう．手術用顕微鏡下に微小血管吻合（動脈と静脈）による血行再建，リンパ管吻合，神経束単位の縫合，血管柄付き遊離組織移植（遊離筋皮弁，遊離皮弁，骨付き筋皮弁など），神経温存手術などを専用の器具や細い縫合糸を用いて行う．

1623 マイコプラズマ　まいこぷらずま
mycoplasma

人工培地で増殖可能な最小の微生物で，細菌とは異なり細胞壁を欠き3層の限界膜で包まれ，顆粒状，球桿菌状，フィラメント状など多様な形態をとる．自然界に広く存在し，ヒト，動物，植物に寄生する．ヒトに病原性が確認されているのはマイコプラズマ・ニューモニエ（*Mycoplasma pneumoniae*）だけである．口腔には *M.salivarium* と *M.orale* の2種が常在し，口腔感染症の一因となる場合がある．治療は，マクロライド系，テトラサイクリン系，ニューキノロン系抗菌薬が有効である．

1624 埋伏歯　まいふくし
embedded tooth, impacted tooth

歯の萌出異常の一つで，萌出時期を過ぎても歯冠の全部あるいは一部が萌出せずに歯肉下あるいは顎骨内に残留している歯をいう．歯が完全に顎骨内にある完全埋伏歯と歯冠の一部が口腔内に露出している不完全埋伏歯がある．多数の埋伏歯は内分泌機能障害，くる病，遺伝的疾患などの全身的原因が考えられ，少数の埋伏歯の場合は萌出部位の不足，歯胚の位置や萌出方向の異常などの局所的原因が考えられる．

1625 埋没縫合　まいぼつほうごう
buried suture, investing suture

針孔や糸の跡が残らないように糸を表面に出さない縫合法で，創縁の緊張を除き，死腔形成の防止のために行われる．皮内埋没縫合と皮下埋没縫合があり，前者は創縁の皮内に糸を埋没する方法で連続縫合と抜糸をしない結節縫合がある．後者は，創が深い場合に深部組織を縫合する方法で吸収性縫合糸が用いられる．

1626 マウスガード　まうすがーど
mouth guard
〔同義語〕マウスピース，マウスプロテクター

口のなかに装着し，ボクシングなどの格闘技，ラグビー，アメリカンフットボールなどの激しい衝突をともなう球技などのスポーツによる衝撃に対する保護装置である．試合中に装着して歯列をしっかり咬み合わせておくことにより，歯の破折や脱臼などの損傷，歯による口腔軟組織の裂傷，顎骨骨折，顎関節損傷，脳震盪などを予防することができる．上顎の歯につけるタイプと上下の歯で咬むタイプがあり，市販品とオーダーメイド品がある．

1627 Magill 鉗子　まぎるかんし
Magill forceps

全身麻酔時の気管内挿管の際，気管内チューブの先端部を把持して声門を通過するように誘導

するための挿管用鉗子をいう．とくに経鼻的に挿管する場合や経口挿管が困難な場合に用いられる．鉗子が視野の妨げにならないようにハンドルに比べてブレードが著しく長く，直角に屈曲し，大小の2種類がある．

1628 マクロライド系抗菌薬　まくろらいどけいこうきんやく
macrolides, macrolide antibiotics

大きな環状構造のラクトン環を有する抗菌薬の総称で，14員環のエリスロマイシン，クラリスロマイシン，ロキシスロマイシン，16員環のジョサマイシン，ミデカマイシン，ロキタマイシンなどがある．静菌的作用を有し，有害作用は胃腸障害，注射剤で静脈炎がある．マイコプラズマ肺炎，クラミジア感染症，カンピロバクター腸炎，レジオネラ症の治療に用いる．本剤に感受性を有する歯性感染症の治療にも用いる．

1629 摩擦音　まさつおん
fricative, friction sound

子音を調音する際，声道内に狭い隙間をつくって空気の流れを遮り，小さな隙間から無理やり出そうとして起こる空気の摩擦を利用してつくりだされる音をいう．呼気が狭窄部位を激しく通り過ぎる際の摩擦によって生じる音で，音響学的には連続する雑音である．f, s, z など類がこれに含まれる．

1630 麻疹　ましん
measles
〔同義語〕はしか

麻疹ウイルスが原因の小児期急性発疹性伝染病である．空気飛沫経気道感染により発症し終生免疫を獲得する．潜伏期は10～12日で，病期は，カタル期（発熱，咳，流涙など），発疹期，回復期の3期に分ける．カタル期，発疹初期には伝染力が強い．カタル期後半に白歯部頰粘膜にコプリック斑 Koplik spot がみられる．発疹は耳後部より始まり顔面，体幹，四肢に広がる．予防は生後1歳時に弱毒生ワクチンの接種によりなされる．

1631 麻酔前投薬　ますいぜんとうやく
preanesthetic medication, premedication
〔同義語〕前投薬

手術や検査のため麻酔を行う際に導入が円滑に行われるように前もって薬剤を投与しておくことをいう．その目的は，患者の不安の軽減（鎮静・傾眠），気道分泌物抑制，迷走神経反射の抑制，疼痛閾値の上昇などであり，モルヒネやペチジンなどの麻薬，バルビツレートやジアゼパムのような傾眠・鎮静薬，アトロピンやスコポラミンなどの抗コリン薬を使用する．

1632 末期癌患者　まっきがんかんじゃ
patient at terminal stage

癌が進展し，多くの場合転移巣が多発，拡大し，全身的には悪液質の状態にあって，死期が近づいており予後不良が予想される状態にある患者をいう．癌の進展ないし拡大の程度を，腫瘍-宿主相関から予後を加味して不顕性癌および早期癌，進行癌，末期癌と表現することにもとづく．

1633 McCune-Albright 症候群　まっきゅーん・おるぶらいとしょうこうぐん
McCune-Albright syndrome
〔同義語〕Albright 症候群

多骨性線維性骨異形成症，辺縁不整，多形性で褐色の皮膚色素沈着（カフェオレ斑），性的早熟など内分泌腺の機能亢進の3主徴とする症候群をいう．散在性，症状の多様性から個体発生の初期に生じた優性体細胞突然変異によると考えられている．骨病変は幼少期に始まり，骨格の発育が完了すると進行は停止する．女性に男性の2～3倍みられる．顎骨病変では顔面の変形をきたす．

1634 末梢血管拡張薬　まっしょうけっかんかくちょうやく
peripheral vasodialator

末梢血管の平滑筋を弛緩させ，末梢血管を拡張させる作用をもった薬物をいう．血管平滑筋に

直接作用して弛緩させる作用をもつ薬物と血管を収縮させている交感神経に作用する薬物がある．前者にはヒドララジン系薬物やニコチン酸誘導体などがあり，後者にはα受容体遮断薬とβ受容体興奮薬がある．臨床的には降圧薬あるいは末梢血管の血流を改善する末梢循環障害治療薬として用いられる．

1635 末梢神経刺激装置　まっしょうしんけいしげきそうち
peripheral nerve stimulater
〔同義語〕末梢神経刺激器

表面電極を通して末梢運動神経走行部に刺激器で電気刺激を与え，その神経支配の筋肉の誘発反応（収縮力や複合活動電位）の強弱を目安とした評価を行う装置をいう．神経刺激のパターンには，単一，四連，テタヌス，ダブルバースト刺激がある．麻酔領域で筋弛緩薬の効果を評価するときや顔面神経支配領域の手術に際して，神経損傷を避けるために本刺激装置を用いる．

1636 末梢性顔面神経麻痺　まっしょうせいがんめんしんけいまひ
peripheral facial palsy
〔同義語〕Bell 麻痺
〔類義語〕Ramsay Hunt 症候群

顔面神経の顔面神経核から下方で，顔面神経管や茎乳突起を出た部位が損傷されたときに起こる神経症状で，一般に Bell 麻痺とよばれている．運動神経麻痺が唯一の症状である．顔面神経管内の神経栄養血管の障害による血液循環障害説とウイルス感染説などが原因である．前額部のしわの喪失，麻痺性兎眼，口笛不能，鼻唇溝の消失などの症状がみられる．治療は，ステロイドの短期大量投与，星状神経節ブロック，顔面神経減荷術などが行われる．

1637 マットレス縫合　まっとれすほうごう
mattress suture
〔類義語〕減張縫合

縫合において創面を広い範囲で密接させて縫い合わせる方法で，一度創縁を貫通した針を「コ」の字形にふたたび刺入側に縫い返す方法である．横方向に縫い返す水平マットレス縫合と，縦方向に縫い返す垂直マットレス縫合がある．組織の緊張が強い場合の減張縫合として，また，強く締めると破綻しやすい脆弱な組織を縫い合わせるときに用いる．

1638 マニピュレーション法　まにぴゅれーしょんほう
manipulation technique
〔同義語〕徒手的円板整位術
〔類義語〕顎関節腔穿刺パンピングマニピュレーション

顎関節症における復位のない円板転位（クローズドロック）において，ロックを解除し，顎関節の可動性を回復するための徒手整復法である．両側下顎臼歯咬合面に親指をあて，下方へ大きく圧迫しながらオトガイ部を前方へ引き出すことによって，前方に転位した円板を復位させる．

1639 麻薬性鎮痛薬　まやくせいちんつうやく
narcotic analgesic
〔同義語〕オピオイド系麻酔薬

中枢神経系のオピオイド受容体に作用し，鎮痛とともに多幸感をきたし，反復投与によって依存性を獲得する薬剤である．モルヒネは強い鎮痛作用をもつが，身体依存性，頑固な便秘，めまい・ふらつきなどのような副作用を示す．大量投与では，呼吸抑制もみられ，麻薬拮抗薬としてナロキソンが用いられる．

1640 Malgaigne 圧痛　まるげーぬあっつう
Malgaigne pain
〔類義語〕Malgaigne 骨折痛

骨折でみられる局所症状の一つで，骨折線に一致してみられる著明な圧痛のことである．骨折症状でもっとも発現率の高いものである．横骨折では圧痛は限局し，斜走骨折では疼痛は広範囲にわたる．圧痛のみられる場所を Malgaigne 圧痛点とよぶ．

1641 MALTリンパ腫　まるとりんぱしゅ
MALT (mucous-associated lymphoid tissue) lymphoma

〔同義語〕マルトリンパ腫，粘膜関連リンパ組織リンパ腫

リンパ濾胞外側領域のB細胞層にあるメモリーB細胞から発生した腫瘍で，胃をはじめ消化管，甲状腺，唾液腺，気管支などにも発生する．しばしば粘膜上皮や腺組織へ浸潤する．低悪性度から中等度悪性で，節内性リンパ腫よりも予後がよい．ピロリ菌の駆除で消失することがある．

1642 Marfan症候群　まるふぁんしょうこうぐん
Marfan syndrome

四肢が細く長い骨格，肺，目，心・血管系の多くの器官に異常のみられる遺伝子疾患で，クモ指趾，水晶体亜脱臼，解離性大動脈瘤が診断上重要な症状である．この他にも多くの異常を示す．本症の多くは常染色体優性遺伝を呈し，責任遺伝子は15番染色体q21.1に存在するfibrillin遺伝子FBN1である．本症患者の大動脈は正常より脆く，循環器系合併症によって平均寿命は40歳代といわれる．

1643 慢性顎骨骨髄炎　まんせいがっこつこつずいえん
chronic osteomyelitis of jaw

骨髄の化膿性疾患で，内外歯瘻形成，排膿，腐骨形成，有痛性の顎骨肥厚など慢性経過をたどるものをさす．通常，急性顎骨骨髄炎の不完全な治癒に続発するものが多いが，まれに急性症状の経過を先行しない原発性もみられる．慢性顎骨骨髄炎のなかには，骨硬化性変化を特徴とするものがあり，限局性とび漫性に分けられる．び漫性は広範囲な骨髄が血行不良に陥り難治性となる．

1644 慢性硬化性顎下腺炎　まんせいこうかせいがっかせんえん
chronic sclerosing sialoadenitis

〔同義語〕Küttner腫瘍

顎下腺の炎症が長い経過をとる間に，無痛性の硬く触れる腫瘤を形成して腫瘍のような症状を呈するもので，Küttner腫瘍ともよばれる．顎下腺は硬く，凹凸不整で周囲組織と癒着することもある．原因としては，唾石などによる持続的な唾液分泌障害，自己免疫反応，その他の慢性炎症の存在がある．本症は症状が少ないので放置されることが多いが，腫瘍との鑑別のために摘出されることもある．

1645 慢性骨髄性白血病　まんせいこつずいせいはっけつびょう
chronic myelocytic leukemia, chronic myelogenous leukemia

〔同義語〕CML

骨髄における造血幹細胞の無秩序な分裂によって，幼若骨髄球から成熟顆粒球まで各段階の顆粒球を含む著しい白血球増多，脾腫を特徴とする慢性白血病の一つ．フィラデルフィア染色体（Ph染色体）における染色体転座による遺伝子異常と関連して造血幹細胞の無制限な増殖をともなう．治療には，インターフェロン，同種骨髄移植などが行われてきたが，最近ではablチロシンキナーゼのインヒビターであるイマチニブ（商品名，グリベック）が有効とされる．

1646 慢性再発性アフタ　まんせいさいはつせいあふた
chromic recurrent aphtha

〔同義語〕習慣性アフタ，再発性アフタ，再発性アフタ性口内炎

〔類義語〕Behçet病

円形ないしは類円形の周囲に赤い暈をともなう浅い潰瘍（アフタ）が繰り返し，同一場所あるいは場所を変えて口腔粘膜に生じるもの．通常，前駆症状に乏しく，接触痛は強いが自発痛はあまりない．口唇，舌，頬に数個のアフタができて，1週間ほどで消失する．大きさにより，直径5mm以内の小アフタと大アフタに分けられる．Behçet病における主症状の一つ．治療は，口腔内の清掃，副腎皮質ホルモン含有軟膏の塗布，接着性被覆剤の使用，十分な睡眠と栄養補給を指示する．

1647 慢性腎不全　まんせいじんふぜん
chronic renal failure
腎臓の血流障害，機能ネフロンの減少，尿路の閉塞により，窒素代謝物や水，電解質の排泄が十分にできなくなり，体液の恒常性が維持できなくなった状態．臨床的には血中の尿素窒素やクレアチニンが持続的に上昇する．数年かけて非可逆的なネフロンの喪失に至り，腎不全の末期では腎臓がほとんど機能しなくなるために，血液を浄化する透析療法が必要となる．

1648 慢性肥厚性カンジダ症　まんせいひこうせいかんじだしょう
chronic hypertrophic candidiasis
真菌に属する Candida albicans による口腔粘膜感染症の一つで，粘膜に粗造性あるいは結節性の表面を有する白色肥厚性の粘膜病変．通常のカンジダ症と違い，払拭による除去はできない．口唇，口角，頬粘膜，舌などに好発し，中年以降の男性に多く，喫煙，義歯の刺激，咬合時の摩擦などとの関連がある．組織学的には，上皮層は著明な肥厚を呈し，カンジダの菌糸の侵入が観察される．

1649 慢性リンパ性白血病　まんせいりんぱせいはっけつびょう
chronic lymphocytic leukemia, chronic lymphatic leukemia
〔同義語〕CLL
形態的には正常リンパ球と区別のつかない成熟リンパ球がリンパ節で腫瘍性に増殖し，血中に移行して全身の臓器に浸潤する疾患．大多数は B 細胞の性格をもつものであるが，T 細胞の性格を示すものもある．主症状はリンパ節腫脹，脾腫，および白血球数の増加である．白血球数は，ときには数十万にも達し，その60〜100％が成熟小型リンパ球で占められる．治療では従来からのアルキル化薬に加えて，フルダラビンをはじめとするヌクレオチド類似構造の化学療法薬，モノクローナル抗体治療が行われる．

1650 Manchester 法　まんちぇすたーほう
Manchester method
両側性完全口唇裂に対する一次口唇形成術の一つで，直線状切開による one stage 両側口唇形成と外側唇粘膜弁によって正中唇の口腔前庭を拡張し，上唇結節を形成する方法である．1965 年，Manchester は両側性口唇裂の口腔前庭欠損に対し，両側破裂縁の粘膜を切除せず下方に基部をもつ粘膜弁をつくり，正中唇赤唇の裏面に移動させ前庭形成を行う手術を発表した．

み

1651 味覚異常　みかくいじょう
dysgeusia
〔類義語〕味覚障害，異味症
舌前 2/3，舌後 1/3・口蓋，咽頭から脳の味覚核，弧束核，味覚核にいたる味覚の伝達経路の障害による異常をさす．味覚障害として完全な味覚喪失から種々の程度で味感度の低下までみられる．また，味の変化や持続的な異常味の感覚として異味症がある．原因としては，中枢神経障害，鼓索神経の障害，頭頸部腫瘍に対する放射線治療，口腔乾燥，口内炎，床義歯，低亜鉛血症などがあげられる．また，降圧利尿薬や冠血管拡張薬などの服用薬剤によって引き起こされる．

1652 味覚検査　みかくけんさ
gustometry
〔同義語〕味覚試験
味覚刺激による感覚を定量的に測定する検査法のことで，基本的な 4 種の味をもつ物質を濾紙にしみ込ませて舌面上に当てて行う半定量的検査法と電気味覚検査がある．半定量的検査の検査液は，さまざまな濃度のショ糖（甘味），食塩（塩味），酒石酸（酸味），塩酸キニーネ（苦味）を用いて，味らしきものを感知した濃度を検知閾値とする．電気味覚検査は鼓索神経，舌咽神経，大錐体神経領域の感覚をデシベル表示されたダイヤルによる 2 dB ステップで測定す

る.

1653 Mikulicz症候群　みくりっつしょうこうぐん
Mikulicz syndrome

両側の涙腺および唾液腺が無痛性, 対称的に腫脹する慢性良性疾患を von Mikulicz が報告したが, 後に, 同一症状を示すもので, 慢性リンパ性白血病, 悪性リンパ腫, サルコイドーシス, 結核などの明らかな原因で出現するものを症候群と名付け, 原因不明な Mikulicz 病と区別した.

1654 Mikulicz病　みくりっつびょう
Mikulicz disease

〔類義語〕良性リンパ上皮性疾患

両側の涙腺, 耳下腺, 顎下腺が無痛性, 対称的に腫脹する疾患で, 組織学的に腺組織の実質の広範な萎縮, 破壊, ならびに間質の著明なリンパ球浸潤, および筋上皮島の形成を特徴とする像を示す. Sjögren症候群に類似する自己免疫異常にもとづく疾患と考えられている. 一方, 唾液腺へのIgG4産生細胞の浸潤があり, 血中IgG4値の上昇をみるものは, Sjögren症候群とは区別される. ステロイド, 非ステロイド系抗炎症薬の投与などで保存的に治療する.

1655 密封小線源治療　みっぷうしょうせんげんちりょう
radiation therapy with sealed source

〔同義語〕密封線小線源療法, brachytherapy, 小線源治療

〔類義語〕腔内照射法

放射線治療で用いる密封小線源を直接に腫瘍部に密着ないしは挿入するものである. 腫瘍のみに的確に高線量を照射し, 周囲正常組織への過照射を防ぐ利点がある. 子宮頸癌や頭頸部癌の治療に適応される. 組織内照射の線源にはいくつかの種類, 形状のものがあり, 頭頸部では針状, 針金状, 粒状の線源が使われる. 体腔内照射にはγ-線源として管状線源が用いられる. 医療従事者の被曝が問題で, 最近では後充填法の開発, さらに遠隔操作式装置の開発が行われている.

1656 ミニプレート　みにぷれーと
miniplate

顔面骨折整復固定や骨切り術時の骨片固定に用いられる小型のプレートのことである. 1970年代にステンレス製のプレートやネジによる強固な骨片固定方法が開発され, 顎間固定期間の短縮が可能となった. 1976年に Champy は顔面の皮下や粘膜下でも大きさが問題とならない小さなミニプレートとスクリューを開発した. 1980年代にチタン製が開発され, 異物反応や術後感染は大きく改善された. 1990年代になり, ポリ乳酸を用いた生体内吸収性ミニプレートも開発された.

1657 未分化癌　みぶんかがん
undifferentiated carcinoma

〔同義語〕退形成癌, 未分化細胞癌, 単純癌

上皮性の癌腫であるが, 癌実質は起原細胞が特定できない未分化癌細胞で構成され, 充実性の胞巣を形成するものである. 細胞の異型性は著しく, 核分裂像も多い. 発育や転移の多い予後不良な癌である. これには, ①小細胞癌(小円形細胞あるいは短紡錘形細胞が増殖する高悪性度の癌腫), ②燕麦細胞癌(肺に多い未分化癌. 腫瘍細胞は小型で, 短紡錘形や楕円形の核をもつ), ③巨細胞癌(多角形や紡錘形の大型細胞や多核巨細胞を特徴とする核分裂像の強い肉腫様癌腫)が含まれる.

1658 味盲　みもう
taste blindness

基本4味覚のなかのいずれかに対し先天性に感受性のないことをさす. フェニルチオカルバミド(PTC)やチオカルバミド基をもつ化合物, citbittolなどの特定化合物に対し, 大多数のヒトは苦味を感じるのに, 未盲者はその苦味を感じない. 本症の発現頻度には人種差があり, 白人約30％程度, 黄色人種15％, 黒人約3％程度とされ, 劣性遺伝する. PTCに対するヒトの閾値は0.001％程度であり, ヒトによって

は苦味の代わりに酸味，辛味，甘味などを感ずるものもある．

1659 脈瘤性骨嚢胞　みゃくりゅうせいこつのうほう
aneurysmal bone cyst
〔同義語〕動脈瘤性骨嚢腫

顎骨内に大小の嚢胞様血液性空洞を形成する疾患で，真の嚢胞ではない．10歳から30歳までの長管骨に好発する．顎骨の発生はまれであるが，下顎骨に多い．骨髄内の静脈血栓や動脈瘤説，外傷性の血腫から発生する偽動脈瘤説などがある．無痛性骨腫大症状が多い．エックス線検査で多房性，蜂巣状，泡沫状の透過像所見を示す．鑑別疾患は顎骨中心性血管腫，巨細胞腫などである．治療は，顎骨区域切除，放射線治療，凍結治療などで，10〜20％で再発する．

1660 Millard法　みらーどほう
Millard method

口唇裂の手術法の一つで，片側性口唇裂におけるキューピッド弓や人中の原形をできるだけ保存するために，上唇上方部で鼻柱（コルメラ）下部に側方皮弁を移入し，上唇を形成する手術法である．Millard（1958）によりローテーションアドバンスメント法として紹介された独特の術式である．この方法は鼻孔底部を挙上し，鼻柱基部を構成するもので，とくに側方皮弁を形成しやすい不完全口唇裂や裂隙があまり広くない完全口唇裂に適した方法とされている．

む

1661 無顎症　むがくしょう
agnathia

先天的に上顎または下顎，あるいは上下顎を欠如しているきわめてまれな先天異常である．ほぼすべての症例で頭部，顔面の他の先天異常を合併している．上顎では上顎突起の一方のみの部分や切歯骨の部分（無切歯骨症）を欠如するものがある．上下顎の欠如は単眼体に現れ，小口症を合併することがある．

1662 無カタラーゼ症　むかたらーぜしょう
acatalasemia
〔同義語〕無カタラーゼ血症，カタラーゼ欠損症

先天性遺伝的酵素欠損の代表的疾患で，常染色体性劣性遺伝病．カタラーゼは過酸化水素を不均化して酸素と水に変える反応を触媒する酸化還元酵素である．本疾患はカタラーゼをコードしている11番染色体のp13に存在する遺伝子CATが欠損している．多くの場合，進行性口腔壊死を起こす．口腔の溶血性連鎖球菌の異常増殖から大量のH_2O_2を産生される．健常者はカタラーゼにより分解除去されるが，本症患者では，残留H_2O_2が赤血球に作用して，血色素をメトヘモグロビンに変化させる．当該部は酸素欠乏に陥り壊死を起こす．本症患者の歯の漂白処置は禁忌である．

1663 無顆粒球症　むかりゅうきゅうしょう
agranulocytosis
〔類義語〕顆粒球減少症，好中球減少症

顆粒球（好中球，好酸球，好塩基球，ときには単球まで含む）の絶対数が高度に減少したものをさす．顆粒球数が0に近く，かつ赤血球や血小板の減少がないか軽度である．薬剤起因性，先天性や続発性の好中球減少症も含まれる．顆粒球減少もしくは消失で，患者は易感染症となり，重症の細菌感染症を繰り返す予後不良な疾患である．

1664 無汗性外胚葉異形成症　むかんせいがいはいよういけいせいしょう
anhidrotic ectodermal dysplasia
〔同義語〕先天性外胚葉形成不全

10万人に1人に発生するといわれ，頭蓋・顔面・口腔・歯に特徴的障害の現れる疾患である．X染色体異常で男性のみに発現する．毛髪はブロンドで薄く，睫毛や眉毛は少ないか欠損．皮膚はなめらかで汗腺をもたない．外胚葉性の角膜異形成や白内障が発現する．口唇突出，歯の欠如，円錐型歯牙を呈し，歯周疾患や顎関節異常もある．歯の数と大きさは本疾患の重要診断要因である．先天性の唾液腺欠損もある．と

きに口唇口蓋裂もみられる．

1665 無ガンマグロブリン血症 むがんまぐろぶりんけっしょう
agammaglobulinemia
〔類義語〕抗体欠乏症

免疫に関与するガンマグロブリンが血液中にまったく含まれない状態をさす．男子に多くみられ，感染症に対する抵抗力は低下し，乳幼児期の死亡は多く，呼吸機能不全を起こしたりする．症状は中耳炎，肺炎，肺血症などの罹患が多く，それを繰り返すことが多い．治癒不良な疾患である．

1666 無気肺 むきはい
atelectasis
〔同義語〕アテレクターゼ，肺胞虚脱

肺容積の後天的な減少で，肺胞虚脱をさすことが多い．原因は感染，分泌物や喀痰などによる閉塞，胸水などによる気管支の圧迫，術中の低換気などである．症状は咳，喀痰の増加，胸痛，呼吸困難，チアノーゼ，呼吸数の増加，水疱音，血液ガス所見やエックス線所見異常などを認める．術中の予防は十分肺を膨らませ，気管内分泌物の吸引を行う．無気肺発生時，患側を上にしての咳嗽の誘発，気管内吸引，去痰薬の投与，持続陽圧呼吸を行う．

1667 無歯症 むししょう
anodontia
〔同義語〕欠如歯

先天的に全部もしくは広範囲の歯の欠損状態をいう．歯数欠如や歯胚細胞の増殖のない場合に起こる．生歯のまったくないものを完全無歯症や全部性無歯症とよび，広範囲欠如を部分性無歯症とよぶ．外胚葉性異形成症など全身的症状の一症状としてみられることが多い．他に，遺伝的要因，内分泌障害，妊娠初期における母体の疾患と栄養障害なども考えられている．

1668 無脈性電気活動 むみゃくせいでんきかつどう
pulseless electrical activity
〔同義語〕PEA

心停止の一種で，心電図上は波形を認めるが，有効な心拍動がなく脈拍を触知できない状態である．ただし，心室細動，無脈性心室頻拍は含めない．心室筋の収縮が消失していないが，頸動脈など主要な動脈で脈拍が触知できない場合は心停止で，分類はPEAとなる．原因は心室の収縮を妨げる病態，たとえば循環血液量減少，低酸素血症，心タンポナーデなどの存在が考えられる．一般的な心肺蘇生と同時に，原因疾患の検索とその治療を要する．

め

1669 明細胞癌 めいさいぼうがん
clear cell carcinoma

淡明で大型の胞体をもつ細胞からなる上皮性悪性腫瘍．本症は腎尿細管，卵巣，甲状腺などに多い．まれに高齢者の女性の耳下腺に発生する．腫瘍細胞の胞体中にPAS陽性のグリコーゲン顆粒を含む以外の細胞特性はなく，筋上皮マーカー，粘液染色は陰性である．

1670 明細胞性歯原性癌 めいさいぼうせいしげんせいがん
clear cell odontogenic carcinoma
〔同義語〕歯原性明細胞腫

グリコーゲンを豊富に含む明細胞のシート状胞巣増殖よりなる歯原性悪性腫瘍で，以前は良性腫瘍に分類されていた．非常にまれな局所侵襲性腫瘍で，60歳以上の女性に多い．エックス線では境界不明瞭な骨透過像病変が特徴である．転移例もあり，歯原性明細胞癌ともいわれる．鑑別診断として，明細胞型顎骨中心性唾液腺腫瘍（とくに粘表皮癌），歯原性石灰化上皮腫の明細胞型，転移性腎細胞癌などがある．腺性分化やアミロイド様物質産生の有無などから鑑別可能である．

1671 迷走神経反射　めいそうしんけいはんしゃ
vagal reflex
〔同義語〕血管迷走神経性失神，迷走神経性反応，洞性徐脈

ストレス，代謝異常，内分泌異常などで迷走神経が興奮し，優位となると心臓の洞結節活動が抑制され，徐脈（心拍数1分間60未満）となることをさす．めまい，全身倦怠感，失神，低血圧などの臨床症状を呈す．

1672 迷走舌咽神経痛　めいそうぜついんしんけいつう
vagoglossopharyngeal neuralgia
〔同義語〕舌咽神経痛，迷走神経痛

第9, 10脳神経の知覚枝の異常により，一過性，電撃様疼痛が喉頭，扁桃，耳領域に生じる状態のこと．同神経への血管圧迫が原因と考えられている．疼痛はあくび，嚥下，食物の扁桃部への接触により誘発されるが，三叉神経痛ほど発痛帯は明瞭でないことが多い．疼痛出現時に徐脈，意識消失，痙攣，心拍停止などの症状をみることがある．

1673 迷入唾液腺　めいにゅうだえきせん
aberrant salivary gland
〔同義語〕異所性唾液腺

正常ではみられない部位に存在する唾液腺組織のこと．耳下腺や下顎骨体部近傍の頸部に認めることが多い．単一の組織異常の場合と他の顔面異常を合併している場合がある．

1674 Möller-Hunter 舌炎　めーらーはんたーぜつえん
Möller-Hunter glossitis
〔類義語〕Möller 舌炎

胃，小腸疾患や胃切除後などのビタミンB_{12}吸収障害が原因で生じる舌炎のこと．舌乳頭萎縮，舌粘膜の発赤，平滑舌を呈し，口角炎を合併していることも多い．

1675 メチシリン耐性黄色ブドウ球菌　めちしりんたいせいおうしょくぶどうきゅうきん
methicillin resistant Staphylococcus aureus
〔同義語〕MRSA

黄色ブドウ球菌の治療薬β（ベータ）ラクタム系抗菌薬（ペニシリン，メチシリン，クロキサシン，オキサシリン，第1・2・3世代セフェム）に耐性を獲得した黄色ブドウ球菌のことである．黄色ブドウ球菌はグラム陽性球菌の一種で，化膿性炎（皮膚化膿疾患，中耳炎，結膜炎，肺炎），腸炎（食中毒含む）など創傷感染，呼吸器感染，消化器感染の原因菌である．MRSAは院内感染の重要な細菌である．

1676 メトヘモグロビン血症　めとへもぐろびんけっしょう
methemoglobinemia

鉄原子価数が3価で酸素結合能のないヘモグロビンがメトヘモグロビンで，これが血中で1％以上を占める場合をメトヘモグロビン血症という．原因としてメトヘモグロビン還元酵素の遺伝的な欠如，局所麻酔薬，フェナセチン，スルホンアミド，アセトアニリドなどの薬剤性のものがある．症状は軽度な場合，チアノーゼ，悪心，嘔吐に始まり，その後，頭痛，倦怠感をともない，高度になると意識障害から不整脈，痙攣を生じ死亡する．

1677 Möbius 症候群　めびうすしょうこうぐん
Möbius syndrome
〔同義語〕先天性両側性顔面神経麻痺

先天性，非進行性の両側性顔面神経麻痺を主徴とする疾患で，1, 3, 10, 13番染色体異常の関与が疑われている．外転神経麻痺など他の脳神経の運動麻痺をともなうことが多く，片側性の場合もあり，聴覚障害，外耳や四肢などの先天異常をともなうことがある．口腔症状は歯の異常，舌の低形成や口蓋裂などが報告されている．一般的に生命予後は良好とされている．

1678　メピバカイン　　めぴばかいん
mepivacaine
〔同義語〕塩酸メピバカイン

リドカイン類似のアミド型局所麻酔薬である．効力と効果発現に要する時間もリドカインと同等である．硬膜外麻酔時の蓄積作用や胎盤通過性の点から安全性でやや劣るとする意見もある．

1679　メラニン色素沈着　　めらにんしきそちんちゃく
melanin pigmentation

口腔粘膜のメラニン産生と沈着が亢進した状態で，生理的所見である．有色人種に多くみられ，成人以後の健常人の歯肉，口唇，頰粘膜に好発する．対称性に発現することが多く，黒褐色を呈する．治療は通常，不要である．また，ある種の全身疾患にともなって口腔粘膜にび慢性のメラニン沈着がみられる．すなわち，Addison病，Peutz-Jeghers症候群，von Recklinghausen病，Albright症候群で種々の大きさのメラニン色素斑がみられることがある．

1680　メラニン沈着症　　めらにんちんちゃくしょう
melanosis

口腔粘膜の広範囲に生じたメラニン色素沈着をさす．生理的メラニン色素沈着が歯肉，頰粘膜に対称性に発現するのに対して，頰粘膜や口蓋にび漫性，黒褐色の局面を呈する．喫煙に関連して生じることがある．悪性黒色腫発現の可能性があるため，定期的な経過観察が必要とされる．

1681　Melkersson-Rosenthal症候群　　めるかーそん・ろーぜんたーるしょうこうぐん
Melkersson-Rosenthal syndrome

肉芽腫性口唇炎，顔面神経麻痺，溝状舌を主徴候とするまれな疾患で，口腔，顔面領域肉芽腫症の範疇に入る．診断は病理組織学的診断により，肉芽腫性炎症を特徴とする．鑑別疾患としてクローン病，サルコイドーシスなどがある．治療は，局所あるいは全身ステロイド投与などが行われる．

1682　免疫組織化学　　めんえきそしきかがく
immunohistochemistry
〔同義語〕免疫染色

抗体の特異性を利用して組織標本中の抗原を染めわけ，その存在および局在を顕微鏡下で観察する組織学（組織化学）的手法のことである．本来不可視である抗原抗体反応（免疫反応）を可視化するために発色操作を行うことから，免疫染色ともよばれる．特定遺伝子の発現確認や各種のマーカータンパク質を用いることで病理組織診断にもよく応用される．

1683　免疫複合体病　　めんえきふくごうたいびょう
immune complex disease

抗原抗体反応によって生じた免疫複合体が原因で起こる疾患で，Ⅲ型アレルギー反応によるものである．免疫複合体は糸球体や血管壁に沈着して組織傷害を起こしたり，補体と結合し，活性化させ，血管透過性亢進や白血球遊走をもたらし組織傷害を起こすとされている．免疫複合体糸球体腎炎，全身性エリテマトーデス（SLE），関節炎，血管炎などの疾患が含まれる．

1684　免疫抑制療法　　めんえきよくせいりょうほう
immunosuppressive therapy

臓器移植時に生じる拒絶反応や自己免疫疾患の異常免疫反応を抑制する薬物による治療のことをさす．使用される一連の免疫抑制薬はその作用点あるいは分子標的が異なるため，その標的細胞も異なっている．それぞれ特有の作用と副作用を有している．アザチオプリンやミゾリビンなどの代謝拮抗薬はリンパ球の核酸合成を阻害し，免疫担当細胞の増殖を防ぐことによって作用を発揮する．

1685　免疫療法　　めんえきりょうほう
immunotherapy

アレルギー疾患では，減感作療法あるいは脱感

作療法ともよばれるものをさす．アレルゲン特異免疫療法は原因アレルゲンを含有する物質を漸増投与し，原因アレルゲン曝露時にともなうアレルギー反応を弱める治療法である．また，がんに対する非特異的免疫療法は，生物学的反応修飾剤（Biological Response Modifiers；BRM）を用いて患者の免疫機構を刺激することで免疫系細胞が腫瘍細胞を攻撃することにより治療効果を得るものである．

も

1686 毛細血管強化薬　　もうさいけっかんきょうかやく
capillary stabilizer
〔同義語〕血管強化薬

毛細血管の透過性亢進を抑制し，血管の抵抗性を増強することで出血時間を短縮する薬剤である．毛細血管抵抗性の減弱による出血や術中，術後の異常出血やその予防に使用される．薬剤として，カルバゾクロムスルホン酸ナトリウム，アスコルビン酸，エタンシラート，結合型エストロゲンなどがある．

1687 毛細血管腫　　もうさいけっかんしゅ
capillary hemangioma
〔同義語〕単純性血管腫

血管腫の一型で，口腔粘膜では多数の毛細血管からなる比較的平坦な赤みを帯びた局面としてみられる．鑑別診断としてリンパ管腫，膿原性肉芽腫，血腫などがある．治療は，外科的切除，凍結療法，レーザー治療などが行われるが，自然退縮をみる場合もある．

1688 毛細血管抵抗試験　　もうさいけっかんていこうしけん
capillary resistance test, capillary fragility test
〔類義語〕Rumpel-Leede法

止血検査のうち血管性障害を調べる検査である．上腕などに一定の圧力をかけて生じる出血斑の数で毛細血管の脆弱性をみる検査であり，陽圧法と陰圧法がある．陽圧法ではRumpel-Leede法，陰圧法では加藤・上林法がある．本検査法は血小板の異常によっても影響を強く受けるため，血管異常を特異的に検査する方法ではない．毛細血管の脆弱のため出血斑が出る疾患として，壊血病，Schonlein-Henoch紫斑病，老人性紫斑病などがある．

1689 網赤血球　　もうせっけっきゅう
reticulocyte
〔同義語〕網状赤血球

正染性赤芽球が脱核し，リボ核酸（RNA）がまだ残存して網状構造を示している状態の幼若赤血球である．成熟赤血球の一段階前のもので，1～2日後に成熟赤血球となる．末梢血における網赤血球数は骨髄での赤血球造生能の指標となり，増加は造生能亢進を，減少は低下を意味する．貧血の治療効果の判定にも役立つ．基準値は0.3～1.1%である．

や

1690 薬剤感受性試験　　やくざいかんじゅせいしけん
drug susceptibility test, drug sensitive test
〔同義語〕感受性試験，抗菌物質感受性テスト

一般的には，薬剤に対する細菌の感受性を調べる検査をさす．細菌感染症の治療を適正に行うために必要で，ディスク法と希釈法がある．ディスク法は一定量の薬剤を含む濾紙（感受性ディスク）を被検菌が塗布された寒天平板上に置き，阻止円の直径から最小発育阻止濃度MICを算出する一濃度法が代表である．希釈法は，一定量の菌液に段階希釈した薬剤を加え，菌の発育が阻止された薬剤濃度をMICとする．マイクロプレートを用いた微量液体希釈法が用いられることが多い．また，抗腫瘍薬を選択するうえで，どの薬剤がその患者に効果的かをあらかじめ調べる検査をさす場合もある．

1691 薬剤性血小板減少症　やくざいせいけっしょうばんげんしょうしょう
drug-induced thrombocytopenia

薬剤が原因で発症する血小板減少症で，その発生機序として骨髄における血小板産生抑制によるものと，末梢における消費ないし破壊亢進によるものとがある．前者では抗悪性腫瘍薬による血小板減少がよく知られている．

1692 薬剤耐性　やくざいたいせい
drug tolerance, drug resistance
〔類義語〕薬剤抵抗性

ヒトや動物の感染源となる微生物や癌細胞などが，以前は感受性があった薬剤に対して抵抗性になることをさす．自然発生的な変異や薬剤曝露後の選択圧によって生じる．

1693 薬疹　やくしん
drug eruption, drug rash

全身的に投与された薬剤およびその代謝産物が原因となって起こる皮疹である．その機序により用量非依存性のアレルギー性と用量依存性の中毒性に分けられる．薬疹には，中毒性表皮壊死症（ライエル症候群，TEN），Steven-Johnson症候群（粘膜・皮膚・眼症候群），多形滲出性紅斑，紅斑丘疹，蕁麻疹，紅皮症，薬剤性過敏性症候群，紫斑，光線過敏，固定薬疹などがある．

1694 薬物中毒　やくぶつちゅうどく
drug toxicity, drug intoxication, medicinal intoxication

薬物の吸入，経口摂取や注射，皮膚・目などへの接触により体内へ過剰に吸収されて，身体に有害な作用をおよぼすこと．

ゆ

1695 UICC 分類　ゆーあいしーしーぶんるい
union international counter cancer classification

国際対がん連合（The International Union Against Cancer）によって定められた悪性腫瘍の病期分類．分類指標として，原発腫瘍の大きさと進展度（T），所属リンパ節への転移状況（N），遠隔転移の有無（M）を用いて，各項目の度合により病期（Stage）をI〜IVまでの4期に決定する（例：T2N1M0など）．

1696 Ewing 肉腫　ゆーいんぐにくしゅ
Ewing sarcoma

1921年Ewingにより，骨のび漫性内皮腫として記載された骨髄原発の肉腫である．主として若年者の長管骨とくに下肢骨や骨盤にみられる．臨床的には初期から間歇的痛みをともなうことがあり，ときに発熱や強い炎症症状をともなうため，骨髄炎と混同されることがある．本腫瘍は悪性度が高く，血行性転移や他部の骨への浸潤を起こしやすい．組織学的に，細胞質に乏しい円形または卵形の核を有する小型細胞が骨髄部に密に配列するという特徴を示す．

1697 有茎性ポリープ　ゆうけいせいぽりーぷ
pedunculated polyp
→ ポリープ

1698 有茎皮弁　ゆうけいひべん
pedicle flap

茎から栄養血管の血流を維持した状態で，移植を行う皮弁をいう．一般に，血行形態によりaxial pattern flap（主軸型皮弁）とrandom pattern flap（乱軸型皮弁）に分類される．

1699 疣贅癌　ゆうぜいがん
verrucous carcinoma
〔同義語〕疣贅性癌

扁平上皮癌の一亜型．表面は白色を呈することが多く，外向性に疣贅性もしくは乳頭状に増殖する．浸潤性の発育傾向は少なく，一般に粘膜固有層への浸潤はみられない．口腔の好発部位は下顎歯肉であるが，頬粘膜や舌などすべての部位でみられる．組織学的には上皮表層は角化し，棘細胞層の著しい肥厚と乳頭状の外向性増殖を呈するが，異型性や分裂像は少ない．浸潤能は低く，転移は少ない．予後は良好である．

1700 遊離移植法　ゆうりいしょくほう
free transplantation

遊離移植には組織血行のない状態で他の部位に移動させる移植と，栄養血管を温存し，移植床で血管吻合を行う血管柄付きの移植に大別される．軟組織の遊離移植は，遊離粘膜移植，遊離皮膚移植，遊離皮弁移植（前腕皮弁，腹直筋皮弁，広背筋皮弁など）に分けられる．骨の遊離移植は海綿骨移植，遊離骨移植（腸骨，肋骨），血管柄付き骨移植（遊離腓骨弁，遊離腸骨弁，遊離肩甲骨弁など）に分けられる．

1701 遊離歯肉移植術　ゆうりしにくいしょくじゅつ
free gingival graft

付着歯肉の幅が不十分な場合や消失した症例において，付着歯肉の獲得目的に行われる．移植片には口蓋粘膜が用いられることが多い．移植片が厚すぎると収縮が強く，血管再生の遅延がみられるため，あまり厚くないほうがよい．移植片は移植4日目頃には毛細血管の内部成長が始まり，5日目には上皮化が開始され，10日目には上皮が移植片の表面を覆うようになる．

1702 遊離皮膚移植　ゆうりひふいしょく
free skin grafting
〔同義語〕皮膚移植，植皮

薄切された遊離皮膚片を移植するもので，移植片は移植床の新生血管によって栄養される．植皮片の厚さによって，真皮の一部を含む分層皮膚移植と皮膚全層を含む全層皮膚移植に分けられる．採皮は，腹部や大腿部より行うことが多く，デルマトーム（皮膚採取器）で希望する厚さと大きさの採皮が可能である．しかし，血行の悪い移植床には生着しにくく，生着後収縮や色素沈着したりする欠点もあり，適応は小欠損症例にかぎられる．

1703 遊離複合組織移植術　ゆうりふくごうそしきいしょくじゅつ
free transplantation of combined tissue

皮膚，脂肪，筋，骨，軟骨などの複数の組織の移植で，組織血行のない状態で移動させる移植と，血管柄付きの移植に大別される．組織血行のない状態での生着過程はプラズマ循環と新生毛細血管によるもので，血行が豊富な移植床を必要とする．一方，血管柄付移植では，全身各所より目的に応じて組織を移動し，再建することが可能である．

1704 癒合歯　ゆごうし
fused tooth
〔同義語〕融合歯

隣接して発生した歯胚が，発育過程でセメント質，象牙質，エナメル質あるいは歯髄もともなってさまざまな程度に結合した歯のことである．歯根部の歯髄腔は一つになっているが，歯冠部の歯髄腔は2つに分かれているものが多い．乳歯列・永久歯列ともに下顎前歯部に比較的多く認められ，上顎前歯には少ない．治療として，一般には経過観察を行う．乳歯の癒合歯では，その交換期に晩期残存し，後継永久歯の萌出を障害することが多いので時期をみて抜歯する．

1705 癒着歯　ゆちゃくし
concrescent tooth

完成した歯がセメント質のみで結合したものをさす．癒着部位に第2セメント質の増殖がみられるが，象牙質と歯髄腔は別々に離れている．萌出している歯の歯根と埋伏している正常歯または過剰歯との間に生じることが多い．癒着は，乳歯ではセメント質の肥厚が生じにくいのでほとんどみられないが，永久歯でもまれである．

1706 弓倉症状　ゆみくらしょうじょう
Yumikura symptom

急性の化膿性下顎骨骨髄炎にみられる症状で，原因歯より前方の歯に打診痛がみられることをいう．原因歯が臼歯部のときにとくに著しい．

よ

1707 溶血性黄疸　ようけつせいおうだん
hemolytic jaundice, hemolytic icterus

何らかの要因で赤血球の破壊が進むと，貧血と同時に黄疸がみられる．これは溶血性黄疸とよばれ，大量のヘモグロビンが代謝され黄疸色素であるビリルビンが過剰となった結果生じる．溶血性貧血，遺伝性疾患（遺伝性球状赤血球症，サラセミア）や蛇毒などに代表される溶血毒に暴露したときなどにみられる．

1708 溶血性尿毒症症候群　ようけつせいにょうどくしょうしょうこうぐん
hemolytic uremic syndrome

前駆症状となる出血性腸炎に続いて溶血性貧血，血小板減少，急性腎不全の発症をみる症候群である．大人でもみられるが，小児に多くみられ，乳幼児期-学童期の急性腎不全の重要原因疾患の一つである．原因は，細菌感染症（O157を含む腸管出血性大腸菌感染など），ウイルス感染症，系統的疾患（SLE，悪性高血圧症など），薬物の副作用などにより，腎糸球体および細小血管の内皮細胞が障害されて微小血栓を生じることによる．

1709 溶血性貧血　ようけつせいひんけつ
hemolytic anemia

赤血球の崩壊亢進によって発生する貧血の総称．内因性（赤血球膜異常，赤血球酵素異常，ヘム合成異常，グロビン合成異常）と外因性（抗赤血球抗体，機械的因子，感染など）とに大別される．共通してみられる臨床症状は，貧血の一般症状，黄疸および脾腫である．検査所見として赤血球崩壊亢進所見（血清間接ビリルビン値上昇など）と代償性赤血球生成亢進所見（末梢網状赤血球増加など）がみられる．

1710 葉酸欠乏症　ようさんけつぼうしょう
folic acid deficiency

水溶性ビタミンで，テトラヒドロ葉酸に変換された後，核酸合成に必要な補酵素としてはたらく葉酸が欠乏することで生じる疾患で，悪性貧血，大赤血球性貧血，血小板減少をきたす．欠乏原因は摂取不足（アルコール中毒），吸収障害（小腸疾患，抗けいれん薬・潰瘍性大腸炎治療薬相互作用），葉酸代謝障害（メトトレキサート，ST合剤），需要亢進（妊娠，造血亢進，悪性腫瘍）などがある．また，胎児期の欠乏は神経管閉鎖障害などを引き起こす．

1711 幼児の歯肉囊胞　ようじのしにくのうほう
gingival cyst of infants
〔類義語〕歯肉囊胞

新生児や幼児の歯肉にみられる錯角化の薄い扁平上皮に裏装された角質を含む囊胞．歯が萌出すると自然に消失するが感染源となる場合もある．また，成因や出現部位で以下に分類される．①歯堤囊胞：歯槽頂部に結節状にみられる歯堤の遺残由来の囊胞，②Epstein 真珠：正中口蓋縫線に発生した角質を含む遺残上皮由来の囊胞，③Bohn 結節：口蓋に散在する角質を含んだ口蓋腺由来の囊胞．

1712 陽電子放出型CT　ようでんしほうしゅつがたしーてぃー
positron emission tomography
〔同義語〕PET

核医学イメージングの一つで，陽電子（ポジトロン）を出す放射線同位元素で標識したFDG（^{18}F標識ブドウ糖）などの陽電子放射性薬剤を生体に投与して，その放射線源の体内集積分布を3次元的に再構成する技術のことをさす．近年，腫瘍組織がブドウ糖をエネルギー源として使っている現象を利用し，糖代謝レベルの上昇を検出することによりがんの診断に利用されるようになった．

1713 洋梨形透過像　ようなしがたとうかぞう
pear-shaped radiolucency

鼻口蓋管囊胞や球状上顎囊胞などの発育性囊胞におけるエックス線画像によくみられる透過像．切歯管や両中切歯の歯根間，上顎側切歯と犬歯の歯根間に囊胞が発生，増大するためにエックス線画像における透過像が洋梨状にみられる．また，球状上顎囊胞において上顎側切歯と犬歯の歯根間の透過像が両歯根間を歯冠方向に進展するので，逆洋梨形透過像と表現される場合もある．

1714 羊皮紙様感　ようひしようかん
parchment feeling

骨内に囊胞ややわらかい多房性あるいは単房性の腫瘍が起こり内容液の貯留により膨隆をきたし，骨皮質が極度に菲薄化した場合に，外面からの圧迫により陥没し，圧迫をやめるともとに戻る感触のことである．顎骨では大きな歯根囊胞，含歯性囊胞，エナメル上皮腫などの場合に認められ，診断上，重要な所見である．

1715 ヨード生体染色　よーどせいたいせんしょく
iodine vital stain

多量のグリコーゲンを含有する正常口腔粘膜をヨード液で染色することで，グリコーゲンの含有量が少ない癌や前癌病変の不染域を識別するために行う．正常口腔粘膜では，通常ヨード・グリコーゲン呈色反応により，粘膜上皮が茶褐色を呈す．癌や前癌病変では，顆粒細胞層のグリコーゲンの含有量が少なく染色されない部分が現れ，90％以上の口腔扁平上皮癌の周囲には，ヨード不染部が存在するといわれている．

1716 翼口蓋神経痛　よくこうがいしんけいつう
sphenopalatine neuralgia

片側の鼻根部や内眼角から眼球，鼻，頬骨，上顎の歯，口蓋，咽頭などに放散する発作性疼痛である．女性に多い．疼痛は1日に何回も起こり，くしゃみで増悪し，結膜充血，流涙，鼻汁過多，唾液分泌過多など自律神経症状をともなうことが多い．副鼻腔の炎症や鼻粘膜の腫脹などによる翼口蓋神経節への刺激が原因として考えられている．

1717 翼突下顎隙感染　よくとつかがくげきかんせん
infection of pterygomandibular space
〔同義語〕翼突下顎膿瘍

内側翼突筋と下顎枝の内側面とで囲まれる組織間隙である翼突下顎隙に波及した炎症をさす．臨床的に比較的頻度の高いのは，下顎智歯周囲炎から炎症が波及して翼突下顎隙感染を引き起こし，より重症となって膿瘍を形成する例で，著明な開口障害をきたす．

1718 翼突筋静脈叢　よくとつきんじょうみゃくそう
pterygoid venous plexus

内側翼突筋と外側翼突筋，および外側翼突筋と側頭筋との間の空間を占める密な静脈網である．顎動脈の全行程を網の目のように取り囲んでおり，最終的には短い顎静脈となって後方に走行し下顎後静脈に開口する．また，深顔面静脈により顔面静脈と下眼窩裂を通る枝で下眼静脈と卵円孔を通る静脈を介して海綿静脈洞と交通枝を経て咽頭静脈叢とも連絡している．

1719 予防的頸部郭清術　よぼうてきけいぶかくせいじゅつ
prophylactic radical neck dissection

頭頸部悪性腫瘍における頸部リンパ節転移に対して行う頸部郭清術のなかで，臨床的に頸部リンパ節転移は認めないが，後発転移を予防する目的で施行される術式のことである．

1720 予防投薬　よぼうとうやく
prophylactic administration
〔同義語〕予防的治療，予防療法

患者が特定の疾患に罹患しやすい場合に，発病から患者を守ることを目的として，あらかじめ薬剤の投与を行うことをさす．たとえば，現在，感染の症状はないが，近い将来感染が惹起され

ら

1721 落屑性口唇炎 らくせつせいこうしんえん
cheilitis exfoliativa
→ 剥離性口唇炎

1722 落葉性天疱瘡 らくようせいてんぽうそう
pemphigus foliaceus
→ 天疱瘡

1723 Ramsay Hunt 症候群 らむぜーはんとしょうこうぐん
Ramsay Hunt syndrome
〔同義語〕Hunt 症候群

外耳道と耳介周囲皮膚の帯状疱疹に加えて，顔面神経麻痺，耳鳴り，難聴，めまいといった第7（顔面神経），第8（内耳神経）脳神経症状をきたす症候群である．帯状疱疹ウイルスが，顔面神経の橋腹側部にある膝神経節での水痘-帯状疱疹ウイルスの再活性化による．耳介とその周辺の頸部，後頭部にヘルペスがあり，神経痛様疼痛をともない，顔面神経の麻痺，聴神経の障害，舌前方2/3の味覚障害などが発現する．すべての症状を有するとき完全型であり，一部の症状を欠く不全型もある．血清抗体価の変動（上昇）がみられる．抗ウイルス薬と副腎皮質ホルモンの投与および星状神経節ブロックがおもに行われる．

1724 ラリンゲアルマスク らりんげあるますく
laryngeal mask
〔同義語〕喉頭用マスク

全身麻酔や気道確保に用いられるエアウェイの一種で，従来の気管チューブを短くして先端には気管の入口を覆いかぶせるための小さなマスクがついている．気管内挿管をせず喉頭蓋を跳ね上げた状態で気管入口を被覆して気道を確保するもので，気管内挿管よりも技術的に容易で，救急隊員も使用でき普及している．確実な気道確保ではないので逆流や誤嚥の可能性のある場合には使用できない．

1725 Langer 皮膚割線 らんがーひふかっせん
Langer line, tension line of Langer

死体皮膚に円孔をつくると皮膚の緊張のよって楕円形を呈する．これを多数つくり楕円形の長軸を結んだ線が Langer 皮膚割線である．この皮膚割線を参考にして皮膚切開をすることにより，術後の瘢痕が目立たず，かつ瘢痕収縮による機能障害をできるかぎり少なくすることができる．

1726 Langerhans 細胞組織球症 らんげるはんすさいぼうそしききゅうしょう
Langerhans cell histiocytosis
〔同義語〕histiocytosis X

骨髄由来の抗原提示細胞であるランゲルハンス細胞が単クローン性に増殖したもので，腫瘍性疾患と考えられている．臨床症状に応じて，骨の好酸球肉芽腫，Hand-Schüller-Christian 病，Letterer-Siwe 病と表現されるが，本質的には同一疾患である．わが国での発症率はまれで，小児に多いとされる．限局性病変であれば手術による摘出や放射線療法，進行例ではステロイドや化学療法などが選択される．

1727 Randall 法 らんだるほう
Randall method

Randall が 1959 年に発表した片側口唇裂の一次手術法である．Cupid 弓を下降すべき距離は症例によって異なることから，破裂外側に形成する三角弁の大きさを一定とせず，健側と患側の上唇の長さが等しくなるように正確な幾何学的設計を行い三角弁の大きさを設定した．

り

1728 Reed-Sternberg 巨細胞　りーど・すてるんべるぐきょさいぼう
Reed-Sternberg giant cell

悪性リンパ腫の一種であるホジキン病の組織学的特徴として出現する淡明な好酸性の胞体に富み，円形で核膜が厚い核，明瞭な核小体をもつ多核巨細胞のことである．核が左右対称形（ミラーイメージと表現）を特徴とし単核のホジキン細胞とともにホジキン病の診断の基準となる．

1729 リウマチ性顎関節炎　りうまちせいがくかんせつえん
rheumatoid arthritis of TMJ
〔同義語〕顎関節リウマチ

フィブリノイド変性をともなう長期の炎症によって顎関節の構造が徐々に破壊される自己免疫疾患である．初期症状としては，顎関節の運動痛，圧痛や咀嚼筋群のこわばり感などが認められる．長期になれば，下顎頭の変形，骨の破壊および吸収，萎縮が出現し，開口障害となり，晩期には顎関節強直症の状態となる．

1730 リウマチ熱　りうまちねつ
rheumatic fever

連鎖球菌による急性上気道感染後に，2～3週間の潜伏期間をおいて，発熱，関節症状，皮膚の発疹，心筋・心膜の炎症性変化など，全身性の急性炎症症状を示す疾患である．初発年齢は8～12歳が全体の約2/3を占める．成人の初発例は非常に少ない．心臓の弁に永久的な損傷が残ることがあり，リウマチ熱の既往のある患者においては，歯科治療の際に予防的な抗菌薬を必要とする場合がある．

1731 リウマトイド因子　りうまといどいんし
rheumatoid factor
〔同義語〕RF，リウマチ因子

変性IgGに対する自己抗体で，慢性関節リウマチ（RA）患者の約80％に異常高値が認められる．疾患の活動性が高い場合には高値となり，症状が改善するに従い低下するが，異常値を示さない場合もある．また，RA以外でも膠原病，慢性感染症，肝硬変，悪性腫瘍でも高値となることがある．したがって，RAの診断には本因子だけでは不十分であり，診断基準にある多関節炎の証明が必要である．

1732 Riga-Fede 病　りが・ふぇーでびょう
Riga-Fede disease

先天性歯が原因で，舌小帯部に慢性的な外力が加わり潰瘍や肉芽組織が形成される疾患である．先天性歯とは生下時にすでに萌出している歯（出産歯）と新生児期に萌出する歯（新生歯）のことである．治療としては，消炎療法とともに歯の切端部を削合し鈍化するが，場合によっては抜歯が適応となる．

1733 リドカイン　りどかいん
lidocaine
〔同義語〕塩酸リドカイン

アミド型の局所麻酔薬．表面麻酔としては4％，浸潤麻酔，神経ブロックには1～2％の濃度で用いる．効果発現までの時間は2～3分と短く，持続時間は1～1.5時間である．極量は500mgである．心筋の興奮性を低下させるので，心室性期外収縮に有効である．抗不整脈薬としては，静脈注射用リドカインを1mg/kgの量で用いる．

1734 リハビリテーション　りはびりてーしょん
rehabilitation
〔類義語〕社会復帰

治療段階を終えた疾病や外傷の後遺症をもつ人に対して，医学的・心理学的な指導や機能訓練を施し，機能回復・社会復帰をはかること．障害をもった人が生活していく手段を得るためのアプローチの総体をさす．

1735 流行性耳下腺炎　りゅうこうせいじかせんえん
epidemic parotitis

ムンプスウイルスによる感染後，2〜3週間の潜伏期を経て発症し，片側あるいは両側の唾液腺の腫脹を特徴とするウイルス感染症である．一般にはおたふくかぜとして知られる．耳下腺部（耳たぶ〜耳の前のあごのラインに沿って）が腫れ，約80％の人に発熱を認める．通常1〜2週間で軽快する．もっとも多い合併症は髄膜炎であり，その他髄膜脳炎，睾丸炎，卵巣炎，難聴，膵炎などを認める場合がある．

1736 流涎症　りゅうぜんしょう
sialorrhea, drooling, ptyalism
〔同義語〕流涎過多

唾液の過剰な分泌のために口から唾液が流れ出す状態をさし，唾液分泌過多ともいわれる．原因として，炎症性，薬物中毒，脳血管障害，心因性などで，唾液の分泌量自体が多くなった真性分泌過多と，先天性，口腔咽頭部の腫瘍，神経性で舌下神経麻痺などが原因の嚥下障害による仮性分泌過多（嚥下障害）とがある．

1737 良性粘膜類天疱瘡　りょうせいねんまくるいてんぽうそう
benign mucous membrane pemphigoid
〔類義語〕類天疱瘡

自己免疫疾患で，おもに粘膜に水疱を形成する疾患．口腔粘膜，おもに歯肉にび漫性の発赤をともなった水疱形成として発症し，破れてびらん・潰瘍となる．剥離性歯肉炎様の像を呈することもある．皮膚病変はわずかである．急性症状は少なく，慢性に経過することが多い．組織学的には上皮と結合組織の境界部に水疱，裂隙形成を認める表皮下水疱であり，上皮層全体が水疱によって押し上げられている．大多数は，表皮基底膜部のBP180に対する自己抗体を保有する．

1738 良性リンパ上皮性病変　りょうせいりんぱじょうひせいびょうへん
benign lymphoepithelial lesion
〔同義語〕良性リンパ上皮性疾患，Mikulicz病

腺組織において，実質の広範な萎縮，破壊，間質の著明なリンパ球浸潤，および筋上皮島の形成を特徴とする組織像を示すものをさす．原因不明のものをMikulicz病，白血病，悪性リンパ腫，結核，梅毒，サルコイドーシスなどの原因疾患との関連が明らかなものをMikulicz症候群として区別する．組織学的にはSjögren症候群と同様の所見を示す．ステロイド，非ステロイド系抗炎症薬の投与などで保存的に治療する．

1739 両側性口唇裂　りょうそくせいこうしんれつ
bilateral cleft lip

両側性にみられる口唇裂で，中間唇の高径および赤唇の短縮と上唇結節の欠如，人中構造やキューピッド弓の欠如，中間唇内の筋組織不足ないしは欠損，切歯骨の口腔前庭の浅化，鼻尖，外鼻孔の扁平化，鼻柱の短縮などが特徴である．そのため，手術では人中やキューピッド弓の形成，口輪筋の連続性，豊富な赤唇と上唇結節の形成，切歯骨部の口腔前庭の深さの確保，鼻柱の高さの確保などが要求される．

1740 緑膿菌　りょくのうきん
Pseudomonas aeruginosa

土壌・水中・植物・動物など，あらゆるところから分離される常在性のグラム陰性好気性桿菌で，免疫力の低下した人に感染して日和見感染の原因となる．いったん発症すると治療が困難であることから，日和見感染や院内感染の原因菌として医学上重要視されている．健常人に対しては，その病原性は低く，通常は緑膿菌がいても病気になることはほとんどない．

1741 リン酸三カルシウム　りんさんさんかるしうむ
tricalcium phosphate
〔同義語〕TCP
〔類義語〕β-リン酸三カルシウム，β-TCP

リン酸カルシウムの一種．化学式は$Ca_3(PO)_3$で，単斜晶系のαと三方晶系のβがある．ハイドロキシアパタイトよりも生体吸収性が高く，骨補塡材として用いられる．

1742 輪状甲状膜切開　りんじょうこうじょうまくせっかい
cricothyrotomy
〔同義語〕輪状甲状靱帯切開

正中部で輪状軟骨と甲状軟骨をつなぐ輪状甲状靱帯で行う緊急気管切開法で，高位気管切開法，喉頭切開ともよばれている．輪状甲状靱帯は，体表から気道にいたる最短距離であり，かつ血流に乏しいといわれている．そのため目標とする部位の視認が容易で，甲状腺を傷つけることなく施行することができ，緊急時には有用である．

1743 輪状甲状膜穿刺　りんじょうこうじょうまくせんし
cricothyroid puncture
〔同義語〕輪状甲状靱帯穿刺

正中部で輪状軟骨と甲状軟骨をつなぐ輪状甲状靱帯部を体表から太い注射針などで穿刺して換気を得る方法である．上気道の狭窄・閉鎖時に緊急に気道確保を得るときに実施される．輪状甲状靱帯は体表から気管にいたる最短距離で，その周囲には重要な血管や神経がない．そのため皮膚から安全かつ容易に気管に到達できる．14Gの血管留置針あるいは専用のキット（ミニトラックⅡTM，クイックトラックTM，トラヘルパーTM）が使われ，自発呼吸がある場合が適応である．

1744 リンパ管腫　りんぱかんしゅ
lymphangioma
〔類義語〕囊胞性リンパ管腫，ヒグローマ，海綿状リンパ管腫

拡張したリンパ管のび漫性の増殖所見を呈する良性病変で，先天性のリンパ管の組織奇形と考えられる．口腔領域では舌での発生が多く，び漫性で弾性のある腫脹を呈する．舌および舌下，咽頭周囲に広がり嚥下，摂食，構音などの口腔機能障害や気道狭窄の原因となる．組織学的には，①毛細管リンパ管腫 capillary lymphangioma，②海綿状リンパ管腫 cavernous lymphangioma，③囊胞性リンパ管腫 cystic lymphangioma の3種に分類されている．新生児期〜小児期に認められる．治療としては，切除，ピシバニール（OK-432）を用いた硬化療法，レーザー療法，凍結外科療法が用いられる．

1745 リンパ節炎　りんぱせつえん
lymphadenitis

種々の原因によるリンパ節の炎症で，顎下・頸部では歯性感染症からの波及によるものが多い．症状は同部の腫脹を主徴とし，急性炎では疼痛，発赤などの症状を呈するが，慢性炎では他には目立った症状を示さない．急性化膿性炎，慢性炎，急性壊死性リンパ節炎，猫ひっかき病，結核性リンパ節炎などがある．鑑別すべきものとして顎下腺炎，サルコイドーシス，悪性リンパ腫，転移性癌があげられる．

1746 リンパ節転移　りんぱせつてんい
lymph node metastasis

癌細胞は発生した部位にとどまらず，血流やリンパ流に乗って全身に広がる．リンパ管に進入した癌細胞は節内に塞栓を形成し，増殖してリンパ節転移巣となる．リンパ節に癌細胞が認められた場合は，他臓器に癌病巣の存在が予想される．左鎖骨上窩ウィルヒョウリンパ節は胸管の分布領域にある腹腔内臓器の癌病巣からの転移，腋窩リンパ節は乳癌からの転移でよく知られている．口腔癌では領域リンパ節の顎下，オトガイ下，頸部のそれに転移病巣を形成する．リンパ節転移は癌治療の成否を大きく作用する因子である．おもな治療は，頸部リンパ節郭清術である．

る

1747 類腱線維腫　るいけんせんいしゅ
desmoplastic fibroma
〔同義語〕類腱形成線維腫

おもに長管骨にみられる良性腫瘍で顎顔面領域では下顎骨での報告が多い．非歯原性線維腫で顎骨中心性にみられる．症状は顎骨の無痛性膨隆で，エックス線像では境界明瞭な骨吸収像を示す．治療は外科的に切除する．

1748 類上皮細胞　るいじょうひさいぼう
epithelioid cell

特異的肉芽腫性炎で観察される細胞で，HE染色では淡く染まる細胞質に富み，核は淡染性であり，多くの小胞体，空胞を含んでいる．この形態が上皮細胞に類似するためこの名がある．この細胞はマクロファージに由来する．結核やサルコイドーシス，肉芽腫性口唇炎などで出現する．

1749 類天疱瘡　るいてんぽうそう
pemphigoid
〔類義語〕良性粘膜類天疱瘡，水疱性類天疱瘡

表皮下に水疱を形成する皮膚・粘膜疾患で，天疱瘡に類似するが水疱は基底膜下に形成される．表皮と真皮境界部のBP180抗原，BP230抗原に対する自己抗体（抗ヘミデスモゾーム抗体）による疾患とされている．良性粘膜類天疱瘡と水疱性類天疱瘡に分けられる．口腔では前者が圧倒的に多い．症状は口腔粘膜の水疱，びらんで，口腔粘膜以外では咽頭，喉頭，食道，外陰部などにも発生する，眼症状としては灼熱感，流涙がある．蛍光抗体法で基底膜にIgG，IgM，IgAや補体C3を認める．治療として，副腎皮質ホルモン，免疫抑制剤投与が行われる．

1750 類皮囊胞　るいひのうほう
dermoid cyst
〔類義語〕皮様囊胞

外胚葉組織に由来する嚢胞で，表皮と皮膚付属器官からなり，内容物として角化物，皮脂腺，汗腺，毛，骨，軟骨や歯などを認める．口腔領域では口底中央部に好発する．嚢胞は弾力性のある腫瘤で波動を触れない．嚢胞内には豆腐のおから様の変性角化物からなる黄白色の物質を含む．外科的に摘出する．

1751 類表皮囊胞　るいひょうひのうほう
epidermoid cyst

外胚葉組織に由来する囊胞で，類皮囊胞に類似するが皮膚付属器官をともなわない．内容物はおから様の角化物を認める．外科的に摘出する．

1752 Ludwigアンギーナ　るーどうぃっひあんぎーな
Ludwig angina
〔同義語〕口底炎，口底蜂巣炎，口底蜂窩織炎

口底部に発生した蜂窩織炎が舌下，オトガイ下，顎下，傍咽頭隙に拡大し咽頭狭窄をともなった炎症のことである．発熱，口底・咽頭・頸部の腫脹と発赤，開口障害，呼吸困難を認める．感染の制御とともに気道の確保，栄養摂取，全身状態の改善に務めなければならない．

1753 Le Fort I 型骨切り術　るふぉーいちがたこつきりじゅつ
Le Fort I oseteotomy

顎変形症に対する外科的矯正治療において上顎骨を移動させるための骨切り術である．骨切り線は上顎骨骨折Le Fort I 型の骨折線に類似しており，上顎骨の低位で鼻腔，上顎骨，頰骨突起下をとおり蝶形骨翼状突起基部に達する範囲で骨を分離する．咬合と中顔面下方形態の修正を目的に実施する．適応として上顎劣成長による上顎後退症などがあげられる．

1754 Le Fort Ⅲ型骨切り術　るふぉーさんがたこつきりじゅつ
Le Fort Ⅲ oseteotomy

眼窩周囲を含む中顔面の劣成長や後退を示す変形に対して，頰骨を含めた中顔面の移動を目的に行われる骨切り術である．骨切り線は鼻根部，

上顎前頭縫合，眼窩内壁を横走し，下眼窩裂，頬骨前頭縫合にいたる．眼窩，頭蓋骨の発育不全をともなう Crouzon 症候群（頭蓋顔面異骨症）などが適応となる．

1755 Le Fort Ⅱ型骨切り術　るふぉーにがたこつきりじゅつ
Le Fort Ⅱ oseteotomy

上顎骨，鼻骨の後退を示す顎顔面の変形に対して，鼻骨・上顎骨複合体を移動する目的で行われる骨切り術である．骨切り線は鼻骨，上顎前頭突起を横断し眼窩内に入り，翼口蓋窩，翼状突起に達する．頬骨と上顎骨は分離される．鼻骨を含む上顎劣成長を示す軽度の Crouzon 症候群（頭蓋顔面異骨症）などが適応となる．

1756 Le Fort 分類　るふぉーぶんるい
Le Fort classification

ルフォー（ルフォール）が 1901 年に上顎骨で抵抗の弱い部位に発生する両側性水平性骨折を 3 型に分類したものである．①Le Fort Ⅰ型骨折は上顎骨中央部を横走するもので，梨状口外側縁から横走し，翼口蓋窩にいたる，②Le Fort Ⅱ型骨折は上顎骨と鼻骨が一塊として分離する骨折で，錘形骨折ともよばれる，③Le Fort Ⅲ型骨折は中顔面骨が一塊となって分離するもので，前頭鼻骨縫合から，下眼窩裂を通り頬骨前頭縫合から翼口蓋窩にいたる．

1757 Le Mesurier 法　るみずりえーるほう
Le Mesurier method

片側口唇裂の初回手術で用いられる四角弁法の一つである．外側唇に形成した四角弁を人中唇の切開部に挿入する．人中を横切る瘢痕が形成され，キューピッド弓の下垂をきたすこともあり，使用されなくなっている．

れ

1758 レーザー療法　れーざーりょうほう
laser therapy

レーザー（Light Amplification by Stimulated Emission of Radiation）を医学的に応用したもので，熱エネルギーを利用し，各種外科手術に用いられる高出力レーザー療法と，光作用を利用し，健康な組織に対しては，まったく組織破壊作用をもたない非常に低い出力のレーザー光を用いる低出力レーザー療法がある．低出力レーザーの鎮痛効果や生体の恒常性維持効果は消炎・鎮痛や創傷治癒促進などに用いられる．

1759 裂傷　れっしょう
laceration, lacerated wound
〔同義語〕裂創

鈍器の牽引や圧迫によって皮膚や粘膜に加わった機械的な外力が組織の有する弾力や張力を超えたときに，引き裂かれたように生じる開放性損傷のことである．

1760 連続歯牙結紮法　れんぞくしがけっさつほう
multiple loop wiring
➡歯牙結紮法

1761 連続縫合　れんぞくほうごう
continuous suture

1 本の縫合糸で創の全長を連続して縫合する方法である．創の一端で結節縫合した後，連続して縫合していき，創の最後で結節縫合をする．結節縫合は創の両端のみで行う．迅速，簡便で操作が早いので手術時間を短縮する利点がある．しかし，縫合糸の緊張を一定に保つことは困難で，創縁の密着が得られにくい．また，時期をずらして抜糸したり，創が感染を起こしたとき，一部のみ抜糸することができないなどの欠点もある．

ろ

1762 瘻孔　ろうこう
fistula

正常では存在しないある組織から別の組織（おもに皮膚・粘膜）へ連絡する管状の組織欠損である．深部の組織（病巣）からの膿瘍排出のた

めや，形成異常あるいは，人工的設置によってつくられる通路（瘻管）を形成する．一般に炎症性の機転でできるものが多いが，先天的に奇形として形成されるものもある．前者は歯瘻などの化膿性瘻や特異性炎による瘻ならびに異物，壊死組織による瘻がある．後者は口唇瘻や正中頸瘻などである．

1763 老人性紫斑病　ろうじんせいしはんびょう
senile purpura

高齢者の腕の前部，手の甲，顔面など日光のあたる部分での皮下出血による紫赤色斑のことである．加齢とともに血管周囲にある皮膚組織のコラーゲン，エラスチン，脂肪組織が萎縮して薄くなり，血管が保護されにくくなるため，わずかな力が加わるだけで皮下出血を起こし，紫斑が出現する．その後，褐色の色素沈着を残すことが多く，これはその部位の貪食細胞系の機能低下によるものと考えられている．

1764 ローズベンガル試験　ろーずべんがるしけん
rose bengal test
〔同義語〕ローズベンガル染色試験

涙液減少症，眼の角結膜の状態を把握するために色素（ローズベンガル）を用いて行う角結膜の検査法である．ローズベンガルを点眼すると，眼の角結膜上皮の障害された部位や粘液がついていない乾燥部位が染色される．この程度から病状を評価する．Sjögren症候群では，自己免疫によって涙腺が障害され，涙液の減少により点状に損傷を受けているため，染色部位（乾燥部位）が存在する．

わ

1765 矮小歯　わいしょうし
microdont, dwarfed tooth

歯の形態異常で通常の大きさに比べて異常に小さい歯のことをいう．歯冠が萎縮した形態をしているために，歯の退化現象とも表現される．その形態は，もとの歯の形態をそのまま小さくしたようなものから，円錐や栓状といった形に変化してしまっているものなどさまざまである．過剰歯は矮小歯となる傾向が強い．好発部位は上顎側切歯や第三大臼歯で，前者は円錐歯，後者は蕾状歯となることが多い．

1766 若木骨折　わかぎこっせつ
green-stick-fracture
〔類義語〕不完全骨折

発育期の子どもにみられる骨折で，木の若枝を折ったときのように折れ曲がった状態となり，一部で連続性が保たれる骨折のことである．小児は骨膜が強靱で骨も柔軟性に富んでいるため，完全に骨が破断することが少ない．

1767 Wassmund-Wunderer法　わずもんど・ぶんだらーほう
Wassmund-Wunderer method

骨格性上顎前突症で臼歯部の咬合高径を変化させる必要がない症例に対する顎矯正手術の術式である．唇側歯槽突起部から梨状口に向かう骨切除または骨切離，鼻中隔下部の骨切り，口蓋骨の骨切除または骨切離を行って，突出した上顎骨前方部を一塊として後方あるいは上方に移動する．Wassmund法は，唇側および口蓋側の骨切りに際して骨膜をトンネル状に剥離して行うが，Wunderer法では口蓋粘膜骨膜を横断的に切開剥離して行うところが違う．

1768 Wassmundの切開　わずもんどのせっかい
Wassmund incision

口腔粘膜翻転術の切開法の一つで，歯頸部切開とその両端から歯肉頰（唇）移行部に向かう縦切開とからなる．縦切開は，歯の遠心歯肉縁から歯肉頰（唇）移行部に向けて，歯軸に対して約45度とし，歯間乳頭先端と頰側歯頸部中央とのほぼ中間から起始する．これは歯頸部中央の切開線では術後の瘢痕が目立ちやすく，また歯間部乳頭部では創傷治癒が悪いことによる．本切開は歯頸部の露出とそれにともなう知覚過敏や審美性に問題がある．

1769 和辻・Denker 法上顎洞根治術　わつじ・でんけるほうじょうがくどうこんちじゅつ
Watsuji-Denker method

慢性上顎洞炎に対する外科的治療法で，Caldwell-Luc法とならぶ代表的な上顎洞根治術の術式である．経口的に犬歯窩から上顎洞壁を開削して，この開窓部より，洞内病的粘膜を完全に剥離除去し，下鼻道への対孔を形成する．Caldwell-Luc法とほぼ同様の術式だが，Caldwell-Luc法が下鼻道側壁に窓を開けて対孔形成するのに対し，本法はさらに梨状口縁の骨壁も切除し，大きな対孔をつくるという特色がある．

1770 ワッセルマン反応　わっせるまんはんのう
Wassermann reaction
〔同義語〕梅毒血清反応

脂質抗原を用いて梅毒関連抗体を検出する梅毒血清反応（STS）の一種で，Wassermannが1906年に報告したため，ワッセルマン反応とよばれている．感染早期に陽性になり治癒後は陰性となるため梅毒の早期発見や治療経過観察に適する．しかし，生物学的偽陽性反応を示す場合や梅毒以外の感染症や膠原病，妊婦，高齢者などで陽性となることがあるため，確定診断には梅毒血球凝集反応であるTPHA法（*Treponema pallidum* hemagglutination test）がもっとも有用とされている．

1771 Warthin 腫瘍　わるしんしゅよう
Warthin tumor
〔同義語〕adenolymphoma, papillary cystadenolymphoma, 腺リンパ腫, 乳頭状嚢腺リンパ腫

上皮組織とリンパ性組織の増殖を特徴とする頻度の高い唾液腺腫瘍で，多形腺腫についで多い．耳下腺に主として生じ，50歳以上の男性に多く，発育はゆるやかである．無痛性の境界明瞭な腫瘤で周囲組織との癒着はない．上皮細胞は，内層の高円柱状細胞と外層の立方状細胞からなり，これらの細胞質は好酸性で細顆粒状を示す．

上皮下のリンパ組織は散在性に胚中心をともないリンパ球の密な増生からなる．

1772 Waldeyer 輪　わるだいえるりん
Waldeyer ring
〔同義語〕Waldeyer 環

鼻腔ならびに口腔から咽頭への移行部の粘膜に広く存在するリンパ組織の総称である．これらは咽頭扁桃，耳管扁桃，口蓋扁桃，咽頭後壁リンパ小節，および舌扁桃などから構成され，環状をなして配置されている．消化管および気道の入口にあって，リンパ球の産生，免疫の獲得などを行いつつ，防御的な役割を担っていると考えられている．

1773 ワルファリン　わるふぁりん
warfarin
〔同義語〕ワルファリンカリウム

血栓塞栓症の治療や予防に用いられる抗凝固薬の一つで，心臓弁膜症の弁置換術後や心房細動が原因となる脳塞栓症予防，あるいは肺塞栓症予防や血栓症予防のためにしばしば処方される．血液凝固因子のうち第Ⅱ因子（プロトロンビン），第Ⅶ因子，第Ⅸ因子，第Ⅹ因子の生合成は肝臓で行われ，ビタミンKが関与している．ワルファリンは，ビタミンKの作用に拮抗することによりこれらの生合成を抑制し，結果として血液の凝固を妨げる．

1774 Vincent アンギーナ　わんさんあんぎーな
Vincent angina
〔同義語〕Plaut-Vincent アンギーナ
〔類義語〕口峡炎，紡錘菌スピロヘータ口峡炎

急性壊死性潰瘍性口峡炎のことで，口蓋扁桃やその付近の咽頭粘膜に灰白色偽膜で覆われた壊疽性潰瘍をつくる．局所には紡錘菌やスピロヘータのような嫌気性菌が共存する混合感染であることが多い．発熱，頭痛，咽頭痛および全身倦怠を初発症状とし，発熱（39〜40℃），悪寒戦慄をともなう炎症である．潰瘍面は黄白色の壊疽性偽膜で覆われ，潰瘍周囲には発赤が認

わんさんし

められる．通常，予後は良好で特別の処置を要せずして約2週間程度で治癒する例が多い．

1775 Vincent 症状　　わんさんしょうじょう
Vincent symptom

急性下顎骨骨髄炎で炎症が下顎管の周囲や内部に波及し，下歯槽神経が浮腫性の圧迫を受けてその分布領域の下唇やオトガイ部皮膚に起こる知覚異常をさす．初期には知覚過敏であるが炎症が進行すると知覚麻痺に陥る．

和文索引

1. 数字は，用語番号を表す．
2. 選定用語はゴシック体と，用語番号は色ゴシックとした．
3. 用語番号の後の「同」・「類」はそれぞれ「同義語」，「類義語」を意味する．

あ

亜鉛欠乏症　　1
亜急性海綿状脳症　　416 同
悪性エナメル上皮腫　　2　1252 同
悪性筋上皮腫　　3　391 同
悪性血管細胞腫　　4 同
悪性血管周囲腫　　4
悪性高熱　　5 同
悪性高熱症　　5
悪性黒色腫　　6
悪性神経鞘腫　　7
悪性線維性組織球腫　　8
悪性組織球腫　　1048 同
悪性貧血　　9　560，383 類
悪性リンパ腫　　10　687 同
アクロメガリー　　1078 同
あざ　　1615 同
アジュバント化学療法　　11　1608 同
アスコルビン酸欠乏症　　123 同, 1481 同
アスパラギン酸トランスアミナーゼ　　12
アスペルギルス症　　13　925 類
亜脱臼　　14
圧迫骨折　　15
圧迫骨接合術　　16
圧迫止血　　17
圧迫包帯法　　17 類
軋轢音　　1359 類
アテレクターゼ　　1666 同
アテローム　　19
アドレナリン　　89 同
アドレナリン様作用薬　　515 同
アトロピン　　20
アナフィラキシー　　1111 同
アナフィラキシーショック　　21
アナフィラキシー反応　　21 類
アナフィラクトイド紫斑病　　709 類
アバットメント　　22
アフタ　　23 類
アフタ性口内炎　　23
アペルト症候群　　24 同
アヘンアルカロイド　　117 類
アヘンアルカロイド〔塩酸塩〕　　25
アマルガム刺青　　26　122 類
アマルガム色素沈着　　122 類，742 類
アミノグリコシド系抗菌薬　　27 同
アミノグリコシド薬　　27 同
アミノ配糖体抗菌薬　　27
アミロイドーシス　　28　1065
アミロイド症　　28 同
アラニントランスアミナーゼ　　29
アルカリホスファターゼ　　30
アレルギー性紫斑病　　31　709 類
アレルギー性接触性口唇炎　　32　1030 同
罨法　　33
アンホテリシン B　　34

い

易感染〔性〕宿主　　36
異種移植　　37 同
異種移植片　　37 類
異種骨移植　　37　1178 類
頤瞬現象　　1620 同
移植抗原　　1123 同
移植片対宿主反応（GVHR）　　38 類
移植片対宿主病　　38
異所性唾液腺　　1673 同
異所性分化　　237 同
いちご状舌　　39
いちご舌　　39 同
一次救命処置　　40
一次口蓋　　41
一次〔性〕ショック　　42
一次線溶　　1051 類
一次治癒　　43
一時的止血法　　44
一次・二次口蓋裂　　579 類
一期治癒　　43 同
一側性口唇裂　　1580 同
遺伝子病　　45
遺伝性エナメル質形成不全症　　76 類
遺伝性歯肉過形成症　　805 同
遺伝性歯肉線維腫症　　805 同
遺伝性出血性毛細血管拡張症　　46
遺伝性象牙質形成不全症　　1102 同
遺伝性表皮水疱症　　1087 同
移動性舌炎　　1213 同
囲繞結紮　　47
異味症　　1651 類
インターベンショナルラジオロジー　　48
咽頭周囲膿瘍　　49
咽頭破裂音　　50

咽頭弁移植術　51
咽頭弁形成術　51㊨
咽頭摩擦音　52
インフォームドコンセント　53
インプラントアンカー　371㊨
インプラント周囲炎　54

う

ウイルス性肝炎　55
ウェルホフ病　1290㊨
ウォーターズ投影法　59㊨
打抜き様陰影　60

え

永久的止血法　61
エイズ　62　592㊨
鋭匙　618㊧
エコノミークラス症候群　462㊨
壊死性潰瘍性歯肉炎　66㊧，356㊧
壊死性潰瘍性歯肉口内炎　66
壊死性唾液腺化生　67
壊死組織除去　68
壊死組織除去術　1250㊨
壊疽性口内炎　70　356㊧
エチレンオキサイドガス　71
エックス線撮影法　73㊧
エックス線CT検査　72　706㊨
エックス線単純撮影　73
エックス線ビデオ撮影法　74　99㊨
エナメル結節　86㊨
エナメル質形成不全　76
エナメル質形成不全症　76㊨
エナメル質減形成　76㊨
エナメル質低形成　76㊨
エナメル上皮癌　77
エナメル上皮腫　78
エナメル上皮腫，骨外型/周辺型　79
エナメル上皮線維歯牙腫　80
エナメル上皮線維歯牙肉腫　81
エナメル上皮線維腫　82　83㊧
エナメル上皮線維象牙質腫　83
エナメル上皮線維象牙質肉腫　84
エナメル上皮線維象牙肉腫　85
エナメル上皮線維肉腫　85　81㊧，84㊧
エナメル上皮肉腫　85㊨
エナメル真珠　86
エナメル滴　86㊨
エピテーゼ　87　214㊧
エビデンスにもとづいた医療　88

エピネフリン　89
エプーリス　90　625, 841, 1045, 1046, 1081㊧
エミネンスクリック　1109㊧
エリスロポエチン　94
エリテマトーデス　95　100㊨, 1066㊧
遠隔転移　96
塩化ベンザルコニウム　97
塩化ベンゼトニウム　97㊧
嚥下困難　98㊨
嚥下障害　98
嚥下造影検査　99　74
塩酸アヘンアルカロイド　25㊨
塩酸バンコマイシン　1439㊨
塩酸プロカイン　1549㊨
塩酸メピバカイン　1678㊨
塩酸リドカイン　1733㊨
円柱腫　1093㊨
エンドトキシンショック　1314㊨
円板状エリテマトーデス　100　95㊧，1066
円板状紅斑性狼瘡　100㊨
円板復位　101

お

横顔面裂　102㊨
横顔裂　102　378㊨
応急処置　103　353
応急手当　103㊧
横行顔裂　102㊨
黄色腫　104
黄疸　105
横紋筋腫　106
横紋筋肉腫　107
オートクレーブ　482㊧
オープンバイト　124㊨
オーラルジスキネシア　109　532㊨
悪寒戦慄　110
オッセオインテグレーション　111
オトガイ形成術　113
オトガイ孔下方移動術　115㊨
オトガイ骨移植　114
オトガイ神経移動術　115
オトガイ神経麻痺　116
オトガイ帽　1227㊨
オピオイド　117　25㊧
オピオイド系麻酔薬　1639㊨
温罨法　33㊧
オンコサイトーマ　118
温熱療法　119

か

外因性凝固系　121
外因性色素沈着　122
壊血病　123　1481⑲
開咬　124
開口器　125
開咬症　124⑲
開口障害　126
外骨腫　127⑲
外骨症　127　183⑳,658⑳
外照射法　140⑲
外傷性顎関節炎　128
外傷性骨嚢胞　1199⑲
外傷性ショック　129　920⑳
外傷性神経腫　130　1035⑲
外傷性唾液瘻　131　134
外歯瘻　132
開窓術　133　1516⑲
外素性色素沈着　122⑲
外唾液瘻　134　131⑲
介達骨折　135
開洞術　136
外軟骨腫　137
外胚葉異形成・口唇口蓋裂・裂手裂足症候群　35⑲
外胚葉異形成症　1082⑳
外胚葉形成異常　138
外胚葉形成不全　138⑲
開鼻声　139
外部照射法　140
開放性骨折　1521⑲
開放性鼻音　139⑲
海綿骨移植　141⑲
海綿骨骨髄細片移植　141⑲
海綿骨細片移植　141
海綿状血管腫　142
海綿状リンパ管腫　143　1744⑳
潰瘍　144
会話明瞭度検査　1424⑲
カウザルギー　145
加温療法　119⑲
過蓋咬合　146
下顎角形成術　147
過角化症　148
下顎関節突起過形成　149
下顎関節突起骨折　210⑲
下顎関節突起発育不全　209⑲
下顎関節突起肥大　208⑲
下顎顔面異形成症　150⑲

下顎顔面異骨症　150　1298⑲
下顎区域切除術　151
下顎後退症　152　155,853,867
下顎孔伝達麻酔　153
下顎骨延長術　154
下顎骨区域切除　151⑲
下顎骨形成不全症　155　152⑳
下顎骨後方移動術　156
下顎骨骨髄炎　157　257⑳
下顎骨骨折　158　327⑳
下顎骨骨膜炎　159
下顎骨再建術　160　259⑳
下顎骨周囲膿瘍　161
下顎骨切除術　170⑲
下顎骨前方移動術　162
下顎骨体部骨切り術　163　1245
下顎骨辺縁切除術　182⑲
下顎骨連続離断術　151⑲
下顎枝移植骨　164
下顎枝矢状分割法　165
下顎枝垂直骨切り術　166
下顎枝水平骨切り法　167
下顎枝水平切断法　167⑲
下顎枝水平切離術　167⑲
下顎神経痛　712⑳
下顎神経ブロック　168
下顎正中裂　169
下顎切除術　170
下顎前歯部歯槽骨切り術　171　429⑲,788⑳
下顎前歯部部分骨切り術　171⑲,429⑲
下顎前突症　172　620⑳
下顎前方歯槽骨切り術　171⑲
下顎頭過形成　177,173⑲,208⑲
下顎頭過形成症　173
下顎頭過剰発育　208⑲
下顎頭欠損　178⑳
下顎頭骨腫　174
下顎頭骨軟骨腫　175
下顎頭切除術　176
下顎頭肥大　177　173⑲,208⑲
下顎頭無形成　178
下顎頭劣形成症　179
下顎半側切除術　180
下顎非対称　181　331⑳
下顎辺縁切除術　182
下顎隆起　183　127⑳,658⑳
化学療法剤　184⑳
化学療法薬　184
過換気症候群　185
牙関緊急　126⑲

顎外固定法　186
角化棘細胞腫　187
角化嚢胞性歯原性腫瘍　188
顎間固定法　221
顎関節エックス線コンピュータ断層撮影法
　　189　671㊞, 706㊞
顎関節エックス線撮影法　190　845㊞
顎関節炎　191
顎関節円板整位術　192
顎関節円板整復術　192㊌
顎関節円板切除術　193　303
顎関節音　201㊌
顎関節開放手術　194
顎関節鏡視下手術　195
顎関節強直症　196
顎関節腔穿刺パンピングマニピュレーション
　　1638㊞
顎関節腔内灌流療法　197㊌
顎関節腔内洗浄術　197　305
顎関節腔内注射　198
顎関節形成術　199　202㊞
顎関節挫傷　200
顎関節雑音　201　1359㊞
顎関節授動術　202
顎関節症　203
　顎関節症Ⅲ型　211㊌
顎関節造影法　204
顎関節脱臼　205
顎関節脱臼徒手整復術　206
顎関節置換術　207
顎関節突起過形成症　208　149
顎関節突起形成不全　209
顎関節突起骨折　210
顎関節内障　211
　顎関節の骨関節症　1577㊌
　顎関節リウマチ　1729㊌
顎顔面変形症　212　223㊞
顎顔面補綴　213
顎顔面補綴物　213㊞
顎義歯　214
顎矯正手術　215　430㊌
顎矯正法　216　215
顎口蓋裂　217　579㊞
顎骨再建術　160
核磁気共鳴　218
顎整形法　216㊌
拡大上顎全摘出　219　859
顎堤形成術　220　794㊌
顎堤増生術　220㊞
顎内固定法　221
顎嚢胞　263㊌

核の左方移動　222
核の左方推移　222㊌
顎発育異常　223㊌
額皮弁　1053㊌
顎副子　396㊞
顎変形症　223　212
顎放線菌症　224
顎裂部骨移植術　225
鵞口瘡　359㊌, 526㊌
過誤腫　226
仮骨延長法　227　154
化骨性骨膜炎　285㊌
過錯角化症　148㊞
かさぶた　272㊌
下歯槽神経麻痺　116㊞
火傷　229
過剰歯　230
過剰埋伏歯　231
下唇裂　232
下垂体機能亢進症　233
下垂体機能低下症　234
下垂体機能不全症　234㊌
ガス壊疽　235
ガス蜂巣炎　235㊌
ガス滅菌法　236
化生　237
過正角化症　148㊞
仮性三叉神経痛　238　891㊌
画像診断　239
片麻痺　240
カタラーゼ欠損症　241　1662㊌
カタル性口内炎　242
過長茎状突起　423㊞
過長茎状突起切除術　243　424
滑液嚢腫　244
顎下型ガマ腫　245
顎下隙膿瘍　246　252
顎下三角　247
顎下腺炎　248
顎下腺管　249
顎下腺腫瘍摘出　250
顎下腺摘出　251
顎下膿瘍　252　246㊞
顎下部郭清術　474㊞
顎下リンパ節炎　253
顎間固定法　254
顎間床副子　255
顎骨壊死　256
顎骨延長術　227㊞
顎骨骨髄炎　257
顎骨骨折整復固定術　258

索 引

顎骨再建術　259　160
顎骨周囲炎　260
顎骨周囲膿瘍　260㋓
顎骨中心性癌　261　479
顎骨中心性線維腫　262
顎骨内嚢胞　263㋓
顎骨囊胞　263
顎骨発育異常　223㋓
顎骨発育不全　223㋥
褐色腫　264
活性化トロンボプラスチン時間　1535㋥
滑膜炎　265
滑膜骨軟骨腫症　266
滑膜腫　267
滑膜性骨軟骨腫症　266㋓
滑膜肉腫　268
化膿性顎関節炎　269
化膿性根尖性歯周炎　270
化膿性歯周炎　271
痂皮　272
カフェオーレ斑　273
歌舞伎症候群　274㋓
歌舞伎メーキャップ症候群　274
カポジ肉腫　276㋓
ガマ腫　277
鎌状赤血球症　278
仮面うつ病　279
顆粒球　283㋓
顆粒球減少症　280　1663㋥
顆粒球コロニー刺激因子　281
顆粒細胞腫　282
顆粒性白血球　283
顆粒白血球減少症　280㋓
カルバマゼピン　284
がん遺伝子　286
眼窩下顎枝方向投影法　287
眼・下顎・顔面症候群　288
眼窩下神経ブロック　289
感覚異常　290
眼窩上神経ブロック　291
眼窩底ふきぬけ骨折　1515㋥
ガングリオン　292
ガングリオン囊胞　292㋓
観血的整復固定術　639㋥
観血的整復法　293
鉗子　294
眼・歯・骨症候群　295㋓
眼・歯・指症候群　295
含歯性囊胞　296
眼耳脊椎異形成症　606㋓
カンジダ症　925㋥

感受性試験　1690㋓
感受性テスト　297
管状腺癌　298
管状腺腫　299
癌真珠　300
関節円板　301
関節円板障害　302　304㋥,417㋥
関節円板切除術　303
関節円板転位　304　302
関節腔洗浄療法　305
関節腔内注射法　306
関節痛　307
関節突起形成不全　209㋓
関節内骨折　308
関節包炎　309
関節包・靱帯障害　310
乾癬　311
完全骨折　312
完全静脈栄養　514㋓,1216㋓
感染性顎関節炎　269㋓
乾癬性関節炎　313
感染性ショック　1387㋓
感染性心内膜炎　314
感染対策　315
含嗽剤　316
含嗽薬　316㋓
癌胎児性抗原　317
癌胎児性蛋白質　317㋓
管内唾石　318　1262㋓
癌肉腫　319
嵌入歯　798㋓
乾熱滅菌法　320
漢方薬　321
ガンマ線滅菌法　322　1600㋥
顔面インプラント　323
顔面痙攣　324　328㋥
顔面神経痛　325
顔面神経麻痺　326
顔面多発性骨折　327
顔面チック　328
顔面中央1/3骨折　1215㋓,862㋥
顔面半側萎縮症　329
顔面半側肥大症　330
顔面非対称　331　181㋥
顔面片側肥大　330㋥
顔面補綴　87㋥,213㋥
乾酪壊死　332
乾酪変性　332㋓
顔裂性囊胞　333　355㋥
関連痛　334
緩和ケア　335

255

き

義顎　214 ㊜

気管支喘息　336

偽関節　337　657 ㊣

気管切開術　338

気管内挿管　339

気胸　340

奇形腫　341

義歯性線維腫　342　745 ㊣, 1049 ㊣

義歯性線維症　342 ㊣

気腫　343

偽痛風　344

基底細胞癌　345

基底細胞腺癌　346

基底細胞母斑症候群　347

気道確保　348

気道狭窄　349 ㊣

気道閉塞　349

機能的矯正装置　350

木村病　1324 ㊜

偽薬効果　1541 ㊜

逆生歯　351

逆性石けん　97 ㊣

逆生埋伏歯　351 ㊣

吸引生検法　352

吸引性肺炎　605 ㊜

吸引肺炎　605 ㊜

救急処置　353　103 ㊜

救急蘇生法　354

吸収性止血剤　696 ㊣

球状上顎嚢胞　355

急性壊死性潰瘍性歯肉口内炎　356

急性壊疽性歯髄炎　357

急性顎骨骨髄炎　358

急性偽膜性カンジダ症　359

急性骨髄性白血病　360

急性前骨髄球性白血病　361

急性唾液腺炎　362

急性リンパ性白血病　363

吸入麻酔法　364

救命手当　103 ㊣

頬骨インプラント　366

頬骨・頬骨弓骨折　367　368

頬骨骨折　368

胸三角筋部皮弁　369

頬小帯異常　370

頬小帯強直症　370 ㊣

頬小帯付着異常　370 ㊣

矯正用インプラント　371

強直性痙攣　372

強皮症　1068 ㊜

頬部蜂窩織炎　373

頬部蜂巣炎　373 ㊜

旭日像　374

局所止血薬　375

局所麻酔法　376　947 ㊜

虚血性心疾患　377

巨口症　378　102 ㊜

巨口唇症　382 ㊜

巨細胞腫　379

巨細胞性エプーリス　380

巨細胞性修復性肉芽腫　381

巨細胞性肉芽腫　379 ㊣

巨細胞性病変　379 ㊜

巨細胞肉芽腫　381 ㊜

巨細胞封入体症　682 ㊣

巨唇症　382

巨赤芽球性貧血　383　9 ㊣

巨舌症　384

巨大細胞封入体症　385

巨大唇　382 ㊜

巨大舌　28 ㊣, 384 ㊜

キルシナー鋼線　386 ㊜

筋切り術　394 ㊜

筋筋膜痛症候群　387 ㊜

筋筋膜疼痛症候群　387

菌血症　388　1420 ㊣

菌交代現象　389

筋弛緩剤　390 ㊜

筋弛緩薬　390

筋上皮癌　391　3 ㊜

筋上皮腫　392　393

筋上皮腺腫　393　392 ㊜

筋切断術　394

金属アレルギー　395

金属ゾンデ　1527 ㊣

金属副子　396

金属プレート　396 ㊜

筋突起過形成　397

筋突起骨折　398

筋突起切除術　399

筋肉皮弁　400 ㊜

筋皮弁　400

筋膜疼痛症候群　387 ㊜

く

空気感染　402

腔内照射法　403　1655 ㊣

クオンティフェロン TB-2G　404

クオンティフェロン TB-2G（Quantiferon TB-2G） 1234 類
口・口人工呼吸法 405
口・鼻人工呼吸法 406
口対口鼻人工呼吸法 406 類
口対鼻式人工呼吸法 406 同
グラスゴー・コーマ・スケール 408 818 類
クランプ 294 同
クリスマス病血友病 467 同
クリック 1109 類
クリック音 409
クルーゾン病 411 同
グルタルアルデヒド 412
くる病 413
クレアチニンクリアランス 414
クレチン病 415
クレピタス 1359 類
クレピテーション 1359 類
グレブス病 1407 同
クローズドロック 417
グロムス腫瘍 419

け

経管栄養 420
経口気管内挿管 421
経口挿管 421 同
形質細胞腫 422 636 類, 1190 類
茎状突起過長症 423
茎状突起切除術 424 243 同
経静脈高カロリー輸液 425 514 同
経鼻気管内挿管 426
経鼻挿管 426 同
頸部郭清術 427
頸部リンパ節転移 428
外科的矯正治療 430 215
外科的神経切除 931 類
血液ガス分析 431
血液凝固因子 432
血液凝固時間 433 1058 同
血液凝固阻害薬 463 類
血液凝固阻止剤 434 同
血液凝固阻止薬 434 519
血液製剤 435
血液透析 436
血液脳関門 437
結核性潰瘍 438 531
結核性関節炎 439
結核性リンパ節炎 440
結核性狼瘡 951 同

血管外皮腫 445 同
血管拡張薬 441
血管球腫 419 同
血管強化薬 1686 同
血管結紮法 442 453
血管骨過形成症候群 410 同
血管撮影法 446 同
血管作用薬 443
血管腫 444 142 類
血管周囲細胞腫 445 同
血管周皮腫 445
血管神経性浮腫 401 類
血管造影法 446
血管内皮腫 447
血管肉腫 448
血管柄付き骨移植 449
血管柄付き皮弁 450
血管柄付遊離皮弁術 450 類
血管縫合 451
血管迷走神経性失神 1671 同
血管迷走神経反射 452
結紮法 453 442 同
血腫 454
血小板凝固阻害薬 463 類
血小板凝集阻害薬 545 類
血小板減少症 455
血小板無力症 456
欠如歯 1667 同
血清学的診断 457
血清鉄 458
血清療法 459
結節腫 292 同
結節縫合 1202 同, 1204 同
血栓性血小板減少性紫斑病 460 890 類
血栓性静脈炎 461
血栓性塞栓症 462 906
血栓溶解薬 463 545 類
決定的止血法 61 同
血友病 464
血友病 A 465 464 同, 467 類
血友病 B 467 464 同, 465 類
血友病 C 1141 同
血友病性関節症 466
ケトーシス 468
ケトン症 468 同
ケトン代謝障害 468 同
解熱鎮痛薬 469
解熱薬 469 同
ケルビズム 470
ケロイド 471
牽引整復法 472

幻影細胞性歯原性癌　473　753
肩甲舌骨筋上頸部郭清術　474　888
言語治療　475
言語療法　475 (同)
原始性囊胞　476
減張縫合　1637 (類)
原発性アミロイドーシス　477 (同)
原発性アミロイド症　477
原発性アルドステロン症　478
原発性（一次性）高血圧　1619 (同)
原発性骨内癌　479　261 (同)
原発性骨内癌腫　261 (同)
原発性骨内扁平上皮癌　261 (同)
顕微鏡手術　1622 (同)
顕微外科　1622 (同)

こ

誤飲　480　604 (類)
抗悪性腫瘍薬　565 (同)
高圧酸素療法　481
高圧蒸気滅菌法　482
抗アレルギー薬　483
抗ウイルス薬　484
抗うつ薬　485
紅暈　486
抗炎症薬　487　469 (類)
構音　774 (類)
構音障害　488
口蓋音　489
口蓋化構音　490
口蓋形成術　491
口蓋床　499 (同)
口蓋垂裂　492
口蓋栓塞子　493　1074, 1317
口蓋乳頭囊胞　494　1468 (同)
口蓋粘膜骨膜弁　495
口蓋粘膜骨膜弁後方移動術　1530 (同)
口蓋粘膜弁法　496
口蓋帆挙筋　497
口蓋帆張筋　498
口蓋閉鎖床　499
口蓋弁後方移動術　500
口蓋扁桃炎　501　1582 (同)
口蓋麻痺　502　1318 (同)
口蓋隆起　503　127 (類), 658 (類)
口蓋隆起形成術　504
口蓋裂　505　923 (類)
口蓋瘻　506
口蓋瘻孔　506 (同)
口角炎　507

抗核抗体　508
口角びらん　507 (同)
硬化性顎骨骨髄炎　509　511 (類)
硬化性骨炎　510
硬化性骨髄炎　511　509
高カリウム血症　512
硬化療法　1121
高カルシウム血症　513
高カロリー輸液　514　425
抗癌剤　565 (同), 184 (類)
交感神経興奮薬　515
交感神経刺激薬　515 (同)
交感神経遮断薬　516
交感神経様作用薬　515 (同)
交感神経抑制薬　516 (同)
高γグロブリン血症　517
口峡炎　518　1774 (類)
抗凝固薬　519　434 (同)
咬筋肥大症　520
抗菌物質感受性テスト　521　1690 (同)
抗菌薬　522
口腔異常感症　523
口腔外副子　524
口腔癌　525
口腔カンジダ症　526
口腔乾燥症　527
口腔・顔面・指趾症候群　528　108 (同)
口腔顔面痛　529
口腔ケア　530
口腔結核　531　438 (類)
口腔ジスキネジア　532　109
口腔ジスキネジー　532 (同)
口腔上顎洞瘻　533
口腔上顎洞瘻孔　533 (同)
口腔上顎洞瘻閉鎖術　534　802 (類)
口腔神経症　535
口腔心身症　536
口腔前庭延長術　537 (同)
口腔前庭拡張術　537 (同)
口腔前庭形成術　537　228 (類), 794 (類)
口腔粘膜着色　742 (類)
口腔粘膜保湿剤　942 (類)
口腔梅毒　538　1393 (類)
口腔白板症　539　1400 (類)
口腔病巣感染　540　782 (類)
口腔扁平苔癬　541　1587 (類)
口腔モリニア症　526 (同)
咬痙　126 (同)
抗痙攣薬　542
高血圧症　543
抗血液凝固薬　463 (類)

抗血小板薬　　544
抗血栓薬　　545
高血糖　　546
高血糖高浸透圧性昏睡　　1279㊀
膠原病　　547
咬合異常　　1528㊀
硬口蓋音　　548
硬口蓋裂　　549
咬合挙上床療法　　984㊏
咬合挙上板　　550
咬合撮影法　　551
咬合床副子　　552
咬合性外傷　　553
咬合・咀嚼障害　　554
交叉感染　　555
交叉咬合　　556
交叉耐性　　557
好酸球性肉芽腫　　559㊀
好酸球増加症　　558㊀
好酸球増多症　　558
好酸球肉芽腫　　559
好酸性腺腫　　118㊀
好酸性顆粒細胞腺腫　　118㊀
高色素性貧血　　560　9㊏
口臭症　　561
高周波凝固法　　562
高周波滅菌法　　563
後出血　　564
抗腫瘍薬　　565　184㊏
咬傷　　566
溝状舌　　567
甲状舌管嚢胞　　568
甲状腺機能異常　　569㊏, 570㊏
甲状腺機能亢進症　　569
甲状腺機能低下症　　570
甲状腺腫　　571
紅色肥厚症　　599㊀
口唇炎　　572
口唇顎口蓋裂　　579㊀
口唇癌　　573
抗真菌薬　　574　34㊏
口唇形成術　　575
口唇口蓋裂　　579㊏
口唇修正術　　576
口唇ヘルペス　　577　1201㊏
口唇疱疹　　577㊀
口唇裂　　578
口唇裂・口蓋裂　　579　217, 922㊏, 923㊏
口唇瘻　　580
抗ストレプトリジンO　　581

硬性下疳　　582
抗精神病薬　　583　990㊏
向精神薬　　584　990㊏
抗生物質　　522㊏
溝舌　　567㊀
鋼線固定　　585　1502
鋼線釘固定　　585㊀
抗体欠乏症　　1665㊏
交代性無呼吸　　1207㊀
好中球減少症　　586　1663㊀
好中球増加症　　587㊀
好中球増多症　　587
口底炎　　588　1752㊀
口底癌　　589
口底蜂窩織炎　　1752㊀, 1589㊏
口底蜂巣炎　　1752㊀
口底迷入歯　　590
後天性出血性素因　　1115㊀
後天性梅毒　　591
後天性免疫不全症候群　　592　62, 1487㊏
喉頭挙上術　　593
喉頭痙攣　　594　1003㊏
後頭・前頭方向撮影法　　595
喉頭反射　　596
喉頭浮腫　　597
喉頭用マスク　　1724㊀
口内炎　　598
口内錠　　1303㊀
紅板症　　599　1400㊏
紅斑性狼瘡　　95㊀
抗ヒスタミン薬　　600
抗不安薬　　601　990㊏
抗不整脈薬　　602
抗プラスミン薬　　603
抗ムスカリン薬　　1517㊏
紅輪　　486㊀
誤嚥　　604　480㊏
誤嚥性肺炎　　605
呼気吹き込み法　　405㊏
呼吸機能検査　　1385㊀
呼吸窮迫症候群　　608
呼吸困難　　609
呼吸性不整脈　　1272㊀
呼吸停止　　610
呼吸不全　　611
国際疾病分類　　612　796㊀
コクサッキーウイルス　　613
黒色腫　　6㊏
黒毛状舌　　614㊀
黒毛舌　　614
骨移植術　　617

骨鋭匙　618
骨壊死　619　256㊥
骨格性下顎前突症　620
骨格性上顎前突症　621
骨関節症　1578㊥
骨柩　622
骨巨細胞腫　623
骨切り術　624
骨形成性エプーリス　625　90㊥
骨形成線維腫　626　1043
骨形成タンパク　627
骨形成不全症　628
骨結合　111㊥
骨結紮法　629
骨原性肉腫　651㊥
骨硬化症　630
骨再生誘導法　631
骨腫　632
骨シンチグラフィ　633
骨シンチグラム　633㊥
骨髄異形成症候群　634
骨髄移植　635
骨髄腫　636
骨髄腫瘍　1190㊥
骨性異形成症　637
骨脆弱症　628㊥
骨性癒着歯　638
骨接合術　639
骨切除術　640
骨折治療用内副子　1125㊥
骨穿孔　1059㊥
骨穿孔開窓法　641
骨粗鬆症　642
骨多孔症　642㊥
骨中心性血管腫　643
骨釘　644
骨釘固定法　645
骨内インプラント　646
骨軟骨異栄養症　647　648㊥
骨軟骨異形成症　648　647
骨軟骨移植　649
骨軟骨腫　650
骨軟骨性外骨症　650㊥
骨肉腫　651
骨盤高位　1302㊥
骨 Paget 病　1404㊥
骨膜炎　652
骨膜下注射　653
骨膜下膿瘍　654　1364㊥
骨膜起子　655㊥
骨膜性軟骨腫　137㊥

骨膜剥離子　655
骨膜反応　656
骨誘導因子　627㊥
骨癒合不全　657
骨隆起　658
骨ろう　659　749
固定薬疹　660
ゴム腫　662
コルチコイド　663㊥
コルチコステロイド　663
コレステリン結晶　665
根拠にもとづいた医療　88㊥
混合腫瘍　1180㊥
根尖性骨異形成症　667㊥
根尖性歯根嚢胞　768㊥
根尖性歯周炎　666　770㊥
根尖性セメント質異形成症　667
根尖切除　765㊥
根尖掻爬法　668
根尖肉芽腫　767㊥
根尖病巣　767㊥
根側性歯根嚢胞　669　766, 1117㊥
根側嚢胞　669㊥
根治的頸部郭清術　670　1057
根治的頸部郭清術変法　670㊥
コンニャク状顎堤　1542㊥
コンピュータ断層撮影法　671　706㊥
梱包療法　672

さ

サージカルパック　673
サーモグラフィ　674
再移植術　679㊥
細管状腺腫　675
細菌性ショック　676　920㊥
細菌性心内膜炎　314㊥
再建手術　677
再建術　677㊥
鰓原性嚢胞　683㊥
ザイゴマインプラント　366㊥
最小発育阻止濃度　678
再植術　679
再生治療　680
再生不良性貧血　681
再生療法　680㊥
サイトダイレーティング　793㊥
サイトメガロウイルス　682
鰓嚢胞　683　1110, 1110㊥
再発性アフタ　1646㊥
再発性アフタ性口内炎　684　1646㊥

再発性耳下腺炎　685
採皮刀　1251㊥
細胞診　686
細網肉腫　687
錯角化症　688
鎖骨頭蓋異骨症　689
鎖骨頭蓋骨異形成症　689㊥
鎖骨頭蓋骨形成不全症　689㊥
挫傷　690
挫創　690㊤
擦過傷　691
擦過創　691㊥
殺菌薬　900㊥
皿状形成術　692
サルコイドーシス　693
酸塩基平衡　694
三角弁法　695
酸化セルロース　696
三環系抗うつ薬　697
暫間固定法　698
残根　699
三叉神経痙攣　700
三叉神経節ブロック　701
三叉神経痛　702　325, 712㊤, 1008㊤
三叉神経麻痺　703
残存歯根囊胞　704㊥
残存囊胞　704㊥
サンバースト像　374㊥
残留囊胞　704
三裂舌　1347㊤

し

指圧法　17㊤
歯牙移植　710
耳介側頭神経症候群　711　1539㊥
耳介側頭神経痛　712
歯科インプラント　713　323㊤
歯牙エナメル上皮腫　714
歯牙外傷　715
自家海綿骨細片移植　716
歯牙陥入　717
歯牙嵌入　717㊥
視覚アナログ尺度　718
視覚疼痛スコア　718㊤
四角弁法　719
歯牙結紮法　720　1196　1760
自家骨移植　721　955
歯牙再植　710㊤
歯牙再植法　722
歯牙腫，集合型　723

歯牙腫，複雑型　724
耳下腺炎　725
耳下腺管　726
耳下腺癌　727
耳下腺深葉切除　728
耳下腺浅葉切除　729
耳下腺唾石　730
耳下腺摘出術　731
歯牙脱臼　732
歯牙脱落　733
歯牙破折　734
歯牙発育不全　735
歯牙分割　736
歯牙迷入　737
自家輸血　761㊥
歯冠周囲炎　738
磁気共鳴画像　739㊥
磁気共鳴画像検査　739㊤
磁気共鳴撮影像　739
磁気共鳴撮像　739㊥
色素細胞性母斑　741㊥
色素性乾皮症　740
色素性母斑　741
色素沈着　742
軸位法　743㊥
軸位方向撮影法　743
歯茎音　744
刺激性線維腫　745　342㊤
刺激線維腫　745㊥
止血機能検査　746
止血法　747
止血薬　748
止血ろう　749
止血蝋　659㊥
歯原性外胚葉性間葉　750
歯原性角化囊胞　188㊤
歯原性癌腫　751　261㊥
歯原性癌肉腫　752
歯原性幻影細胞癌　753　473㊥
歯原性幻影細胞腫　754
歯原性歯肉上皮過誤腫　755
歯原性腫瘍　756
歯原性石灰化上皮腫　1012㊥
歯原性線維腫　757
歯原性粘液腫　758　1353㊥
歯原性粘液線維腫　1354㊥
歯原性囊胞　759　476㊤
歯原性扁平上皮腫　1586㊥
歯原性明細胞腫　1670㊥
試験穿刺　1061㊤
耳口蓋指趾症候群　760㊥

耳口蓋指症候群　760
自己海綿骨細片移植　716 ㊙
自己血輸血　761
自己口臭症　762
自己骨移植　721 ㊙
自己免疫疾患　763
自己免疫疾病　763 ㊙
自己免疫性血小板減少性紫斑病　1290 ㊙
歯根強直　764　772 ㊙
歯根尖切除術　765
歯根側嚢胞　766　669 ㊙
歯根端切除術　765 ㊙
歯根肉芽腫　767
歯根嚢胞　768　704 ㊙
歯根肥大　769
歯根膜炎　770
歯根膜腔内注射法　771 ㊙
歯根膜内注射法　771
歯根癒着　772　764
歯根離開　773
歯擦音　774
歯周炎　775
自臭症　762 ㊙
歯周組織炎　775 ㊙
歯周組織再生誘導法　1122 ㊙
歯周嚢胞　776　669 ㊙
歯周膿瘍　777　795 ㊙
持針器　778
歯髄電気診　779
シスプラチン　780
歯性上顎洞炎　781
歯性病巣感染　782　540　1495
脂腺細胞腺腫　783 ㊙
脂腺腫　783
耳前切開　785 ㊙
耳前側頭皮膚切開　784
耳前部皮膚切開　785
刺創　786
歯槽骨炎　787
歯槽骨切り術　788　171 ㊙
歯槽骨骨折　789
歯槽骨整形術　790
歯槽骨切除術　791
歯槽整形術　790 ㊙
歯槽堤萎縮症　792
歯槽堤拡大術　793
歯槽堤形成術　794　220, 228 ㊙
歯槽突起骨折　789 ㊙
歯槽膿瘍　795　1364 ㊙
歯槽膿漏　1576 ㊙

疾病および関連保健問題の国際統計分類
　796　612
歯堤嚢胞　91 ㊙
自動体外式除細動器　797　918 ㊙
歯内歯　798
歯肉炎　799
歯肉過形成症　800　806 ㊙
歯肉癌　801
歯肉骨膜弁閉鎖法　802
歯肉歯槽粘膜形成術　803
歯肉整形術　804
歯肉切除術　804 ㊙
歯肉線維腫症　805　806 ㊙
歯肉増殖症　806　800, 810, 1148, 805 ㊙
歯肉象皮症　805 ㊙
歯肉息肉　812 ㊙
歯肉嚢胞　807　91 ㊙, 1711 ㊙
歯肉膿瘍　808　777 ㊙
歯肉剥離掻爬術　809
歯肉肥大症　810　806 ㊙
歯肉弁移動術　811
歯肉ポリープ　812
紫斑病　813
ジフテリア性口内炎　814
脂肪腫　815
脂肪肉腫　816
社会復帰　1734 ㊙
斜顔裂　817
灼熱痛　145 ㊙
斜走顔裂　817 ㊙
ジャパン・コーマ・スケール　818
習慣性アフタ　1646 ㊙
習慣性顎関節脱臼　819　1452
周期性好中球減少症　820
集合性歯牙腫　723 ㊙
充実性エナメル上皮腫　78 ㊙
重症型多形滲出性紅斑　981 ㊙
重積歯　821　798 ㊙
重曹　1194 ㊙
重炭酸ナトリウム　822　1194 ㊙
集中治療室　823
重複オトガイ　1334 ㊙
重複癌　824
修復性肉芽腫　825
周辺性エナメル上皮腫　79 ㊙
周辺性巨細胞修復性肉芽腫　380 ㊙
終末期医療　1132 ㊙
重粒子線治療　826
手術危険度　827
手術前矯正治療　828
主訴　829

索 引

出血傾向　　　830　　1115㊀, 464㊁
出血時間　　　831
出血性骨嚢胞　　1199㊀
出血性ショック　　832　　920㊁
出血性素因　　　833　　464㊁
術後化学療法　　1608㊀
術後照射　　　834
術後性頬部嚢胞　　835㊀
術後性上顎嚢胞　　835
術前化学療法　　836　　1349, 1276㊀, 1608㊁
術前矯正治療　　828㊀
術前照射　　　837
腫瘍ウイルス　　838
腫瘍減量術　　839
腫瘍シンチグラフィ　　840
腫瘍性エプーリス　　841　　90㊁
腫瘍摘出術　　842
腫瘍免疫　　　843
腫瘍類似疾患　　844
循環血液量過多症　　846
循環血液量減少性ショック　　847　　920㊁
循環血液量増多症　　1019
循環障害　　　848
昇圧剤　　　849㊀
昇圧薬　　　849
消炎手術　　　850
消炎治療　　　851
消炎療法　　　851㊀
小オトガイ症　　852
小下顎症　　　853　　152㊀
上下顎前突症　　854
上顎癌　　　855
上顎臼歯部歯槽骨切り術　　856
上顎結節形成術　　857
上顎後退症　　858　　894
上顎骨拡大全摘出術　　859　　219㊀
上顎骨下方移動術　　860
上顎骨骨髄炎　　861
上顎骨骨折　　862　　868, 327㊁
上顎骨骨膜炎　　863
上顎骨上方移動術　　864
上顎骨前方移動術　　865
上顎縦骨折　　866
小顎症　　　867　　152㊀, 858㊀
上顎水平骨折　　868
上顎切除術　　869
上顎前歯部歯槽骨切り術　　870　　871
上顎前歯部部分骨切り術　　871　　870㊀
上顎全摘出術　　872
上顎前突症　　873　　621㊁

上顎前方牽引装置　　874
上顎前方歯槽骨切り術　　870㊀
上顎洞炎　　　875　　880㊁, 1525㊁
上顎洞炎根治術　　878㊀
上顎洞開洞術　　876
上顎洞癌　　　877
上顎洞根治術　　878
上顎洞根本手術　　878㊀
上顎洞穿孔閉鎖術　　879
上顎洞蓄膿症　　880　　781㊁, 875㊁
上顎洞貯留嚢胞　　881　　884㊀
上顎洞底挙上術　　882
上顎洞内異物摘出術　　1274㊀
上顎洞内視鏡　　883
上顎洞内迷入異物摘出術　　1274㊀
上顎洞粘液嚢胞　　884　　881
上顎洞迷入歯　　1275㊀
上顎皮質骨切り術　　885　　1472
上顎部分切除術　　886
上顎劣成長　　858㊀
笑気吸入鎮静法　　887
上頸部郭清術　　888
小口症　　　889
症候性血小板減少性紫斑病　　890
症候性三叉神経痛　　891　　238, 702㊁
猩紅熱性口内炎　　892
焼灼法　　　893
照射前化学療法　　1276㊀
小上顎症　　894　　858㊀
上唇小帯異常　　895
上唇小帯過短症　　895㊁
上唇小帯肥大　　895㊁
上唇小帯付着異常　　895㊁
小舌症　　　896
小線源治療　　897　　1655㊀
常染色体遺伝　　898
常染色体優性遺伝　　898㊁
常染色体劣性遺伝　　898㊁
消息子　　　1527㊀
小帯延長術　　899㊀
小帯形成術　　899㊀
小帯伸展術　　899㊀
小帯切除術　　899
消毒薬　　　900
小児再発性耳下腺炎　　1155㊀
小児薬用量　　901
上皮異形成　　904㊀
上皮筋上皮癌　　902
上皮小体機能亢進症　　1518㊀
上皮小体機能低下症　　1519㊀
上皮真珠　　　903

263

上皮性異形成　904
消費性凝固障害　1405㊌
上皮内癌　905
静脈拡張症　910㊃
静脈結石　907㊌
静脈血栓塞栓症　906　462㊃
静脈石　907
静脈内鎮静法　908
静脈内麻酔法　909㊌
静脈麻酔法　909
静脈瘤　910
睫毛下皮膚切開　911
褥瘡　912　1293
褥瘡ケア　913
褥瘡性潰瘍　914
食道音声　915
食道期　916
植皮　1702㊌
植皮術　1489㊌
植物アルカロイド　917
除細動器　918
所属リンパ節転移　919
ショック　920　129, 676, 832, 847, 928,
　　　　936
ショック体位　1302㊌
唇顎口蓋裂　922　579㊌, 923㊃
唇顎裂　923
新川・黒木症候群　274㊌
心機能不全　962㊌
心筋梗塞　924
真菌症　925　13㊃
神経安定薬　926　990㊌
神経移植　927
神経原性ショック　928　42㊌, 920㊃
神経原性肉腫　7㊌
神経遮断薬　990㊃
神経鞘腫　929
神経鞘肉腫　7㊌
神経線維腫　930
神経線維肉腫　7㊌
神経捻除術　931
神経ブロック　932
神経吻合術　933
神経縫合術　934
神経麻痺　935
心原性ショック　936　920㊃
人工換気　939㊌
人工関節　937
人工関節置換術　938
人工呼吸　939
人工呼吸器　940　1581

人工歯根　713㊌, 323㊃
進行性顔面半側萎縮症　941
進行性顔面片側萎縮症　941㊌
人工唾液　942　1147
心室期外収縮　944㊌
心室細動　943
心室性期外収縮　944
心室早期収縮　944㊌
心室中隔欠損症　945
心室頻拍　946
滲出性紅斑症候群　1367㊌
浸潤麻酔法　947
尋常性乾癬　948
尋常性天疱瘡　949　1106㊃
尋常性疣贅　950
尋常性狼瘡　951
真性三叉神経痛　952　1291㊌
心静止　953
新鮮骨折　954
新鮮自家骨移植　721㊌
新鮮自家骨移植術　955　721㊌
新鮮凍結血漿　956
心臓マッサージ　969㊌
シンチグラフィ　957
心停止　958
伸展仮骨形成法　227㊌
心内膜炎　959
心肺蘇生法　960　354㊃
心肺脳蘇生法　354㊃
心拍停止　958㊌
深部静脈血栓症　961　462㊃
心不全　962
心ペースメーカー　963
唇弁反転法　964
心房細動　965
心房性期外収縮　966
心房中隔欠損症　967
新補助的化学療法　1276㊌
蕁麻疹　968
心マッサージ　969
心理検査　970㊌
心理テスト　970
唇裂　578㊌

す

水腫　971
垂直感染　972
水痘　973
水痘・帯状疱疹　973㊃
水平感染　972㊃

水平智歯　974
水疱性口内炎　975
水疱性類天疱瘡　976　1749㊣
睡眠時無呼吸症候群　977
睡眠障害　978
睡眠導入薬　990㊣
スクリュー固定　1351㊥
スクリュー止め　1351㊥
スパイログラム　982
スピーチエイド　983　493㊣
スピロヘータ・パリダ　1301㊥
スプリント療法　984
擦り傷　691㊥

せ

性感染症　985
生検　986
性行為感染症　985㊥
正色素性正球性貧血　987
静止性骨空洞　988
静止性骨囊胞　988㊣
星状神経節ブロック　989
星状節ブロック　989㊥
精神安定薬　990　926
成人再発性耳下腺炎　1153㊥
精神神経症　991
精神鎮静法　908㊣
成人T細胞白血病　992　1486㊣
生体採取材料検査　986㊣
声帯麻痺　993　1438㊥
正中下顎裂　169㊥
正中下唇裂　994　995㊣
正中顔面裂　995㊣
正中顔裂　995　994
正中頸囊胞　568㊥
正中口蓋囊胞　996
正中上顎囊胞　996㊣
正中上唇裂　997
正中埋伏過剰歯　998
正中離開　999
正中菱形舌炎　1000
制吐薬　1001　1231
成分輸血　1002
生命徴候　1391㊥
声門水腫　1003
声門破裂音　1004
声門浮腫　1003㊣
声門閉鎖音　1004㊣
セカンドオピニオン　1005
赤外線療法　1006

赤沈　1020㊣
舌圧子　1007
舌咽神経痛　1008　1672㊥, 1292㊣
舌咽神経ブロック　1009
舌咽神経麻痺　1010
舌炎　1011
石灰化歯原性囊胞　1013㊥, 1101㊣
石灰化上皮性歯原性腫瘍　1012
石灰化囊胞性歯原性腫瘍　1013　1101
切開排膿手術　1014
舌下神経麻痺　1015
舌下腺腫瘍摘出　1016㊣
舌下腺摘出　1016
舌癌　1017
舌強直症　1026㊥
赤血球指数　1018
赤血球増過症　1019
赤血球増加症　846㊥
赤血球増多症　1019㊥
赤血球沈降速度　1020
舌骨喉頭挙上法　1021
舌骨上筋切離術　1022
舌骨上頸部郭清術　1023　474㊣
切歯管囊胞　1024　1468㊥
舌縮小術　1025
舌小帯短縮症　1026
接触感染　1027
摂食訓練　1028
摂食障害　1029
接触性口唇炎　1030　32
接触伝染　1027㊣
舌神経麻痺　1031
舌切除　1032
舌接触補助床　1033
舌全切除　1034㊥
舌全摘出　1034
切断神経腫　1035　130
舌痛症　1036
舌半側切除　1038
舌弁　1039
舌扁桃　1040
説明と同意　53㊥
舌癒着症　1026㊥
舌裂　1041
セファロ（グラム）　1280㊥
セメント芽細胞腫　1042
セメント質骨形成線維腫　1043㊣
セルレス上皮真珠　903㊥
線維骨腫　1043
線維腫　1044　1049㊣
線維腫性エプーリス　1045

線維性エプーリス　1046
線維性骨異形成症　1047
線維性歯肉増殖症　1341
線維性茸腫　1049 ㊖
線維性組織球腫　1048
線維性ポリープ　1049
線維素溶解　1050
線維素溶解性紫斑病　1051
線維肉腫　1052
前額皮弁　1053
前額有茎皮弁　1053 ㊖
腺癌　1054
前癌状態　1055　1056 ㊗, 1363 ㊗
前癌病変　1056　1055 ㊗
全頸部郭清術　1057　670 ㊗
全血凝固時間　1058
穿孔術　1059
潜在性骨空洞（嚢胞）　988 ㊗
栓子　1073 ㊖
穿刺吸引細胞診　1060　1062
穿刺細胞診　1060 ㊖
穿刺術　1061
穿刺診　1062　1060 ㊖
腺腫　1063
腺腫様歯原性腫瘍　1064
全身性アミロイドーシス　28 ㊗
全身性アミロイド症　1065
全身性エリテマトーデス　1066　95 ㊗, 100 ㊗
全身性炎症反応症候群　1067
全身性強皮症　1068
全身性硬化症　1068 ㊖
全身性紅斑性狼瘡　1066 ㊖
全身麻酔薬　1069
腺性口唇炎　1070
腺性歯原性嚢胞　1071　1163 ㊖
全層歯肉弁　1365 ㊗
全層植皮　1072
栓塞子　1073
栓塞子型鼻咽腔補綴装置　1074　493 ㊗
浅側頭動脈カニュレーション　1075
腺体内唾石　1076　1186 ㊗
選択的頸部郭清　474 ㊗
選択的頸部郭清術　1077　1534
先端巨大症　1078
先天異常　1079
先天歯　1080
先天性エプーリス　1081
先天性外胚葉異形成症　1082 ㊖
先天性外胚葉形成不全　1082　138, 1410 ㊗, 1664 ㊖

先天性下唇瘻　1083
先天性甲状腺機能低下症　415 ㊖
先天性歯　1080 ㊖
先天性第Ⅴ因子欠乏症　1137 ㊖
先天性第Ⅶ因子欠乏症　1146 ㊗
先天性第Ⅷ因子欠乏症　465 ㊖
先天性第Ⅸ因子欠乏症　467 ㊖
先天性第Ⅹ因子欠乏症　1142 ㊖
先天性第ⅩⅠ因子欠乏症　1141 ㊖
先天性低フィブリノーゲン血症　1084
先天性二重下顎頭　1085
先天性二裂下顎頭　1085 ㊖
先天性梅毒　1086
先天性表皮水疱症　1087
先天性風疹症候群　1088　1509 ㊗
先天性両側性顔面神経麻痺　1677 ㊖
先天梅毒　1086 ㊖
尖頭合指趾症　24 ㊖
尖頭合指症　24 ㊖
前投薬　1631 ㊖
潜伏感染　1089
線副木　1090 ㊖
線副子　1090
腺扁平上皮癌　1091　1094 ㊗
腺房細胞癌　1092
線溶　1050 ㊖
腺様歯原性腫瘍　1064 ㊖
腺様嚢胞癌　1093
腺様扁平上皮癌　1094
腺リンパ腫　1771 ㊖
前腕皮弁　1095

そ

躁うつ病　1096
造影エックス線撮影法　1098 ㊗
造影MRI　1097
造影検査　1098
造影CT　1099
早期癌　1100 ㊗
早期浸潤癌　1100
双極性障害　1096 ㊖
象牙質形成性幻影細胞腫　1101　754
象牙質形成不全症　1102
双合手診　1104 ㊖
双合診　1104 ㊖
双指診　1104 ㊖
桑実状白歯　1103 ㊖
桑実状歯　1103
双手診　1104
創傷郭清　68 ㊖

創傷治癒　　1105
増殖性天疱瘡　　1106
双生歯　　1107
搔爬　　1108
相反性クリック　　1109
側頸囊胞　　1110　683㊙
即時型アレルギー　　1111
即時再建法　　1112
塞栓術　　1113
続発性アルドステロン症　　478㊞
続発性血小板減少性紫斑病　　1114
続発性三叉神経痛　　891㊙
続発性出血性素因　　1115
側方顔裂　　102㊙
側方向撮影法　　1116
側方性歯周囊胞　　1117　776㊞
側方脱臼　　1118
側面断層撮影法　　1119
組織延長法　　227㊞
組織球腫　　8㊞
組織球腫症　　1475㊞
組織球症X　　1120
組織球増殖症X　　1120
組織硬化剤注入法　　1121
組織再生誘導法　　1122
組織診　　986㊞
組織体内副子　　1125㊙
組織適合性抗原　　1123
組織内照射　　1124
組織内副子　　1125
咀嚼機能　　1126
咀嚼機能評価　　1127
咀嚼筋障害　　1128
咀嚼訓練　　1129
咀嚼障害　　1130
側根性歯根囊胞　　768㊞, 776㊞

た

ターナー症候群　　1348㊞
ターミナル・ケア　　1132
第4級アンモニウム塩　　97㊞
第V因子欠乏症　　1137
第VII因子欠乏症　　1146
第VIII因子欠乏症　　465㊙
第IX因子欠乏症　　467㊙
第X因子欠乏症　　1142
第XI因子欠乏症　　1141
第一第二鰓弓症候群　　1133
体外式心マッサージ　　1134
体外心マッサージ　　1460

大球性貧血　　1135
大胸筋皮弁　　1136
退形成癌　　1657㊙
大口症　　378㊙
大口唇症　　382㊙
対向二門照射　　1138
胎児型横紋筋肉腫　　1139
代謝拮抗薬　　1140
代謝性アシドーシス　　1278㊞
帯状ヘルペス　　1143㊙
帯状疱疹　　1143
大唇症　　382㊙
耐性菌　　1144
大舌症　　384㊙
体内ペースメーカー　　1145
代用唾液　　1147　942㊙
ダイランチン歯肉増殖症　　1148　806㊞
大理石骨病　　1149
ダウン症　　1333
唾液過少症　　1151
唾液管移動術　　1159㊙
唾液管炎　　1152
唾液管拡張症　　1153　1155㊞
唾液管狭窄　　1161㊞
唾液管形成術　　1154　1160, 1159㊞
唾液管末端拡張症　　1155　1153㊞
唾液検査　　1156
唾液腺炎　　1157
唾液腺癌　　1158
唾液腺管移動術　　1159
唾液腺管形成術　　1160　1154㊙
唾液腺管閉塞　　1161
唾液腺混合腫瘍　　1162　1180㊙
唾液腺歯原性囊胞　　1163　1071㊙
唾液腺腫　　1164
唾液腺腫瘍　　1165
唾液腺シンチグラフィ　　1166
唾液腺造影法　　1167
唾液腺貯留囊胞　　1168
唾液腺停滞囊胞　　1168㊙
唾液腺摘出術　　1169
唾液腺導管炎　　1152㊙
唾液腺導管拡張症　　1153㊙
唾液腺導管癌　　1170
唾液腺導管囊胞　　1171
唾液腺肥大　　1172
唾液腺無形成　　1173
唾液腺瘻　　131㊙
唾液分泌過多症　　1174㊞
唾液分泌減退　　1175㊞
唾液分泌亢進　　1174

索引

唾液分泌低下　1175　1176
唾液分泌不全　1176　1175㊀
唾液瘻　1177
他家骨移植　1178
多形滲出性紅斑　1179
多形性腺腫　1180㊁
多形腺腫　1180　1162㊁
多形腺腫内癌　1181㊁
多形腺腫由来癌　1181
多型低悪性度腺癌　1182
多血症　846㊁, 1019㊁
多血小板血漿　1183
打診　1184
唾石　1185
唾石症　1186　1076
唾石摘出術　1187
多線骨折　1191㊀
脱臼整復固定術　1188
多発性癌　1189
多発性骨髄腫　1190　422㊀, 636㊀
多発性骨折　1191
多房性嚢胞性病変　1163㊀
単形性腺腫　1193㊁
単形腺腫　1193
炭酸水素ナトリウム　1194　822
単純癌　1657㊁
単純骨折　1195　1461㊁
単純歯牙結紮法　1196　720㊀
単純性顎関節炎　1197
単純性血管腫　1198　1687㊁
単純性骨囊胞　1199
単純性紫斑病　1200
単純ヘルペスウイルス　1201
単純縫合　1202
男性ターナー症候群　1348㊁
断層撮影　1203
断続縫合　1204
単発性クリック　1109㊀

ち

チアノーゼ　1205
遅延型アレルギー　1208㊁
遅延型過敏症　1208
チオ硫酸ナトリウム　1209
知覚異常　290㊁
知覚麻痺　1210
蓄膿症　1525㊁
智歯周囲炎　1211
智歯難生　1212
地図状舌　1213

中咽頭癌　1214
中顔面骨折　1215　862㊀
中心静脈栄養　1216
中心静脈栄養法　514㊀
中心性巨細胞肉芽腫　1217
中心性巨細胞病変　1217㊀
中心性血管腫　1218
中心性骨腫　1219　1310㊀
中心性線維腫　1220
中心性粘液腫　1353㊁
中心性粘液線維腫　1354㊁
中枢性顔面神経麻痺　1221
中毒性表皮壊死症　1222
超音波検査　1223
超音波診断法　1223㊁
蝶形紅斑　1224
腸骨移植　1225
直達骨折　1226
チンキャップ　1227
陳旧性骨折　1228
陳旧性脱臼　1229
鎮痙薬　1230
鎮吐薬　1231　1001㊁

つ

痛点　1232
痛風性顎関節炎　1233
ツベルクリン反応　1234　404㊀
蔓状血管腫　1235

て

手足口病　1236
低悪性度篩状嚢胞腺癌　1170㊁
挺子　1242
低色素性小球性貧血　1243
低色素性貧血　1243㊀
挺出　1244
摘出術　1246
テタニー性攣縮　1247
鉄欠乏性貧血　1248
デブリードマン　1250　68㊁
デルマトーム　1251
転移性（悪性）エナメル上皮腫　1252　2
転移性癌　1253
てんかん　1255
電気歯髄診断　779㊁
電撃痛　1256
伝染性単核球症　1257㊁
伝染性単核症　1257

伝達麻酔法　1258
貼付試験　1422㊥
天疱瘡　1259　1722

と

頭蓋顔面異骨症　1260　411㊥
頭蓋鎖骨形成不全症　689㊥
頭蓋底骨折　1261
套管針　1304㊥
導管内唾石　1262　318, 1186㊥
導管乳頭腫　1263
頭頸部癌　1264
凍結乾燥同種骨移植　1265　1268㊥
凍結外科　1266
凍結手術　1266㊥
凍結療法　1266㊥
投射痛　334㊥
同種移植　1267
同種移植片　1267㊥
同種骨移植　1268　1265, 1178㊥
動静脈血管奇形　1269㊥
動静脈シャント　1270㊥
動静脈性血管腫　1269
動静脈短絡　1270
動静脈吻合　1270㊥
動静脈瘤　1271
動静脈瘻　1270㊥
洞性徐脈　1271㊥
洞性不整脈　1272
疼痛　1273
疼痛外来　1561㊥
洞内異物摘出術　1274
洞内迷入異物　1275㊥
洞内迷入歯　1275
導入化学療法　1276
糖尿病　1277
糖尿病性アシドーシス　1278
糖尿病性ケトアシドーシス　1278㊥
糖尿病性昏睡　1279
頭部エックス線規格撮影法　1280
頭部エックス線撮影　1281㊥
頭部エックス線単純撮影　1281
頭部損傷　1282
動脈血管神経筋腫　419㊥
動脈血酸素分圧　1283
動脈血炭酸ガス分圧　1284
動脈出血　1285㊥
動脈性出血　1285
動脈性塞栓症　1286
動脈性蔓状血管腫　1269㊥

動脈塞栓症　1286㊥
動脈内持続注入用埋入型カテーテル設置　1287㊥
動脈内注入療法　1287
動脈瘤性骨嚢腫　1659㊥
ドーパミン　1295㊥
トキソプラズマ症　1288
特異性炎　1289
特発性血小板減少性紫斑病　1290　58, 1114㊥
特発性骨空洞（嚢胞）　988㊥
特発性三叉神経痛　1291　952, 702㊥
特発性舌咽神経痛　1292
特発性多発性出血性肉腫　276㊥
床ずれ　1293　912㊥
徒手整復　1294
徒手的円板整位術　1638㊥, 192㊥
ドパミン　1295
塗抹鏡検　1296
塗抹細胞診　686
トライセクション　1552㊥
ドライソケット　1297
ドライマウス　527㊥
ドレープ　1299
ドレーン　1300
ドレナージ　1396㊥
トレポネーマ・パリダム　1301
トローチ剤　1303
トロカール　1304㊥
トロッカー　1304
トロンビン時間　1305
トロンボ試験　1306㊥
トロンボテスト　1306
トロンボプラスチン生成試験　1307

な

内因系凝固因子　1308
内因子欠乏　1309
内骨症　1310　1219㊥
内視鏡下鼻内副鼻腔手術　1311㊥
内視鏡下副鼻腔手術　1311
内視鏡検査　1312
内歯瘻　1313
内毒素ショック　1314
内反歯　798㊥
軟口蓋癌　1315
軟口蓋挙上装置　1316
軟口蓋栓塞子　1317　493㊥
軟口蓋麻痺　1318　502㊥
軟口蓋裂　1319

軟骨移植　1320
軟骨外胚葉異形成症　93㊥
軟骨腫　1321
軟骨石灰化症　344㊥
軟骨肉腫　1322
難抜歯　1323
軟部好酸球肉芽腫　1324

に

二期治癒　1332㊥
二期的口蓋裂手術　1339㊥
肉芽腫性口唇炎　1325
ニコチン性口内炎　1326
ニコチン性白色角化症　1326㊥
二次移植　1328
二次移植片　1328㊣
二次顎裂部骨移植術　225㊥
二次口蓋　1329
二次修正手術　1330
二次性ショック　1331
二次創傷治癒　1332㊥
二次治癒　1332
二次的骨移植　1328㊣
二次的再建法　1112㊣
二次的上皮化法　228㊣
21トリソミー　1333
二重オトガイ　1334
二重下顎頭　1335
二重唇　1336
二重舌　1337
二重盲検試験　1338㊣
二重盲検法　1338
二段階口蓋形成術　1339㊥
二段階口蓋形成法　1339
日常生活活動　64㊥
日常生活動作　64㊥
二点識別閾　1340㊣
二点識別感覚　1340㊣
二点識別検査　1340
ニフェジピン歯肉増殖症　1341
日本昏睡尺度　818㊥
ニューキノロン系抗菌薬　1342㊥
ニューキノロン剤　1342㊥
ニューキノロン薬　1342
乳児歯肉囊胞　91㊣
乳頭腫　1343
乳頭腫症　1344　1345
乳頭状過形成　1345　1344㊥
乳頭状囊腺リンパ腫　1771㊥
乳頭状囊胞腺癌　1346　1379㊣

二裂舌　1347

ね

ネオアジュバント化学療法　1349
　836㊥, 1608㊣
ネコひっかき病　1350
ネジ止め固定　1351
熱傷　229㊥
ネフローゼ症候群　1352
粘液腫　1353　1354㊥
粘液線維腫　1354　1353㊥
粘液腺癌　1355
粘液貯留囊胞　1356
粘液肉腫　1357
粘液囊胞　1358　1356
捻髪音　1359
粘表皮癌　1360
粘膜移植　1361
粘膜下口蓋裂　1362
粘膜下線維症　1363
粘膜下膿瘍　1364
粘膜関連リンパ組織リンパ腫　1641㊥
粘膜骨膜弁　1365
粘膜内癌　905㊥
粘膜剥離子　1366
粘膜・皮膚・眼症候群　1367
粘膜弁　1533㊥
粘膜弁法　1368
粘膜縫合　1369

の

脳挫傷　1371
脳震盪　1372
脳損傷　1373
脳貧血　1374
囊胞　1375
膿疱　1376
囊胞開窓術　1377
囊胞性リンパ管腫　1378　1744㊣
囊胞腺癌　1379　1346, 1170㊣
囊胞腺腫　1380
囊胞摘出術　1381
膿瘍　1382
膿瘍性腺性口唇炎　1070㊥
ノーマ　70㊣

は

肺気腫　1384

肺機能検査	1385	抜歯後菌血症	1420
敗血症	1386　388㊣, 1314㊣	抜歯後出血	1421
敗血症性ショック	1387	抜歯創	1417㊣
肺血栓塞栓症	462㊣	パッチテスト	1422
杯状形成術	692㊣	発話明瞭度検査	1424
肺水腫	1389	波動	1425
肺塞栓症	1390　1392㊣	歯の移植	710㊣
バイタル	1391㊣	歯の外傷	715㊣
バイタルサイン	1391	歯の陥入	717㊣
肺動脈塞栓症	1392　1390	歯の再植法	722㊣
梅毒	1393　1394, 1395, 1584㊣	歯の脱臼	732㊣
梅毒血清反応	1770㊣	歯の脱落	733㊣
梅毒性潰瘍	1394　1393㊣	歯の破折	734㊣
梅毒性ゴム腫	1395　662㊣, 1393㊣	歯の分割	736㊣
梅毒トレポネーマ	1301㊣	歯の迷入	737㊣
バイトプレート療法	984㊣	パノラマエックス線撮影法	1428
排膿	1396	パパニコロー(染色)法	686㊣
ハイパーサーミア	119㊣	パラ血友病	1137㊣
肺浮腫	1389㊣	バラ疹	1430
肺胞虚脱	1666㊣	パラタルプレート	499㊣
肺容量曲線	982㊣	針刺し事故	1431
歯ぎしり	1397	針生検	1432
白色水腫	1398	針生検法	1432㊣
白色浮腫	1398㊣	パルーリス	808㊣
拍動性疼痛	1399㊣	パルスオキシメーター	1433
拍動痛	1399	破裂音	1437
白板症	1400	反回神経麻痺	1438　993
白板性浮腫	1398㊣, 1400㊣	バンコマイシン	1439
剥離性口唇炎	1401　1721	瘢痕性拘縮形成手術	1440
剥離性歯肉炎	1402	瘢痕性類天疱瘡	1441
剥離剪刀	1403	反射性喉頭閉鎖	596㊣
破骨細胞腫	379㊣, 623㊣	板状硬結	1442
はしか	1630㊣	斑状歯	1443
播種性血管内凝固症候群	1405	斑状出血	1444
破傷風	1406	伴性優性遺伝	1445
把針器	778㊣	伴性劣性遺伝	1446
バゾプレッシン	1408	ハンセン病	1447
発育性嚢胞	476㊣	反対咬合	620㊣
発音障害	1409	晩発障害	1450
発音補助装置	983㊣	パンピングマニピュレーション法	1451
発汗減少性外胚葉異形成症	1410	反復性耳下腺炎	685㊣
白血球減少症	1411	反復性脱臼	1452　819㊣
白血球増加症	1412		
白血球増多症	1412㊣		
白血病	1413		

ひ

白血病裂孔	1414
発語明瞭度検査	1424㊣
抜歯	1416
抜歯窩	1417
抜歯窩再掻爬手術	1418
抜歯鉗子	1419

鼻咽腔エアウェイ	1456
鼻咽腔閉鎖機能不全	1457㊣
鼻咽腔閉鎖不全	1457
鼻音	1459
非開胸心マッサージ	1460　1134㊣
非開放骨折	1195㊣

非開放性骨折　1461
皮下気腫　1462　343㊣
皮下出血　1463
皮下膿瘍　1464
非観血的監視　1466㊣
非観血的整復法　1465
非観血的モニタリング　1466
鼻腔カニューレ　1467
ヒグローマ　1744㊣
鼻口蓋管嚢胞　1468　1024, 494㊣
肥厚性瘢痕　471㊣
鼻骨骨折　1469
鼻歯槽嚢胞　1470
皮質海綿骨移植　1471
皮質骨切り術　885㊣
皮質骨骨切り術　1472
皮質骨切除術　1472㊣
皮質除去術　1473
微小血管外科　1474㊣
微小血管吻合術　1474
皮疹　1612㊣
非浸潤癌　905㊣
鼻唇嚢胞　1470㊣
ヒスティオサイトーシスX　1475　1120
非ステロイド性抗炎症薬　1476
非ステロイド性消炎剤　1476㊣
非ステロイド性消炎薬　1476㊣
ビスフォスフォネート　1477
ビスフォスフォネート関連骨壊死　1477㊣
鼻前庭嚢胞　1470㊣
ビタミン欠乏症　1480
ビタミンA欠乏症　1478
ビタミンB欠乏症　1483
ビタミンC欠乏症　1481　123㊣
ビタミンD欠乏症　1482
ビタミンK欠乏症　1479
ヒダントイン歯肉増殖症　1484
非定型顔面痛　1485
ビデオ嚥下造影法　99㊣
ビデオ嚥下透視検査　99㊣
ヒトT細胞白血病ウィルス　1486
ヒトTリンパ球向性ウイルス　1486㊣
ヒト免疫不全ウイルス　1487　592㊣
ヒドロキシアパタイト　1488
皮膚移植　1489　1702㊣
皮膚移植術　1489㊣
皮膚粘膜眼症候群　1367㊣
皮膚分節　1251㊣
非ホジキン型リンパ腫　687㊣
非ホジキンリンパ腫　1491

非ホジキンリンパ腫B細胞型　1454
飛沫核感染　402㊣
飛沫感染　1492　402㊣
び漫性硬化性骨髄炎　1493
標準予防策　1494
病巣感染　1495　782㊣
病巣清掃　1250㊣
病的骨折　1496
皮様嚢胞　1750㊣
表皮水疱症　1087㊣
表皮嚢腫　19㊣
表皮剥離　691㊣
表面麻酔法　1497
病理学的検査　1498㊣
病理組織検査　1498
日和見感染　1499
びらん（糜爛）　1500
ピロリン酸カルシウム結晶沈着症　344㊣
貧血　1501
ピン固定　1502　585㊣
頻脈　1503

ふ

フィブリノーゲン異常症　1508㊣
フィブリノーゲン欠乏症　1508
風疹　1509　1088㊣
フェニトイン歯肉増殖症　806㊣, 1148㊣, 1341㊣
不完全骨折　1529㊣, 1766㊣
不規則抗体検査　1514
吹き抜け骨折　1515
復位不能円板転位　417㊣
副腔形成術　1516
複合移植　1520㊣
副交感神経遮断薬　1517
副交感神経抑制薬　1517㊣
副甲状腺機能亢進症　1518
副甲状腺機能低下症　1519
複合組織移植　1520
複雑骨折　1521
複雑性歯牙腫　724㊣
副子固定　1522
副腎皮質機能不全　1523
副腎皮質ステロイド　1524㊣
副腎皮質ホルモン　1524
副鼻腔炎　1525
副木　1522㊣
腐骨除去術　1526
腐骨摘出術　1526㊣
ブジー　1527

索　引

浮腫　971㊙

不正咬合　1528
不全角化　688㊕
不全骨折　1529
不全脱臼　14㊙
プッシュバック法　1530
フッ素歯症　1443㊙
プット症候群　1426㊙
不定愁訴　1531
不適合輸血　1532
ぶどう状歯原性囊胞　1163㊕
ブドウ膜耳下腺炎　1566㊙
ブドウ膜耳下腺熱　1566㊙
部分層弁　1533
部分的頸部郭清　474㊕
部分的頸部郭清術　1534　1077㊙
部分トロンボプラスチン時間　1535
部分無歯症　1536
不眠症　978㊕
浮遊歯　1537
プライマリーケア　1540
プライヤー　294㊙
ブラキシズム　1397㊙
プラセボ効果　1541
フラビーガム　1542
プリースニッツ罨法　33㊕
不良肉芽　1544
フルオロウラシル　1545
プルスルー手術　1546
ブローイング検査　1547
プローブ　1527㊙
プロカイン　1549
プロダクト・リミット法　275㊙
プロトロンビン時間　1550
分割照射法　1551
分割抜歯　1552　1571
粉砕骨折　1553
分層植皮　1554
分層皮弁術　1554㊙
分葉舌　1347㊕
分離腫　226㊕
分裂舌　1347㊕

へ

平滑筋腫　1555
平滑筋肉腫　1556
平滑舌　1557
平均赤血球ヘモグロビン濃度　1558
平均赤血球容積　1559
閉口障害　1560

閉鎖骨折　1461㊙
ペイトー症候群　1426㊙
ペインクリニック　1561
ペースメーカー　1562
ベック病　693㊕
ベック頰肉腫　693㊕
ベニエー・ベック・シャウマン病　693㊕
ペニシリンアレルギー　1570
ペニシリンショック　1570㊕
ヘミセクション　1571　1552㊙
ヘルパンギーナ　1573
ヘルパンギナ　1573㊙
ヘルペス性歯肉口内炎　1574　1201㊕
ベル麻痺　1575㊙
辺縁性歯周炎　1576
辺縁性歯周組織炎　1576㊙
変形性顎関節炎　1577㊙
変形性顎関節症　1577
変形性関節症　1578㊙
変形性骨炎　1404㊙
変形性骨関節炎　1578
ベンザルコニウム〔塩化物〕　97㊙
片側顔面肥大　330㊕
片側性口唇裂　1580
片側性唇裂　1580㊙
片側性兎唇　1580㊙
ベンチレーター　1581
扁桃炎　1582　501
扁桃周囲膿瘍　1583
扁桃膿瘍　1583㊙
扁平紅色苔癬　1587㊙
扁平コンジローム　1584
扁平上皮癌　1585
扁平上皮性歯原性腫瘍　1586
扁平苔癬　1587　541㊙

ほ

蜂窩織炎　1589
方形弁法　719㊙
縫合針　1590
縫合法　1591
放散痛　1592
放射線感受性　1593
放射線性口内炎　1594
放射線性骨壊死　1595
放射線性骨髄炎　1596
放射線障害　1597
放射線治療　1598
放射線被曝　1599
放射線滅菌法　1600　322㊕

放射線療法　　1598 (同)
萌出性囊胞　　1602 (同)
萌出遅延　　1601
萌出囊胞　　1602
疱疹性歯肉口内炎　　1574 (同)
紡錘菌スピロヘータ口峡炎　　1774 (類)
紡錘形細胞癌　　1603 (同)
紡錘細胞癌　　1603
放線菌症　　1604
蜂巣炎　　1589 (同)
膨大細胞腺腫　　118 (同)
防腐薬　　900 (同)
ボーンワックス　　659 (同)
ホジキン病　　1607
ホジキンリンパ腫　　1607 (同)
補助化学療法　　1608　11
保存血　　1609
補体結合反応　　1610
帆立貝状陰影　　1611
発疹　　1612
哺乳困難　　1614 (同)
哺乳障害　　1614
母斑　　1615
母斑細胞母斑　　741 (同)
母斑様基底細胞癌症候群　　347 (同)
ポリープ　　1616　1697
ポリ乳酸　　1617
本態性高血圧　　1619

ま

マイクロサージェリー　　1622
マイコプラズマ　　1623
埋伏歯　　1624
埋没縫合　　1625
マウスガード　　1626
マウスピース　　1626 (同)
マウスプロテクター　　1626 (同)
マクロライド系抗菌薬　　1628
摩擦音　　1629
麻疹　　1630
麻酔前投薬　　1631
末期癌患者　　1632
末梢血管拡張薬　　1634
末梢神経刺激器　　1635 (同)
末梢神経刺激装置　　1635
末梢性顔面神経麻痺　　1636　1575 (同)
末端性動静脈性血管腫　　1269 (類)
末端肥大症　　1078 (同)
マットレス縫合　　1637
マニピュレーション　　192 (類), 1294 (類)

マニピュレーション法　　1638
麻薬　　25 (同)
麻薬性鎮痛薬　　1639
マルトリンパ腫　　1641 (同)
慢性顎骨骨髄炎　　1643
慢性硬化性顎下腺炎　　1644
慢性骨髄性白血病　　1645
慢性根尖性歯周炎　　666 (同)
慢性再発性アフタ　　1646　684, 23 (類)
慢性腎不全　　1647
慢性肥厚性カンジダ症　　1648
慢性び慢性硬化性骨髄炎　　1493 (同)
慢性リンパ性白血病　　1649

み

ミエローム　　1190 (類)
味覚異常　　1651
味覚検査　　1652
味覚試験　　1652 (同)
味覚障害　　1651 (類)
味覚性多汗症　　1539 (同)
密封小線源治療　　1655　897, 403 (類), 1124 (類)
密封線小線療法　　1655 (同)
ミニプレート　　1656
未分化癌　　1657
未分化細胞癌　　1657 (同)
味盲　　1658
脈瘤性骨囊胞　　1659

む

無顎症　　1661
無カタラーゼ血症　　1662 (同)
無カタラーゼ症　　1662　241
無顆粒球症　　1663
無汗性外胚葉異形成症　　1664
無汗性外胚葉形成不全　　1082 (類)
無ガンマグロブリン血症　　1665
無気肺　　1666
無呼吸　　610 (同)
無歯症　　1667
無唾液腺症　　1173 (類)
無脈性電気活動　　1668

め

明細胞癌　　1669
明細胞性歯原性癌　　1670
迷走神経性反応　　1671 (同)

迷走神経痛　　1672 ㊐
迷走神経反射　　1671
迷走舌咽神経痛　　1672
迷入唾液腺　　1673
メチシリン耐性黄色ブドウ球菌　　1675
メトヘモグロビン血症　　1676
メピバカイン　　1678
メラー・バーロー病　　123 ㊐
メラニン色素沈着　　1679
メラニン色素沈着症　　742 ㊐
メラニン沈着症　　1680
免疫染色　　1682 ㊐
免疫組織化学　　1682
免疫複合体病　　1683
免疫抑制療法　　1684
免疫療法　　1685

も

盲検法　　1338 ㊐
毛細血管強化薬　　1686
毛細血管腫　　1687　1198 ㊐
毛細血管抵抗試験　　1688
網状赤血球　　1689 ㊐
網赤血球　　1689
毛包性角化症　　1192 ㊐
モルヒネ様物質　　117 ㊐

や

薬剤感受性試験　　1690　521
薬剤性血小板減少症　　1691
薬剤耐性　　1692
薬剤抵抗性　　1692 ㊐
薬疹　　1693
薬物性歯肉増殖症　　1341 ㊐
薬物中毒　　1694

ゆ

有茎性ポリープ　　1697　1616 ㊐
有茎皮弁　　1698
融合歯　　1704 ㊐, 1107 ㊐
疣贅癌　　1699
疣贅性癌　　1699 ㊐
遊離移植法　　1700
遊離歯肉移植術　　1701
遊離皮膚移植　　1702
遊離複合組織移植術　　1703
癒合歯　　1704
癒着歯　　1705　1107 ㊐

弓倉症状　　1706

よ

溶血性黄疸　　1707
溶血性尿毒症症候群　　1708
溶血性貧血　　1709
陽光状陰影　　374 ㊐
葉酸欠乏症　　1710
幼児の歯肉囊胞　　1711　807 ㊐
陽電子放出型CT　　1712　1568
洋梨形透過像　　1713
羊皮紙様感　　1714
ヨード生体染色　　1715
翼口蓋神経痛　　1716
翼状潰瘍　　1569 ㊐
翼突下顎隙感染　　1717
翼突下顎膿瘍　　1717 ㊐
翼突筋静脈叢　　1718
予防的頸部郭清術　　1719
予防的治療　　1720 ㊐
予防投薬　　1720
予防療法　　1720 ㊐
四環系抗うつ薬　　697 ㊐

ら

ライエル症候群　　1222 ㊐
ライエル症候群型薬疹　　1222 ㊐
癩病　　1447 ㊐
落屑性口唇炎　　1721　1401 ㊐
落葉性天疱瘡　　1722
ラリンゲアルマスク　　1724

り

リウマチ因子　　1731 ㊐
リウマチ性顎関節炎　　1729
リウマチ熱　　1730
リウマトイド因子　　1731
離開咬合　　124 ㊐
リドカイン　　1733
リハビリテーション　　1734
流行性耳下腺炎　　1735
硫酸アトロピン　　20 ㊐
流涎過多　　1736 ㊐
流涎症　　1736　1174 ㊐
両顎前突症　　854 ㊐
良性セメント芽細胞腫　　1042 ㊐
良性粘膜類天疱瘡　　1737　1749 ㊐
良性リンパ上皮性疾患　　1738 ㊐, 1654 ㊐

良性リンパ上皮性病変　1738
両側性口唇裂　1739
緑膿菌　1740
旅行者血栓症　462㊅
リン酸三カルシウム　1741　1563
輪状甲状靱帯切開　1742㊅
輪状甲状靱帯穿刺　1743㊅
輪状甲状膜切開　1742
輪状甲状膜穿刺　1743
リンパ管腫　1744　143
リンパ上皮性囊胞　683㊅, 1110㊅
リンパ節炎　1745
リンパ節転移　1746

る

類腱形成線維腫　1747㊅
類腱線維腫　1747　262㊠
類上皮細胞　1748
類デンプン症　28㊅
類天疱瘡　1749　1737㊠
類皮囊胞　1750
類表皮囊胞　1751

れ

冷罨法　33㊠

レーザー療法　1758
裂傷　1759
裂創　1759㊅
連関痛　334㊅
連結装置　22㊅
連続歯牙結紮法　1760　720㊠
連続縫合　1761

ろ

狼咽　579㊠
瘻孔　1762
老人性紫斑病　1763
ローズベンガル試験　1764
ローズベンガル染色試験　1764㊅
濾胞性歯囊胞　296㊅

わ

矮小歯　1765
若木骨折　1766　1529㊠
和辻・Denker法上顎洞根治術　1769
ワッセルマン反応　1770
ワルファリン　1773
ワルファリンカリウム　1773㊅
ワンサン口内炎　66㊅, 356㊅

欧文索引

A

Abbe〔-Estlander〕method　18
Abbe〔-Estlander〕法　18
Abbe 唇弁　18 ⓘ
aberrant salivary gland　1673
abnormal frenulum of upper lip　895
ABO blood type　65
ABO 血液型　65
abrasion　691
Abrikossoff 腫瘍　282 ⓘ
abscess　1382
abutment　22
acatalasemia　1662
accidental ingestion　480
accidental swallowing　604
acid-base balance　694
acid-base equilibrium　694
acinic cell carcinoma　1092
ACLS　960 ⓘ
acquired immunodeficiency syndrome　62, 592
acquired syphilis　591
acromegaly　1078
actinomycete　1604
actinomycosis　1604
actinomycosis of jaw　224
activity of daily living　64
acute gangrenous pulpitis　357
acute lymphocytic leukemia　363
acute myelocytic leukemia　360
acute necrotizing ulcerative gingivostomatitis　356
acute osteomyelitis of jaws　358
acute promyelocytic leukemia　361
acute pseudomembranous candidiasis　359
acute sialoadenitis　362
Addison 病　1523 ⓘ
adenocarcinoma　1054
adenoid cystic carcinoma　1093
adenoid squamous cell carcinoma　1094
adenolymphoma　1771 ⓘ
adenoma　1063
adenomatoid odontogenic tumor　1064
adenosquamous carcinoma　1091

adjuvant chemotherapy　11　1608
ADL　64
adrenal cortical hormone　1524
adrenal cortical insufficiency　1523
adrenocortical hormone　1524
adult T-cell leukemia　992
AEC 症候群　35 ⓘ
AED　797 ⓘ, 918 ⓘ
AF　965 ⓘ
agammaglobulinemia　1665
agenesis of condyle　178
agnathia　1661
agranulocytosis　1663
AHF 欠乏症　465 ⓘ
AIDS　62 ⓘ, 592 ⓘ, 1487 ⓘ
airborne infection　402
airway control　348
airway obstruction　349
alanine transaminase　29
Albright 症候群　1633 ⓘ
alkaline phosphatase　30
ALL　363 ⓘ
allergic contact cheilitis　32
allergic purpura　31
allogeneic bone graft　1268
allograft　1267
ALP　30 ⓘ
ALT　29 ⓘ
alveolar abscess　795
alveolar bone fracture　789
alveolar consonant　744
alveolar osteotomy　788
alveolar ostitis　787
alveolar ridge plastics　794
alveoplasty　794
amalgam tattoo　26
ameloblastic carcinoma　77
ameloblastic fibrodentinoma　83
ameloblastic fibrodentinosarcoma　84
ameloblastic fibroma　82
ameloblastic fibro-odontoma　80
ameloblastic fibro-odontosarcoma　81
ameloblastic fibrosarcoma　85
ameloblastoma　78
aminoglycoside antibiotics　27
AML　360 ⓘ
amphotericin B　34

amputation neuroma	1035
amyloidosis	28
anaphylactic shock	21
anemia	1501
aneurysmal bone cyst	1659
angina	518
angiography	446
angiorrhaphy	451
angular cheilitis	507
anhidrotic ectodermal dysplasia	1664
ankyloglossia	1026
ankylosed tooth	638
ankylosis of TMJ	196
anodontia	1667
anterior mandibular alveolar osteotomy	171
anterior maxillary alveolar osteotomy	870
anterior maxillary osteotomy	871
antiallergic agent	483
antiarrhythmic agent	602
antibacterial agent	522
antibacterial sensitivity test	521
antibacterial susceptibility test	521
antibiotic	522
anticoagulant	434, 519
anticonvulsant	542
antidepressant	485
antiemetic	1001, 1231
antiemetic drug	1001
antifibrinolysin	603
antifungal agent	574
antihistamine drug	600
anti-inflammatory drug	487
antimetabolite	1140
antimycotic agent	574
antinuclear antibody	508
antiphlogistic operation	850
antiphlogistic therapy	851
antiplasmin	603
antiplatelet agent	544
antipsychotic drug	583, 926
antipyretic analgesic	469
antiseptic drug	900
antispasmodic	1230
antispasmodic agent	1230
antistreptolysin O	581
antithrombotic agent	545
antitumor agent	565
antiviral drug	484
antrostomy	136

ANUG	356 ㊅
anxiolytic drug	601
anxiolytics	601
Apert syndrome	24
Apert症候群	24
aphthous stomatitis	23
apical periodontitis	666
apicocurettage	668
apicoectomy	765
APL	361 ㊅
aplasia of salivary gland	1173
aplastic anemia	681
arch bar splint	1090
ariboflavinosis	1480
arrest of hemorrhage	747
arterial bleeding	1285
arterial embolism	1286
arteriovenous aneurysm	1271
arteriovenous hemangioma	1269
arteriovenous shunt	1270
arthralgia	307
arthritis of TMJ	191
arthrocentesis	305
arthrocentesis of TMJ	197
arthrography of TMJ	204
arthroplasty of TMJ	199
arthroscopic surgery of TMJ	195
arthrosis of TMJ	203, 1577
articular disc	301
articular disc displacement	304
articular disc resection	303
articulatory disorder	488
artificial fistulation	641
artificial joint	937
artificial joint replacement	938
artificial respiration	939
artificial saliva	942
artificial ventilation	939
ASD	967 ㊅
aseptic surgical wax	749
ASO	581 ㊅
aspartate transaminase	12
aspergillosis	13
aspiration	604
aspiration biopsy	352
aspiration cytology	1060
aspiration pneumonia	605
AST	12 ㊅
asystole	953, 958
atelectasis	1666
atheroma	19

ATL 992㊞
atrial fibrillation 965
atrial septal defect 967
atrophy of alveolar process 792
atropine 20
atypical facial pain 1485
auricular fibrillation 965
auriculotemporal nerve syndrome 711
auriculotemporal neuralgia 712
autogenous bone graft 721, 955
autogenous particulate cancellous bone and marrow graft 716
autoimmune disease 763
autologous blood transfusion 761
automated external defibrillator 797
autosomal inheritance 898
autotransfusion 761
avitaminosis 1480
axial projection 743
A型肝炎 63 705㊞

B

B cell lymphoma 1454
Bacille de Calmette et Guérin 1455
bacteremia 388
bacterial shock 676
bald tongue 1557
basal cell adenocarcinoma 346
basal cell carcinoma 345
basal cell nevus syndrome 347
Basedow disease 1407
Basedow病 1407
basic life support 40
BBB 437㊞
BCG 1455
BCGワクチン 1455㊞
Beckwith-Wiedemann syndrome 1567
Beckwith-Wiedemann症候群 1567
Bednar aphtha 1569
Bednarアフタ 1569
Behçet disease 1565
Behçet症候群 1565㊞
Behçet病 1565 1646㊞
Bell palsy 1575
Bell麻痺 1575 326㊞, 1636㊞
Bence-Jones protein 1579
Bence-Jonesタンパク 1579
benign lymphoepithelial lesion 1738
benign mucous membrane pemphigoid 1737

benzalkonium〔chloride〕 97
bifid condyle 1335
bifid tongue 1347
bilateral cleft lip 1739
bimanual palpation 1104
bimaxillary protrusion 854
biopsy 986
birth defect 1079
birth mark 1615
bisphosphonate 1477
bite raising plate 550
bite wound 566
black hairy tongue 614
Blandin-Nuhn cyst 1543
Blandin-Nuhn嚢胞 1543
bleeding tendency 830
bleeding time 831
blood clotting factor 432
blood coagulation factor 432
blood coagulation inhibitor 434
blood coagulation time 433
blood component transfusion 1002
blood gas analysis 431
blood-brain barrier 437
blow-out fracture 1515
blow-out骨折 1515㊞
blowing test 1547
BLS 40㊞, 960㊞
BMP 627㊞
board-like induration 1442
Bochdalek管嚢胞 568㊞
Bohn結節 91㊞
bone curette 618
bone graft 617
bone graft to alveolar cleft 225
bone marrow transfusion 635
bone marrow transplantation 635
bone morphogenetic protein 627
bone necrosis 256㊞
bone peg 644
bone plate 1125
bone scintigraphy 633
bone wax 659
Borchers method 1606
Borchers法 1606
boring 1059
bougie 1527
Bowen disease 1605
Bowen's disease 1605
Bowen病 1605
BP製剤 1477㊞

brachytherapy 897 1655図
brain injury 1373
branchial cyst 683
bronchial asthma 336
BRONJ 1477類
brown tumor 264
bruise 690
bruxism 1397
bullous pemphigoid 976
buried suture 1625
Burkitt lymphoma 1383
Burkitt リンパ腫 1383
burn 229
butterfly eruption 1224図
butterfly patch 1224
butterfly rash 1224図
B型肝炎 1453 705類
B細胞性悪性リンパ腫 1454
B細胞リンパ腫 1454図

C

cafe au lait spot 273
calcifying cystic odontogenic tumor 1013
calcifying epithelial odontogenic tumor 1012
calculus in salivary gland parenchyma 1076
Caldwell-Luc method 607
Caldwell-Luc 上顎洞根治術 607図
Caldwell-Luc 法 607
canalicular adenoma 675
cancer gene 286
cancer of mesopharynx 1214
cancer of tongue 1017
cancer pearl 300
cancrum oris 70
capillary fragility test 1688
capillary hemangioma 1687
capillary resistance test 1688
capillary stabilizer 1686
capsule-ligament disorders 310
capsulitis 309
carbamazepine 284
carcinoembryonic antigen 317
carcinoma ex pleomorphic adenoma 1181
carcinoma *in situ* 905
carcinoma of floor of mouth 589
carcinoma of gingiva 801
carcinoma of head and neck region 1264
carcinoma of lip 573
carcinoma of maxilla 855
carcinoma of maxillary sinus 877
carcinoma of mouth 525
carcinoma of oral floor 589
carcinoma of salivary gland 1158
carcinoma of soft palate 1315
carcinoma of tongue 1017
carcinosarcoma 319
cardiac arrest 958
cardiac failure 962
cardiac massage 969
cardiac pacemaker 963
cardiogenic shock 936
cardiopulmonary resuscitation 960
care for decubitus 913
cartilage graft 1320
caseous necrosis 332
cat scratch disease 1350
catalase defects 241
catarrhal stomatitis 242
causalgia 145
cauterization 893
cautery 893
cavernous hemangioma 142
cavernous lymphangioma 143
CCM 1460図
Ccr 414図
CEA 317図
cellulitis 1589
cementoblastoma 1042
central carcinoma of jaw bone 261
central facial paralysis 1221
central fibroma 1220
central fibroma of jaw bone 262
central giant cell granuloma 1217
central hemangioma 1218
central hemangioma of bone 643
central osteoma 1219
central venous nutrition 1216
cephalography 1280
cephalometric radiography 1280
cerebral anemia 1374
cerebral concussion 1372
cerebral contusion 1371
cerebral injury 1373
cervical lymph node metastasis 428
CF 1610図
cheilitis 572

cheilitis exfoliativa 1401, 1721
cheilitis glandularis 1070
cheilitis granulomatosa 1325
cheilognathopalatoschisis 579, 922
cheilognathoschisis 923
cheiloplasty 575
chemotherapeutic drug 184
cherubism 470
Cheyne-Stokes breathing 1207
Cheyne-Stokes respiration 1207
Cheyne-Stokes 呼吸 1207
chickenpox 973
chief complaint 829
chill and rigor 110
chin cap 1227
chin graft 114
Chinese (indigenous) medicine 321
chinplasty 113
cholesterin crystals 665
chondroma 1321
chondrosarcoma 1322
chronic hypertrophic candidiasis 1648
chronic lymphatic leukemia 1649
chronic lymphocytic leukemia 1649
chronic myelocytic leukemia 1645
chronic myelogenous leukemia 1645
chronic osteomyelitis of jaw 1643
chronic recurrent aphtha 1646
chronic renal failure 1647
chronic sclerosing sialoadenitis 1644
cicatricial pemphigoid 1441
circulatory disturbance 848
circumferential wiring 47
cisplatin 780
clear cell carcinoma 1669
clear cell odontogenic carcinoma 1670
cleft lip 578
cleft of hard palate 549
cleft of lip, alveolus and palate 579, 922
cleft of lip and alveolus 217, 923
cleft of lower lip 232
cleft of soft palate 1319
cleft palate 505
cleft tongue 1041
cleft uvula 492
cleidocranial dysostosis 689
click 409
clicking 409
CLL 1649 ⑩
closed chest cardiac massage 1460

closed fracture 1461
closed lock 417
closed reduction 1465
closed reduction of TMJ luxation 206
closure of oroantral fistula 534
CML 1645 ⑩
collagen disease 547
combined tissue transplantation 1520
comminuted fracture 1553
common wart 950
complement fixation reaction 1610
complete fracture 312
complicated exodontia 1323
complicated fracture 1521
compress 33
compression fracture 15
compression osteosynthesis 16
compromised host 36
computed tomography 671, 706
computerized tomography 671
concrescent tooth 1705
condensing osteitis 510
conduction anesthesia 1258
conduction anesthesia for mandibular foramen 153
condylar hyperplasia 173
condylar hypoplasia 179, 209
condylectomy 176
condyloma lata 1584
condylotomy 176
congenital abnormality 1079
congenital anomaly 1079
congenital bifid condyle 1085
congenital ectodermal dysplasia 1082
congenital epulis 1081
congenital fistula of lower lip 1083
congenital hypofibrinogenemia 1084
congenital rubella syndrome 1088
congenital syphilis 1086
congenital tooth 1080
Conn 症候群 478 ⑩
contact cheilitis 1030
contact infection 1027
contact splint 1125
continuous suture 1761
contrast CT 1099
contrast examination 1098
contrast MRI 1096
contusion 690
contusion of TMJ 200
Cornelia de Lange syndrome 664

Cornelia de Lange 症候群　664
coronoid fracture　398
coronoidectomy　399
corpuscular indices　1018
cortical osteotomy　1472
corticocancellous bone transplantation　1471
corticoid　1524
corticosteroid　663
corticotomy　1472
Costen syndrome　616
Costen 症候群　616
counter measure against infection　315
Coxsackie virus　613
CPR　960㊜
cranial base fracture　1261
craniofacial dysostosis　1260
C-reactive protein　707
creatinine clearance　414
crepitation　1359
cretinism　415
Creutzfeldt-Jakob disease　416
Creutzfeldt-Jakob 病　416
cricothyroid puncture　1743
cricothyrotomy　1742
Cronin method　418
Cronin 法　418
cross bite　556
cross infection　555
cross resistance　557
cross tolerance　557
Crouzon syndrome　411
Crouzon 症候群　411　1260
CRP　707㊜
crust　272
cryosurgery　1266
CT　706　72, 189, 671㊜
curettage　1108
Cushing disease　407
Cushing 症候群　407㊜
Cushing 病　407
cyanosis　1205
cyclic neutropenia　820
cyst　1375
cyst of papilla palatina　494
cystadenocarcinoma　1379
cystadenoma　1380
cystic hygroma　1378㊜
cystic lymphangioma　1378
cytodiagnosis　686
cytomegalic inclusion disease　385

cytomegalovirus　682
C 型肝炎　705
C 反応性タンパク　707

D

Darier disease　1192
Darier 病　1192
debilitated host　36㊜
debridement　68, 1250
decortication　1473
decubital ulcer　914
decubitus　912, 1293
deep over bite　146
deep vein thrombosis　961
defibrillator　918
deficiency of intrinsic factor　1309
degenerative joint disease　1578
delayed eruption　1601
delayed-type hypersensitivity　1208
deltopectoralis flap　369
demolished fracture　1553
Denker method　1254
Denker 法　1254
dens in dente　798
dens invaginatus　821
dental alveolar　744
dental extracting forceps　1419
dental focal infection　782
dental implant　713
dentigerous cyst　296
dentinogenesis imperfecta　1102
dentinogenic ghost cell tumor　1101
dentoalveolar osteotomy　791
dentofacial orthopedics　216
denture fibroma　342
dermatome　1251
dermoid cyst　1750
desmoplastic fibroma　1747
desquamative gingivitis　1402
developmental anomalies of tooth　735
diabetes mellitus　1277
diabetic acidosis　1278
diabetic coma　1279
DIC　1405㊜
difficult dentition of third molar　1212
difficulty in closing mouth　1560
diffuse sclerosing osteomyelitis　1493
Dilantin-induced gingival hyperplasia　1148
Dingman method　1245　163㊜

Dingman 法　　1245
diphenylhydantoin-induced gingival
　　enlargement　　1484
diphtheritic stomatitis　　814
direct fracture　　1226
disc disorders　　302
disc reduction　　101
discectomy　　303
discoid lupus erythematosus　　100
disinfectant　　900
disseminated intravascular coagulation
　　syndrome　　1405
distant metastasis　　96
distraction osteogenesis　　227
distraction osteogenesis of mandible
　　154
disturbance of mouth closing　　1560
disturbance of mouth opening　　126
disturbance of sucking　　1614
divergent root　　773
division of tooth　　736
DLE　　100 囲
DM　　1277 囲
DOG　　227 囲
dopamine　　1295
dose for children　　901
double blind method　　1338
double cancer　　824
double chin　　1334
double lip　　1336
double opposing Z-plasty　　1504 囲
double tongue　　1337
Down syndrome　　1150
Down 症候群　　1150
DP flap　　369
D-P 皮弁　　369 囲
drain　　1300
drainage　　1396
drape　　1299
drilling　　1059
drooling　　1736
droplet infection　　1492
drug eruption　　1693
drug intoxication　　1694
drug rash　　1693
drug resistance　　1692
drug sensitive test　　1690
drug susceptibility test　　1690
drug tolerance　　1692
drug toxicity　　1694
drug-induced thrombocytopenia　　1691

dry heat sterilization　　320
dry mouth　　527
dry socket　　1297
dryness of mouth　　527
DTH　　1208 囲
duct calculus　　1262
ductal calculus　　318
ductal papilloma　　1263
ductal salivary stone　　318
DVT　　961 囲
dwarfed tooth　　1765
dysesthesia　　290
dysfibrinogenemia　　1508
dysgeusia　　1651
dyslalia　　488
dysphagia　　98
dyspnea　　609

E

early invasive cancer　　1100
early-stage invasive cancer　　1100
eating disorder　　1029
eating training　　1028
EB ウイルス　　92 囲
ecchondroma　　137
ecchymosis　　1444
ectasia of end of salivary duct　　1155
ectodermal dysplasia　　138
edema　　971
Edwards syndrome　　75
Edwards 症候群　　75
EEC syndrome　　35
EEC 症候群　　35
elective neck dissection　　1077
electric pulp test　　779
elevator　　1242
Ellis-van Creveld syndrome　　93
Ellis-van Creveld 症候群　　93
elongated styloid process　　423
elongation　　1244
elongation of the styloid process　　423
embedded tooth　　1624
embolization　　1113
embryonal rhabdomyosarcoma　　1139
emergency care　　353
emergency treatment　　353
EMG（exomphalos 臍帯脱出, macroglossia
　　巨舌, gigantism 巨体）症候群　　1567 囲
emphysema　　343
empyema　　1525

empyema of maxillary sinus　880
enamel hypoplasia　76
enamel pearl　86
endocarditis　959
endoscopic sinus surgery　1311
endoscopy　1312
endosseous implant　646
endotoxin shock　1314
endotracheal intubation　339
enostosis　1310
enucleation　1246
enucleation of cyst　1381
EOG　71同
eosinophilia　558
eosinophilic granuloma　559
eosinophilic granuloma of soft part　1324
epidemic parotitis　1735
epidermoid cyst　1751
epidermolysis bullosa hereditaria　1087
epilepsy　1255
epinephrine　89
epithelial dysplasia　904
epithelial pearl　903
epithelial-myoepithelial carcinoma　902
epithelioid cell　1748
epithesis　87
EPO　94同
Epstein-Barr virus　92
Epstein-Barr ウイルス　92
Epstein pearl　91
Epstein 真珠　91
epulis　90
erosion　1500
erratic tooth migration into oral floor　590
erratically migrated tooth into maxillary sinus　1275
eruption　1612
eruption cyst　1602
erythema exudativum multiforme　1179
erythema multiforme　1179
erythrocyte index　1018
erythrocyte sedimentation rate　1020
erythroplakia　599
erythropoietin　94
esophageal speech　915
esophageal stage　916
ESR　1020同
ESS　1311同
essential hypertension　1619

Estlander method　69
Estlander 法　69
ethylene oxide gas　71
evaluation of masticatory function　1127
evidence-based medicine（EBM）　88
Ewing sarcoma　1696
Ewing 肉腫　1696
excoriation　691
exfoliative cheilitis　1401
exodontia　1416
exogenous pigmentation　122
exostosis　127
extended maxillectomy　219, 859
external cardiac massage（ECM）　1134
external dental fistula　132
external irradiation　140
external salivary fistula　134
extirpation　1246
extirpation of sublingual gland　1016
extirpation of submandibular gland　251
extirpation of submandibular gland tumor　250
extraoral anchorage　186
extraoral fixation　186
extraoral splint　524
extraosseous ameloblastoma　79
extrinsic coagulation system　121
extrusion　1244

F

facial asymmetry　331
facial hemiatrophy　329
facial implant　323
facial muscle spasm　324
facial nerve neuralgia　325
facial palsy　326
facial paralysis　326
facial prosthesis　87
facial spasm　324
facial tic　328
fall out　733
Fallot tetralogy　1505
Fallot 四徴　1505同
Fallot 四徴候　1505
Fallot 四徴症　1505同
false joint　337
false trigeminal neuralgia　238
Fanconi anemia　1506
Fanconi 貧血　1506
faucitis　518

fenestration   133
FFP   956㊞
fibrinolysis   1050
fibrinolytic purpura   1051
fibroma   1044
fibromatous epulis   1045
fibro-osteoma   1043
fibrosarcoma   1052
fibrous dysplasia   1047
fibrous epulis   1046
fibrous histiocytoma   1048
fibrous polyp   1049
fine needle aspiration   1432
fine needle aspiration biopsy   1062
fine needle aspiration cytology   1060
first aid   103, 353
first and second branchial arch syndrome   1133
fissural cyst   333
fissured tongue   567
fistula   1762
fixed drug eruption   660
flabby gum   1542
floating tooth   1537
fluctuant   1425
fluctuation   1425
fluorouracil   1545
FNA   1060㊞, 1432㊞
focal infection   1495
folic acid deficiency   1710
forceps   294
Fordyce spot   1510
Fordyce 顆粒   1510㊞
Fordyce 斑   1510
forearm flap   1095
forehead flap   1053
Fournier 歯   1103㊞
fractionated irradiation   1551
fracture of mandible   158
fracture of mandibular condylar process   210
fracture of maxilla   862
fracture of nasal bone   1469
fracture of zygomatic bone   368
fracture of zygomatic bone and arch   367
François dyscephalic syndrome   288㊞
free gingival graft   1701
free skin grafting   1702
free transplantation   1700

free transplantation of combined tissue   1703
freeze-drying allogenic bone graft   1265
frenectomy   899
fresh autologous bone graft   955
fresh fracture   954
fresh frozen plasma   956
Frey syndrome   1539
Frey 症候群   1539   711㊞
fricative   1629
friction sound   1629
fulguration   562
full thickness skin graft   1072
functional orthodontic appliance   350
fungicide   574
fungus disease   925
Fürbringer method   1538
Fürbringer 法   1538
Furlow method   1504
Furlow 法   1504
furrowed tongue   567
fused tooth   1704

G

gamma-ray beam sterilization   322
ganglion   292
gangrenous stomatitis   70
Gardner syndrome   120
Gardner 症候群   120
gargles   316
gargling agent   316
Garré osteomyelitis   285
Garré 骨髄炎   285
gas gangrene   235
gas sterilization   236
GBR   631㊞
geminated tooth   1107
general anesthetic   1069
generalized amyloidosis   1065
genioplasty   113
geographic tongue   1213
ghost cell odontogenic carcinoma   473
giant cell epulis   380
giant cell reparative granuloma   381
giant cell tumor   379
giant cell tumor of bone   623
gingival abscess   808
gingival cyst   807
gingival cyst of infants   1711
gingival enlargement   810

gingival fibromatosis 805
gingival flap operation 809
gingival hyperplasia 800, 806
gingival hypertrophy 810
gingival polyp 812
gingivitis 799
gingivoplasty 804
glandular cheilitis 1070
glandular odontogenic cyst 1071
Glasgow coma scale 408
glazed tongue 1557
globulomaxillary cyst 355
glomus tumor 419
glossalgia 1036
glossectomy 1032
glossitis 1011
glossodynia 1036
glossopharyngeal nerve block 1009
glossopharyngeal nerve neuralgia 1008
glottal explosive 1004
glottal plosive 1004
glottal stop 1004
glottis edema 1003
glutaraldehyde 412
gnathopalatoschisis 217
goiter 571
Goldenhar syndrome 606
Goldenhar 症候群 606
Gorlin and Goltz 症候群 347 (同)
Gorlin cyst 1013 (同)
GOT 12 (同)
gouty temporomandibular arthritis 1233
GPT 29 (同)
graft versus host disease 38
granular cell tumor 282
granular leukocyte 283
granulocyte-colony stimulating factor (G-CSF) 281
granulocytopenia 280
green-stick-fracture 1766
GTR 1122 (同)
guided bone regeneration 631
guided tissue regeneration 1122
gumma 662
gustometry 1652
GVHD 38 (同)

H

habitual dislocation of TMJ 819
halitosis 561

Hallermann-Streiff syndrome 288 (同)
hamartoma 226
hand, foot and mouth disease 1236
Hand-Schüller-Christian disease 1449
Hand-Schüller-Christian 病 1449
1475 (同)
Hansen disease 1447
HB 1453 (同)
HBO 481 (同)
HCV 705 (同)
head injury 1282
healing by first intention 43
healing by second intention 1332
heart failure 962
heart massage 969
heavy particle radiotherapy 826
Heerfordt syndrome 1566
Heerfordt 症候群 1566
hemangioendothelioma 447
hemangioma 444
hemangiopericytoma 445
hemangiosarcoma 448
hematoma 454
hemifacial atrophy 329
hemifacial hypertrophy 330
hemiglossectomy 1038
hemimandibulectomy 180
hemiplegia 240
hemisection 1552 1571
hemodialysis 436
hemolytic anemia 1709
hemolytic icterus 1707
hemolytic jaundice 1707
hemolytic uremic syndrome 1708
hemophilia 464
hemophilia A 465
hemophilia B 467
hemophilic arthritis 466
hemophilic arthropathy 466
hemorrhagic diathesis 833
hemorrhagic shock 832
hemostasis 747
hemostasis function test 746
hemostatic 748
hepatitis A 63
hepatitis B 1453
hepatitis C 705
hereditary bullous epidermolysis 1087
hereditary disease 45
hereditary hemorrhagic telangiectasia 46

herpangina 1573
herpes labialis 577
herpes simplex virus 1201
herpes zoster 1143
herpetic gingivostomatitis 1574
heterogenous bone transplantation 1178
high pressure steam sterilization 482
high-frequency sterilization 563
Hippocrates 法 1490
Hippocratic method 1490
histamine antagonist 600
histiocytosis X 1120, 1475 1726㊥
histocompatibility antigen 1123
histopathological examination 1498
HIV 592㊕, 1487㊥
HLA 抗原 1123㊥
Hodgkin disease 1607
Hodgkin 病 10㊕
homograft 1267
homologous bone graft 1268
homologous transplantation 1267
horizontal facial cleft 102
horizontal fracture of maxilla 868
horizontal ramus osteotomy 167
horizontal wisdom tooth 974
Horner syndrome 1618
Horner 症候群 1618
hot air sterilization 320
Hotz plate 1613
Hotz 床 1613
HSV 1201㊥
HTLV 1486㊥
human blood preparations 435
human blood products 435
human immunodeficiency virus 1487
human T-cell leukemia virus 1486
Hunt 症候群 1723㊥
Hunter glossitis 1448
Hunter 舌炎 1448
Hutchinson triad 1423
Hutchinson's triad 1423
Hutchinson の三徴候 1423
hydroxyapatite 1488
hyolaryngeal elevation 1021
hyperbaric oxygen therapy 481
hypercalcemia 513
hyperchromic anemia 560
hypergammaglobulinemia 517
hyperglycemia 546
hyperkalemia 512

hyperkeratosis 148
hyperleukocytosis 1412
hypernasality 139
hyperparathyroidism 1518
hyperpituitarism 233
hyperplasia of condylar head 208
hyperplasia of coronoid process 397
hyperplasia of mandibular condyle 177
hyperplasia of mandibular process 149, 208
hyperpotassemia 512
hyperptyalism 1174
hypersalivation 1174
hypersialosis 1174
hypertension 543
hyperthermia 119
hyperthermic therapy 119
hyperthyroidism 569
hypertrophy of condyle 177
hypertrophy of masseter muscle 520
hypertrophy of salivary gland 1172
hyperventilation syndrome 185
hypervolemia 846
hyper γ globulinemia 517
hypoadrenocorticism 1523
hypochromatic microcytic anemia 1243
hypochromic microcytic anemia 1243
hypodontia 1536
hypohidrotic ectodermal dysplasia 1410
hypoparathyroidism 1519
hypopituitarism 234
hypoplasia of condyle 179
hypoptyalism 1175, 1176
hyposalivation 1175
hypothyroidism 570
hypovolemic shock 847

I

IC 53㊥
ICD 796㊥
icterus 105
ICU 823㊥
idiopathic glossopharyngeal neuralgia 1292
idiopathic thrombocytopenic purpura 1290
idiopathic trigeminal neuralgia 952, 1291
IHD 377㊥
iliac bone graft 1225

image diagnosis 239
immediate reconstruction 1112
immediate type allergy 1111
immune complex disease 1683
immuno-compromised host 36㊞
immunohistochemistry 1682
immunosuppressive therapy 1684
immunotherapy 1685
impacted mesiodens 998
impacted tooth 1624
implant arthroplasty 938
incision and drainage 1014
incisive canal cyst 1024
incompatible blood transfusion 1532
incomplete dislocation 14
incomplete fracture 1529
indirect fracture 135
induction chemotherapy 1276
indurated chancre 582
infected granulation tissue 1544
infection control 315
infection of pterygomandibular space 1717
infectious endocarditis 314
infectious mononucleosis 1257
infiltration anesthesia 947
inflammation of oral floor 588
inflammation of TMJ 191
informed consent 53
infraorbital nerve block 289
infrared therapy 1006
inhalation anesthesia 364
initial intraosseous carcinoma 479
injection therapy 1121
intensive care unit 823
intermaxillary fixation 254
intermaxillary plate splint 255
internal dental fistula 1313
internal derangement of TMJ 211
internal pacemaker 1145
International Classification of Disease 612
International Statistical Classification of Diseases and Related Health Problems 796
interosseous wiring 629
interrupted suture 1204
interstitial irradiation 1124
interventional radiology 48
intra-arterial infusion therapy 1287
intra-articular fracture 308

intra-articular injection 306
intra-articular injection of TMJ 198
intracavitary irradiation 403
intramaxillary fixation 221
intraoral vertical ramus osteotomy 166
intraosseous carcinoma 261
intraperiodontal injection 771
intravenous anesthesia 909
intravenous hyperalimentation 425, 514, 1216
intravenous sedation 908
intrinsic coagulation factor 1308
intrusive displacement of tooth 717
intrusive luxation of tooth 717
inversed tooth 351
investing suture 1625
involucrum 622
iodine vital stain 1715
iron deficiency anemia 1248
irregular antibody test 1514
irritation fibroma 745
ischemic heart disease 377
ITP 1290㊞
IVH 514㊞, 1216㊞
IVR 48㊞
IVRO 166㊞

J

Japan coma scale 818
jaundice 105
jaw bone cyst 263
jaw deformity 223
JCS 818㊞
joint replacement 207

K

kabuki make-up syndrome 274
Kaplan-Meier estimator 275
Kaplan-Meier method 275
Kaplan-Meier 法 275
Kaposi sarcoma 276
Kaposi 肉腫 276
Kazanjian method 228
Kazanjian 法 228
keloid 471
keratoacanthoma 187
keratocystic odontogenic tumor 188
ketosis 468
Kirschner wire 386

Kirschner 鋼線　386
Klestadt 囊胞　1470㊤
Klippel-Trenaunay-Weber syndrome
　　410
Klippel-Trenaunay-Weber 症候群　410
Klippel-Trenaunay 症候群　410㊤
Klippel-Weber 症候群　410㊤
Köle method　429
Köle 法　429
Koplik spot　661
Koplik's 徵候　661㊤
Koplik 斑　661
Kostečka method　615
Kostečka 法　615
Kühn anemia zone　365
Kühn の貧血帯　365
Küttner 腫瘍　1644㊤

L

labial herpes　577
labial rotation flap　964
lacerated wound　1759
laceration　1759
Langer 皮膚割線　1725
Langerhans cell histiocytosis　1726
Langerhans 細胞組織球症　1726
　　1475㊤
Langer line　1725
laryngeal edema　597
laryngeal mask　1724
laryngeal reflex　596
laryngeal spasm　594
laryngeal suspension　593
laryngospasm　594
laser therapy　1758
late injury　1450
latent infection　1089
lateral cervical cyst　1110
lateral facial cleft　102
lateral luxation　1118
lateral periodontal cyst　1117
lateral radicular cyst　669
lateral tomography　1119
lateral view　1116
Le Fort Ⅰ oseteotomy　1753
Le Fort Ⅰ型骨切り術　1753
Le Fort Ⅱ oseteotomy　1755
Le Fort Ⅱ型骨切り術　1755
Le Fort Ⅲ oseteotomy　1754
Le Fort Ⅲ型骨切り術　1754

Le Fort classification　1756
Le Fort 分類　1756
Le Mesurier method　1757
Le Mesurier 法　1757
left shift of leukocytic maturation alteration
　　222
left sift of white blood cells　222
leiomyoma　1555
leiomyosarcoma　1556
Letterer-Siwe 病　1475㊤
leukemia　1413
leukemic hiatus　1414
leukocytosis　1412
leukoedema　1398
leukopenia　1411
leukoplakia　1400
leukoplakia of oral cavity　539
levator muscle of velum palatine　497
levator veli palatini muscle　497
lichen planus　1587
lichen ruber planus　1587
lidocaine　1733
ligation　453
ligature　453
lingual tonsil　1040
lip fistula　580
lipoma　815
liposarcoma　816
local anesthesia　376
local hemostatic　375
lock jaw　126
longitudinal maxillary fracture　866
loprosy　1447
Ludwig angina　1752
Ludwig アンギーナ　1752
lues　1393
lupus erythematosus　95
lupus vulgaris　951
luxation of tooth　732
lymph node metastasis　1746
lymphadenitis　1745
lymphangioma　1744
lymphangioma cysticum　1378

M

macrocheilia　382
macrocytic anemia　1135
macroglossia　384
macrolide antibiotics　1628
macrolides　1628

macrostomia　378
Magill forceps　1627
Magill 鉗子　1627
magnetic resonance imaging　739
malformation of buccal frenulum　370
Malgaigne pain　1640
Malgaigne 圧痛　1640
Malgaigne 骨折痛　1640囲
malignant ameloblastoma　2
malignant fibrous histiocytoma　8
malignant hemangiopericytoma　4
malignant hyperpyrexia　5
malignant hyperthermia　5囲
malignant lymphoma　10
malignant melanoma　6
malignant myoepithelioma　3
malignant neurinoma　7
malignant peripheral nerve sheath tumor　7
malignant schwannoma　7
malocclusion　1528
MALT リンパ腫　1641
MALT（mucous-associated lymphoid tissue lymphoma）　1641
Manchester method　1650
Manchester 法　1650
mandibular actinomycosis　224
mandibular advancement　162
mandibular anterior segmental osteotomy　171
mandibular asymmetry　181
mandibular hypoplasia　155
mandibular micrognathia　853
mandibular nerve block　168
mandibular osteomyelitis　157
mandibular periostitis　159
mandibular prognathism　172, 620
mandibular prominence　183
mandibular protrusion　172
mandibular reconstruction　160, 259
mandibular retrognathism　152
mandibular setback　156
mandibular torus　183
mandibulofacial dysostosis　150
manic depressive illness　1096
manic depressive psychosis　1096
manipulation technique　1638
manipulative reduction　1294
marble bone disease　1149
Marcus-Gunn syndrome　1620
Marcus-Gunn 現象　1620囲

Marcus-Gunn 症候群　1620
Marfan syndrome　1642
Marfan 症候群　1642
marginal periodontitis　1576
marginal resection of mandible　182
Marshall-Stickler syndrome　1621
Marshall-Stickler 症候群　1621
marsupialization　1516
marsupialization of cyst　1377
marsupialization of maxillary sinus　876
masked depression　279
masticatory disturbance　1130
masticatory dysfunction　1130
masticatory function　1126
masticatory muscle disorders　1128
mattress suture　1637
maxillary advancement　865
maxillary corticotomy　885
maxillary downgraft　860
maxillary impaction　864
maxillary micrognathia　894
maxillary osteomyelitis　861
maxillary periostitis　863
maxillary prognathism　621
maxillary protractive appliance　874
maxillary protrusion　873
maxillary reconstruction　259
maxillary retrusion　858
maxillary sinusitis　875
maxillofacial deformity　212
maxillofacial prosthetics　213
McCune-Albright syndrome　1633
McCune-Albright 症候群　1633
MCHC　1558囲
MCV　1559囲
MDS　634囲
mean corpuscular hemoglobin concentration　1558
mean corpuscular volume　1559
measles　1630
median cleft of lower lip　994
median cleft of upper lip　997
median diastema　999
median facial cleft　995
median mandibular cleft　169
median palatal cyst　996
median rhomboid glossitis　1000
medicinal intoxication　1694
megaloblastic anemia　383
melanin pigmentation　1679
melanosis　1680

Melkersson-Rosenthal syndrome　　1681
Melkersson-Rosenthal 症候群　　1681
　　1325 ㊣
meniscocytosis　　278
mental nerve paralysis　　116
mental nerve transposition　　115
mentoplasty　　113
mepivacaine　　1678
mesopharyngeal carcinoma　　1214
metal allergy　　395
metal splint　　396
metaplasia　　237
metastasizing (malignant) ameloblastoma
　　1252
metastatic carcinoma　　1253
methemoglobinemia　　1676
methicillin resistant *Staphylococcus aureus*
　　1675
MFH　　8 ㊣
MIC　　678 ㊣
microbial substitution　　389
microdont　　1765
microgenia　　852
microglossia　　896
micrognathia　　867
microstomia　　889
microsurgery　　1622
microvascular anastomosis　　1474
microwave sterilization　　563
middle face fracture　　1215
midline diastema　　999
mid-third facial fracture　　1215
Mikulicz disease　　1654
Mikulicz 病　　1654　　1738 ㊣
Mikulicz syndrome　　1653
Mikulicz 症候群　　1653
Millard method　　1660
Millard 法　　1660
minimum inhibitory concentration　　678
miniplate　　1656
mis-deglutition　　480, 604
mixed tumor of salivary gland　　1162
mobilization of TMJ　　202
Möbius syndrome　　1677
Möbius 症候群　　1677
Möller-Barlow 病　　123 ㊣
Möller-Hunter glossitis　　1674
Möller-Hunter 舌炎　　1674
Möller 舌炎　　1674 ㊣
monomorphic adenoma　　1193
mottled enamel　　1443

mottled tooth　　1443
mouth gag　　125
mouth guard　　1626
mouth prop　　125
mouth to mouth breathing　　405
mouth to nose breathing　　406
MPD 症候群　　387 ㊣
MPS　　387 ㊣
MRI　　739 ㊣
MRND　　670 ㊣
MRSA　　1675 ㊣
mucinous adenocarcinoma　　1355
mucocele　　1358
mucocele of maxillary sinus　　884
mucocutaneous ocular syndrome　　1367
mucoepidermoid carcinoma　　1360
mucogingival surgery　　803
mucoperiosteal flap　　1365
mucosal elevator　　1366
mucosal flap closure　　1368
mucosal grafting　　1361
mucosal suture　　1369
mucous cyst　　1358
mucous retention cyst　　1356
mulberry molar　　1103
mulberry tooth　　1103
multiple carcinoma　　1189
multiple fracture　　1191
multiple fracture of face　　327
multiple loop wiring　　1760
multiple myeloma　　1190
multiple suture technique　　672
muscle relaxant　　390
musculo-cutaneous flap　　400
mycoplasma　　1623
mycosis　　925
myelodysplastic syndrome　　634
myeloma　　636
myocardial infarction　　924
myoepithelial adenoma　　393
myoepithelial carcinoma　　391
myoepithelioma　　392
myofascial pain syndrome　　387
myotomy　　394
myxofibroma　　1354
myxoma　　1353
myxosarcoma　　1357

N

naevus pigmentosus　　741

NaHCO₃ 1194㊥
narcotic analgesic 1639
nasal cannula 1467
nasal sound 1459
nasoalveolar cyst 1470
nasopalatine duct cyst 1468
nasopharyngeal airway 1456
nasotracheal intubation 426
natal tooth 1080
ND 427㊥
neck dissection 427
necrosis of jaw 256
necrotizing sialometaplasia 67
necrotizing ulcerative gingivostomatitis 66
needle biopsy 1432
needle holder 778
needle stick injury 1431
neoadjuvant chemotherapy 1349
neo-adjuvant chemotherapy 1276
neoplasm scintigraphy 840
neoplastic epulis 841
nephrotic syndrome 1352
nerve anastomosis 933
nerve avulsion 931
nerve block 932
nerve suture 934
nerve transplantation 927
Neumann-Peter incision 1370
Neumann-Peter 切開 1370
neurilemmoma 929
neurinoma 929
neuroanastomosis 933
neurofibroma 930
neurogenic shock 928
neuroleptic 926
neuroparalysis 935
neutropenia 586
neutrophilia 587
nevus 1615
new quinolones 1342
nicotine stomatitis 1326
nifedipine-induced gingival hyperplasia 1341
Nikolsky phenomenon 1327
Nikolsky 現象 1327
Nikolsky 徴候 1327㊥
nitrous oxide and oxygen inhalation sedation 887
NMR 218㊥
non-Hodgkin lymphoma 1491

noninvasive monitoring 1466
non-steroidal anti-inflammatory drugs 1476
nonunion 657
Noonan syndrome 1348
Noonan 症候群 1348
normochromic normocytic anemia 987
NSAID 1476㊥
nuclear magnetic resonance 218

O

oblique facial cleft 817
obstruction of salivary duct 1161
obturator 1073
Obwegeser method 112
Obwegeser 法 112
occlusal and masticatory disturbance 554
occlusal projection 551
occlusal radiography 551
occlusal splint 552
occlusal trauma 553
oculo-dento-digital syndrome 295
oculo-mandibulo-facial syndrome 288
odontectomy 1416
odontoameloblastoma 714
odontogenic carcinoma 751
odontogenic carcinosarcoma 752
odontogenic cyst 759
odontogenic ectomesenchyme 750
odontogenic fibroma 757
odontogenic focal infection 782
odontogenic ghost cell carcinoma 753
odontogenic ghost cell tumor 754
odontogenic gingival epithelial hamartoma 755
odontogenic maxillary sinusitis 781
odontogenic myxoma 758
odontogenic tumor 756
odontoma, compound type 723
odontoma, complex type 724
OFD 症候群 108 528
old fracture 1228
oligodontia 1536
oligoptyalism 1151
oligosialia 1151
OLP 541㊥
oncocytoma 118
oncogene 286
oncovirus 838

open bite 124
open reduction 293
open surgery of TMJ 194
operative risk 827
opioid 117
opium alkaloids〔hydrochloride〕 25
opportunistic infection 1499
oral cancer 525
oral candidosis 526
oral care 530
oral dyskinesia 109, 532
oral focal infection 540
oral health care 530
oral leukoplakia 539
oral lichen planus 541
oral moniliasis 526
oral neurosis 535
oral paresthesia 523
oral psychosomatic disease 536
oral tuberculosis 531
orbitoramus projection 287
oroantral fistula 533
oro-facial digital syndrome 108, 528
orofacial pain 529
orotracheal intubation 421
orthodontic implant 371
orthognathic surgery 215, 430
orthopedic surgery of alveolar ridge 790
Osler-Rendu-Weber 症候群 46 圖
Osler 症候群 46 圖
osseointegration 111
osseous dysplasia 637
ossifying fibroma 626
ostectomy 640
osteoarthritis 1578
osteoarthritis of TMJ 1577
osteoarthrotomy of TMJ 176
osteochondral graft 649
osteochondrodysplasia 648
osteochondrodystrophy 647, 648
osteochondroma 650
osteochondroma of condyle 175
osteoclastoma 623
osteoectomy 640
osteogenesis imperfecta 628
osteoma 632
osteoma of condyle 174
osteomyelitis of jaw 257
osteonecrosis 619
osteopetrosis 1149
osteoplastic epulis 625

osteoporosis 642
osteoradionecrosis 1595
osteosarcoma 651
osteosclerosis 630
osteosynthesis 639
osteotomy 624
osteotomy in horizontal ramus 167
osteotomy of mandibular body 163
otopalatodigital syndrome 760
oxidized cellulose 696
ozostomia 561

P

PAC 966 圖
pacemaker 1562
$PaCO_2$ 1284 圖
Paget disease of bone 1404
Paget 骨病 1404
pain 1273
pain clinic 1561
pain spot 1232
painful tongue 1036
palatal augmentation prosthesis 1033
palatal consonant 548
palatal fistula 506
palatal lift prosthesis 1316
palatal mucoperiosteal flap 495
palatal obturator 493
palatal plate 499
palatal push back operation 500
palatal sound 489
palatal torus 503
palatalized misarticulation 490
palatoplasty 491
palatoplegia 502
palliative care 335
panoramic radiography 1428
PaO_2 1283 圖
PAP 1033 圖
papillary cystadenocarcinoma 1346
papillary cystadenolymphoma 1771 圖
papillary hyperplasia 1345
papilloma 1343
papillomatosis 1344
Papillon-Lefèvre syndrome 1429
Papillon-Lefèvre 症候群 1429
paracentesis 1061
paradental cyst 776
paradentitis 775
parakeratosis 688

parallel opposing portals 1138
paralysis of glossopharyngeal nerve 1010
paralysis of hypoglossal nerve 1015
paralysis of lingual nerve 1031
paralysis of trigeminal nerve 703
parapharyngeal abscess 49
parasympathetic blocking drug 1517
parasympatholytic drug 1517
parasynanche 725
parathyroid insufficiency 1519
parchment feeling 1714
paresthesia 290
parodontitis 775
parotid calculus 730
parotid duct 726
parotid gland cancer 727
parotidectomy 731
parotitis 725
Parry-Romberg 症候群 941 類
partial anodontia 1536
partial maxillectomy 886
partial neck dissection 1534
partial pressure of carbon dioxide in arterial blood 1284
partial pressure of oxygen in arterial blood 1283
partial thickness flap 1533
partial thromboplastin time 1535
particulate cancellous bone and marrow graft 141
Partsch I method 1434
Partsch I 法 1434 1516 同
Partsch II method 1435
Partsch II 法 1435
Passavant ridge 1415
Passavant 隆起 1415
Patau syndrome 1426
Patau 症候群 1426
patch test 1422
pathological fracture 1496
patient at terminal stage 1632
Patrick trigger areas 1427
Patrick 発痛帯 1427
PCBM 141 同, 716 類
PEA 1668 同
pear-shaped radiolucency 1713
pectoral major musculo-cutaneous flap 1136
pediatric posology 901
pedicle flap 1698

pedunculated polyp 1697
pemphigoid 1749
pemphigus 1259
pemphigus foliaceus 1722
pemphigus vegetans 1106
pemphigus vulgaris 949
penicillin allergy 1570
percussion 1184
periapical cemental dysplasia 667
periapical granuloma 767
pericoronitis 738
pericoronitis of wisdom tooth 1211
peri-implantitis 54
perimandibular abscess 161
perimandibular inflammation 260
perimaxillary inflammation 260
periodic neutropenia 820
periodontal abscess 777
periodontitis 770, 775
periosteal reaction 656
periosteum elevator 655
periosteum raspatory 655
periostitis 652
peripheral ameloblastoma 79
peripheral facial palsy 1636
peripheral nerve stimulater 1635
peripheral vasodialator 1634
periradicular cyst 766
peritonsillar abscess 1583
Perko method 1572
Perko 法 1572
perleche 507
permanent hemostasis 61
pernicious anemia 9
PET 1568 1712 同
Peutz-Jeghers syndrome 1588
Peutz-Jeghers 症候群 1588
pharyngeal flap operation 51
pharyngeal flap surgery 51
pharyngeal fricative 52
pharyngeal stops 50
phlebolith 907
phlegmon 1589
phlegmon of cheek 373
Pierre Robin syndrome 1458
Pierre Robin 症候群 1458
pigmentation 742
pigmented nevus 741
pin fixation 1502
Pindborg tumor 1012 同
pinning 585

placebo effect　1541
plain radiography of head　1281
plant alkaloid　917
plasmacytoma　422
plastic closure method by gingivo-periosteal flap　802
plastic closure of oroantral perforation　879
plasty of alveolar ridge　220
plasty of cicatricial contracture　1440
plasty of mandibular angle　147
plasty of palatal torus　504
plasty of scar contracture　1440
platelet rich plasma　1183
Plaut-Vincent angina　1548
Plaut-Vincent アンギーナ　1774⑩
pleomorphic adenoma　1180
plethora　846
pliers　294
plosive　1437
PLP　1316⑩
pneumatosis　343
pneumonocele　343
pneumothorax　340
polycythemia　1019
polylactic acid　1617
polymorphous low-grade adenocarcinoma　1182
polyp　1616
positioned flap operation　811
positron emission tomography　1568, 1712
posterior maxillary alveolar osteotomy　856
postero-anterior projection　595
postextraction bacteremia　1420
postextraction bleeding　1421
posthemorrhage　564
postoperative buccal cyst　835
postoperative irradiation　834
postoperative maxillary cyst　835
preanesthetic medication　1631
preauricular incision　785
preauricular temporal skin incision　784
precancerous condition　1055
precancerous lesion　1056
precancerous state　1055
premature atrial contraction　966
premature ventricular contraction　944
premedication　1631
preoperative chemotherapy　836
preoperative irradiation　837
preparation scissors　1403
preserved blood　1609
pressing fracture　15
pressing hemostasis　17
presurgical orthodontic treatment　828
primary aldosteronism　478
primary amyloidosis　477
primary care　1540
primary hemostasis　44
primary palate　41
primary healing　43
primary shock　42
primordial cyst　476
procaine　1549
progenia　172
prognathia　873
progressive facial hemiatrophy　941
prolonged dislocation　1229
prolonged fracture　1228
prophylactic administration　1720
prophylactic radical neck dissection　1719
prosthesis　937
prothrombin time　1550
PRP　1183⑩
pseudoarthrosis　337
pseudogout　344
Pseudomonas aeruginosa　1740
psoriasis　311
psoriasis vulgaris　948
psoriatic arthritis　313
psychological test　970
psychoneurosis　991
psychotropic agent　584
psychotropic drug　584
PTA 欠乏症　1141⑩
pterygoid venous plexus　1718
PTT　1535⑩
ptyalectasis　1153
ptyalism　1174, 1736
ptyalolithiasis　1186
ptyalolithotomy　1187
ptyalorrhea　1174
pull-through operation　1546
pulmonary edema　1389
pulmonary embolism　1390, 1392
pulmonary emphysema　1384
pulmonary function test　1385
pulsating pain　1399
pulse oximeter　1433

pulseless electrical activity　1668
pumping manipulation technique　1451
punched-out appearance　60
puncture　1061
puncture wound　786
purpura　813
purpura simplex　1200
push back method　1530
pustule　1376
PVC　944㊜

Q

QFT-2G　404㊜
Quantiferon TB-2G　404
Quincke edema　401
Quincke 浮腫　401
quinsy　1583

R

racemose hemangioma　1235
radiating pain　1592
radiation exposure　1599
radiation hazard　1597
radiation injury　1597
radiation necrosis of bone　1595
radiation osteomyelitis　1596
radiation stomatitis　1594
radiation therapy　1598
radiation therapy with sealed source　1655
radical neck dissection　670
radical operation of maxillary sinusitis　878
radicular cyst　768
radicular granuloma　767
radiological hazard　1597
radio-osteomyelitis　1596
radio-osteonecrosis　1595
radiosensitivity　1593
radiostomatitis　1594
radiotherapy　1598
Ramsay Hunt syndrome　1723
Ramsay Hunt 症候群　1723　1636㊜
ramus graft　164
Randall method　1727
Randall 法　1727
ranula　277
Rapp-Hodgkin 症候群　35㊜
rash　1612

raspberry tongue　39
RDS　608㊜
reciprocal clicking　1109
reconstruction of lip　576
reconstructive operation　677
recurettage of socket　1418
recurrent aphthous stomatitis　684
recurrent dislocation　1452
recurrent nerve paralysis　1438
recurrent parotitis　685
red halo　486
reduction and fixation　1188
reduction of tongue size　1025
reduction with traction　472
reductional operation of tumor　839
Reed-Sternberg giant cell　1728
Reed-Sternberg 巨細胞　1728
referred pain　334
regeneration therapy　680
regional anesthesia　376
regional lymph node metastasis　919
rehabilitation　1734
remaining root　699
removal of deep lobe of parotid gland　728
removal of foreign body from maxillary sinus　1274
reparative granuloma　825
replacement arthroplasty　207
replantation　679
replastic operation　1330
reposition and fixation of jaw bone fracture　258
reposition of displaced articular disc　192
resection denture　214
resection of elongated styloid process　243
resection of mandible　170
resection of mandibular condyle　176
resection of maxilla　869
residual cyst　704
resistant bacteria　1144
respirator　940
respiratory arrest　610
respiratory difficulty　609
respiratory distress　609
respiratory distress syndrome　608
respiratory failure　611
respiratory insufficiency　611
respiratory obstruction　349

resuscitation 354
retention cyst of maxillary sinus 881
retention cyst of salivary gland 1168
reticulocyte 1689
reticulosarcoma 687
reticulum cell sarcoma 687
retrogenia 152
retrognathia 152
RF 1731㊥
rhabdomyoma 106
rhabdomyosarcoma 107
rheumatic fever 1730
rheumatoid arthritis of TMJ 1729
rheumatoid factor 1731
rhinolalia aperta 139
rickets 413
ridge expansion 793
Riga-Fede disease 1732
Riga-Fede 病 1732
RND 670㊥
Robin シークエンス 1458㊥
Robin 症候群 1458㊥
Romberg 症候群 329㊥, 941㊞
Romberg 病 329㊥
root ankylosis 764
root concrescence 772
root hypertrophy 769
root resection 765
rose bengal test 1764
rose spot 1430
roseola 1430
routine radiography 73
rubella 1509
Rumpel-Leede 法 1688㊞

S

sagittal splitting ramus osteotomy 165
saliva examination 1156
salivary adenoma 1164
salivary duct carcinoma 1170
salivary duct cyst 1171
salivary duct reposition 1159
salivary fistula 1177
salivary gland calculus 1076
salivary gland cancer 1158
salivary gland scintigraphy 1166
salivary gland tumor 1165
salivary stone 1185
salivary substitute 1147
salivarylithotomy 1187

sarcoidosis 693
saucerization 692
scalloped shadow 1611
scarlet stomatitis 892
Schirmer test 921
Schirmer 試験 921
Schönlein-Henoch purpura 709
Schönlein-Henoch 紫斑病 709
Schönlein-Henoch 病 31
Schüller projection 845
Schüller 撮影法 845
schwannoma 929
scintigraphy 957
sclerosing osteomyelitis 511
sclerosing osteomyelitis of mandible 509
sclerotherapy 1121
scorbutus 123
screwed pin fixation 1351
scurvy 123
sebaceous adenoma 783
second graft 1328
second opinion 1005
secondary healing of wound 1332
secondary hemorrhagic diathesis 1115
secondary hermorrhage 564
secondary palate 1329
secondary shock 1331
secondary thrombocytopenic purpura 1114
segmental resection of mandible 151
self-halitosis 762
senile purpura 1763
sensitivity test 297
sensory paralysis 1210
sepsis 1386
septic shock 1387
septicemia 1386
sequestrectomy 1526
serodiagnosis 457
serologic diagnosis 457
serotherapy 459
Serres 上皮真珠 91㊞
serum iron 458
serum therapy 459
sex-linked dominant inheritance 1445
sex-linked recessive inheritance 1446
sexually transmitted disease 985
SGB 989㊥
SHND 1023㊥
shock 920

297

shooting pain 1256	soft palate palsy 1318
sialaporia 1175	SOHND 474 同
sialectasis 1153	spasm of trigeminal nerve 700
sialism 1174	spasmolytic 1230
sialoadenectomy 1169	spasmus of trigeminal nerve 700
sialoadenitis 1157	specific inflammation 1289
sialoangiectasis 1153	speech aid 983
sialodochitis 1152	speech disorder 1409
sialodochoplasty 1154, 1160	speech intelligibility test 1424
sialography 1167	speech therapy 475
sialolith 1185	sphenopalatine neuralgia 1716
sialolithiasis 1186	spindle cell carcinoma 1603
sialo-odontogenic cyst 1071, 1163	spirogram 982
sialorrhea 1736	splint therapy 984
sialostenosis 1161	splinting 1522
sialosyrinx 1177	split skin graft 1554
sibilant 774	split-thickness flap 1533
sickle cell disease 278	SPO 1317 同
simple arthritis of TMJ 1197	squamous cell carcinoma 1585
simple bone cyst 1199	squamous odontogenic tumor 1586
simple fracture 1195	square flap method 719
simple hemangioma 1198	SSRI 697 類
simple ligature of the teeth 1196	SSRO 165 同
simple suture 1202	stab wound 786
sinus arrhythmia 1272	standard precautions 1494
sinus floor elevation 882	static bone cavity 988
sinus lift 882	STD 985 同
sinuscopy 883	steam sterilization under pressure 482
sinusitis 1525	stellate ganglion block 989
SIRS 1067 同	Stenon 管 726 同
Sjögren syndrome 708	Stensen 管 726 同
Sjögren 症候群 708	sterilization by radiation 1600
SJS 981 同	Stevens-Johnson syndrome 981
skeletal mandibular protrusion 620	Stevens-Johnson 症候群 981 1367 同
skeletal maxillary protrusion 621	stomatitis 598
skeletal pin fixation 645	stored blood 1609
skeletal progenia 620	strawberry tongue 39
skeletal prognathism 621	struma 571
skin graft 1489	Stuart-Prower 因子欠乏症 1142 類
Skoog method 979	Sturge-Weber syndrome 980
Skoog 法 979	Sturge-Weber 症候群 980
skull base fracture 1261	styloidectomy 424
SLE 1066 同	subcilial incision 911
sleep apnea syndrome 977	subcutaneous abscess 1464
sleep disorders 978	subcutaneous bleeding 1463
smear test 1296	subcutaneous emphysema 1462
socket 1417	subluxation 14
sodium bicarbonate 822	submandibular abscess 252
sodium hydrogencarbonate 1194	submandibular duct 249
sodium thiosulfate 1209	submandibular lymphadenitis 253
soft palate obturator 1074, 1317	submandibular ranula 245

submandibular sialoadenitis　248
submandibular space abscess　246
submandibular triangle　247
submucosal abscess　1364
submucous cleft palate　1362
submucous fibrosis　1363
subperiosteal abscess　654
subperiosteal injection　653
sulcoplasty　537
sun-ray appearance　374
superficial parotid lobectomy　729
superficial temporal artery canulation　1075
supernumerary impacted tooth　231
supernumerary tooth　230
suppurative apical periodontitis　270
suppurative arthritis of TMJ　269
suppurative periodontitis　271
suprahyoid myotomy　1022
suprahyoid neck dissection　1023
supraomohyoid neck dissection　474
supraorbital nerve block　291
supraperiosteal palatal flap method　496
surface anesthesia　1497
surgical needle　1590
surgical orthodontics　430
surgical pack　673
surgical risk　827
suture　1591
suture needle　1590
suturing　1591
sympatholytic drug　516
sympathomimetic drug　515
symptomatic thrombocytopenic purpura　890
symptomatic trigeminal neuralgia　891
synovial cyst　244
synovial osteochondromatosis　266
synovial sarcoma　268
synovialoma　267
synovioma　267
synovitis　265
syphilelcosis　1394
syphilis　1393
syphilis of the oral cavity　538
syphilitic gumma　1395
syphilitic ulcer　1394
systemic inflammatory response syndrome　1067
systemic lupus erythematosus　1066
systemic scleroderma　1068

T

T cell lymphoma　1241
T1 weighted image　1237
T1WI　1237㊨
T1 強調像　1237
T2 weighted image　1238
T2WI　1238㊨
T2 強調像　1238
tachycardia　1503
taste blindness　1658
TCP　1741㊨
telalgia　334
temporal hemostasis　44
temporary fixation　698
TEN　1222㊨
Tennison method　1249
Tennison 法　1249
Tennison-Randall 法　695㊨
tension line of Langer　1725
tensor muscle of velum palatine　498
tensor veli palatini muscle　498
teratoma　341
terminal care　1132
terminal sialectasis　1155
tetanic contraction　1247
tetanus　1406
TGT　1307㊨
thermography　674
thermotherapy　119
throbbing pain　1399
thrombasthenia　456
thrombin time　1305
thrombocytopenia　455
thromboembolism　462
thrombolytic drug　463
thrombophlebitis　461
thromboplastin generation test　1307
thrombotest　1306
thrombotic embolism　462
thrombotic thrombocytopenic purpura　460
thrush　526
thyroglossal duct cyst　568
TMJ ankylosis　196
TMJ arthritis　191
TMJ arthrography　204
TMJ arthroplasty　199
TMJ arthrosis　203
TMJ clicking　201

TMJ discectomy 193
TMJ luxation 205
TMJ mobilization 202
TMJ noise 201
TMJ radiography 190
TMJ scale 1240
TMJ sound 201
TMJ X-ray computed tomography 189
TMJ スケール 1240
TNM classification 1239
TNM 分類 1239
tomography 1203
tongue depressor 1007
tongue flap 1039
tongue reduction 1025
tonic seizure 372
tonic spasm 372
tonsillitis 1582
tonsillitis palatine 501
tooth displacement 737
tooth extraction 1416
tooth extraction socket 1417
tooth fracture 734
tooth implantation 710
tooth replantation 722
tooth shed 733
tooth transplantation 710
tooth wiring 720
topical anesthesia 1497
torus 658
total glossectomy 1034
total maxillectomy 872
total neck dissection 1057
toxic epidermal necrolysis 1222
toxoplasmosis 1288
tracheotomy 338
training of masticatory function 1129
tranquilizer 990
transverse facial cleft 102
traumatic injury of tooth 715
traumatic neuroma 130
traumatic salivary fistula 131
traumatic shock 129
traumatic TMJ arthritis 128
Treacher-Collins syndrome 1298
Treacher-Collins 症候群 1298 150⃞
Trendelenburg's position 1302
Trendelenburg 体位 1302
trephination 641
Treponema pallidum 1301
triangular flap method 695

tricalcium phosphate 1741
tricyclic antidepressant 697
trigeminal ganglion block 701
trigeminal neuralgia 702
trismus 126
trisomy 21 1333
trocar 1304
troches 1303
true trigeminal neuralgia 952
tube feeding 420
tuber plasty 857
tuberculin reaction 1234
tuberculous arthritis 439
tuberculous lymphadenitis 440
tuberculous ulcer 438
tubular adenocarcinoma 298
tubular adenoma 299
tumor extirpation 842
tumor immunity 843
tumor-like disease 844
tumor scintigraphy 840
tumorous epulis 841
Turner tooth 1131
Turner 歯 1131
two-point discrimination test 1340
two-stage palatoplasty 1339
T 細胞白血病 992⃞
T 細胞リンパ腫 1241

U

UICC 分類 1695
ulcer 144
ultrasonic echography 1223
ultrasonography 1223
undifferentiated carcinoma 1657
unidentified complaint 1531
unilateral cleft lip 1580
union international counter cancer classification 1695
upper neck dissection 888
urticaria 968
uvula bifida 492

V

vagal reflex 1671
vagoglossopharyngeal neuralgia 1672
Valleix pain point 1436
Valleix 圧痛点 1436
vancomycin 1439

varicella　973
varicose vein　910
varix　910
VAS　718㊙
vascular ligature　442
vascularized flap　450
vascularized osteomyocutaneous flap graft　449
vasoactive agent　443
vasodilator　441
vasopressin　1408
vasopressor　849
vasovagal reflex　452
vein stone　907
velopharyngeal incompetence　1457
venous thromboembolism　906
ventilator　940, 1581
ventricular fibrillation　943
ventricular septum defect　945
ventricular tachycardia　946
verruca vulgaris　950
verrucous carcinoma　1699
vertical infection　972
vertical ramus osteotomy　166
vesicular stomatitis　975
vestibuloplasty　537
VF　99㊙, 943㊙
video fluorography　74　99㊙
videofluoroscopic swallowing study　99
Vincent angina　1774　518
Vincent symptom　1775
Vincent アンギーナ　1774　1548
Vincent 症状　1775
viral hepatitis　55
visor osteotomy　1388
visor 骨切り術　1388
visual analog scale　718
vital signs　1391
vitamin A deficiency　1478
vitamin B deficiency　1483
vitamin C deficiency　1481
vitamin D deficiency　1482
vitamin deficiency　1480
vitamin K deficiency　1479
vocal cord paralysis　993
vocal-fold paralysis　993
von Langenbeck method　1512
von Langenbeck 法　1512
von Recklinghausen disease　1513
von Recklinghausen 病　1513
von Willebrand disease　1511

von Willebrand 病　1511　463㊙
VPS　718㊙
VSD　945㊙
V-shaped body osteotomy of mandible　1507
VT　946㊙
V 字型下顎骨体骨切り術　1507

W

Waldeyer ring　1772
Waldeyer 環　1772㊙
Waldeyer 輪　1772
warfarin　1773
Warthin tumor　1771
Warthin 腫瘍　1771
Wassermann reaction　1770
Wassmund incision　1768
Wassmund-Wunderer method　1767
Wassmund-Wunderer 法　1767
Wassmund の切開　1768
Waters projection　59
Waters 撮影法　59
Watsuji-Denker method　1769
Weber incision　56
Weber の切開　56
Wegener granulomatosis　57
Wegener 肉芽腫症　57
Werlhof purpura　58
Werlhof 紫斑病　58
whole blood coagulation time　1058
whole human blood　1609
wire splint　1090
wound healing　1105

X

xanthoma　104
xenogenic bone grafting　37
xeroderma pigmentosum　740
xerostomia　527
X-ray computer tomography　72

Y

Yumikura symptom　1706

Z

Ziehl-Neelsen staining　1206
Ziehl-Neelsen 染色　1206

zinc deficiency　1
Z-plasty　1037
zygomatic implant　366
Z形成術　1037

数字・ギリシャ文字

13番トリソミー症候群　1426㊀
18トリソミー症候群　75㊀
21トリソミー　1150㊀
21トリソミー症候群　1150㊀
Ⅰ型アレルギー　1111㊀

V factor deficiency　1137
VII factor deficiency　1146
X factor deficiency　1142
XI factor deficiency　1141
β-lactam compound　1564
β-TCP　1563　1741㊝
β-tricalcium phosphate　1563
βフィブリローシス　28㊀
βラクタム系薬剤　1564
β-リン酸三カルシウム　1741㊝
γグロブリン過剰血症　517㊀

| 口腔顎顔面外科学専門用語集 | ISBN978-4-263-45648-4 |

2011年9月1日　第1版第1刷発行

編　集　社団法人
　　　　日本口腔外科学会
発行者　大　畑　秀　穂
発行所　医歯薬出版株式会社
〒113-8612　東京都文京区本駒込1-7-10
TEL．（03）5395-7638（編集）・7630（販売）
FAX．（03）5395-7639（編集）・7633（販売）
　　　　http://www.ishiyaku.co.jp/
　　　　郵便振替番号　00190-5-13816

乱丁，落丁の際はお取り替えいたします　　　印刷・教文堂／製本・榎本製本
© Ishiyaku Publishers, Inc., 2011. Printed in Japan

本書の複製権・翻訳権・翻案権・上映権・譲渡権・貸与権・公衆送信権（送信可能化権を含む）は，医歯薬出版(株)が保有します．
本書を無断で複製する行為（コピー，スキャン，デジタルデータ化など）は，「私的使用のための複製」などの著作権法上の限られた例外を除き禁じられています．また私的使用に該当する場合であっても，請負業者等の第三者に依頼し上記の行為を行うことは違法となります．

JCOPY ＜(社)出版者著作権管理機構　委託出版物＞
本書を複写される場合は，そのつど事前に(社)出版者著作権管理機構（電話 03-3513-6969，FAX 03-3513-6979，e-mail：info@jcopy.or.jp）の許諾を得てください．